总主编 李宏军

感染与炎症放射学

骨 肌 卷

主 编 潘诗农 周 军

科学出版社

北 京

内 容 简 介

本书整合了骨肌系统感染与炎症疾病的病理、生理、微生物、临床、影像等多学科内容，全书分为9章，内容涵盖常见的骨与关节感染性病变、脊柱感染、儿童骨关节感染、艾滋病相关骨肌感染、软组织感染、风湿类疾病相关的骨关节病变等。所介绍的病变均涵盖概述、病理生理学、影像学表现、诊断要点、鉴别诊断、研究现状与进展，在影像诊断方面增加了近年来新的影像检查技术。

本书力求全面详尽、深入浅出、易于理解，不仅是医学影像学工作者重要的参考书，更是感染与炎症疾病临床医生的良师益友，也是广大医学生和研究生值得拥有的一部参考书。

图书在版编目（CIP）数据

感染与炎症放射学·骨肌卷 / 李宏军总主编；潘诗农，周军本册主编 .
—北京：科学出版社，2020.5
ISBN 978-7-03-064617-0

Ⅰ.①感⋯ Ⅱ.①李⋯②潘⋯③周⋯ Ⅲ.①炎症－放射医学②骨疾病－影像诊断 Ⅳ.① R81 ② R680.4

中国版本图书馆 CIP 数据核字（2020）第 041119 号

责任编辑：杨卫华 杨小玲 / 责任校对：张小霞
责任印制：肖 兴 / 封面设计：吴朝洪

科学出版社 出版
北京东黄城根北街 16 号
邮政编码：100717
http://www.sciencep.com

北京九天鸿程印刷有限责任公司 印刷
科学出版社发行 各地新华书店经销

*
2020 年 5 月第 一 版 开本：889×1194 1/16
2020 年 5 月第一次印刷 印张：18 1/2
字数：487 000
定价：198.00 元
（如有印装质量问题，我社负责调换）

总主编简介

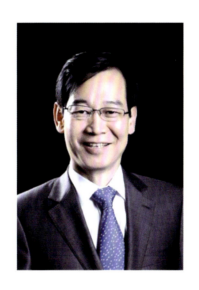

李宏军　医学博士，主任医师、教授，博士生导师。现任首都医科大学附属北京佑安医院医学影像中心主任，首都医科大学医学影像学系副主任。北京市首批十百千卫生人才。北京市首批215高层次卫生人才学科（骨干）带头人。*Journal Radiology of Infectious Diseases* 主编，*BMC Neurology* 副主编。中华放射学分会传染病学组组长，中国医师协会放射医师分会感染影像专业委员会主任委员，中国研究型医院学会感染与炎症放射学专业委员会主任委员，中国性病艾滋病防治协会感染（传染病）影像工作委员会主任委员，北京影像诊疗技术创新联盟理事长。

主要从事感染与炎症影像诊断研究，已培养博士、硕士研究生20余名。近年承担课题10余项，其中国家科技重大专项1项，国家自然科学基金面上项目2项、重点项目1项。主编教材2部，主编中英文专著28部，主译专著3部，英文专著总下载量达到16万次。主编的 *Radiology of HIV/AIDS*，*Radiology of Infectious Diseases 1-2* 分别获得2014和2015年度"输出版优秀图书奖"、2017年获得国家新闻出版广电总局"普遍奖励"。发表论文200余篇，其中SCI文章60余篇。获国家发明专利2项，知识产权登记16项。荣获中华医学科技奖等省部级奖项9项。获北京市总工会授予"名师带徒"称号；所带领的科研团队由北京市医院管理局授予"科技创新培育团队"称号，并由北京市总工会与北京市科学技术委员会联合授予"市级职工创新工作室"称号。

主编简介

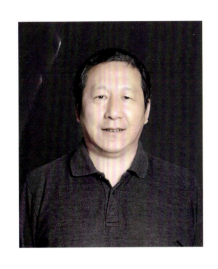

潘诗农 中国医科大学附属盛京医院放射科教授、主任医师，博士研究生／博士后导师，北美放射学会会员。中华医学会放射学分会骨关节专业学组副组长，中国解剖学会运动解剖学分会常委，辽宁省医学会骨质疏松与骨矿盐疾病学分会常务委员，沈阳医学会第一届运动医疗学分会副主任委员，《中华放射学杂志》和《磁共振成像》编委，*Chinese Medical Journal* 和 *Radiology of Infectious Diseases* 评审。

从事一线放射影像诊断、教学数十年，擅长利用综合影像学对疾病进行分析，尤其擅长骨与关节系统、五官、神经系统的疑难病变影像诊断，对骨与关节感染性病变、肿瘤病变、风湿类疾病相关的骨关节病变的诊断有着丰富的经验，在小儿骨与关节疑难病诊断及鉴别诊断方面有很深的造诣。已培养博士、硕士研究生 50 余名。近年承担课题 7 项，担任副主编参编教材 4 部，发表论文 90 余篇。

周军 主任医师，沈阳市第四人民医院放射科主任，沈阳市放射诊断质控中心主任，沈阳市远程会诊中心影像中心主任。中国性病艾滋病防治协会感染（传染病）影像工作委员会委员，中国老年学和老年医学学会骨质疏松分会放射专业委员会委员，辽宁省医学会放射学分会委员，辽宁省医师协会医学影像医师分会委员，辽宁省医学影像质量控制中心委员，沈阳市放射学分会副主任委员，辽宁省医学影像学会理事，辽宁省细胞生物学学会足踝外科分会理事。

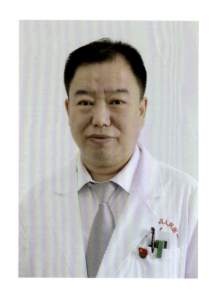

从事放射影像诊断 30 余年，尤其擅长骨关节、五官、胸腹部等疑难病变的影像诊断，在骨关节和眼眶病方面有独到见解，对骨与关节感染性病变、风湿类疾病相关的骨关节病变的诊断有非常深的造诣，对 CT 和 MRI 在眼眶疾病的诊断和鉴别诊断等方面积累了丰富的经验。曾主编《X 线诊断报告书写技巧》《CT 诊断报告书写技巧》《MRI 诊断报告书写技巧》，并获得 2016 年沈阳市卫生计生委优秀著作奖。

《感染与炎症放射学》编委会

《感染与炎症放射学·骨肌卷》编者名单

主　编　潘诗农　中国医科大学附属盛京医院
　　　　周　军　沈阳市第四人民医院
副主编　杨军妍　沈阳市第六人民医院
　　　　富红军　沈阳市胸科医院
　　　　白荣杰　北京积水潭医院
　　　　李　巍　中国医科大学附属盛京医院
编　者　（以姓氏汉语拼音为序）
　　　　郭　辉　新疆医科大学第一附属医院
　　　　李　莉　首都医科大学附属北京佑安医院
　　　　李　琦　辽宁电力中心医院
　　　　李俊林　内蒙古自治区人民医院
　　　　齐　石　首都医科大学附属北京佑安医院
　　　　钱占华　北京积水潭医院
　　　　曲　源　沈阳市第四人民医院
　　　　宋继业　沈阳市第六人民医院
　　　　苏　娜　沈阳市第六人民医院
　　　　孙　鹤　中国医科大学附属第四医院
　　　　王　平　沈阳市胸科医院
　　　　王丰哲　沈阳市第四人民医院
　　　　谢丽伟　沈阳市胸科医院
　　　　詹惠荔　北京积水潭医院
　　　　张　鹏　沈阳市第六人民医院
　　　　赵　衡　南华大学附属第一医院
　　　　赵　晶　首都医科大学附属北京佑安医院
　　　　赵　圆　新疆医科大学第一附属医院

序 一

随着现代社会经济的飞速发展，人们的生活方式及人口流动发生改变，感染与炎症疾病对人类生存和社会经济发展的影响日益显著。国家卫健委发文强调全国二级以上医院需要成立感染性疾病科及感染控制办公室，空前重视感染性疾病对人类健康的危害。近30年来，医学影像学诊疗技术的发展极大地促进了现代诊疗模式的改变。现代医学对医学影像技术的高度依赖，赋予了医学影像学专业在感染与炎症疾病的诊断与鉴别诊断领域的重要使命。

在长期的临床实践及科学研究过程中，我和我的团队认识到，正是因为人们忽视和缺乏对感染与炎症疾病的重点学科体系建设及系统理论体系、规范指南的研究，严重影响了患者的诊疗质量及效果，造成了临床抗生素的滥用，影响了患者健康和生存质量，加重了家庭及社会的经济负担。基于以上考虑，本书汇集中华放射学分会传染病学组、中国医师协会放射学分会感染影像专业委员会、中国研究型医院学会感染与炎症放射学专业委员会、中国性病艾滋病防治协会感染（传染病）影像工作委员会、中国医院协会传染病医院分会传染病影像学组和北京影像诊疗技术创新联盟等学（协）会的众多专家、学者，整合全国的感染与炎症疾病的临床资源，系统总结感染与炎症疾病的影像学特征、演变规律；揭示感染与炎症疾病的病理基础，提出感染与炎症性疾病的影像诊断与鉴别诊断要点。我相信本套专著的出版将促进我国感染与炎症疾病的防控、合理用药及放射影像诊断方面的学术发展，有效服务于临床的精确诊疗。

本套图书首次以感染与炎症放射学为主题进行系统理论阐述。共分为6卷，包括：颅脑脊髓卷、头颈卷、心胸卷、腹盆卷、骨肌卷和儿童卷。内容涵盖与感染性疾病相关的四大类病原体（细菌、真菌、病毒、寄生虫）及自身免疫性疾病等炎症性疾病。

本套图书具有三大特色：①贴近临床，病种齐全，涵盖了临床常见、多发和罕见的感染与炎症疾病；②资料完整，注重诊断的客观依据，尤其是病例和影像图片的完整性、代表性、连续性和真实性；③绝大部分资料来源于编者的临床经验和积累，小部分资料得到国际同道的授权，整体吸收和引用国内外最新研究成果，图书的编排形式和内容均使人耳目一新。

为了本套图书的顺利出版，我们成立了顾问委员会和专家委员会，科学设计，系统论证，从设计大纲到修改成稿历时1年余。在出版中文版的同时，Springer出版社将发行英文版。编委会高度重视，先后多次组织国内编委会委员集中进行写作规范化培训，讲解专业审稿、定稿等流程，抽调专人组织审核、修稿与补充。作为本书的总主编，我对此表示衷心感谢！同时，对参与本书编写的全国传染病影像学团队成员所付出的努力表示衷心的感谢。

面对目前感染与炎症疾病防治的严峻形势，这套专著的出版将作为向感染与炎症疾病宣战的又一有力武器，为提升医生的诊疗水平，改善病人的生存质量，延长病人的生命发挥重要的作用。

科学发展的过程也是人们逐步认识完善的过程，偏失在所难免，敬请同道不吝赐教，期待日臻完善。

李宏军

首都医科大学附属北京佑安医院医学影像中心

2019 年 11 月

序　二

　　《感染与炎症放射学》是由李宏军教授牵头，邀请全国感染与炎症疾病影像诊断、教学及临床诊疗方面经验丰富的专家，精心编写的一套学术著作。该丛书分为颅脑脊髓卷、头颈卷、心胸卷、腹盆卷、骨肌卷和儿童卷，内容丰富、翔实，图文并茂，是一套既有广度，又有深度，且形式新颖的学术著作。

　　《感染与炎症放射学·骨肌卷》全书约55万字，600余幅图，除涵盖临床常见的骨与关节感染性疾病外，对小儿骨关节感染、艾滋病相关骨肌感染等疾病也进行了详细介绍。各位编者在编写过程中结合自己的临床经验，整合了流行病、微生物、病理、生理、临床、影像等多学科的相关知识，为临床、影像从业者凝练出一本感染与炎症疾病方面系统、全面的参考书。在具体每种疾病的影像诊断方面，系统总结了该疾病的演变规律，以及不同时期的影像学特征，病例影像图片完整，且具备连续性，利于读者梳理各疾病演变过程中的诊断要点。研究现状与进展方面，增加了近年来新的影像检查技术及其应用价值、前景。相信本书不仅是医学影像学工作者重要的参考书，也会成为临床医生的良师益友，更是广大医学生和研究生值得珍藏的一部参考书。

　　衷心感谢全体编写人员的不辞辛劳、勤恳付出。特别感谢为本书提供少见病例图片的同仁。尽管我们力求全面详尽、深入浅出、易于理解，但编者学识有限，书中疏漏之处在所难免，恳请各位同仁不吝赐教，以便再版时改进与提高！

潘诗农

2019 年 11 月于沈阳

前 言

感染是病原体入侵机体引起的局部或全身性炎症反应，临床上比较常见，多表现为发热、疼痛、功能障碍、皮疹、呕吐、乏力等，部分具有传染性，严重者可出现败血症，部分病原体感染有致命伤害。骨肌系统感染性疾病复杂、多变，涉及多器官、多部位，严重者可危及生命。骨肌系统感染性疾病早期诊断、定性诊断困难，即使是诊断明确的骨肌感染，因为慢性病变的治疗困难，影像系列分析也十分棘手，难以给出明确、有效的诊治信息。随着影像学新技术的发展极大地拓展了影像学在骨肌系统疾病中的应用。目前骨肌感染病例日益增多、变化大，极大地挑战了骨肌影像的多模态诊断分析，但也为我们提供了诊断的新依据。

《感染与炎症放射学·骨肌卷》是一本专业的骨肌感染的影像诊断书籍，全书分为9章，约55万字，600余幅图片，内容涉及骨肌感染总论、骨与关节感染性病变、脊柱感染、儿童骨关节感染、艾滋病相关骨肌感染、软组织感染、风湿性疾病相关骨关节病变。每种疾病以概述、病理生理学、影像学表现、诊断要点、鉴别诊断、研究现状与进展6个方面进行讨论和分析，适合影像及临床医生学习。

本书饱含了编者多年的临床经验，感谢为本书提供病例图片的同仁，其中部分病例非常特殊，图片珍稀。尽管编者付出了极大的努力，但由于涉及病种多、时间短，加之编者能力有限，本书尚有不足之处，殷切希望读者给予批评指正。

周 军

2019 年 12 月于沈阳

目　录

第一篇

骨肌感染与炎性疾病总论

第一章 影像检查技术

骨肌系统感染性疾病复杂多变，涉及多器官、多部位，严重者可危及生命。骨肌系统感染性疾病的早期诊断和定性诊断十分困难，即使是诊断明确的骨肌感染，常常因为慢性病变的治疗十分困难，影像分析也十分棘手，难以给出明确、有针对性的精准诊治信息。1895 年德国物理学家伦琴发现 X 线并拍摄了第一张人体骨骼 X 线片，100 多年以来，医学影像学多模态检查在各种骨科疾病的诊断、治疗和随访中发挥着十分重要的作用，目前应用于骨肌系统的影像检查技术有常规 X 线、CT、MRI，以及骨肌超声、PET/CT 及分子影像学[1]，不同的成像方法有其各自的优势及局限。医学影像新技术的发展极大地拓展了影像检查在骨肌系统疾病中的应用，但是，目前全世界骨肌感染病例日益增多、变化大，极大地挑战了骨肌影像的多模态诊断分析。本章旨在概述骨肌系统的各种影像检查技术，包括其特点和差异，以及新的影像技术进展等，并从细菌学、病理学等角度描述骨肌系统感染性疾病的影像学特征及相应的临床、细菌学、病理学特点和变化规律等，并讨论所涉及疾病的分析策略和诊断原则。

第一节　X 线成像技术

一、一般检查

常规 X 线平片是评估骨肌系统疾病的首选检查方法，该技术依据体内不同组织对 X 线吸收不同，在脂肪、肌肉和骨骼之间可以形成较好的组织对比，其图像清晰、空间分辨率较高。随着计算机及网络技术的发展，目前大多数机构的 X 线摄影实现了数字化采集、浏览和存储，数字化图像可以采用各种图像处理、拼接及测量技术，图像存储和通信系统（picture archiving and communication system，PACS）可以保证不同时期的图像相互比较、分析，也使远程放射诊断和实时会诊成为现实。但是，骨肌 X 线检查时的体外伪影及结构重叠可造成漏诊、误诊，由于大多数软组织结构的 X 线衰减处于一个很窄的范围内，所以常规 X 线平片极大地限制了对软组织结构的分辨率。

二、特殊检查

（一）透视

荧光透视技术利用 X 线源（类似于标准的 X 线摄影）提供实时动态视频影像，简便易行，但辐射剂量相对较高，目前常用于骨折复位、骨科介入等操作。

（二）应力分布检测方法

标准的 X 线摄影是对骨肌系统结构的静态评价。在被动或主动应力状态下的关节成像可间接评估韧带损伤。例如，颈椎过伸、过屈位能提供关于寰枢关节稳定性的有价值的信息[2]。

（三）X 线关节造影

关节造影技术是指在透视或超声的引导下，向关节腔内注入不透射线的造影剂，显示关节内的正常解剖结构和病理变化的影像学技术，通过透视进行动态评估。同时关节造影术经常通过注射局麻药物，为可疑关节病变的患者提供诊断信息，有助于明确疾病诊断，随着能提供详细而直接的关节结构信息的断层影像出现，关节造影术现常与 MRI 联用。

（四）X 线断层摄影合成

X 线断层摄影合成（tomosynthesis）技术是常规 X 线改良的代表技术，是 X 线球管一系列不同投影角度的体位多层低剂量图像。目前，乳腺断层摄影技术已相对完善，数字 X 线断层摄影在骨肌系统及其他领域的应用也在进一步拓展，初步研究显示，X 线断层摄影金属伪影较 CT 小，在骨科假体成像中有较好的应用，减少了传统 X 线检查中重叠影像导致的诊断困难[2]。

第二节　CT 成像技术

一、常规 CT

计算机体层摄影（CT）技术的发明与应用促进了近代医学影像学大跨度的发展。CT 具有横断面图像采集、空间分辨率高的特点。在所有成像方式中 CT 提供的骨骼细节最佳，较传统的 X 线检查，CT 能更早地检测到骨骼肌肉系统的炎性变化、能更好地评价骨骼细节，这就使得 CT 成为诊断骨肌系统炎性改变较好的成像方式，此外，CT 还能够评估骨病变周围软组织的情况。经过数十年的技术革新与探索，CT 不仅从单层轴位扫描发展到基于滑环技术的螺旋扫描，从单排探测器发展为多排探测器，从单层的轴位图像到容积数据，还完成各向同性任意方向的图像重建。目前 CT 已进入三维时代，3D 重建更有利于骨科医生了解病变及制定外科治疗计划，从而提高诊断率和手术成功率。但由于软组织分辨能力有限，CT 在某些方面存在局限性，如显示骨肌系统感染早期病变及髓腔病变通常不如 MRI 敏感、特异。

二、CT 进展和改良

现代 CT 的许多进展是针对在保持图像质量的前提下减少辐射剂量，如很多医院以低剂量 CT 来代替多发性骨髓瘤患者从头至膝的骨骼 X 线平片。各种技术如多平面图像采集和迭代重建技术已经广泛应用。

1. 双能 CT　利用 2 个 90° 放置的 X 线球管和各自的探测器，可同步采集不同能级的图像。相对于传统 CT，双能 CT 可显示外伤后骨髓变化引起的骨挫伤，前者则无法显示。

2. 能谱 CT 金属伪影去除技术（metal artifacts reduction system，MARs）　可以对金属及金属周边的组织提供准确的投射数据，能有效抑制常见的金属伪影，而一般射线束硬化伪影则可以使用能谱 CT 单能量图像来去除，在骨与骨关节金属置入物复查中获得良好的成像效果。特别是金属置入后的骨感染评价十分困难，能谱 CT 能够为临床诊断提供有效信息[2]。

第三节　MR 成像技术

磁共振成像（magnetic resonance imaging，MRI）是医学影像学的一次巨大革命，它不同于 X 线，根据所释放的能量在物质内不同结构环境中的衰减不同，通过外加梯度磁场检测所发射的电磁波，通过图像后处理获得具有诊断价值的图像。MRI 不仅具有较高空间分辨率和组织分辨率，可清晰显示肌肉、软骨、肌腱和韧带等，还能从分子水平反映疾病的病理生理变化，彻底变革了骨肌结构的成像，在骨科影像中的应用日新月异，且有很大的发展空间。

MRI 评估骨骼和邻近软组织的能力使 MRI 成为大多数肌肉骨骼感染的首选检测方法。如果骨髓在所有脉冲序列上都是正常的，则 MRI 可以排除 100% 阴性预测值的骨髓炎。MRI 能够在疾病早期检测到急性骨髓炎。静脉注射钆造影剂可用于识别软组织脓肿和窦道，区分滑膜增厚程度和评估脊柱感染。目前高场强 MRI 已经应用于临床，使得 MRI 图像的分辨率进一步提高，解剖细节和病变的显示也越来越精确。功能 MRI 和 MRI 频谱的发展使得医学影像学进入功能成像研究领域。

一、常规序列

在骨肌系统 MRI 检查中，常规序列有 T_1 加权像、T_2 加权像、脂肪抑制序列、质子密度加权像等。T_1 加权像（T_1 weighted image，T_1WI）反映组织间 T_1 值的差别；T_2 加权像（T_2 weighted image，

T_2WI）反映组织间 T_2 值差别；质子密度加权像（proton density weighted image，PDWI）反映的是组织间质子密度弛豫时间差别。正常脂肪组织在 T_1 与快速自旋回波（fast spin echo，FSE）T_2 加权图像上均为高信号[3]。使用短时间反转恢复序列（short time inversion recovery，STIR）或脂肪饱和 T_2 加权序列（FS-T_2WI）可使脂肪信号均匀降低，突出显示骨肌系统病灶。由于 T_1、T_2 值和质子密度弛豫时间在人体不同组织或病变中是不同的，因此在 T_1 加权像、T_2 加权像和质子密度加权像上产生的信号强度不同，表现为不同的灰度，MRI 根据不同灰度的变化进行疾病诊断。

二、扩散加权成像

扩散加权成像（diffusion weighted imaging，DWI）反映组织内水分子运动的特性，在病变组织中表现为扩散能力的改变。表观弥散系数（apparent diffusion coefficient，ADC）图主要反映水分子扩散的幅度，其黑白度与 DWI 相反。在骨肌疾病中，可用于骨肌感染、脓肿诊断及鉴别诊断，尤其当临床表现不典型时，DWI 序列可为诊断骨髓炎提供有价值的信息。体素内不相干运动扩散加权成像（intravoxel incoherent motion diffusion weighted imaging，IVIM-DWI）是在 DWI 基础上发展起来的一种新的 MR 成像序列，通过双指数模型分离出组织扩散和灌注信息[4]。在 DWI 成像中，单一体素内血管内水分子的扩散速度快，类似自由水，向各个方向扩散的概率相同，此现象称为 IVIM。基于 IVIM 多 b 值 DWI 双指数模型认为，活体组织 ADC 值包含组织扩散和组织微循环血流灌注信息，对骨髓灌注、细胞密度、骨髓细胞的相对含量及水含量均有较高的敏感性，能全面无创地反映骨髓细胞构成及骨髓新生血管。基于 IVIM-DWI 生成的 D 值（评估组织细胞构成）、D^* 值、f 值有助于构建功能 MRI 评价骨髓微结构精准体系，为无创评价骨髓病变提供新的方法[5]。

三、磁共振 T_2 mapping 技术

磁共振 T_2 mapping 技术是 MRI 无创多回波序列成像技术，通过组织横向磁化衰减反映其特异性，不仅能直接反映病灶的信号变化，还可通过测量 T_2 值来反映生物组织分子水平的微观变化情况。T_2 弛豫时间图技术作为一种无创性软骨定量检查技术，目前多用于评价关节软骨的损伤和退变。由于软骨中胶原蛋白、基质结构、水含量的变化与 T_2 值的变化有关，运用常规 MR 序列结合 T_2 mapping 技术评估软骨病变可明显提高诊断的敏感性。该技术用于骨肌感染的研究相对较少，有研究表明，T_2 弛豫时间图技术可以量化评估脊柱感染，如结核病变内组织成分的变化，对脊柱结核的诊断及鉴别诊断有一定的价值。T_2^* mapping 技术是评估软骨成分相对较新的一种方法，其成像原理与 T_2 弛豫时间图技术类似，采用多梯度回波或超短回波时间成像技术[2]。

四、磁共振扩散张量成像

磁共振扩散张量成像（DTI）是在扩散加权成像技术基础上发展起来的一种功能磁共振成像技术，它不仅可得到反映水分子运动能力的 ADC，还可检测组织中反映水分子扩散的各向异性分数（fractional anisotropy，FA），反映组织细胞结构功能变化情况，还可以对三维纤维组织结构进行示踪显示。目前主要应用于中枢神经系统，评价神经纤维束、脑白质结构。随着 MRI 扫描技术的发展，DTI 技术也逐渐应用于骨肌系统，并有望成为新的研究热点，如 DTI 纤维示踪技术得到的肌纤维三维图，能够直观显示肌纤维的走行方向、排列特征等，在外伤、运动、体力劳动所导致的运动损伤中有一定的应用价值。在关节软骨方面，DTI 技术可以反映透明软骨 Ⅱ 型胶原纤维走行方向的细微结构变化，可用来评价软骨早期损伤及软骨修复。该技术在骨肌系统炎性损伤、去神经支配损伤、缺血缺氧损伤及骨肌肿瘤方面的研究有一定进展，ADC 值结合 FA 值的定量分析可能检测到常规 MRI 序列未发现的一些早期病变，但该技术检查时间长、b 值与信噪比存在相互制约，临床应用受限。

五、波谱成像

波谱成像（^{1}H-magnetic resonance spectroscopy，

^{1}H-MRS）可以作为常规 MRI 的补充成像方法[2]，在体、直接、无创、分子水平上检测生理、病理组织细胞代谢物情况。目前已应用于骨肌系统肿瘤的研究。例如，对骨肉瘤的诊断，胆碱（Cho）、脂质（Lip）及肌酸/磷酸肌酸（Cr）是正常骨肌组织 ^{1}H-MRS 的主要代谢物。Cho 峰值位于 3.22ppm，作为细胞膜磷脂的主要代谢物之一，参与细胞膜的运输及合成，受细胞增生和磷脂的代谢功能影响。骨肉瘤中由于细胞膜代谢旺盛和肿瘤细胞异常增殖使 Cho 含量异常增高，因此可以通过测定骨肉瘤 Cho 的含量及 Cho/Cr 值进行辅助诊断。^{1}H-MRS 对感染性疾病的诊断价值相对有限。有研究显示，对于颅内囊性肿瘤和脓肿，^{1}H-MRS 均显示乳酸增加，乳酸是无氧糖酵解产生的非特异性代谢物，乳酸盐、乙酸盐和琥珀酸盐的增加可能是由于微生物感染增加了糖酵解和发酵所致。已知氨基酸如缬氨酸和亮氨酸是由脓性中性粒细胞释放的酶进行蛋白水解的最终产物。氨基酸（即缬氨酸、亮氨酸和异亮氨酸，0.9ppm）和脂质（0.8～1.2ppm）的区别很重要，因为脂质信号可能存在于脑肿瘤和脓肿中，而氨基酸则不会出现在脑肿瘤的体内质子波谱中，仅可在体外检测到。因此，脑脓肿可出现多个波谱峰，如氨基酸峰（缬氨酸、亮氨酸和异亮氨酸）、脂质峰、乙酸盐峰、丙氨酸峰和乳酸峰；而囊性坏死性肿瘤仅显示乳酸峰，有时乳酸峰和脂质峰同时出现，但缺乏氨基酸峰。此外，^{1}H-MRS 可能仅对治疗初始或未干预治疗的脓肿评价有一定的价值。

六、增强 MRI 和动态增强 MRI

在骨肌系统，MRI 对蛋白质、水含量变化敏感性高，可显示出良好的软组织对比度、空间分辨率和多平面能力，能够反映骨肌系统疾病，尤其是感染性疾病早期病理变化及感染性病变成分，如脓肿、干酪样物质等。但常规 MRI 检查，对于脊柱感染病变、椎间盘受累程度、硬膜外脓肿、硬脊膜的评价等存在局限性。引入造影剂的目的是利于病变的检出和诊断，它可以改变组织与病变间 T_1 值或 T_2 值的对比，增加 T_1WI 或 T_2WI 图像的信号强度对比[6]。随着造影剂和 MRI 技术的发展，增强 MRI 适应证扩大，对病变检出的准确性明显提高。目前，动态增强 MRI（dynamic contrast-enhanced MRI，DCE-MRI）成为诊断骨肌系统感染性疾病、评价其后遗症最有价值的影像学检查技术，能够获得复杂骨组织和软组织感染（尤其是涉及范围和坏死）的附加信息，如检测小脓肿，显示脓肿范围、脓腔内结构、脓肿壁的组成，更好地区分炎性水肿与脓肿，鉴别感染性病变与肿瘤等，还可用于评估关节受累、关节损伤和术后关节状态等。对于关节评估，通过静脉注射含钆造影剂（Gd-DTPA）（间接关节造影）或进入目标关节（直接关节造影），MR 关节造影已经成为常规 MRI 的一种替代方法。

动态增强 MRI（DCE-MRI）对于各类脊柱感染性病变的鉴别诊断，以及脊柱感染性病变和肿瘤性病变的鉴别非常有价值。例如，脊柱结核、化脓性脊柱炎、布鲁氏菌性脊柱炎等在静态增强扫描后受累椎体、椎旁软组织、椎间盘等有不同的强化特点[7]。脊柱结核在注射 Gd-DTPA 造影剂后，增强扫描可见受累椎体强化，不均匀强化较常见，少数可见均匀强化，受累椎间盘可呈不均匀强化，椎旁软组织可呈不均匀强化、均匀强化及环状强化。而化脓性脊柱炎受累的椎体和椎间盘增强扫描显示明显强化，可呈均匀强化和不均匀强化，不均匀强化常表现为病灶中央的均匀性强化和周边的环状强化，强化持续时间较长，椎旁软组织肿块呈斑片状强化，且很少伴脓肿形成。布鲁氏菌性脊柱炎常规 MRI 表现为病变椎体形态无明显改变或轻度改变，表现为骨质破坏和骨质增生，在受累区域，T_1WI 表现为低信号强度，T_2WI 表现为混合信号强度，增强扫描病灶明显增强。转移瘤常为多个不相邻或不同部位的椎体受侵，常侵犯椎弓根及椎体后部，一般不侵犯椎间盘，软组织肿块呈分叶状，肿块在静态增强扫描呈不规则强化。当广泛转移致椎管狭窄时，注射 Gd-DTPA 能进一步显示肿瘤轮廓，确定脊髓压迫的确切部位，出现髓内转移注射 Gd-DTPA 后，在短 TR 和 TE 序列上，肿瘤组织信号增强，而邻近脑脊液信号呈黑色，可精确勾画出肿瘤与脊髓之间的界线。

随着 MRI 技术的发展，扫描速度的加快使 MRI 和多排螺旋 CT（MDCT）一样，能够进行人体各部位的动态增强扫描。DCE-MRI 通过快速注入造影剂，在多个时间点进行图像采集，通过不同时间点病变强化特征的变化，获得组织间隙和毛细血管网内造影剂分布的动态信息，得到病变的毛细血管通透性、微循环状况、灌注变化，为病灶的检出、病变定性及预后提供更多有价值的信息[8]。

DCE-MRI 作为无创性评估组织生理、病理特性的成像检查方法，其定量分析能更深入地研究组织微结构的变化及血流情况，观察病变区域的动态增强规律，得到相应的动态增强曲线，计算多个定量参数，准确评价病变组织的血流渗透情况。定量参数如相对增强率（relative enhancement rate，RER）、早期增强率（early enhancement rate，EER）、最大增强率（max enhancement rate，MER）、速率常数（Kep）和转移常数（Ktrans）等[8]，不仅能直接反映病变组织的毛细血管渗透性、灌注变化、血供情况，还能早期发现疾病引起的组织学改变。

动态增强流入阶段是指在注射造影剂后第 1 分钟内信号强度的增加，通过血液灌注传送到病变中钆的剂量。峰值增强是指 DCE 动力学曲线中的最大信号强度，在注射钆造影剂后一个时间点在病变中传送和保留的钆造影剂的最高剂量。一个重要特征是峰值后或注入后 1 分钟后的延迟相位，从峰值或 1 分钟时间点到最后一个时间点的信号变化将其分为 3 种 DCE 动力学模式。①冲洗模式：信号强度在注射后 1 分钟达到峰值，并显示从峰值强度下降超过 10%；②平台模式：注入后 1 分钟内信号强度未达到清晰峰值，并显示平稳期与 1 分钟强度相比变化小于 10%；③持续增强模式：信号强度在整个 DCE 期间持续增强，1 分钟强度增加超过 10%。

关节疾病首先通过常规平片进行评估，但通常只能检测到关节疾病中骨的晚期异常表现。MRI 序列可以早期检测软骨变化，更好地描述骨和软组织水肿，以及滑膜受累的特征。通常采用 FSE 序列 T2WI 和非增强的 SE 序列 T1WI 扫描不同的关节层面，再在同一层面增强后用脂肪抑制 SE 序列 T1WI 扫描。而静态增强扫描对关节积液和腱鞘积液的鉴别诊断非常有价值[9]，通常关节积液和腱鞘积液在 T2WI 上呈均匀的高信号，滑膜炎在 T2WI 上也呈稍低的高信号，因此在增强前常难于区别，注射造影剂后，在 T1WI 上，滑膜信号可有明显增强，呈高信号，而积液信号则不增强，呈低信号，增强后 T1WI 还可显示滑膜炎性改变。DCE-MRI 利用组织血管形成差异，根据增强模式和其他定量衍生的生物标志物来鉴别关节病变中滑膜受累的原因，有助于了解不同类型关节炎复杂的生理病理过程[10]。滑膜强化特征、骨水肿形态及其分布对于鉴别诊断有一定价值。

布鲁氏菌性脊柱炎早期，椎体骨质破坏程度轻微，常规的 MRI 常不能显示椎体的轻微异常，其病理改变主要为血管内皮细胞的损伤、微结构的改变[11]。但定量 DCE-MRI 能够显示上述细微的炎症改变，包括微血管的改变、炎细胞浸润、细胞破坏等。牛衡等[12]回顾性研究分析 56 例布鲁氏菌病患者，发现 Ktrans、Kep、Ve 值对布鲁氏菌的早期诊断有价值，其中 24 例患者腰背痛时间较短，平均时间 1 个月以下，酶联免疫吸附试验（enzyme-linked immunosorbent assay，ELISA）检查 IgM 强阳性，属于布鲁氏菌病早期，常规腰椎 MRI 平扫未见明显异常，但定量 DCE-MRI 结果显示，Ktrans、Kep、Ve 值与病变组的正常椎体差异有统计学意义，与病变椎体差异无统计学意义，说明布鲁氏菌性脊柱炎早期椎体骨质破坏轻微，常规的 MRI 不能显示。但是这些细微的炎症变化，包括炎性细胞浸润、微量细胞破坏和微血管的改变可以通过定量 DCE-MRI 显示。因此定量 DCE-MRI 结合常规 MRI 平扫在布鲁氏菌性脊柱炎诊断及早期诊断中具有较高价值。

糖尿病足骨髓炎是糖尿病患者最常见的并发症，其发生、发展的重要因素之一是足趾软组织感染、破溃。由于 MRI 对足部软组织分辨率高，能获取足部细微的解剖结构和多方位图像，已广泛应用于糖尿病足的诊断及评估。但常规 MRI 的局限性在于不能客观及定量评价骨髓炎。随着 DCE-MRI 技术运用，不仅可获得动态增强血流灌注时间 – 信号强度曲线，还可得到 Ktrans、Kep、Ve 值等[13]灌注量化参数，定量反映病变区组织血流灌注。

DCE-MRI 在鉴别脊柱结核和转移性肿瘤方面也有非常大的价值。两者在影像学上均表现为椎体破坏和局部软组织肿块，可为单发或多发。脊柱结核的典型表现为椎体骨质破坏、椎间隙变窄、椎间盘受累和椎旁脓肿，如果患者出现典型的结核症状，诊断相对容易。脊柱转移瘤主要表现为椎体骨质破坏和软组织肿块，较少累及椎间盘。

对于结核，当结核脓肿尚未形成或结核尚未累及椎间盘时，椎旁病变表现为实性肿块，可误诊为恶性病变。当病变表现为椎体骨质破坏、局部肿块、椎间盘未受累或脓肿时，单纯的造影前扫描和造影后静态增强难以区分结核性肉芽肿和转移性软组织肿块。Yu Lang 等[14] 对 24 例脊柱结核和 22 例脊柱转移癌患者进行了 DCE-MRI 检查。研究表明，DCE 动力学模式的不同，对鉴别脊柱结核和转移癌有诊断价值，尤其当脊柱结核和转移癌在常规影像学上表现相似时，DCE-MRI 可为鉴别诊断提供额外的信息。既往研究同样表明，虽然在 DCE 冲洗期表现出相似的特征，但根据 DCE 动力学模式或 Kep 分析，延迟期存在显著差异，表明病变内血管通透性和分布空间不同。典型的肉芽肿性结节在显微镜下显示为中心坏死，结核分枝杆菌、上皮细胞包绕、朗格汉斯巨细胞和外围淋巴细胞浸润、少量成纤维细胞增殖，表明肺结核病灶内有更多的间隙结构允许造影剂（Gd）充填，因此大多数结核病例表现为持续性增强模式，与转移病灶相比，其增强峰值更高。结核内部多发小坏死灶，造影剂可渗漏至坏死间隙，呈持续增强的 DCE 模式，而转移病灶组的 DCE 模式大多为冲洗型模式。在组织学检查中，脊柱转移病灶细胞密度高，很少有间隙保留造影剂，因此造影剂可迅速填补有限的空间，然后迅速扩散回血液中进行清除。此外，Maurya 等[15] 对 80 例脊柱结核行冠状面 MR 骨髓造影评估脊柱受累部位和椎体数目，发现早期骨髓水肿在 T_1WI 上表现为弥漫性低密度，而在 STIR 图像上表现为高强度，然而增强对比后图像将显示受影响椎体的骨髓增强，因此如果在 MRI 研究中怀疑有结核性病变，建议采用 T_1WI 脂肪抑制序列造影对全脊柱进行筛查，以发现细微病变。

第四节 超声检查

一、常规超声

骨肌超声（musculoskeletal ultrasound，MSKUS）是指应用高频超声诊断骨肌系统疾病。近年来，MSKUS 发展日新月异，除了某些部位因骨皮质反射阻挡超声波使其无法到达外，高频超声对软组织病变的显示能力可与 MRI 相媲美。MSKUS 不仅能清晰地显示肌肉、肌腱、韧带和周围神经等浅表软组织结构、运动状态、毗邻关系和血流分布等，还能准确地评价骨肌系统解剖变异、炎症、退变、创伤和肿瘤等。超声扫描通常用于评估液体，如软组织脓肿或关节积液。需要时可在超声引导下进行抽吸，通过确定骨膜下脓肿和引导抽吸，超声扫描可用于儿科的急性骨髓炎。超声扫描在儿科中的运用得益于其便捷性，不需要镇静，更重要的是没有电离辐射。超声检查依赖于操作者，且由于其无法穿透骨皮质而在成人骨髓炎中的价值非常有限。

与其他骨肌影像检查技术相比，MSKUS 具有以下优势[16]：实时（real-time）动态地显示组织运动的能力，成为其在骨骼肌肉疾病检查中的主要优势之一，可以在不同主动、被动状态下实时显示骨骼、关节、肌肉和肌腱的形态变化。例如，当肌腱、撞击疾病（如肩峰撞击综合征）的临床诊断存在疑问时，实时超声检查具有明显的诊断优势，有助于指导治疗。MSKUS 无明确禁忌证，无电离辐射，无须特殊准备，操作简便，重复性强，检查时间短，方便进行医患之间的沟通、互动，容易被患者接受。此外，超声可进行双侧关节对比观察，同时对多个关节进行检查，在区分骨肌系统疾病实性、囊性结构方面具有优势，发现软组织钙化的能力优于 X 线摄影检查。MSKUS 在介入性技术引导方面有广泛应用，肢体的解剖结构适合穿刺针清晰显像，因为穿刺针需尽可能地与探头平行，使穿刺针可以清晰地显示，达到"可视化"操作，提高穿刺成功率和治愈率。

MSKUS 检查存在一定的局限性，由于超声波无法穿透骨骼，不能全面、完整地显示整个关节的解剖结构；MSKUS 在骨肌系统检查中存在伪影干扰；该检查对操作者经验的要求较高，技术培训难度相对较大。

二、超声新技术

（一）弹性成像

弹性成像（elasticity imaging）是对生物组织

弹性参数或硬度的成像和量化。超声评价组织的弹性作为辅助诊断在其他放射学亚专业如乳腺成像中已经有应用，有研究显示，该技术在骨肌系统中也有一定价值。超声弹性成像提供组织刚度的评估，需要操作者轻压探头下的待评价组织。组织的拉紧或移位被测定，即其硬度或柔软度。正常的韧带和肌腱对压力是有抵抗力的，组织变软见于变性和外伤。超声弹性成像不能替代传统的 B 超，只能作为一种辅助技术。

（二）超声造影

超声造影（contrast-enhanced ultrasound，CEUS）是将与人体软组织声阻抗有显著差异或回声特征明显不同的物质引入人体，增强对脏器或活体血流灌注情况的显示，动态观察组织的微循环血流灌注。在骨肌病理学中，异常新生血管的生长常伴有异常神经的形成，这些改变与疼痛具有很好的相关性，因此，早期识别新生血管对疾病的诊断和靶向治疗具有非常大的意义。CEUS 可以检测到传统超声技术不能检测到的缓慢血流信号，目前已广泛应用于腹部、血管及浅表器官，该技术也可以反映风湿性疾病的活动性，通过静脉注射微气泡造影剂可以更加准确地评估滑膜血管。CEUS 在风湿性疾病的评估和随访中的应用价值有待进一步研究。

（三）介入性骨肌超声

介入性骨肌超声可实时动态地观察穿刺针在体内的位置，在骨肌系统介入操作中具有一定的优势。目前骨肌系统介入操作主要包括软组织活检、积液抽吸，向关节腔、关节周围组织或肌肉、肌腱、神经鞘注射药物等。超声实时引导可明显提高小关节穿刺的成功率，穿刺抽吸具有分隔的复杂性积液时可避免盲穿引起的"干抽"现象，在肌腱和韧带注射中，MSKUS 可引导穿刺针尖到达肌腱内或肌腱外。此外，超声引导下的神经阻滞技术和动静脉置管是"可视化麻醉"的重要组成部分。

第五节 核医学成像

核医学成像是将放射性药物引入患者体内成像的方法。骨显像是最常见的评定骨肌异常的核医学技术。单光子发射计算机体层摄影（single photon emission computed tomography，SPECT）可使用与传统骨显像类似的放射性药物诊断骨肌疾病，其优点是可多方位采集数据，经重组后可提供 3D 图像。

一、三相骨扫描

三相骨扫描利用锝 -99m（^{99m}Tc）标记甲基二膦酸盐进行骨闪烁扫描，可标识成骨细胞增加的活性，显示骨转移病灶，骨代谢变化早于形态学改变，对骨骼病变具有高度敏感性。在注射示踪剂后的 3 个不同时间点采集图像的三期骨显像方法，包括血流、血池和延迟骨相[17]。该检查在 2～4 小时完成，对骨髓炎尤为敏感。骨显像可用于假体周围关节感染的筛选检查，其中阴性检查基本上可以排除感染的可能。

二、^{18}F-FDG-PET

18F- 氟代脱氧葡萄糖（^{18}F-FDG）通过葡萄糖转运蛋白吸收到细胞中，但不被代谢。摄取程度与细胞代谢率、葡萄糖转运蛋白的数量有关，两者在炎性细胞中都很高，而在正常骨髓内的摄取量低。FDG-PET 可以区分退行性椎间盘疾病与椎体骨髓炎，评估慢性骨髓炎，作为一种定量成像方法，其可用于监测治疗效果。

第六节 分子影像学

分子影像学（molecular imaging）于 1999 年由哈佛大学的 Weissleder 首次提出，并在各大医学领域都得到进一步的发展。目前，分子影像学主要成像技术包括 SPECT、正电子发射体层成像（positron emission tomography，PET）、CT、MRI、超声成像、光学成像及复合模式成像。分子生物学技术在一些关键问题上实现突破，促进了分子影像学的临床应用，分子影像学也逐渐应用在骨肌系统，相信在不久的将来会有突飞猛进的发展。

骨肌系统分子影像是对骨肌系统的骨组织和

软组织的分子和细胞生物学进行非侵入性的可视化和量化评价。骨肌成像中的靶器官包括骨骼、关节、肌肉和神经[18]。X线、超声、CT和MRI等影像学检查方法主要用于显示骨肌系统疾病发生过程的解剖变化，在骨肌感染中，分子影像能够显示感染早期的生理及病理生理变化，能够检测潜在的组织和分子水平变化过程。与传统的解剖成像相比，其可在疾病发生或修复过程的早期提供有价值的诊断信息。这些优势有望提高骨肌影像诊断的准确性和预测价值。

目前，骨肌系统分子影像包括光学成像、超声造影和放射性核素成像。光学成像包括生物发光成像和荧光反射成像，主要用于小型动物模型。基于荧光光学技术的断层成像方法的发展可以使组织穿透到包括关节在内的浅表区域。超声主要用于软组织和关节的解剖成像，但微泡造影剂的进步有望使超声分子成像成为可能。放射性核素显像是目前临床上唯一广泛应用于感染和炎症显像的活体分子显像技术。骨扫描，特别是三相骨扫描，是最常用的放射性核素检查方法，用于检测骨感染。^{67}Ga显像是对脊柱炎检测非常敏感、有效的显像方法。^{111}In或^{99m}Tc标记白细胞显像对感染有较高的特异性，该方法已应用于骨髓炎的诊断，并与骨髓显像相结合，取得了较好的效果。放射性标记生物素、多肽和抗生素的应用研究都取得了不同程度的进展，但结果存在差异。

PET/CT结合功能成像和解剖成像，为临床分子成像开辟了新的领域。它在肿瘤学成像中的作用已经得到证实，目前正在探索用于感染和炎症的成像。FDG-PET/CT是研究骨肌系统各种感染和炎症过程的一种性能优越的成像方法。其灵敏度高、特异性强，能够全身成像，程序简单、耗时少，无创、患者耐受性好。除FDG外，^{18}F-NaF、FDG标记的白细胞和^{68}Ga枸橼酸盐可用于感染显像，新的示踪剂，如^{124}I-透明质酸，也正在探索研究中。FDG-PET/CT不仅用于各种骨骼和关节感染的影像学检查，也用于各种影响肌肉和神经的炎性疾病的评价、诊断。此外，PET/MRI能够提供关于软骨、肌肉和神经更精细的细节。随着研究进展、数据的积累，PET有望成为骨肌系统感染、炎症

病变成像的领先者。

第七节　骨肌感染影像检查的策略及优选

骨肌感染发病率较高，偶可致死。引起骨肌感染病变的微生物非常多样。根据致病菌的类型可分为化脓性（细菌感染）、肉芽肿性（结核分枝杆菌、布鲁氏菌、真菌感染）、寄生虫性、艾滋病骨病等。患者常表现为发热，受累关节疼痛、肿胀，活动受限。实验室检查可见动态红细胞沉降率（ESR）加快及C反应蛋白（CRP）升高。年轻患者常出现全身症状。因此，急性发作时早期诊断非常重要，以免演变成慢性感染或反复发作引起致残、致畸的严重后果，尤其是儿童和骨科内固定、植入物等手术后更需要及时做出诊断，防止严重感染。

对于细菌感染所致的化脓性感染，X线平片检查有助于筛查、排除其他疾病，如骨折或恶性肿瘤。由于X线成像是二维成像，存在影像重叠，密度分辨率有限，对于解剖结构复杂的部位或病变累及软组织或以软组织病变为主时，提供的有效信息有限，仅能了解病变大致部位和骨骼改变，不能满足临床诊断及治疗的要求，这时可以进行CT检查。CT检查是骨肌感染的重要检查手段，扫描速度快，扫描范围大，可以进行各向同性的多方位重建，能较好地显示骨的细节、较小的骨质破坏、骨膜增生等，对于感染累及软组织，或软组织内形成脓肿，增强CT检查可评价脓肿的形态、范围与周围组织的关系；此外，CT显示慢性骨髓炎的骨皮质破坏和气体优于MRI，也能更好地显示死骨片、骨包壳及瘘管，有助于指导治疗。对于假体周围发生的感染，CT可以通过扩大CT窗宽、提高kVp、最大密度投影重建和抑制金属伪影的迭代重建来减少伪影干扰，提高诊断的准确率（表1-7-1）。但CT的局限性在于难以清晰地显示骨髓腔及脊柱椎管内病变（图1-7-1）。

表 1-7-1　长骨化脓性感染（骨髓炎）MR 扫描参数

序号	脉冲序列	方位	TR/TE/TI/FA（ms）	层数	层厚间隔（mm）	层内分辨率	激励次数	脂肪抑制方式	扫描时间（min）
1	T₂WI	冠状	4000/110/150	20	3/0.6	0.8×0.8	3		2′16″
2	T₁WI	冠状	600/10/180	20	3/0.6	0.8×0.8	2		2′09″
3	T₁WI 脂肪抑制	冠状	600/10/180	20	3/0.6	0.8×0.8	2	Dixon	2′39″
4	T₂WI STIR	冠状	3800/53/150	20	3/0.6	1.1×1.1	2	STIR	2′36″
5	T₂WI	横轴	4000/110/150	25	3.5/0.7	0.8×0.8	3		2′04″
6	PD 脂肪抑制	横轴	3500/31/150	25	3.5/0.7	1.0×1.0			2′34″
7	T₁WI 脂肪抑制增强	冠状	600/10/180	20	3/0.6	0.8×0.8	2	Dixon	2′09″
8	T₁WI 脂肪抑制增强	矢状	600/10/180	20	3/0.6	0.8×0.8	2	Dixon	2′09″
9	T₁WI 脂肪抑制增强	横轴	600/10/180	25	3/0.6	0.8×0.8	2	Dixon	2′09″

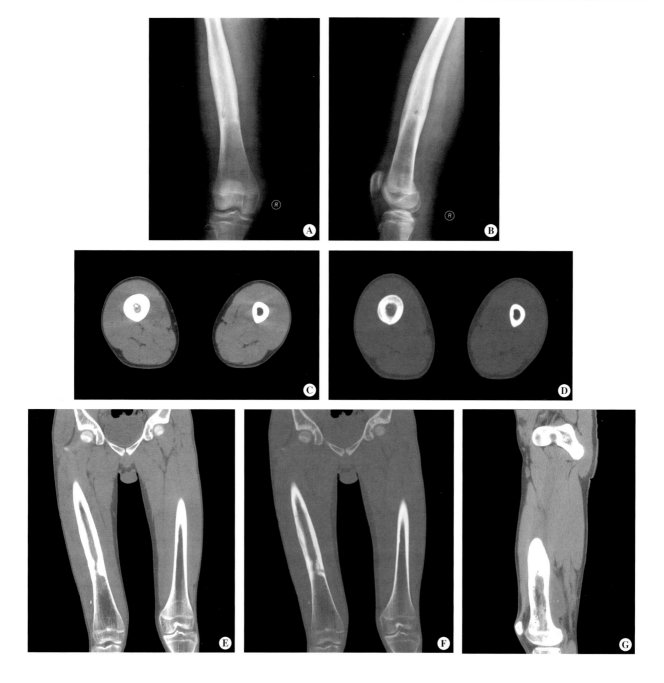

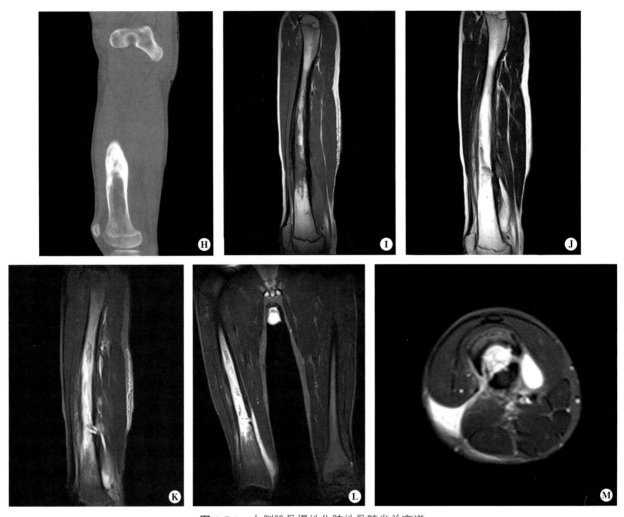

图 1-7-1　右侧股骨慢性化脓性骨髓炎并窦道

DR 股骨正侧位平片（A、B）；CT 平扫横断面软组织窗（C）、骨窗（D），冠状面重建软组织窗（E）、骨窗（F），矢状面重建软组织窗（G）、骨窗（H）；MR 矢状面 T_1WI（I）、T_2WI（J）、T_2WI 脂肪抑制（K），冠状面 T_2WI 脂肪抑制（L），横断面 T_2WI 脂肪抑制（M）

MRI 具有良好的软组织分辨率，对骨肌系统化脓性感染病变内不同组织成分的含量变化非常敏感。相对于常规 X 线和 CT 检查，MRI 能早期检测出骨肌系统的异常信号，对关节积液、骨髓水肿非常敏感，骨髓水肿是骨髓炎的最早征象之一，因此对于诊断及鉴别诊断急、慢性骨肌系统感染非常有价值，能更好地评价软组织受累情况及脓肿形成。此外，辅以扩散加权成像，不需增强即可诊断脓肿。MRI 还可以用来评价慢性骨髓炎处于复发还是持续感染过程，但由于修复性纤维血管组织显示出与活动性感染相似的信号强度和增强特征，且可持续 12 个月，因此 MRI 特异性仅为 60%，若结合继发感染的征象如皮肤溃疡、窦道、脓肿和骨皮质破坏等可以提高诊断的准确率。MRI 增强有助于慢性骨髓炎的诊断及评估，因为活动性炎症信号会增强，死骨被增强的血管肉芽组织包围，更有利于观察。超声在诊断、治疗骨肌系统的急性化脓性感染方面有一定的价值，能显示关节积液及蜂窝织炎的皮下组织水肿和增厚，结合相应的临床表现，超声可做出诊断。超声引导下积液穿刺、引流用于显微镜检和培养，也具有诊断和治疗的效果。PET/CT 很少用于诊断慢性骨髓炎，其灵敏度和特异性可高达 100%、95%，FDG-PET 可以区分无菌骨折不愈合和骨髓炎。

对于结核分枝杆菌、布鲁氏菌等导致的肉芽肿性炎症，其病原体最常累及脊柱，病变常表现为椎间隙变窄、骨质破坏、椎旁脓肿和

（或）腰大肌脓肿。MRI 的敏感性高，感染后 1 周即可能发现异常，对脊柱炎的早期诊断有非常重要的意义。MRI 具有多方位、多序列、无电离辐射和软组织对比度好等优点，能更好地观察椎体骨的破坏、椎间盘的破坏、椎旁或硬膜外脓肿、骨膜改变、肉芽肿的形成及脊髓神经根部压迫情况，因此，MRI 是诊断布鲁氏菌性脊柱炎重要的检查方法，同时 MRI 也有助于区分化脓性脊椎炎和布鲁氏菌性脊柱炎，为鉴别诊断提供良好依据。在 MRI 检查序列方面，T_1 和 T_2 加权 SE 序列至少需要扫描 2 个方向：横断面和冠状面或矢状面，评价、定位椎管内脓肿情况。STIR 或 T_2WI 脂肪抑制序列对显示早期骨髓水肿、软组织水肿、椎间盘异常有非常重要的价值，脂肪抑制图像使软组织和骨髓的背景信号

减低，从而更加清楚地显示病变。钆增强检查能进一步显示受累椎体骨髓水肿的强化，增强前后 T_1WI 脂肪抑制成像有助于确定椎体内或椎旁软组织的脓肿[19]。例如，典型的冷脓肿，虽然病灶周围没有显著的炎症反应，但有均匀一致的脓肿壁强化，增强成像还可以准确评价病变范围和脊髓受压程度。钆增强检查对鉴别不同阶段的布鲁氏菌性脊柱炎也有一定的价值，急性布鲁氏菌性椎间盘炎钆增强检查，椎间盘和椎体可以显示均匀对比增强；慢性布鲁氏菌性椎间盘炎，椎体则为不均匀强化；小关节受累时，对比增强联合脂肪饱和技术的轴向图像可以清楚地显示关节呈高信号，可能是布鲁氏菌病引起的主要关节受累或是一种反应性、自发融合的过程（图 1-7-2，图 1-7-3，表 1-7-2）。

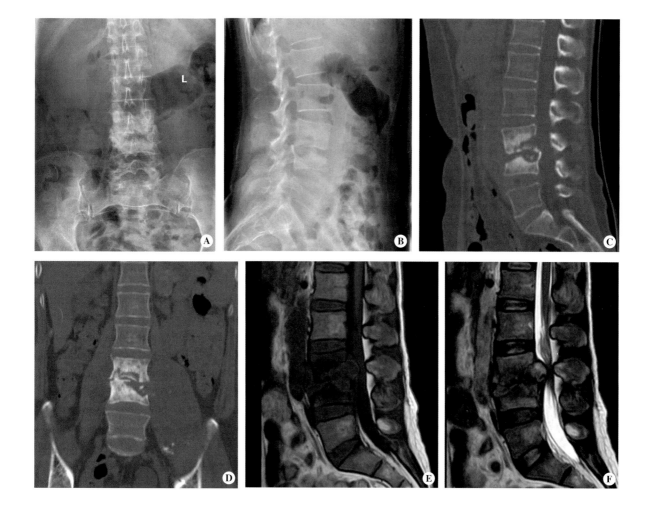

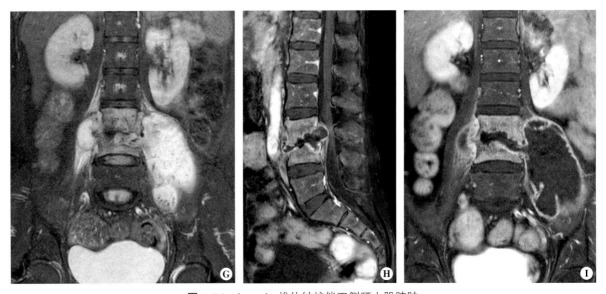

图 1-7-2 $L_3 \sim L_4$ 椎体结核伴双侧腰大肌脓肿

A、B. DR 腰椎正、侧位片；C、D. CT 矢状面、冠状面重建图像；E～G. MR 平扫矢状面 T_1WI、矢状面 T_2WI、冠状面 T_2WI 图像；H、I. MR 矢状面、冠状面增强图像

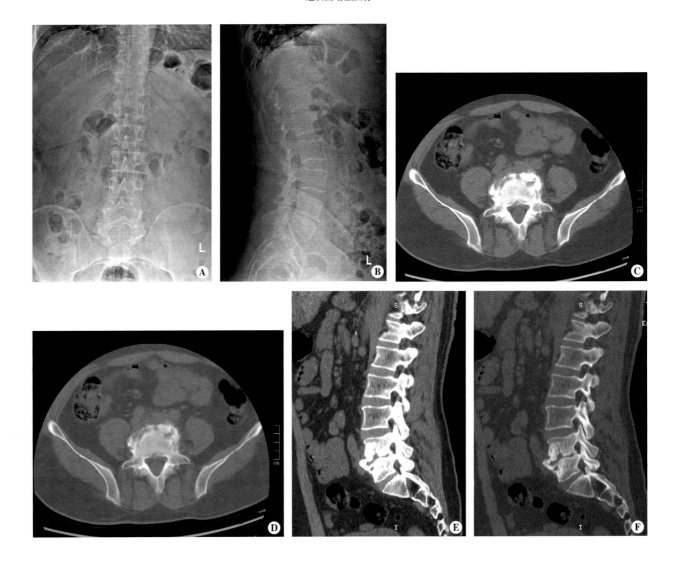

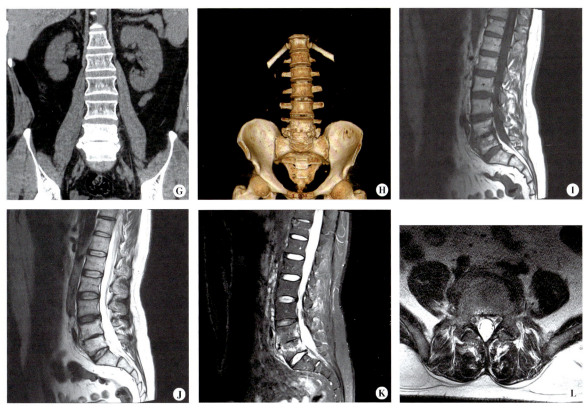

图 1-7-3 L₄ ~ L₅ 椎体布鲁氏菌性脊柱炎

DR 腰椎正、侧位片（A、B）；CT 平扫横断面软组织窗（C）、骨窗（D）、矢状面重建软组织窗（E）、骨窗（F），冠状面重建软组织窗（G）、VR（H）；MR 平扫矢状面 T_1WI（I）、T_2WI（J）、T_2WI 脂肪抑制（K），横断面 T_2WI（L）

表 1-7-2 脊柱结核及布鲁氏菌病 MR 扫描参数

序号	脉冲序列	方位	TR/TE/TI/FA（ms）	层数	层厚间隔（mm）	层内分辨率	激励次数	脂肪抑制方式	扫描时间
1	T_1WI	矢状	500/8.6/150	11	3/0.3	0.7×0.8	1		1'09″
2	T_2WI	矢状	3000/93/150	11	3/0.3	0.8×0.8	2		1'16″
3	T_2WI STIR	矢状	2800/91/150	11	3/0.3	0.8×0.8	1	STIR	1'27″
4	T_2WI	横轴	3100/87/150	12	3/0.3	0.7×0.7	1		1'33″
5	T_1WI 脂肪抑制	横轴	617/9.7/150	12	3/0.3	0.4×0.4	2	Dixon	2'13″
6	T_1WI 脂肪抑制增强	矢状	500/8.6/150	11	3/0.3	0.7×0.8	1	Dixon	1'09″
7	T_1WI 脂肪抑制增强	横轴	617/9.7/150	15	3/0.3	0.4×0.4	2	Dixon	2'13″
8	T_1WI 脂肪抑制增强	冠状	500/8.6/150	11	3/0.3	0.7×0.8	1	Dixon	2'13″
9	扩散成像（B 值 =0，800）	横轴	3700/108	18	5/0.5	1.8×1.8	1		2'06″

对于寄生虫骨感染，早期通常无症状，因此早期诊断并不常见，前来就诊的患者一般处于疾病较晚期或已出现病理性骨折。例如，骨棘球蚴病，是棘球绦虫的幼虫寄生在人体骨骼系统而引起的一种人畜共患寄生虫病，CT 检查对骨质破坏、棘球蚴的钙化敏感，可以较清晰地显示棘球蚴多房性表现，但对于泡状棘球蚴的诊断及评价存在局限性[20]。MRI 不仅可以从矢状面、冠状面及轴面 3 个方向全面观察骨肌系统棘球蚴囊肿的形态特征、范围、部位与周围组织脏器的关系，还能显示棘球蚴囊肿的特征性信号及形态改变，在所有影像检查中对骨棘球蚴病的诊断及评价最有意义。骨棘球蚴病发生在椎体、肋骨、骨盆时，MRI 显示 T_1WI、T_2WI 均为低信号骨质硬化影和不规则或弧形钙化影，同时 T_2WI 或 T_2WI 脂肪抑制序列能显示破坏区及软组织包块内"小囊泡"高信号，对于诊断

泡状棘球蚴有重要价值[21]（图 1-7-4，表 1-7-3）。

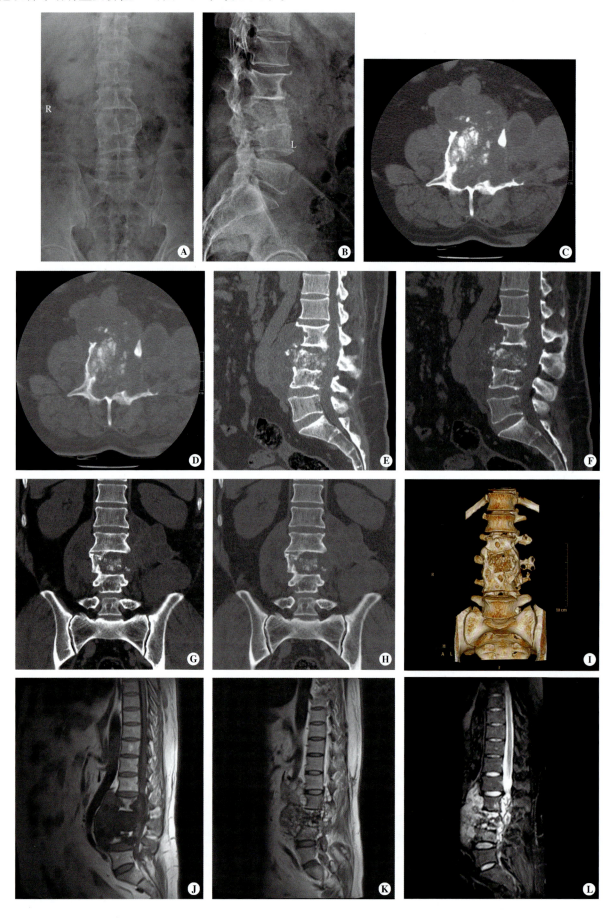

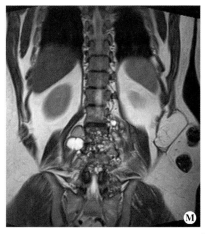
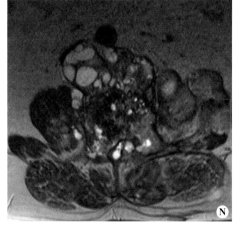

图 1-7-4　$L_2 \sim L_4$ 椎体、附件及椎旁多发棘球蚴

DR 腰椎正、侧位平片（A、B）；CT 平扫横断面软组织窗（C）、骨窗（D）、矢状面重建软组织窗（E）、骨窗（F）、冠状面重建软组织窗（G）、骨窗（H）、VR（I）；J ～ N. MR 平扫矢状面 T_1WI（J）、T_2WI（K）、T_2WI 脂肪抑制（L），冠状面 T_2WI（M），横断面 T_2WI（N）

表 1-7-3　脊柱棘球蚴 MR 扫描参数

序号	脉冲序列	方位	TR/TE/TI/FA（ms）	层数	层厚间隔（mm）	层内分辨率	激励次数	脂肪抑制方式	扫描时间
1	T_1WI	矢状	500/8.6/150	11	3/0.3	0.7×0.8	1		1′09″
2	T_2WI	矢状	3000/93/150	11	3/0.3	0.8×0.8	2		1′16″
3	T_2WI STIR	矢状	2800/91/150	11	3/0.3	0.8×0.8	1	STIR	1′27″
4	T_2WI	横轴	3100/87/150	12	3/0.3	0.7×0.7	1		1′33″
5	T_1WI 压脂	横轴	617/9.7/150	12	3/0.3	0.4×0.4	2	Dixon	2′13″
6	T_1WI 压脂增强	矢状	500/8.6/150	11	3/0.3	0.7×0.8	1	Dixon	1′09″
7	T_1WI 压脂增强	冠状	500/8.6/150	11	3/0.3	0.7×0.8	1	Dixon	2′13″
8	T_1WI 脂肪抑制增强	横轴	600/10/180	25	3/0.6	0.8×0.8	2	Dixon	2′09″

　　由于各种影像检查方法都具有不同的临床应用特点、指征和限度，如何根据患者病情选择合适的影像检查流程及检查方法，如何做到以患者为本的个性化检查方案、序列优选，是临床医生和影像医生共同面临的挑战（图 1-7-5，图 1-7-6）。

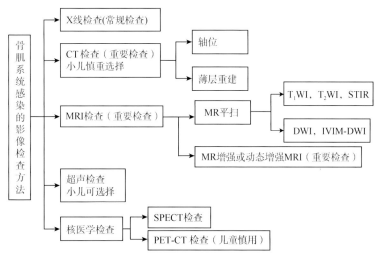

图 1-7-5　骨肌系统感染的影像检查方法

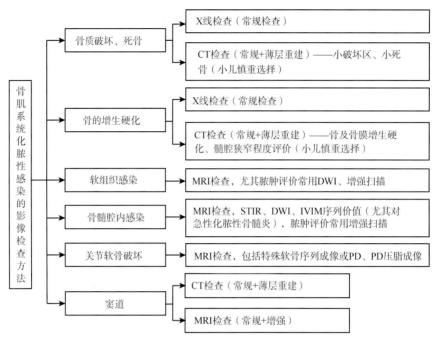

图 1-7-6 骨肌系统化脓性感染的影像检查方法

（潘诗农　赵　圆）

参 考 文 献

[1] Simpfendorfer CS. Radiologic approach to musculoskeletal infections. Infect Dis Clin North Am，2017，31（2）：299-324.

[2] 张敏鸣．格－艾放射诊断学．第6版．北京：人民军医出版社，2015.

[3] 袁慧书，刘丽思．肌骨关节系统磁共振成像临床应用及进展．磁共振成像，2015，6（2）：81-85.

[4] Ohno N，Miyati T，Kasai H，et al. Evaluation of perfusion-related and true diffusion in vertebral bone marrow：a preliminary study. Radiol Phys Technol，2015，8（1）：135-140.

[5] Biffar A，Dietrich O，Sourbron S，et al. Diffusion and perfusion imaging of bone marrow. Eur J Radiol，2010，76（3）：323-328.

[6] Sujlana P，Skrok J，Fayad LM. Review of dynamic contrast-enhanced MRI：technical aspects and applications in the musculoskeletal system. J Magn Reson Imaging，2018，47（4）：875-890.

[7] Qiao P，Zhao P，Gao Y，et al. Differential study of DCE-MRI parameters in spinal metastatic tumors，brucellar spondylitis and spinal tuberculosis. Chin J Cancer Res，2018，30（4）：425-431.

[8] Lohrke J，Frenzel T，Endrikat J，et al. 25 years of contrast-enhanced MRI：developments，current challenges and future perspectives. Adv Ther，2016，33（1）：1-28.

[9] 殷玉明，潘诗农．MR关节造影的临床应用．中华放射学杂志，2012，46（3）：197-202.

[10] Martín Noguerol T，Luna A，Gómez Cabrera M，et al. Clinical applications of advanced magnetic resonance imaging techniques for arthritis evaluation. World J Orthop，2017，8（9）：660-673.

[11] Esmaeilnejad-Ganji SM，Esmaeilnejad-Ganji SMR. Osteoarticular manifestations of human brucellosis：a review world journal of orthopedics. World J Orthop，2019，10（2）：54-62.

[12] 牛衡，高阳，乔鹏飞，等．定量动态增强MRI对布氏杆菌脊柱炎诊断及早期诊断的价值．中华放射学杂志，2017，51（6）：437-440.

[13] 廖旦，谢利秋，张志伟，等．动态对比增强磁共振在糖尿病足骨髓炎中的应用价值．临床放射学杂志，2018，37（8）：1347-1351.

[14] Lang N，Su MY，Yu HJ，et al. Differentiation of tuberculosis and metastatic cancer in the spine using dynamic contrast-enhanced MRI. Magn Reson Imaging，2013，31（8）：1285-1291.

[15] Maurya VK，Sharma P，Ravikumar R，et al. Tubercular spondylitis：a review of MRI findings in 80 cases. Med J Armed Forces India，2018，74（1）：11-17.

[16] 郭瑞君．肌肉骨骼超声进入崭新时代．中华医学超声杂志（电子版），2015，12（1）：3-5.

[17] Palestro CJ. Radionuclide imaging of musculoskeletal infection：a review. J Nucl Med，2016，57（9）：1406-1412.

[18] Pawaskar A，Basu S，Jahangiri P，et al. In vivo molecular imaging of musculoskeletal inflammation and infection. PET Cli，2019，14（1）：43-59.

[19] Pourbagher A，Pourbagher MA，Savas L，et al. Epidemiologic，clinical，and imaging findings in brucellosis patients with osteoarticular involvement. AJR Am J Roentgenol，2006，187（4）：873-880.

[20] Raj DH，Dash PK. Hydatid disease of bone：a dangerous crippling disease. BMJ Case Rep，2015，pii：bcr 2015211697.

[21] Babitha F，Priya PV，Poothiode U. Hydatid cyst of bone. Indian J Med Microbiol，2015，33（3）：442-444.

第二章 病原学分类及发病特点

骨肌系统感染发病率较高，偶可致死。引起骨肌系统感染的病原体种类多样，感染形式多样，可以来自宿主体内，也可来自宿主体外。根据病原体的类型可分为化脓性（细菌感染）、肉芽肿性（结核分枝杆菌、布鲁氏菌、真菌感染）、寄生虫性和艾滋病骨病等。不同的病原体生长特性、感染方式、侵犯人体的部位都存在一定差异，多数骨肌系统感染常表现为受累骨骼、关节活动受限，肌肉疼痛、肿胀等，也可出现全身症状。临床上骨肌系统感染急性发作的早期诊断非常重要，为避免病变进展或演变成慢性感染或反复发作引起残疾、畸形的严重后果，掌握骨肌系统病原学分类及发病特点等基本知识对后期疾病的影像特征分析、诊断有非常重要的作用。

第一节 化脓性感染

化脓性感染（细菌感染）在急性骨和关节感染中最常见。细菌通过进入细胞和减慢代谢来躲避宿主的防御机制。根据各类细菌导致的炎症类型，可分为非特异性感染和特异性感染。非特异性感染又称化脓性感染，有红、肿、热、痛、功能障碍的特征。金黄色葡萄球菌是骨关节化脓性感染中各年龄阶段最常见的致病菌，感染可由原发的菌血症所致，也可以来自创伤和外科手术的邻近感染灶，特别是假体植入。据统计，骨科植入物相关的慢性感染及90%左右的钉道感染是表皮葡萄球菌等凝固酶阴性葡萄球菌引起的。化脓性感染还可由假单胞菌属和肠杆菌属等引起[1]。

常见的化脓性感染包括化脓性骨髓炎、化脓性关节炎、化脓性脊柱炎等。化脓性骨髓炎是化脓性炎症累及骨髓、骨和骨膜；关节滑膜的化脓性炎症为化脓性关节炎，统称为化脓性感染。骨的化脓性感染中，金黄色葡萄球菌是主要的致病菌，占骨组织化脓性感染的75%，其次是乙型溶血性链球菌，占10%。由于近年来抗生素的广泛应用，骨髓炎和关节化脓性感染的发病率显著降低，临床表现也不典型。

一、化脓性骨髓炎

化脓性骨髓炎（suppurative osteomyelitis）好发于儿童或青少年，长骨干骺端是最常见的好发部位，胫骨近端、股骨远端最常见，其次是肱骨、髂骨。主要原因是儿童骺板附近的终末动脉与毛细血管迂曲呈襻状，血流丰富、缓慢，细菌容易在骺板、干骺端附近滞留[2]。最常见的致病菌是溶血性金黄色葡萄球菌，其次是乙型溶血性链球菌，少数致病菌为大肠埃希菌、肺炎球菌、流感嗜血杆菌、产气荚膜杆菌和白色葡萄球菌等。可能导致化脓性骨髓炎的潜在危险因素有糖尿病、冠状动脉疾病、免疫抑制、体内植入人工假体、酗酒、癌症或肾衰竭透析。

化脓性骨髓炎根据病程分为急性和慢性。其中急性化脓性骨髓炎以骨质吸收、破坏为主。而慢性骨髓炎以死骨和新生骨形成为特点。急性血源性骨髓炎起病急，常伴高热、寒战等全身中毒症状，局部皮肤可表现为红、肿、热、痛，活动受限。当脓肿突破骨膜形成软组织脓肿时，疼痛有所减轻，早期肿胀不明显，数天后局部出现水肿，说明已形成骨膜下脓肿，干骺端存在深压痛时，可能发生病理性骨折。

慢性血源性骨髓炎常见原因为急性感染期未能彻底控制，反复发作演变而来，或为低毒性细菌感染所致，以死骨、窦道、死腔、包壳等病理改变为特点。CT 能更好地显示死骨和骨内脓肿；MRI 可较好地显示炎症组织、脓肿、窦道或瘘管，有助于区分骨髓炎和肿瘤 [3]。

Brodie 骨脓肿好发于儿童及青少年，是一种亚急性局限性化脓性骨髓炎，起病隐匿，以局部压痛为主，无明显全身感染症状，其特点为髓内脓肿形成，多见于胫骨近端、股骨远端。由于儿童、青少年干骺端毛细血管及微小终末动脉弯曲，形成血管襻，该处血流缓慢，细菌容易在此存留并形成病灶。主要病因 [4]：①致病菌毒力较低或患者抵抗力较强时，病灶容易局限化；②骨髓炎治疗不彻底、迁延不愈，在病变区形成局限性骨质破坏。

慢性硬化性骨髓炎，又称 Garre 骨髓炎，其发展取决于一系列综合条件，是一种少见的慢性感染性疾病，主要好发于儿童及青年 [5]。慢性硬化性骨髓炎可发生在下颌骨或长骨干骺端，下颌骨慢性硬化性骨髓炎常源于低毒力的感染，如龋齿、轻度牙周炎、牙龈疱疹等，导致颌骨的硬肿，可能出现面部不对称，临床表现存在很大差异，部分患者可无明显的全身和局部感染症状，部分患者受累骨表现为间歇性的非渐进性局部疼痛，可能持续数月 [6]。

二、化脓性关节炎

化脓性关节炎（pyogenic arthritis）为细菌感染滑膜引起的关节化脓性炎症。起病急，病变关节常出现红、肿、热、痛、功能障碍，关节常处于半屈曲位，深部关节发生化脓性关节炎时，红、肿、热、痛表现不明显，常处于屈曲外展、外旋位。化脓性关节炎多见于儿童，金黄色葡萄球菌为最常见的致病菌，约占 85%。绝大部分化脓性关节炎由血源性传播到滑膜所致，由于滑膜缺乏基底膜，感染容易扩散进入关节，承重的大关节较常见，多为单发。化脓性关节炎最常发生于膝关节，其次是髋关节、肩关节和踝关节。胸锁关节感染常发生在静脉滥用毒品人群。

化脓性关节炎的早期诊断对于避免出现肢体功能障碍至关重要，延误诊断可能导致永久性残疾 [7]。化脓性关节炎的早期影像表现不具特异性，但随着 MRI 的广泛应用，化脓性关节炎的诊断可信度提高。MRI 可显示化脓性关节炎的滑膜炎和关节渗出液，能明确炎症累及周围软组织的范围，显示关节囊、韧带、肌腱、软骨等结构的破坏情况，改善临床预后。

三、化脓性脊椎炎

化脓性脊椎炎相对于四肢化脓性骨髓炎少见，占所有骨髓炎的 2% ～ 4%，致病菌以金黄色葡萄球菌多见，细菌侵入途径大多为血源性播散，也见于直接蔓延、淋巴引流播散，多发生于成年男性，腰椎多见，其次是胸椎。化脓性脊椎炎感染几乎均起源于椎间盘，从椎间盘侵入终板，沿纵韧带蔓延，出现椎间盘相关的缺血和坏死，并形成脓肿，终板骨质不断破坏伴脓肿侵入椎旁软组织。化脓性脊椎炎常发病急，可有恶寒、高热，或因背部、腰部剧痛常被迫卧床，伴有局限性棘突叩击痛，疼痛常由活动引发或加重，休息后可缓解。CT 可清楚地显示椎体终板骨质破坏及软组织变化。MRI 在显示骨髓水肿和周围软组织病变方面比 CT 更敏感。早期 STIR 和脂肪抑制 SE 上椎体内出现斑片状不均匀的异常高信号区，同时表现为椎体上下边缘及相邻椎间盘呈长 T_1 长 T_2 信号 [8]。

第二节　肉芽肿性感染

肉芽肿性感染为特异性感染，常见结核分枝杆菌、布鲁氏菌感染等。

一、结核分枝杆菌感染

结核病是由结核分枝杆菌感染引起的一种肉芽肿性疾病。结核分枝杆菌形态呈杆状或弧形，由糖和脂质构成厚的细胞壁。其细胞壁富糖使细菌在使用苯酚类染料着色后能抵抗酸脱色，因此称为抗酸杆菌。

开放性肺结核患者排菌是结核传播的主要来源，经空气传播为主要传播途径。结核分枝杆菌从体内的原发病灶或复活灶经血液循环到达骨骼或椎骨是骨结核感染最常见的发病机制。骨关节结核包括结核性脊柱炎、结核性骨髓炎、关节炎、指（趾）炎、多灶性骨结核和软组织感染，其中脊柱结核是最常见的类型，约占骨肌结核感染的50%。

骨关节结核病理特征是形成慢性肉芽肿，即多核巨细胞、淋巴细胞和巨噬细胞浸润伴中心干酪样坏死。

（一）脊柱结核

脊柱结核（tuberculosis of spine）又称为Pott病，是骨肌结核中最常见的类型，以腰椎多见，胸椎次之，颈椎较少见。儿童脊柱结核以胸椎多见，成人好发于腰椎。结核分枝杆菌感染椎体（脊柱前结核）占90%～95%，也可感染椎弓根后各部位（脊柱后结核），占5%～10%。结核最初感染时通过血液循环到达椎骨前端，随后扩展至椎间盘，最后达棘突旁组织。脊柱结核的典型表现包括背部畸形部位的疼痛、压痛和典型的夜间哭泣；身体不适、体重减轻、食欲缺乏、盗汗和夜间体温升高等全身症状；晚期患者也可能出现神经损伤。

（二）关节结核

骨关节结核占结核病的1.2%，通常是继发性结核病，在大多数情况下（80%），可能很难发现原发结核的部位，但原发病变始终存在。结核分枝杆菌通过血源途径滞留在骨骼和关节内，在骨关节结核中，50%的病例伴有脊柱受累。关节结核常见于儿童、青少年，累及承重的大关节，以髋关节和膝关节较常见。临床上，发病缓慢，症状轻微。活动期可有全身症状，如盗汗、低热、食欲减退，逐渐消瘦，关节肿痛，活动受限。

（三）骨结核

骨结核分长骨结核、短骨骨干结核。长骨结核好发于骨骺与干骺端，发病初期邻近关节活动受限，酸痛不适，负重、活动后加重，局部肿胀。短骨骨干结核又称结核性指（趾）骨炎或骨气臌，多见于5岁以下儿童，病变常为双侧，好发于近节指（趾）骨，可有肿胀等轻微症状，本病大多可自愈，偶见破溃，形成窦道。

二、布鲁氏菌感染

布鲁氏菌病（Brucellosis），是由布鲁氏菌（Brucella）引起的动物源性传染病，是一种人畜共患病，可累及全身多个器官和组织，首先在地中海地区被诊断，因此最初称为马耳他热，又称为地中海弛张热、波浪热或波状热。广泛分布于世界各地，尤其是中东及地中海地区，在我国以内蒙古、东北地区、西北地区等地为主要流行区。男性多于女性，发病年龄以青壮年为主。

布鲁氏菌传播途径：①皮肤黏膜接触，如兽医、屠夫、畜牧业的工作人员等直接接触病畜或其分泌物、排泄物、娩出物，或在饲养、屠宰及加工皮、毛、肉制品过程中经皮肤、结膜受染；②消化道、呼吸道传播及苍蝇携带，蜱虫叮咬等均可传播。有研究表明，人布鲁氏菌病还可以通过母乳喂养、骨髓移植、输血、性行为等方式传播。

布鲁氏菌病临床表现缺乏特异性，常被误诊。本病潜伏期为1～3周，长可至数月，平均为2周。按照病程长短分类：①急性期，病程在3个月内；②亚急性期，病程为3个月到1年；③慢性期，患病时间超过1年。骨肌系统是布鲁氏菌病最常见的受累部位之一，占全身布鲁氏菌病的10%～85%，骨关节布鲁氏菌病表现为骨骼、关节的炎症（如肿胀、疼痛、功能障碍、发热、触痛和发红等）。布鲁氏菌关节炎常累及多关节，最常累及膝关节、骶髂关节、髋关节等大关节。病菌感染脊柱可引起脊柱炎，腰椎为最常受累部位，布鲁氏菌性脊椎炎最常发生在血供丰富的上部运动终板，局部感染可消退和痊愈，或进展到整个脊椎、椎间隙和邻近骨。骨骼受累的类型一般取决于患者的年龄，儿童和青年人最常见的累及部位是骶髂关节和膝关节，而老年患者最常见受累部位为脊柱，特别是腰椎。脊柱外布鲁氏菌性骨髓炎罕见，长骨（尤其是胫骨、股骨、肱骨或胸骨柄）可能被累及，滑囊炎、腱鞘炎和皮下结节也可能发生。

第三节　真菌感染

骨关节真菌感染非常罕见，可由多种酵母菌和霉菌引起。症状常为亚急性表现，与其他常见的骨关节感染症状相似，可能是其误诊率较高的原因。感染的严重程度取决于真菌的固有致病性、宿主的免疫状态、感染的解剖位置及感染是否涉及异物等。通常为外科清创结合长期抗真菌治疗。

目前，随着免疫功能低下人群（如免疫抑制的 HIV 阳性患者、患有严重基础疾病的患者、糖皮质激素治疗的患者、有慢性疾病的老年患者及免疫系统未完全发育成熟的 1 岁以下婴幼儿）增加，广谱抗生素大量使用，免疫抑制剂、皮质类固醇激素的使用，器官（骨髓）移植、介入手术、气管插管等侵入性医疗操作的应用开展[8]，真菌感染发病率不断上升。真菌感染分为深部真菌感染、浅部真菌感染。浅部真菌感染是多发病、常见病，死亡率较低，为真菌感染累及毛发、指甲、表层皮肤等组织；深部真菌感染危害大、病死率高，称为侵袭性真菌病，由表皮角质层以下深部皮肤结构、肌肉、内脏、血液受真菌感染所致。

在全球范围内引起严重感染的条件致病真菌种类逐年增加，但最重要的仍是念珠菌属。除念珠菌属外，隐球菌属、酵母菌属、毛孢子菌属等导致的感染危害也很大，致死率较高。感染途径包括血源播散、直接感染、邻近感染组织蔓延，其中血源播散最为常见。滑膜增厚和慢性肉芽肿真菌性关节炎的表现与骨关节结核类似，常见症状有畏寒、发热、关节肿胀疼痛，常见于髋、膝、腕、肘等关节[9]。真菌性骨髓炎的临床症状多在初始感染后 4 周内出现，但少数病例延迟至数月或数年出现症状，病程后期出现骨质破坏并可导致病理性骨折，最后形成慢性脓肿，甚至出现窦道。

在骨关节真菌感染中，脊柱是最常见的感染部位，也可发生于其他关节，表现为多灶性骨髓炎、化脓性关节炎、椎间盘炎。例如，足分枝菌病容易引起足底组织的肉芽肿性感染，进一步导致慢性骨髓炎，伴流脓、多发窦道，由于棘刺等穿破皮肤植入真菌或放线菌而导致的足软组织和骨慢性感染称为马杜拉足[10]，软组织脓肿特征性地表现为含有多个小脓腔。

第四节　寄生虫感染

棘球绦虫的幼虫寄生于人体引起棘球蚴病，又称包虫病。肝和肺是最常见的受累部位，骨棘球蚴病（bone hydatid disease）非常少见，在棘球蚴病中少于 1%。骨棘球蚴病发生于血源性感染或

邻近软组织病变累及[11]。寄生于人体的棘球蚴有细粒棘球绦虫、泡状棘球绦虫、伏氏棘球绦虫和少节棘球绦虫 4 种。

骨棘球蚴病主要集中在牧区，感染方式有直接感染与间接感染 2 种，我国以新疆、青海、西藏、宁夏、内蒙古等地多见。狐和犬是主要宿主，棘球绦虫寄生于它们的小肠，虫卵随粪便排出，污染水源、土壤、草场、畜舍和食物，人、畜及小型哺乳动物食入虫卵而被感染。骨棘球蚴病主要侵犯脊柱（45%）、骨盆（14%）、股骨（10%）、肋骨（8%）和肱骨（2%）[12]，较少侵犯颅骨、胸骨、肩胛骨和指骨等部位，其中胸椎占 60%，腰骶椎占 35%，颈椎占 5%。在长骨中，原发性棘球蚴囊肿可能开始于骨干或干骺端，引起多房囊性病灶，导致皮质扇贝样变，但几乎没有明显扩张、硬化或骨膜反应，骨皮质受到侵蚀时可累及邻近软组织[13]。骨棘球蚴病早期通常无症状，因此早期诊断并不常见，随着病情的发展，可出现疼痛、麻木、肢体肌肉萎缩，脊椎、骶骨等处的囊肿可压迫神经，出现神经压迫的症状和体征，甚至截瘫。通常患者前来就诊时处于疾病的晚期或合并病理性骨折[14]。

第五节　艾滋病相关骨肌疾病

艾滋病，即获得性免疫缺陷综合征（acquired immunodeficiency syndrome，AIDS），其病原菌为人类免疫缺陷病毒（human immunodeficiency virus，HIV），亦称艾滋病病毒。经性接触、血液或母婴垂直传播感染，主要侵犯 CD4$^+$T 淋巴细胞，导致机体细胞免疫缺陷，继发各种机会性感染或肿瘤。感染通常由机会致病微生物引起，如念珠菌属、梭菌属、鸟分枝杆菌。最初认为，骨肌系统感染在 HIV 感染者中比较少见，近年研究显示，骨肌感染在 HIV 感染者中是较常见的表现，尤其在静脉注射毒品的 HIV 感染者中发病率逐年增高。除了疼痛性关节综合征、非感染性关节炎等肌肉骨骼变形外，HIV 感染者还可发生肌肉骨骼感染，包括感染性肌炎、化脓性关节炎、骨髓炎和结核性关节炎等。

肌肉骨骼症状，特别是肌肉骨骼疼痛，在 AIDS 患者中很常见，随着免疫功能恢复至接近正

常，HIV 感染者发展为风湿性疾病，此外，缺血性坏死和骨质疏松症在 AIDS 患者中也常出现。相关研究表明，AIDS 患者骨密度较低的比例高于正常人群对照组，这可能与反转录药物治疗方案的启动有关。即使没有抗反转录病毒治疗（ART）的影响，也可以预测骨质疏松症的风险增加，因为 HIV 感染者容易出现与低骨量相关的疾病（如性腺功能减退、肾病、肝病、糖尿病、低体重指数、吸收不良等）。此外，HIV 病毒本身可对成骨细胞和破骨细胞功能产生影响，HIV 携带者比正常人更易发生创伤性骨折。经过抗反转录病毒治疗后，激素导致高脂血症，骨髓内出现脂肪细胞肥大、增生，逐渐压迫和取代骨髓，加重髓内高压并形成恶性循环，同时血液和骨内前列腺素 E_2 和白三烯 B_4 增加，均影响骨组织内动脉血供，导致股骨头缺血坏死。AIDS 患者表现为 T 淋巴细胞数量的下降及异常活化。T 淋巴细胞对成骨细胞和破骨细胞的刺激与抑制作用与 T 淋巴细胞亚群、细胞因子和局部因素密切相关[15]。

第六节　骨　梅　毒

梅毒是由梅毒螺旋体感染引起的慢性、系统性性传播疾病，主要通过血液传播、性接触传播或母婴传播。根据感染方式不同可分先天性梅毒和后天性梅毒。前者是患梅毒的孕妇经胎盘传给胎儿；后者是出生后感染，其中 90% 以上是由性接触直接感染，少数通过输血等间接途径感染[16]。

骨梅毒见于肌肉、骨骼、关节、肌腱、腱鞘、滑囊及脊柱、脊髓等处，常发生在骨与关节，侵犯胫骨、腓骨、尺骨、股骨、颅骨等，其中胫骨和腓骨病变多见，长管状骨骨干病变最明显。早期临床表现为肢体疼痛或局部疼痛、关节酸痛、夜间明显、剧烈活动、劳累时疼痛加重，皮肤红、肿、热或局部皮肤溃烂，追问病史均有性不洁史或家庭成员梅毒感染病史。

先天性骨梅毒是胎儿在母体内通过血源途径感染所致，常发生梅毒性骨软骨炎及梅毒性骨膜炎[17]。关节梅毒在临床上较骨梅毒少见，无关节红肿及活动受限，小关节受累少，常为对称性关节酸痛，无游走性，夜间加重，运动后减轻；出现梅毒性滑膜炎时，较大关节局部有酸痛，可有关节肿胀，运动受限；晚期梅毒患者出现的梅毒瘤性关节炎常为膝关节等大关节受累，关节周围滑囊梅毒瘤或骨端梅毒瘤破溃入关节，引起关节肿胀、运动受限，少数梅毒瘤可破溃形成瘘管；此外，先天或后天梅毒可引起夏科关节病，常累及膝、髋、踝和腰椎等处，关节骨质破坏、碎裂明显，知觉和腱反射减退或消失。

第七节　新型冠状病毒

2019 年 12 月湖北省武汉市出现新型冠状病毒感染的肺炎疫情，2020 年我国正式将其命名为"新型冠状病毒感染肺炎"，简称"新冠肺炎"。2020 年 2 月 11 日国际病毒分类委员会将新型冠状病毒命名为 SARS-Cov-2 病毒，WHO 将 SARS-Cov-2 病毒感染的肺炎命名为 COVID-19。传染源为新冠肺炎患者，传播途径为主要经呼吸道飞沫和密切接触传播，粪口、气溶胶是否能够传播尚待进一步研究；流行病学史为患者发病前 2 周内有疫区旅行史，或接触来自疫区人员或其他疑似及确诊病例，人群普遍易感，老年人及有基础疾病者感染后病情加重，儿童及婴幼儿也可发病，症状较成人轻。以发热、乏力、干咳为主要症状，重型病例多出现呼吸困难，严重者快速进展为急性呼吸窘迫综合征、脓毒症休克，难以纠正的代谢性酸中毒和出现凝血功能障碍、肾衰竭，甚至死亡。生化标本中检测出 SARS-Cov-2 核酸抗体作为诊断金标准。

影像学表现：①早期单肺或双肺以胸膜下或临近叶间裂为主分布的磨玻璃影，其内增粗微血管影，初级肺小叶间隔增厚，在 HRCT 上共同形成网格状改变，尤其是非常淡薄的磨玻璃阴影和小结节影，通常表现不典型，容易误诊。进展期特征以混合 GGO 及实变为影像表现，病灶范围增大、融合，与胸膜平行呈大片状并不按叶、段分布；随着病灶增多，病变由肺边缘逐渐向中心肺叶扩展；修复期影像学表现：纤维化增生至病灶明显缩小，边界变得清晰，吸收期又以实变病灶逐渐向磨玻璃影转变；②部分确诊病例 CT 可见双侧肋间肌对称性肿胀，此改变是否为病毒浸润引发肌肉水肿或代偿性改变，需行病理证实。

第八节　风湿免疫性疾病

风湿性疾病（rheumatic disease）泛指影响骨关节、肌肉、滑囊、肌腱、血管等结缔组织疾病的一类总称，可侵犯多个系统，以疼痛为主要症状，病因及发病机制多不明确，许多研究提示病原体感染、遗传因素、环境因素、内分泌失调等都与发病有一定关系。风湿性骨肌疾病包括类风湿关节炎、强直性脊柱炎、反应性关节炎、系统性硬化等。

一、类风湿关节炎

类风湿关节炎（rheumatoid arthritis，RA）是以多发性、非特异性慢性关节炎为主要表现的全身性免疫性疾病，对称性侵犯手（足）小关节为其特征，逐渐侵犯全身多个关节，最终导致关节畸形和功能障碍，其中中轴骨受累少见。由于类风湿关节炎是系统性疾病，亦可出现诸多关节外表现，如发热、乏力、类风湿结节、肺部受累、心包炎、周围神经病、血液系统受累、血管炎等，其中15%～25%的病例有类风湿结节，好发于肘关节附近。该病可发生于各个年龄段，患病率约为0.3%，发病率逐渐增加，男女比为1∶3，好发年龄为45～54岁。

滑膜炎是类风湿关节炎的基本病理改变。早期滑膜充血、水肿、增厚，毛细血管增生、通透性增高，关节腔积液；慢性期滑膜细胞增生活跃，出现肉芽组织增生和血管翳形成，后者侵蚀和破坏关节软骨和骨组织；病变晚期大量纤维组织增生和钙化导致关节畸形、强直、功能障碍。类风湿关节炎特异性病理改变主要包括滑膜组织增生、血管翳和肉芽组织形成。

二、强直性脊柱炎

强直性脊柱炎（ankylosing spondylitis，AS）病因不明，是以进行性、中轴关节慢性炎症为主的全身疾病。血清阴性脊柱关节病（spondylarthropathy，SPA）是一类血清类风湿因子阴性、HLA-B27阳性的关节炎性疾病的统称，其中以强直性脊柱炎最常见。几乎全部强直性脊柱炎病例均有骶髂关节受累，脊柱韧带广泛骨化，最终导致骨性强直。AS好发于青年男性，男女比为（2～3）∶1，发病年龄通常为15～30岁，患病与HLA-B27密切相关，AS患病率存在种族差异，目前认为与遗传、环境、感染、免疫等多种因素有关。本病起病隐匿，进展缓慢，多为臀部、骶髂关节或大腿后隐痛，疼痛由单侧发展至双侧，间歇性发展至持续性，疼痛双侧交替，清晨加重。早期可有明显的晨僵，活动后缓解，晚期疼痛消失，脊柱强直甚至畸形。关节外的表现包括结膜炎、葡萄膜炎、肺纤维化、升主动脉炎和主动脉瓣病变、神经受累、肾脏病变等，晚期常伴有严重的骨质疏松、椎体压缩性骨折。

（潘诗农　赵　圆）

参　考　文　献

[1] 李兰娟，王宇明. 感染病学. 第3版. 北京：人民卫生出版社，2015.

[2] 白人驹. 医学影像诊断学. 第3版. 北京：人民卫生出版社，2010.

[3] 张敏鸣. 格－艾放射诊断学. 第6版. 北京：人民军医出版社，2015.

[4] van der Naald N，Smeeing DPJ，Houwert RM，et al. Brodie's abscess：a systematic review of reported cases. J Bone Jt Infect，2019，4（1）：33-39.

[5] de Moraes FB，Motta TM，Severin AA，et al. Garré's sclerosing osteomyelitis：case report. Rev Bras Ortop，2014，49（4）：401-404.

[6] Suma R. Garre's sclerosing osteomyelitis. J Indian Soc Pedod Prev Dent，2007，25 Suppl：S30-33.

[7] 刘子君. 骨关节病理学. 北京：人民卫生出版社，1992.

[8] Weissleder R. Primer of diagnostic imaging. 4th ed. Piladelphia：Mosby Elsever，2007.

[9] 何永财，宋亭，董天发，等. 左股骨真菌性骨髓炎一例. 中华放射学杂志，2016，50（1）：73-74.

[10] Theil C，Schmidt-Braekling T，Gosheger G，et al. Fungal prosthetic joint infection in total hip or knee arthroplasty：a retrospective single-centre study of 26 cases. Bone Joint J，2019，101（5）：589-595.

[11] 李天云，樊海宁，鲍海华. 肝泡型包虫病骨转移的影像特征. 中华放射学杂志，2018，52（3）：209-212.

[12] Monge-Maillo B，Olmedo Samperio M，Pérez-Molina JA，et al. Osseous cystic echinococcosis：a case series study at a referral unit in spain. PLoS Negl Trop Dis，2019，13（2）：e0007006.

[13] Raj DH，Dash PK. Hydatid disease of bone：a dangerous crippling disease. BMJ Case Rep，2015，pii：bcr2015211697.

[14] Monge-Maillo B，Chamorro Tojeiro S，López-Vélez R. Management of osseous cystic echinococcosis. Expert Rev Anti Infect Ther，2017，15（12）：1075-1082.

[15] Walker-Bone K，Doherty E，Sanyal K，et al. Assessment and management of musculoskeletal disorders among patients living with HIV. Rheumatology（Oxford），2017，56（10）：1648-1661.

[16] Rothschild BM. History of syphilis. Clin Infect Dis，2005，40（10）：1454-1463.

[17] Tabák R，Tabák A，Várkonyi V. Congenital syphilis. Orv Hetil，2010，151（2）：54-61.

第三章　影像学特征及分析策略

骨关节感染是指细菌、病毒、真菌、寄生虫等病原体侵入人体骨骼及肌肉内，在骨骼及肌肉内生长、繁殖，导致机体的功能、代谢异常，组织结构破坏，引起骨骼及肌肉组织发生损伤性病变和全身性炎症反应。骨关节与软组织的病理学改变及其影像学表现多种多样，不同病原菌引起的骨关节与软组织改变在影像学图像上各有特点。

第一节　骨骼改变

骨骼改变包括骨质破坏、骨髓异常、骨膜反应、骨质坏死、骨骼变形、骨质疏松、异常骨化、异常钙化。

一、骨质破坏

【概述】

骨质破坏（bone destruction）是局部骨组织为病理组织代替而造成的局部骨质结构缺失。

骨质破坏可由骨膜病变，骨皮质、髓质内及骨周围软组织病变引起。由于炎性细胞产生的酶引起骨质破坏，或由于病变刺激引起骨的动态平衡发生改变，导致骨质溶解、吸收。

【影像学表现】

1. X线和CT　表现为骨质密度减低，骨小梁模糊、消失，骨质缺损，缺损的骨质部分为病变组织所替代，边缘可清楚或不清楚，有或无硬化边，虫蚀状等。化脓菌感染骨骼，病变可累及骨的大部分甚至全部，但一般不跨过骨骺板累及骨骺，或穿过关节软骨而侵犯关节。急性期病变呈筛孔状、虫蚀状，边界不清楚，无硬化边（图3-1-1A，图3-1-1B）；慢性期呈斑片状骨质缺损，病

变边界清楚，可有硬化边。慢性复发性多灶性骨髓炎表现为多灶性、溶骨性骨质破坏，边缘有硬化[1]。SAPHO综合征是骨皮质与骨髓质受累的慢性炎症，表现为溶骨性与硬化性同时存在或完全硬化[2]。结核分枝杆菌与布鲁氏菌感染骨骼，椎体病变早期影像学极其相似，感染病变缺损区为局限性，边缘相对清晰。结核分枝杆菌感染病变发展到一定程度可有硬化，续之弥散性破坏加剧，易向髓腔扩散而形成结核性骨髓炎。骨质破坏易发生于骨骺及干骺端，可在骨质中央或边缘部分形成缺损，通常骨骺及干骺端同时破坏，形成不受骺板限制的统一破坏区（图3-1-2）。布鲁氏菌感染随着病变的发展，增生硬化较明显，其骨质密度减低改变较结核病轻。棘球蚴感染骨骼呈圆形或不规则的囊状透光区，边缘锐利，无侵蚀性破坏，无明显硬化边。

破坏骨的病变组织多为低密度，有软组织、脓液、囊液、钙化和死骨等，其内密度均匀或不均匀。

对骨质破坏征象的观察、分析应根据其部位、形态、范围、边缘、骨膜、软组织等改变，以及临床、病理、动态变化情况综合分析。

2. MRI　对骨结构显示不如X线与CT，但其对骨质破坏的病理组织的特征显示有较大价值。骨质破坏的缺损区的病变组织多数在T_1WI上为低信号，在T_2WI上为高信号，T_2WI FS序列为高信号（图3-1-1C～图3-1-1E）。但信号的变化复杂，受病变成分影响，而分析这些信号代表的病理组织对诊断有价值。比较有特征性的征象或病变组织内容物：含液体囊腔及脓肿、肉芽组织、纤维组织、出血与含铁血黄素沉积[3,4]。含液体囊腔、脓肿见于骨棘球蚴病囊肿、化脓菌的脓肿、结核性脓肿、布鲁氏菌性脓肿。棘球蚴含液体囊腔、骨脓肿在MRI最敏感。

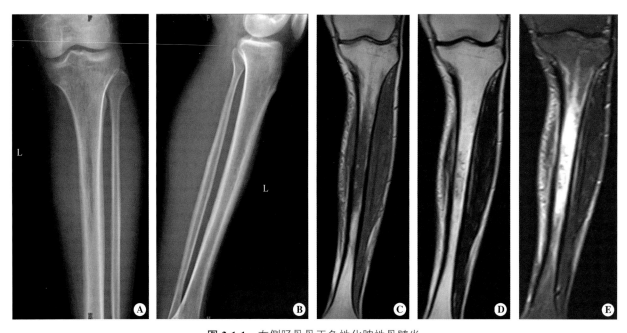

图 3-1-1　左侧胫骨骨干急性化脓性骨髓炎

A、B. DR 正、侧位片见左胫骨中上段骨干内呈虫蚀性骨质破坏，边界不清；C ～ E. MRI 冠状面 T₁WI、T₂WI 和 STIR 示左胫骨中上段骨干内异常信号，边界不清，周围软组织内炎性水肿

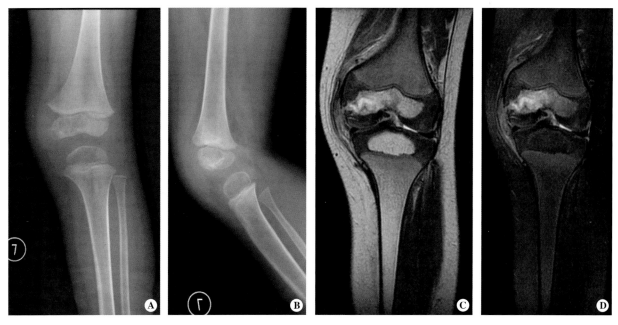

图 3-1-2　左侧股骨远端骨骺结核

A、B. DR 正侧位片示左侧股骨骨骺内侧呈囊状骨质破坏，关节周围软组织肿胀；C、D. MRI 冠状面 T₂WI 及 STIR 示左侧股骨骨骺内侧不规则高信号，内侧关节周围炎性水肿

　　由于脓肿壁为肉芽组织，血管丰富，故在 CT、MRI 增强扫描呈环形强化，中央脓液不强化。脓腔含有水分及坏死物质，在 T₂WI 呈高信号，坏死组织可限制水分子的扩散运动，在 DWI 上为高信号，ADC 值减低。结核性冷脓肿的干酪样坏死脓腔水分较少，在 T₂WI 呈等或略低信号，而扩散运动的限制较化脓性感染脓液小，故 DWI 为略高或等信号。

　　成熟纤维组织在 T₁WI、T₂WI 上均为低信号，且可强化。

　　病变内出血或血肿，不同时期不同信号亚急性表现为典型的 T₁WI 高信号，含铁血黄素沉积各序列均为低信号。感染性病变内出血一般较少见。

二、骨髓异常

【概述】

骨髓异常包括骨髓水肿、骨髓浸润与骨髓取代。

【病理生理学】

骨髓水肿见于炎症、创伤等病变，为充血渗出等导致的局部骨髓间质含水量增多。骨髓浸润与骨髓取代都指髓腔被异常细胞或物质侵犯代替，如感染的炎性细胞、肿瘤细胞等。骨髓浸润指不完全取代，还残留正常脂肪细胞等。骨髓取代则指局部骨髓组织完全被病变代替。

【影像学表现】

1. 骨髓水肿 X线与CT不能显示（图3-1-3A），只有MRI可显示。STIR或T_2WI脂肪抑制序列表现为骨髓内斑片状、片状或羽毛状、边界不清的高信号影，在T_1WI为低信号（图3-1-3B～图3-1-3D）。增强扫描可有轻度强化。

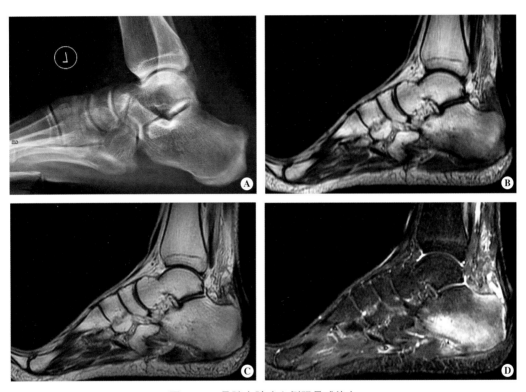

图 3-1-3 骨髓水肿（左侧跟骨感染）

DR正位片示左侧跟骨未见明显异常（A）；MRI矢状面T_1WI（B）、T_2WI（C）示左侧跟骨内异常信号，STIR（D）示左侧跟骨内明显骨髓水肿信号，后方及下方炎性水肿

2. 骨髓浸润与骨髓取代 X线与CT不能显示，只有MRI可显示。T_1WI多呈中等低信号，T_2WI呈高信号，与红骨髓信号相当，脂肪没有完全消失，且患处与正常含脂肪骨髓之间界线不清楚。骨髓取代在T_1WI为低信号，与肌肉或椎间盘相当，脂肪完全消失。可以是单发、多发或弥漫性的多发病灶之间有正常骨髓，也称为骨髓内跳跃病灶。单发、多发病灶在T_1WI为低信号，与正常骨髓高信号形成明显对比。T_2WI FS和STIR为高信号，增强后有强化[5,6]。

三、骨膜反应

【概述】

骨膜反应(periosteal reaction)为骨膜受到炎症、外伤及肿瘤刺激后出现的增生反应。以往X线平片表现为骨膜受到刺激后出现增生反应，并骨膜骨化才能确定骨膜反应，而目前MRI可以在骨膜骨化前观察到骨膜增生情况。

骨膜反应转归：①水肿、增生、增厚—吸收好转—恢复正常（仅MRI可见）；②水肿、增生、增厚—矿物化—骨膜新生骨—病变好转吸收，骨膜新生骨与骨皮质融合致局部骨皮质增厚；③水肿、增生、增厚—矿物化—骨膜新生骨—与骨皮质融合致局部骨皮质增厚—骨内病变持续存在，破坏骨，甚至新生骨皮质，然后骨膜再增生（矿物化）—再破坏—膨胀性骨破坏，多为良性或慢性病变；④水肿、增生、增厚—矿物化—骨膜新生骨—骨内病变迅速破坏骨、骨皮质、骨膜新生骨—病变突破骨膜新生骨—骨膜新生骨中断—骨膜三角（Codman 三角），多为恶性骨肿瘤，少数为急性炎性病变。

【影像学表现】

骨膜水肿或骨膜增厚在未骨化前 X 线与 CT 不能显示，MRI 的 T_2WI FS 或 STIR 表现为紧贴骨皮质外线状或条状高信号，为骨膜增生；矿物化后则 T_1WI、T_2WI 均为低信号，周围病变多呈 T_2WI 高信号；X 线平片与 CT 则为高密度影，早期呈线状或条状高密度影，位于骨皮质外，且与骨皮质之间有一细窄透亮线。骨化后的骨膜有多种表现，可以呈层状、葱皮样、花边样，平行于骨皮质，或呈日光照射状、放射状垂直于骨皮质，或上述骨膜增生被病变再度破坏，形成中央中断，两侧遗留三角形骨膜增生，即骨膜三角。急性骨髓炎可呈均匀、连续、致密的骨膜反应，慢性骨髓炎可呈花边状骨膜反应，但这些征象没有特异性。长骨的

结核分枝杆菌感染、布鲁氏菌感染和骨棘球蚴病等多数病变没有骨膜反应，仅少数病变出现骨膜反应。

四、骨质坏死

【概述】

骨质坏死（osteonecrosis）主要是由于血供中断所致的局部骨组织新陈代谢的终止，坏死的骨质亦称死骨。

死骨因新陈代谢的停止，有机成分的丢失，强度下降，脆性增高而容易发生骨折及骨的塌陷。软骨下骨易发生骨折塌陷而引起继发性骨关节炎。骨质坏死见于化脓性骨髓炎、结核等，骨坏死后周围骨松质水肿、充血，或周围有脓液或新形成的肉芽组织。骨髓炎引起的大块死骨内代谢停止，特别是血供中断，短时间不能吸收；因机体修复、成骨细胞在原有的骨小梁上成骨，均使死骨密度相对较高。

【影像学表现】

1. X 线和 CT CT 对骨髓炎、结核形成的死骨最敏感，特异性也高。骨髓炎死骨常表现为沿长骨纵行的条状异常高密度影，周围脓液和肉芽肿则为明显的低密度影。结核死骨多表现为沙砾样、多发碎片状高密度影（图 3-1-4）。

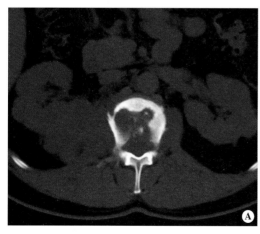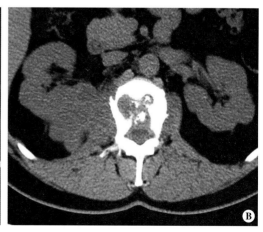

图 3-1-4 L_1 ～ L_2 椎体结核

A. CT 示 L_1 椎体溶骨性骨质破坏，其内可见死骨；B. 右侧腰大肌增粗，增粗的腰大肌与右肾间见一软组织影

X 线平片显示缺血性骨坏死不敏感，早期可完全正常，以后出现密度减低区或云雾状密度增高影，或密度减低与增高混杂，边缘通常不清楚。

X 线平片通常模糊不清，甚至不容易确定，CT 较 X 线平片显示更清楚。后期则常导致软骨下骨塌陷，表现为骨性关节面曲度异常、不光整。

2. MRI　显示缺血性骨坏死敏感，主要是骨髓坏死、水肿致局部水分增多，而在 T_1WI 呈低信号，T_2WI 呈高信号。继之坏死的脂肪部分分解，水肿逐渐消失，T_1WI、T_2WI 均呈高信号。死骨周围的肉芽组织和骨增生反应带呈高与低双层信号，特别是 T_1WI 及 T_2WI FS 中可见典型的双线征，整体上呈典型地图样，骨髓炎及结核死骨 MRI 表现则不如 X 线平片清楚[7]，均表现为各种序列低信号。

五、骨骼变形

【概述】

骨骼变形（bone deformity）是指由于病变致骨的轮廓、形态发生异常变化或骨塑形异常。

在感染性疾病中，通常骨结核、骨髓炎等骨质破坏可引起骨骼变细，慢性骨髓炎中的骨膜增生使骨外形增粗，长骨棘球蚴病骨质膨胀破坏致骨外形增粗改变。

【影像学表现】

X 线与 CT 可明确显示骨形态改变，X 线平片价值较大。CT、MRI 可作为细微解剖结构，以及结构复杂部位的补充检查。

六、骨质疏松

【概述】

骨质疏松（osteoporosis）是指单位体积内已矿物化骨量的减少，有机质与钙盐成比例减少。

骨是活的器官，骨质吸收与形成维持动态平衡。成骨活动减弱或破骨活动增强均可打破此平衡而引起骨量减少，而骨质的有机质与无机质比例正常，即形成骨质疏松。组织学表现为骨皮质变薄，哈弗斯管扩大，骨小梁减少、变细或消失。

骨质疏松分为全身性和局限性两类。全身性骨质疏松病因：①老年及绝经后骨质疏松；②内分泌紊乱，如甲状旁腺功能亢进；③医源性，长期激素治疗者；④先天性疾病，如成骨不全；⑤营养或代谢障碍性疾病，如维生素 C 缺乏症；⑥酒精中毒；⑦不明原因，如青少年特发性骨质疏松。局限性骨质疏松由局部病变引起，如骨折后、炎症、肿瘤和肢体失用等。骨质疏松使骨的强度减低、脆性增加，容易发生骨折。感染性疾病主要为局限性骨质疏松，常见于骨结核。

【影像学表现】

1. X 线和 CT　骨质密度减低，骨小梁稀疏、间隙增宽，骨皮质变薄、分层，但骨皮质、骨小梁边缘清晰。椎体可呈双凹形，甚至压缩变扁，椎间隙增宽。

2. 骨密度定量　可以帮助临床制订骨质疏松的治疗计划，预防骨折。双能 X 线吸收法（dual energy X-ray absorptiometry，DXA）是临床常用的骨密度定量检查技术。DXA 的 T 值 < -1，但 > -2.5 为骨量减少；$\leqslant -2.5$ 为骨质疏松。

七、异常骨化

【概述】

异常骨化有两种：一种是机体对病变刺激的反应，即骨质增生；另一种为肿瘤骨，为骨肿瘤细胞分泌的基质矿物化而形成的异常骨质。基质矿物化主要是羟基磷酸钙沉积到骨样组织。感染性疾病常见骨质增生。

骨质增生为单位体积内骨量增多，组织学表现为骨皮质增厚，骨小梁增粗、增多。多为病变异常刺激引起的修复性反应，包括炎症、急慢性创伤、肿瘤等。化脓性脊柱炎慢性期、慢性骨髓炎的病灶周围骨质增生硬化、布鲁氏菌性脊柱炎慢性期可在椎体前缘形成"花边椎"、鸟嘴样的骨质增生硬化改变等。骨质增生也可是内分泌与代谢异常、中毒性骨发育障碍或肿瘤所致的骨质硬化，如肾性骨硬化、氟骨症、石骨症和铅中毒等。

【影像学表现】

1. X 线和 CT　骨质增生硬化表现为局部骨质密度增高、皮质增厚，骨小梁增粗、增多，腰椎病变常伴鸟嘴样、花边状的骨质增生硬化（图 3-1-5A ～图 3-1-5E），也可以是广泛的骨皮质增厚硬化，见于石骨症、氟骨症、肾性骨病等。感染性疾病一般为局限性骨质增生硬化。

2. MRI　骨质增生硬化在常规序列 T_1WI、T_2WI 上均为低信号（图 3-1-5F，图 3-1-5G）。

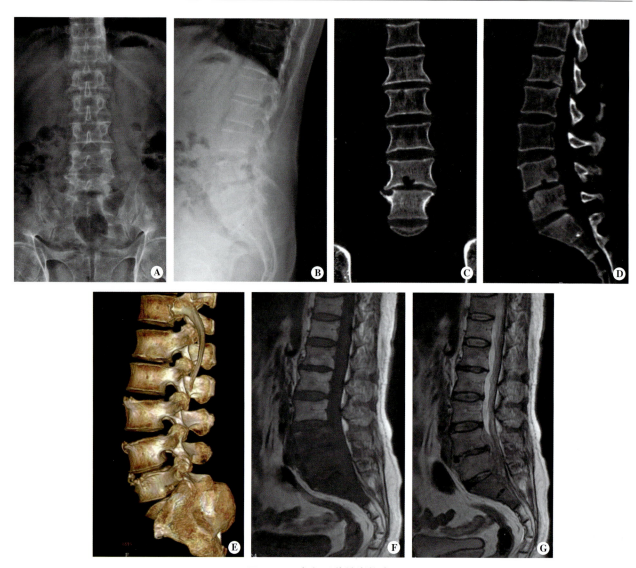

图 3-1-5 布鲁氏菌性脊柱炎

A、B. DR 正侧位片见 $L_4 \sim L_5$ 椎体前缘呈虫蚀性骨质破坏，并伴有鸟嘴样骨质增生硬化；C ～ E. CT 重建示多个椎体缘鸟嘴样骨质增生硬化；

F、G. MRI 矢状面 T_1WI 和 T_2WI 示椎体前缘增生硬化，均呈低信号

八、异常钙化

【概述】

异常钙化为钙盐在组织内的异常沉积。骨内异常钙化多见于骨结核、骨棘球蚴病、骨内软骨类病变和骨梗死等。

组织坏死后的钙化如骨结核的干酪样病变内钙化，囊性棘球蚴为蛋壳样钙化，泡状棘球蚴为沙砾样、不定形的钙化，骨梗死的钙化等。

【影像学表现】

X 线和 CT 表现为散在、不定型的高密度影，呈小点状、条状、片状、环形、弧形和团块状等各种形态，无骨小梁结构（图 3-1-6）。密度高而 CT 值差异大，100 ～ 1000HU 都可能出现。如果形成典型中央骨松质和表面骨皮质，则骨化可与钙化相鉴别，当骨化不典型时不易与钙化区分。

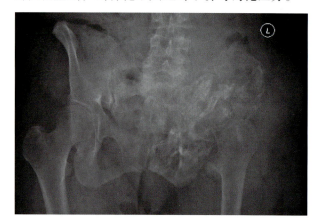

图 3-1-6 骨棘球蚴病并左侧髋关节脱位

DR 正位片示左侧髂骨、坐骨、耻骨溶骨性骨质破坏，坐骨下方可见斑点状及不规则钙化

第二节 关节异常改变

关节异常改变包括关节肿胀、关节破坏、关节退行性改变、关节强直、关节脱位、关节内肿块和关节周围囊性病变等。

一、关节肿胀

【概述】

关节肿胀（joint swelling）为临床与普通X线平片常用的名词，关节增粗均可称为关节肿胀。常见于炎症、外伤和出血性疾病。关节积液、关节积脓、关节周围软组织水肿、出血和炎症均可导致关节局部增粗。

关节积液（joint effusion）指关节腔内液体增多，可为炎症、滑膜的损伤等导致滑膜分泌液体增多，或外伤、出血性疾病导致关节腔内出血。

【影像学表现】

1. X线和CT 关节周围软组织肿胀、密度稍增高，软组织结构层次不清，脂肪垫及肌间脂肪层移位变形、模糊或消失。大量关节积液和关节积脓可见关节间隙增宽。CT优于X线平片，除上述软组织肿胀表现外，还可以直接显示关节腔积液。

2. MRI 可明确区分临床上关节肿胀的具体原因，即周围软组织水肿、肿块或关节积液。关节周围软组织水肿及肿块的基本病变。关节积液表现为关节囊及关节腔扩大，其内见液体信号影，若积液为血性，T_1WI 可呈高信号，有时可观察到液-液平面。其敏感性与特异性最高。

二、关节破坏

【概述】

关节破坏（joint destruction）是关节软骨及其下方的骨质被病理组织破坏、代替。可引起关节功能障碍，甚至残疾。常见于化脓性关节炎、关节结核、类风湿关节炎和风湿性关节炎等，少见于布鲁氏菌性关节炎、病毒性肝炎性关节炎等。

【影像学表现】

1. X线和CT 当破坏仅累及关节软骨时，可无异常或仅见关节间隙变窄；当累及关节面骨质时，则出现相应关节面模糊、侵蚀性小破坏灶，或较大的局部骨破坏、缺损。严重时可引起关节半脱位、变形、强直。CT可显示细微的骨质破坏及软组织改变。

2. MRI 可直接显示软骨破坏，表现为关节软骨毛糙、变薄、断裂、消失。骨质破坏在 T_2WI FS表现为低信号，骨皮质连续性中断或消失，增强扫描多为关节内异常增强与骨质缺损灶相延续。可清晰显示引起骨质破坏的软组织异常。承重面骨质破坏：软骨破坏开始于关节承重面或从关节边缘侵及软骨下骨质，软骨与骨破坏迅速而广泛，常见于急性化脓性关节炎[8,9]。边缘性骨质破坏：软骨破坏开始于关节边缘，逐渐累及骨质，表现为边缘部分的虫蚀状破坏，一般进展缓慢，常见于关节滑膜结核、类风湿关节炎等，多为增厚的滑膜血管翳、增生的肉芽组织侵蚀破坏关节囊韧带附着处的骨端骨质。

三、关节退行性改变

【概述】

关节退行性改变（degeneration of joint）是指随着年龄增长关节衰老、退化的改变。关节感染后期也可引起关节退行性改变。

早期改变开始于软骨，为软骨的损伤，水、蛋白多糖含量逐渐减少，软骨变性、剥脱。广泛软骨剥脱可引起关节间隙狭窄，继而造成骨性关节面骨质增生硬化，并于骨缘形成骨赘，关节囊肥厚、韧带钙化。原发性关节退变多见于老年人，以承重的脊柱和髋关节、膝关节最明显；继发性关节退变见于慢性损伤、骨关节缺血坏死及关节炎症等。关节长期过度承重、运动也可加速关节退行性变，见于运动员、搬运工等人群。

【影像学表现】

1. X线和CT 早期X线平片可无异常，或显示骨端边缘轻微骨赘形成、骨性关节面模糊；中晚期表现为关节间隙狭窄、软骨下骨假囊肿形成和骨性关节面边缘骨赘形成，严重时还可出现关节变形。CT显示关节面下小囊变区更敏感。

2. MRI 常规序列可早期显示软骨内信号异常，可局限在软骨表层，也可以累及全层。在PDWI、三维双回波稳态（3D dual echo steady state，3D-DESS）等序列显示较好，信号增高可能与软骨水肿、胶原纤维排列异常有关，信号减低可能与软骨细胞减少有关。之后软骨表面粗糙不平，有小缺损，严重者完全剥脱。近年来出现一些软骨成分定量技术，如 T_2 弛豫时间图技术定量软骨内水成分等。

四、关节强直

【概述】

关节强直（joint ankylosis）是指关节明显破坏后，关节骨端由骨组织或纤维组织连接，关节僵硬而不能活动。

关节强直分为骨性强直和纤维性强直两种。骨性强直是关节骨质破坏后，构成关节的两骨端由骨组织连接，多见于急性化脓性关节炎和强直性脊柱炎；纤维性强直也是关节破坏的后果，关节骨端由纤维组织连接，常见于关节结核、类风湿关节炎。

【影像学表现】

1. X 线和 CT 骨性强直表现为关节间隙消失，由骨小梁贯通关节连接两侧骨端；纤维性强直关节活动消失，但 X 线平片仍可见狭窄的关节间隙，且无骨小梁贯穿。纤维性强直诊断需结合临床，不能单凭 X 线平片确诊。

2. MRI 能显示骨性强直时关节软骨完全破坏，关节间隙消失，骨松质连接关节两侧骨端，与两骨的骨松质完全融合；纤维性强直时关节间隙仍存在，但关节骨端有破坏，骨端间可见高低混杂的异常信号。

五、关节脱位

【概述】

关节脱位（joint dislocation）指组成关节的骨失去正常对合关系。

根据病因可分为外伤性、先天性、病理性和习惯性脱位 4 种，以外伤性最多见。根据关节面分离程度分为完全脱位和半脱位 2 种。

【影像学表现】

1. X 线和 CT 可以显示关节骨端的位置改变、关节间隙异常，骨棘球蚴病破坏关节可引起关节脱位（图 3-2-1）。CT 能去除结构重叠的影响，对复杂部位，如胸锁关节、脊柱椎间关节等脱位的显示优于 X 线平片。SSD、VRT 或三维重组能更直观立体地显示关节脱位情况。

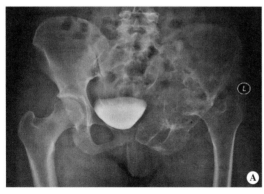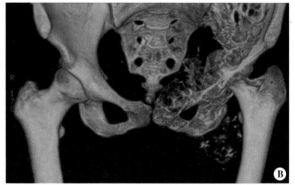

图 3-2-1 骨棘球蚴病并左侧髋关节脱位

A. DR 正位片示左侧髂骨、坐骨、耻骨溶骨性骨质破坏，股骨头中央型脱位；B. VR 图像直观立体地显示关节脱位情况

2. MRI 不仅能直接显示关节骨端位置关系，还可直观显示脱位合并的关节稳固结构损伤，如盂唇、关节软骨、韧带、肌腱等损伤撕裂。

六、关节内肿块

【概述】

关节内肿块常见于滑膜骨软骨瘤病、色素沉着绒毛结节性滑膜炎、滑膜血管瘤等疾病，感染性疾病中关节结核、类风湿关节炎、痛风等有时也可见肿瘤样改变。

【影像学表现】

1. X 线和 CT 显示肿块一般不敏感，当肿块较大时显示为软组织肿块影。有时可见相邻骨的破坏和（或）硬化。当出现继发性骨关节炎时关节间隙可狭窄。CT 密度分辨率更高，对肿块内钙化、脂肪等成分的显示更敏感且特异性高，对病变边缘及微小骨侵蚀的显示比平片更有优势。

2. MRI　具有良好的软组织分辨率和骨髓成像优势，多方位成像能够清楚显示不同信号，反映病灶内不同的组织学成分，如滑膜组织增生、含铁血黄素、脂肪、纤维组织和关节积液，有助于鉴别诊断。

七、关节周围囊性病变

【概述】

感染性疾病中滑囊炎可出现关节周围软组织内囊性病变。滑囊炎的壁为滑膜组织，其内均为液体，滑囊炎内容物可能是感染引起的脓性液体，最常见的为炎症渗出液，或是关节内液体增多直接注入与其相通的滑囊。

【影像学表现】

1. X 线及 CT　X 线一般不显示（图 3-2-2A），病灶较大时 CT 可以显示为囊性液体密度影，与周围的关系显示清楚或较差（图 3-2-2B）。

2. MRI　最敏感且清晰，特异性高。表现为含液体囊腔，多为典型水信号，边缘清晰锐利，但某些囊内容物成分改变有相应的信号特点；棘球蚴病在 T_1WI 上低信号，T_2WI 上高信号，STIR 上显示更高信号，棘球蚴囊中囊具有典型特征（图 3-2-2C ～图 3-2-2E）；蛋白含量增多时，在 T_1WI 上信号呈等或高信号；当囊肿合并感染时可见囊壁增厚，增强扫描增厚的囊壁可出现中等程度强化[10, 11]。

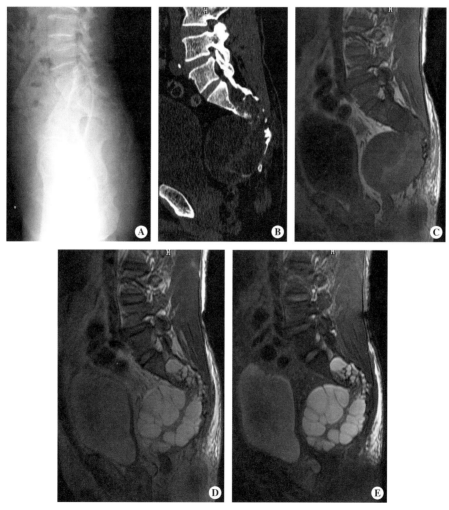

图 3-2-2　骶骨及周围棘球蚴囊肿

A. DR 侧位片示骶椎椎体呈囊状骨质破坏；B. CT 矢状面示骶椎椎体呈囊状骨质破坏，前方可见一较大的多囊病变；C ～ E. MRI 矢状面 T_2WI、
T_2WI 和 STIR 示 S_2 ～ S_5 囊状骨质破坏，其前方可见一较大多囊棘球蚴囊肿

滑囊炎为滑囊所在的解剖位置，有时可见其与膝关节腔相通，但多数滑囊不与关节腔相通。通常以病灶所在的解剖位置及结构来鉴别腘窝囊肿、半月板囊肿、滑膜囊肿和腱鞘囊肿等，但确诊需要病理组织学依据。

第三节　软组织异常改变

软组织异常改变包括软组织水肿、软组织内钙化和骨化、软组织内气体和软组织脓肿等。

一、软组织水肿

【概述】

各种感染引起软组织炎性反应、渗出、出血等使组织间隙液体增多均可导致软组织水肿（soft tissue edema）。

【影像学表现】

1. X线和CT　软组织密度增高，皮下脂肪呈网格状改变，与肌肉间界线模糊不清，肌肉与肌间隙脂肪线模糊或消失。CT显示略优于X线平片，但往往难以确诊。

2. MRI　可明确软组织水肿，对于显示水肿及其与脓肿、血肿鉴别有明显优势。软组织含水量增多，在T_1WI上呈片状低信号，在T_2WI上呈弥漫性高信号，边界不清楚，沿肌间隙扩展，软组织体积增大。因水肿在T_2WI上与脂肪均呈高信号，为了明确是否为水肿，一般采用STIR或T_2WI FS将脂肪信号去掉，弥漫性的高信号结合临床表现中引起水肿的病因大多可以确定水肿。

二、软组织内钙化和骨化

【概述】

软组织内钙化为钙盐在软组织内的异常沉积。而骨化则是有细胞分泌骨基质并有钙盐沉积形成骨，多为小梁骨，时间较长者在外围可以形成板层骨。

感染性疾病如结核、寄生虫感染等为钙化的原因，可发生在肌肉、肌间隙、肌腱、关节囊、淋巴结等组织内。成熟的骨化与正常骨结构相似，由骨皮质与含骨小梁的髓腔组成。软组织钙化常为不定形性高密度结构。准确分辨钙化与骨化对疾病诊断有价值，但病变体积较小时两者常难以区分，且随着时间推移部分钙化可发展为骨化。

【影像学表现】

1. X线和CT　钙化为软组织内不定形、散在的点状、条状、环形或半环形的高密度影，边缘多不清楚（见图3-1-6）；而典型骨化则可显示出骨小梁，甚至外围骨皮质样密度，边缘多清楚、光滑，但常难以完全区分二者。环形或半环形常为软骨钙化，有一定特征性；CT显示钙化和骨化优于X线平片及MRI。

2. MRI　绝大部分病变在各序列均呈低信号，特殊情况下钙化颗粒与蛋白结合具有顺磁性，可出现T_1WI高信号，单凭MRI常不能确定钙化及骨化。但较大的典型骨化可显示中央骨骨髓样信号及外围皮质样无信号带，结合平片或可定为骨化。

三、软组织内气体

【概述】

气体通常存在于软组织内，通常由产气菌感染所致。

【影像学表现】

1. X线和CT　CT诊断价值最高，显示为软组织内低密度气体影，呈泡形或条带状透亮影，气体分布与肌束长轴一致，有时可衬托出肌束轮廓形态，局部组织可肿胀增厚。CT值一般<-100HU，境界清楚，通过测量CT值可以确定是否为气体。

2. MRI　在各序列均表现为无信号，有时与钙化较难区别，不如CT明确。

四、软组织脓肿

【概述】

软组织脓肿为软组织感染，中央液化坏死形成脓腔，可为非特异性细菌或特异性细菌感染。常见的为金黄色葡萄球菌、结核分枝杆菌或布鲁氏菌感染等。

【影像学表现】

1. X线　显示软组织脓肿不敏感，表现为软组织肿胀，当周围有密度差别较大的结构形成对比时显示较好，如结核脓肿在椎旁、髂窝可见软组织肿胀。

2. CT 显示软组织肿块，境界不清，呈圆形、类圆形或不规则形，部分境界可清楚，脓肿壁与肌肉相比呈等或稍低密度，中央脓液呈低密度（图3-3-1A）。增强扫描对确定脓肿价值大，可见脓肿壁呈中等欠规则强化；结核性脓肿壁相对较规则，壁薄而均匀，轻度强化。

3. MRI 显示脓肿最敏感且特异性高，T₁WI呈不均匀低信号，脓肿壁信号较中央脓液信号稍高，T₂WI呈高信号，脓肿壁信号较脓液稍低；成熟期脓肿在DWI上呈高信号（图3-3-1B～图3-3-1D）。病灶边缘常可见低信号环，其病理基础可能为慢性炎症长期刺激下组织出现纤维化、边界较光整、厚薄均匀，周围软组织可见水肿[10]。增强扫描强化特点与CT近似。

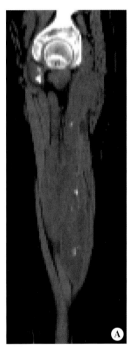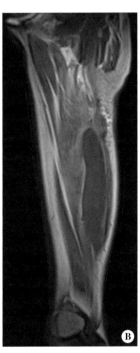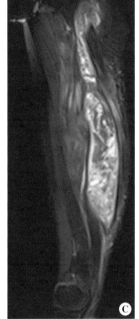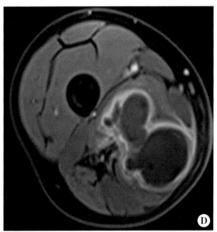

图 3-3-1　右侧股骨内后方肌群内结核脓肿

A．CT矢状位重建示右侧股骨内后方肌群内流注性低密度影，其内可见斑点状钙化灶，壁厚；B、C．MRI矢状面T₁WI、STIR示右侧股骨内后方肌群内异常信号；D．MRI增强示环形厚壁明显强化，其内脓液未见强化

第四节　骨肌感染的分析策略

当骨关节或软组织检查发现病变时，首先要确定病变的位置，进一步区分该病变是感染性病变、肿瘤性病变，还是其他疾病；分析病变时，要注意分析病变是单部位、多部位，还是全身性疾病；是单个骨关节系统病变，还是两个或两个以上系统的病变；还要注意分析是原发性病变，还是继发性病变。

骨肌感染性疾病种类较多，且不同感染性疾病的临床表现常相似，因此骨肌感染性疾病的正确诊断依赖于临床、影像和菌群培养3方面的综合分析。骨肌感染性疾病缺乏特异性临床表现；菌群培养受到取材部位、数量多少等因素的影响，有一定的局限性；影像学检查可对骨肌感染性疾病进行定位、定量测量，对定性分析也有一定帮助。掌握骨肌感染性疾病的基本病变，仔细分析影像学征象，并与临床、菌群培养相结合，是诊断骨肌感染性疾病的基本思路。骨肌感染性疾病影像学从以下几个问题着手分析：①是否正常；②病灶的位置情况；③起源，骨骼、关节或周围软组织[12]。

一、影像图像是否正常

在细致、全面地观察影像图像后，需要确定图像是否正常，这也是影像诊断最关键的问题。熟悉骨与关节的影像解剖是正确判断的关键，也要清楚各种影像检查的局限性和特点。早期骨髓浸润,X线平片与CT可不显示,当骨质破坏到一定程度才可显示骨质破坏,在分析图像时应该仔细观察骨小梁是否清晰,密度是否正常,骨皮质是否边缘清晰锐利。有些结构重叠部位较多,平片可能遮掩较小病灶,应该结合CT扫描。X线平片上肠道气体有时与骨盆、腰椎重叠,似骨质破坏,如果不能很好地辨别则可行CT扫描。软组织轻度肿胀及关节腔少量积液,X线平片与CT可不显示。如果临床高度怀疑异常,而X线平片及CT正常时,可行MRI扫描。骨髓水肿、急性骨髓炎早期、软组织轻度肿胀及关节腔少量积液,可行MRI扫描,MRI比X线平片、CT均敏感。

二、病灶起源

骨骼单纯感染的疾病较少,如骨棘球蚴病;骨骼感染伴随软组织感染的疾病有化脓性骨髓炎、结核性骨髓炎、布鲁氏菌性脊柱炎和骨棘球蚴病等。骨骼感染伴随关节感染的疾病有结核性关节炎和布鲁氏菌性关节炎等。关节单纯感染的疾病较多,有单关节受累,多见于化脓性关节炎、结核性关节炎;多关节受累,常见于炎性关节病、结缔组织病、结晶性关节炎等。小关节受累对称性分布常见于类风湿关节炎、银屑病性关节炎。其中类风湿关节炎常累及近侧指间关节、掌指关节及腕关节,在足部,类风湿关节炎多累及跖趾关节,特别是第5跖趾关节;痛风性关节炎多累及第1跖趾关节、跗跖关节及手部远端关节及腕关节。小关节非对称性受累见于退行性骨关节炎,容易累及远侧指间关节及第1腕掌关节。大关节受累多见于类风湿关节炎、强直性脊柱炎、色素沉着结节性滑膜炎、痛风性关节炎和感染性关节炎等。骶髂关节受累多见于强直性脊柱炎、银屑病性关节炎、Reiter综合征、肠炎性脊柱炎。脊柱颈椎寰枢关节受累多见于类风湿关节炎、强直性脊柱炎;脊柱胸腰段受累多见于结核性脊柱炎;脊柱腰椎受累多见于布鲁氏菌性脊柱炎。

(一)骨质结构改变

1. 关节脱位 关节脱位、半脱位见于晚期类风湿关节炎、痛风性关节炎等,髋关节棘球蚴可引起髋关节半脱位。

2. 骨质密度改变 包括骨质硬化/骨质疏松。关节周围骨质疏松主要见于类风湿关节炎、结核性关节炎、强直性脊柱炎;出现骨质增生硬化多见于化脓性脊柱炎、布鲁氏菌性脊柱炎。

3. 骨侵蚀 为骨感染的主要影像学表现,几乎所有骨感染在一定发展阶段都有骨侵蚀。骨侵蚀分为边缘型、中央型、关节周围型。边缘型骨侵蚀是指在关节边缘关节囊附着部的非软骨保护区的骨侵蚀,多见于早期类风湿关节炎、布鲁氏菌性脊柱炎、滑膜型关节结核;中央型骨侵蚀,即关节承重面骨侵蚀,多见于化脓性关节炎、结核性脊柱炎;关节周围型骨侵蚀发生于关节囊外,由痛风石或软组织内肿块所致,多见于痛风性关节炎,骨侵蚀边缘可见硬化,呈典型的悬垂边缘或骨刺样外翘突起。关节外骨侵蚀也可发生在韧带肌腱附着部或滑囊附近,表现为增殖性边缘型骨侵蚀,多出现于跟骨结节、坐骨结节、股骨大转子等部位,见于强直性脊柱炎、Reiter综合征、银屑病性关节炎等。

(二)关节间隙改变

X线不能显示关节软骨,表现为关节间隙改变,主要包括增宽、变窄和消失。

1. 关节间隙变窄 ①关节间隙均匀性变窄:见于感染性关节炎、类风湿关节炎、血清阴性脊柱关节病;②关节间隙非均匀性变窄:见于骨关节炎,包括原发性和继发性骨关节炎。继发性关节炎常见于创伤性关节炎、神经性关节病、矿物质沉积和血友病性关节炎等。

2. 关节间隙增宽 早期增宽是由于关节腔积液,可见于所有关节炎。晚期增宽是由于嵌入纤维组织或碎屑,如远侧指间关节增宽多见于银屑病性关节炎,骨吸收亦可导致关节间隙增宽,如神经性关节病。

(三)软组织改变

关节周围软组织肿胀是关节病最常见的表现,病因可以是关节囊积液、关节滑膜增生、关节周围软组织水肿。在关节病中,关节腔积液是常见而无特征性的表现,除去外伤首先考虑关节炎。对于无外伤和明显退行性变而出现的无法解释的单关节的关节积液,应首先考虑化脓性病灶伴有滑膜增生。MRI 对关节腔积液、滑膜增生及软组织水肿非常敏感，同时可以区分滑膜增生及单纯积液。动态增强 MRI 检查不但可以准确显示滑膜增生范围，还可根据增生滑膜强化的时间–信号强度曲线特点判断滑膜增生类型，对于早期诊断、监测疾病的变化趋势、评价疗效有价值。增生滑膜在 T_2WI 表现为中等偏低信号且呈结节样增生，可见于痛风、滑膜骨软骨瘤病、类风湿关节炎等，增生滑膜中见到散在或大量低信号，特别是在梯度回波序列上，提示为含铁血黄素沉积或出血，见于色素沉着绒毛结节性滑膜炎、血友病等。关节炎、炎性关节病也常引起大量关节积液。

在掌握影像学特征的同时，临床病史对感染性疾病的诊断至关重要，如有红、肿、热、痛的症状则强烈提示急性化脓性骨髓炎或化脓性关节炎；如有低热、盗汗的症状则强烈提示骨结核、结核性关节炎或结核性脊柱炎；如有间歇性高热及牛羊接触史的牧区患者则强烈提示布鲁氏菌性关节炎或布鲁氏菌性脊柱炎；如有牧区棘球蚴病史的患者则强烈提示骨棘球蚴病；如女性小关节多发对称肿痛，且反复发作 3 个月以上，则强烈提示类风湿关节炎；如青年男性，下腰痛或髋关节疼痛，则强烈提示强直性脊柱炎。

（潘诗农　郭　辉）

参 考 文 献

[1] Hofmann SR，Kapplusch FZ，Girschick HJ，et al. Chronic recurrent multifocal osteomyelitis（CRMO）：presentation，pathogenesis，and treatment. Curr Osteoporos Rep，2017，15（6）：542-554.

[2] Nguyen MT，Borchers A，Selmi C，et al. The SAPHO syndrome. Semin Arthritis Rheum，2012，42（3）：254-265.

[3] Pineda C，Espinosa R，Pena A. Radiographic imaging in osteomyelitis：the role of plain radiography，computed tomography，ultrasonography，magnetic resonance imaging and scintigraphy. Semin Plast Surg，2009，23（2）：80-89.

[4] Cheung WY，Luk KD. Pyogenic spondylitis. Int Orthop，2012，36（2）：397-404.

[5] Rahmouni A，Chosidow O. Differentiation of necrotizing infectious fasciitis from nonnecrotizing infectious fasciitis with MR imaging. Radiology，2012，262（2）：732-733.

[6] Collins MS，Schaar MM，Wenger DE，et al. T_1-Weighted MRI characteristics of pedal osteomyelitis. Am J Roentgenol，2005，185（2）：386-393.

[7] Ferrer MF，Torres LG，Ramirez OA，et al. Tuberculosis of the spine. A systematic review of case series. Int Orthop，2012，36（2）：221-231.

[8] Shemesh S，Heller S，Salai M，et al. Septic arthritis of the knee following intraarticular injections in elderly patients report of six patients. Isr Med Assoc J，2011，13（12）：757-760.

[9] Kim EY，Kwack KS，Cho JH，et al. Usefulness of dynamic contrast-enhanced MRI in differentiating between septic arthritis and transient synovitis in the hip joint. AJR Am J Roentgenol，2012，198（2）：428-433.

[10] Song X，Liu D，Wen H. Diagnostic pitfalls of spinal echinococcosis. Spinal Disord Tech，2007，20（2）：180-185.

[11] 楮华鲁，李白艳. 骨包虫病的影像学表现. 实用放射学杂志，2009，25（4）：586-588.

[12] 程晓光，崔建岭. 肌骨系统放射学诊断学. 北京：人民卫生出版社，2018.

第二篇

骨肌感染与炎性疾病各论

第四章　骨与关节感染性病变

第一节　骨与关节解剖及影像解剖

骨骼是人体的运动组织，起源于胚胎时期的间充质，约在胚胎第 8 周由脊索周围的间充质分化而来，首先形成膜性骨，再发展成软骨，而后逐渐骨化，也有部分骨组织直接由膜性骨衍化。由外向内依次为骨膜、骨质及内部的骨髓，均可见血管及神经分布[1]。

一、骨的解剖

（一）骨骼的构成

1. 骨质（bony substance）　包括骨密质和骨松质。骨密质分布于骨的表面，由多层致密的骨板构成，抗压性强。骨松质由骨小梁构成，分布于骨的内部，互相交织构成立体的网，呈海绵状，骨小梁的排列与骨所承受的压力和张力的方向一致，因而质地轻便且能承受较大的重量。

2. 骨膜（periosteum）　是覆盖在骨表面的结缔组织膜，分为内、外两层，外层致密，内层疏松，含有成骨细胞和破骨细胞，具有造骨和破骨的功能。

3. 骨髓（bone marrow）　儿童骨髓腔内为红骨髓，具有造血功能，随着年龄的增长，逐渐被脂肪组织替代，失去造血功能，称为黄骨髓，无造血能力，但部分扁骨的骨松质仍具有造血能力（如颅骨、胸骨、肋骨和髂骨等）。在慢性失血过多或重度贫血时，黄骨髓可转化为红骨髓，恢复造血能力。

（二）骨骼的形态

1. 长管状骨（long tubular bone）　多位于四肢，呈长管状，其长度远大于宽度，可分为一体两端。骨干指体部，其外周为骨密质，称为骨皮质，中央为骨松质及骨髓。两端膨大部为骨骺。骨骺的表面为关节软骨，无骨膜覆盖，与相邻骨的关节面构成关节。骨干与骨骺相邻的部分为干骺端，儿童及青少年可见骺软骨，成年后退化。

2. 短管状骨（short tubular bone）　为短柱状或立方形骨块，多成群分布于手、腕、足及脊柱等处，常具有多个关节面，与相邻骨构成微动关节，骨皮质较薄，骨松质位于中间。

3. 扁骨（flat bone）　呈板状，扁骨薄而弯曲，由平行的两面致密骨夹着中间一层骨松质。主要构成颅腔、胸腔和盆腔的壁，起保护作用，还为肌肉附着提供附着面。

4. 不规则骨（irregular bone）　外形不规则，有些骨内还有含气的孔洞，称为含气骨，如构成鼻旁窦的上颌骨和蝶骨等。

（三）骨骼的血液供应

骨的静脉与同名动脉伴行，骨骼的血液供应主要有以下 4 个来源。

1. 滋养动脉　经骨皮质的滋养孔进入骨干，然后分为上行支和下行支，再分成许多小分支，分布于髓腔和骨皮质的内 2/3。

2. 骨骺动脉　主要来自关节外软组织动脉的分支。

3. 干骺动脉　在干骺端穿入骨内，与滋养动脉的分支吻合，干、骺愈合后，骨骺动脉和干骺动脉吻合。

4. 骨膜动脉　在不同水平发出多分支，组成骨膜动脉网供应骨膜，并进入骨皮质供应骨皮质外 1/3。

二、关节的解剖

关节为两骨或多骨之间的连接部分，骨通过关节相连构成人体的支架，对人体内部器官起到支持和保护的作用。根据连接组织的性质和活动情况，可将关节分为活动关节、微动关节和不动关节，前者又称间接连接，后两者统称为直接连接[2]。

（一）活动关节

活动关节包括四肢关节及脊柱小关节，其结构主要包括关节面、关节囊和关节腔三部分。某些关节为适应功能需要而分化出韧带、关节盘、关节唇、滑液囊和滑膜皱襞等，统称为滑膜关节的辅助结构。

1. 关节面（articular surface）　表面光滑，具有弹性，主要作用是减少摩擦，缓冲运动时的冲击和震荡，厚度＜5mm。由细胞、基质和纤维构成，分为表层、中层、深层三层结构，表层软骨胶原纤维呈切线位紧密排列；中层呈斜形、弓形；深层呈垂直排列，深层下方为钙化带和骨板。关节软骨的营养来自关节液在软骨基质的渗透及软骨下骨组织的血液。关节软骨是无丝分裂，一旦受到破坏或损伤后无再生能力，被纤维组织所代替。

2. 关节囊（joint capsule）　分为内外两层，外层为纤维层，较坚韧，与周围的韧带一起加强关节的稳定性。内层为滑膜层，由疏松的结缔组织组成，富含血管，能分泌滑液。滑液有润滑关节和营养关节软骨的作用。肌腱与骨面接触处往往有滑液囊，以减少摩擦，内含少量滑液。

3. 关节腔（articular cavity）　是关节骨端和滑膜所包围的密闭间隙，内有少量滑液，有些关节的关节腔内还有韧带，如膝关节、肩关节。

（二）微动关节

微动关节无关节囊，是活动关节和不动关节之间的过渡连接方式。其特点是两骨之间以软骨组织直接相连，软骨内有呈裂缝状的腔隙，活动范围很小，如耻骨联合。

（三）不动关节

不动关节两骨之间以致密的结缔组织相连，中间没有任何缝隙，又称无腔隙连接，如颅骨的骨片之间、骶椎椎骨之间及髋臼处的骨性结合等。

三、骨与关节的影像解剖

（一）X线

1. 管状骨的X线解剖　管状骨由骨膜、骨皮质、骨松质和骨髓腔构成（图4-1-1）。

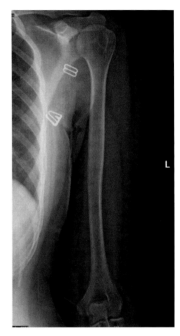

图4-1-1　肱骨正位片

（1）骨膜：骨皮质的内外两侧均覆以骨膜，正常时X线不显影，如显影则为病理现象，可见于骨膜增生形成的新生骨，如骨肿瘤、炎症、外伤后愈合期等。

（2）骨皮质：含钙量高，为骨密质，密度均匀，骨干中段骨皮质最厚，两端逐渐变薄，至骺端时仅为一薄层。在X线上表现为密度均匀的致密影，边缘光滑、整齐，在肌肉、肌腱附着处局部凹凸不平。滋养动脉孔于骨干上1/3或下1/3斜行穿过骨皮质，表现为小圆形或椭圆形的透光区，边缘光滑，不要误认为骨质破坏或缺损。

（3）骨松质：由交错排列的骨小梁构成，按照各骨特定负重及张力方向排列。在X线上表现为细致、整齐的网络样骨纹理结构，密度低于骨皮质。

（4）骨髓腔：位于骨干的中央，X线表现为由骨干皮质包绕的无结构的半透明组织，边界不清，常因骨皮质及骨松质遮盖而难以显示，在骨干段表现为带状透亮区。当骨小梁数目增多或增粗时，骨髓腔可变窄或消失。

2. 关节的 X 线解剖 关节由骨性关节面、关节间隙和关节囊等构成。

（1）骨性关节面（bony articular surface）：组成关节的骨骼相对面均为软骨，其在 X 线上不显示。所见骨性关节面是由软骨下钙化带与薄层的致密骨组成，表现为表面光滑、锐利的"线样"致密影。

（2）关节间隙（joint space）：为 2 个相对的骨性关节面之间的透亮间隙。X 线平片显示的关节间隙宽度比实际间隙宽度更宽，因为 X 线上关节软骨的密度与软组织相近，无法区分。观察关

节间隙时需对比内侧与外侧。

（3）关节囊：密度与周围软组织相同，常不显示，有时在关节囊外脂肪层的衬托下可见其边缘。

（4）关节附属结构：某些大关节，如膝、髋和踝关节周围的韧带可在脂肪组织的衬托下显示，关节外脂肪层位于关节囊和周围肌肉之间，层次清楚，有时可衬托出关节囊的轮廓。

3. 部分骨及关节的 X 线解剖

（1）上肢

1）指骨（phalanges of fingers）：每侧有 14 块指骨，均为短管状骨，除了拇指只有 2 节指骨外，其余 4 指均有 3 节指骨，分别称为近节、中节和远节指骨，只有基底部有骨骺。远节指骨末端呈膨大的阴影。通常摄取后前位和斜位片，而侧位片因各骨重叠明显，多不采用（图 4-1-2）。

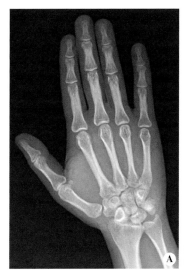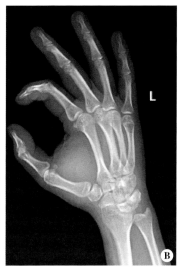

图 4-1-2 手正斜位

2）掌骨（metacarpal bones）：有 5 块掌骨，为短管状骨，第 1 掌骨最粗短，第 2 掌骨最长。第 1 掌骨骨骺位于基底部，其余骨骺均位于远端。掌骨的近端与腕骨构成腕掌关节，远端分别与各指的近节指骨构成掌指关节。X 线上掌骨底略呈方形，掌骨头呈球形。在双手正位片，通过第 4、5 掌骨头的切线延长线应与第 3 掌骨头相切，若与第 3 掌骨头相交则为掌骨征阳性，常见于某些性腺发育不全患者，也可见于正常人。

3）腕骨（carpal bones）：8 块腕骨分为远近两排，近排由桡侧到尺侧为手舟骨、月骨、三角骨、豌豆骨，远排为大多角骨、小多角骨、头状

骨及钩骨。各骨相互形成腕骨间关节。腕关节由近排的手舟骨和月骨与桡骨远端关节面共同构成。腕掌关节由远排腕骨与各掌骨构成。常规 X 线摄片取后前位和侧位。

4）桡骨（radius）：位于前臂外侧，上小下大，上端称为形如环状小盘的桡骨头，其关节凹与肱骨小头相关节，内侧还与尺骨的桡骨切迹形成上尺桡关节。尺、桡骨干的相对缘有骨间嵴，桡骨茎突为桡骨下缘外侧向下突出的部分。桡骨远端膨大并形成关节面，与手舟骨、月骨构成桡腕关节。

5）尺骨（ulna）：上粗下细，远端为尺骨小头，与桡骨远端的尺骨切迹构成下尺桡关节，而不与

腕骨构成关节，内侧尚有向下延伸的突起，为尺骨茎突。尺骨上端前面有一半圆形深凹，称为滑车切迹，与肱骨滑车组成肱尺关节，其后上较大的结构为鹰嘴（olecranon），前上较短小的结构为冠突（或称喙突），外伤时该处容易发生撕脱骨折。下段为尺骨头，正常情况下，尺骨茎突比桡骨茎突高约1cm。尺桡骨的常规摄片位为后前位及侧位（图4-1-3）。

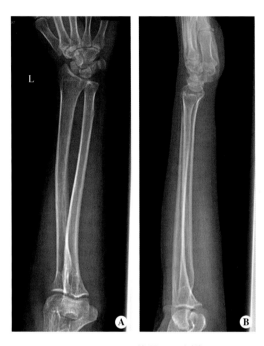

图 4-1-3　左尺桡骨正、侧位

6）肱骨（humerus）：是上肢最粗壮的长管状骨，骨干的上段为圆柱形，下段逐渐增宽，呈前后向的扁形。上端半球形的肱骨头与肩胛骨的关节盂共同构成肩关节，为观察肱骨上端，常摄取肩部的穿胸侧位片。肱骨头周围的环形浅沟为解剖颈；肱骨头的外侧和前方有隆起的大结节和小结节，骨干的上端与肱骨大、小结节交界处略变细，为肱骨外科颈，是骨折的好发部位；后面中部有一自内上斜向外下的浅沟，称为桡神经沟，走行桡神经和肱深动脉，肱骨干骨折时可能受损；下端为肱骨小头，与尺骨和桡骨构成肘关节。常规摄影位置是正、侧位。

7）肘关节（elbow joint）：由3组关节共同构成，肱骨滑车与尺骨半月切迹构成的肱尺关节；肱骨小头与桡骨头构成的肱桡关节；桡骨头与尺骨冠状突的桡骨切迹构成的上尺桡关节。肘关节

的常规X线摄影位置是后前位及侧位（图4-1-4）。

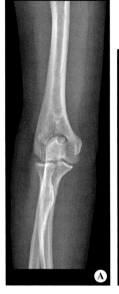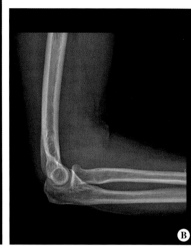

图 4-1-4　右肘关节正、侧位

8）肩关节（shoulder joint）：是人体内活动度最大的关节。肩锁关节由锁骨的肩峰端和肩胛骨的肩峰构成；肩关节由肩胛骨的关节盂和肱骨头共同构成。锁骨呈水平位，"S"状，中段骨皮质厚2～3mm。正位片上关节盂的前缘在内侧，后缘在外侧，后缘与肱骨头部分重叠，重叠部呈双凸镜样或纺锤样。成人的盂肱关节内侧缘间隙为4～6mm，肩锁关节间隙为2～5mm，肩峰下缘与肱骨头上缘的间隙为6～14mm（图4-1-5）。通常摄前后位X线片。

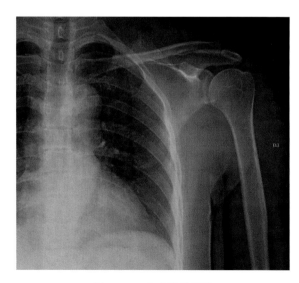

图 4-1-5　左肩关节正位

（2）下肢

1）足部：足部骨骼包括趾骨、跖骨和跗骨。每侧有14块趾骨：其中蹰趾为2节，其余各有3节。跖骨共有5块，第1跖骨最粗短，第2跖骨最长，其基底部呈楔形，头部呈半球形，除第1跖骨骨骺位于基底部外，其余4个跖骨的骨骺均位于远端。跗骨共有7块：分别为跟骨、距骨、舟骨、骰骨及第1、2、3楔骨，可有多个关节面，表面覆有关节软骨。在第1跖骨远端常见小籽骨；在足舟骨的内侧常可见副舟骨。常规摄影位置是正位和斜位（图4-1-6）；侧位应用较少，主要用于判断骨折移位的方向和程度。

2）踝关节（ankle joint）：由胫、腓骨下端和距骨滑车构成。关节面相对应面相互平行，关节间隙规则而等宽，胫骨与距骨关节间隙清晰，正常宽3～5mm。常规X线摄片位为后前位及侧位（图4-1-7）。

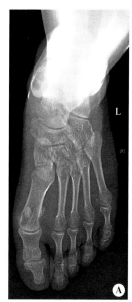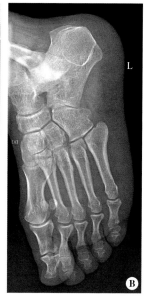

图4-1-6　左足正斜位

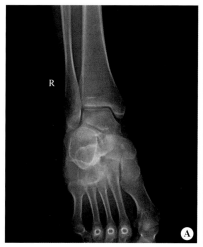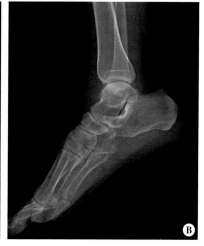

图4-1-7　踝关节正、侧位

3）胫骨（tibia）：为长管状骨。胫骨为小腿内侧的长骨，其骨干外侧与腓骨相邻缘有骨间嵴，分一体两端，上端有内、外髁，分别与股骨的内、外髁相对应面构成膝关节，胫骨上端两髁之间的嵴状隆起为髁间隆起，前下方为胫骨粗隆，是髌韧带附着处。胫骨远端膨大，参与构成踝关节，内侧为内踝，向下突出，参与构成踝关节，外有一凹面，与腓骨相关节。

4）腓骨（fibula）：为较细长的长管状骨，伴随于胫骨的外侧，起辅助支持作用，上端略膨大呈球形，称为腓骨头，内部骨质较疏松，有时也可出现局部密度减低区，其上突出的尖端为茎突，并与邻近胫骨相关节。下端较膨大为外踝，外踝内侧面光滑并与距骨滑车构成关节。常规X线摄片位为后前位及侧位（图4-1-8）。

5）膝关节（knee joint）：是人体内最大、最复杂的活动关节，由股骨下端、胫骨上端、髌骨、关节内半月板、韧带和滑囊构成。股骨外侧髁后面常可见腓肠小骨。髌骨为全身最大的籽骨，位于股四头肌肌腱内，其前面骨质不光整，后面覆有软骨，表面光滑，与股骨形成关节面，髌骨下方有髌下脂肪垫，在侧位片上显示为髌骨下方的较低密度透亮区。常规摄取正、侧位片（图4-1-9），在膝关节侧位片上股骨内侧髁比外侧髁大。如需观察髌骨，则须加照髌骨横断位片。

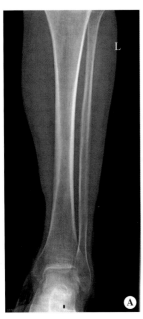
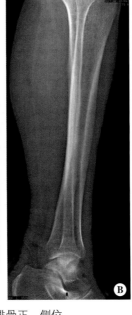

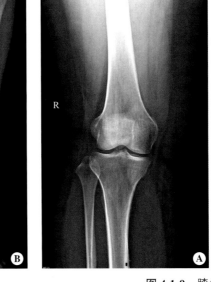
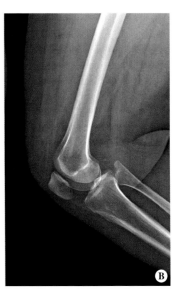

图 4-1-8 胫腓骨正、侧位

图 4-1-9 膝关节正、侧位

6）股骨（femur）：为人体内最长、最大的长管状骨，略向内、后弯曲，分一体两端，股骨上端有股骨头、颈、大小粗隆等结构，与髋臼共同构成髋关节。股骨下端有内、外侧髁等结构，与胫骨、髌骨共同构成膝关节。常规 X 线摄片位为后前位及侧位（图 4-1-10）。X 线上骨皮质为均匀致密的高密度条形带状阴影，外缘锐利光滑，内缘不光滑；骨端仅为一薄层骨皮质，X 线显示为细线影，其下方为许多骨小梁交叉而成的网状阴影。在骨干的中部为骨髓腔，表现为模糊网状结构的较透亮区。

7）髋关节（hip joint）：双侧髋关节对称，Shenton 线、Calve 线均连续。髋臼直径 30～50mm，由髂骨、耻骨及坐骨共同构成，可容纳股骨头 2/3 的关节面，关节软骨厚度约 2mm。股骨头为球形，朝向内上，表面光滑，头部中央有一小的股骨头凹，为圆韧带所附着，头部下方为股骨颈，外上方的隆起为大转子，内下方的隆起为小转子。股骨下端为内侧髁和外侧髁，与胫骨上端构成膝关节。常规摄正位片（图 4-1-11）。

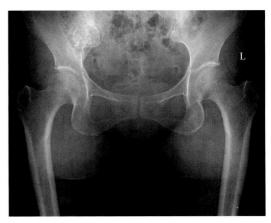

图 4-1-11 髋关节正位

（二）CT

CT 是横断面成像，避免了 X 线成像中各种解剖结构的重叠，对解剖结构的显示更为清晰，且密度分辨率高，可以显示 X 线难以发现的细微病变及软组织改变[3]，通过 CT 增强检查还能够进一

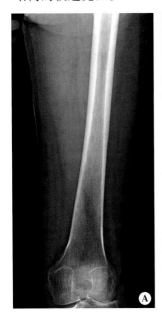
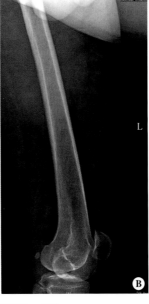

图 4-1-10 股骨正、侧位

步了解病变的血供情况，以及区别正常和病变组织（图 4-1-12）。

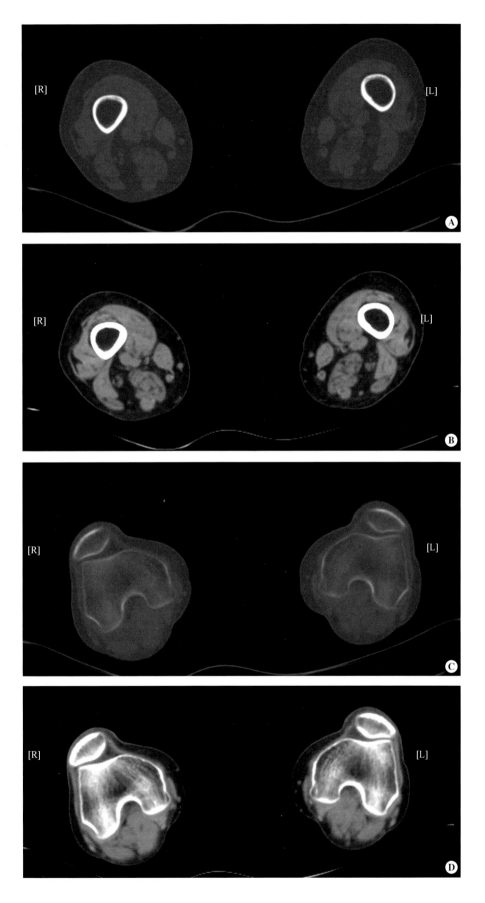

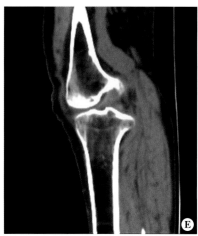
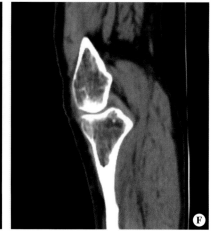

图 4-1-12 骨关节 CT

A、B. 股骨干骨窗及软组织窗；C、D. 正常膝关节骨窗及软组织窗；E、F. 膝关节矢状面三维重建，显示前交叉韧带和后交叉韧带，除非有明显的断裂，
否则无法显示韧带有无损伤及损伤程度，临床意义不大

1. 骨骼 在 CT 骨窗上，能够清晰地观察骨皮质和骨小梁，前者表现为致密的线样或带状影，后者表现为网状影。骨髓腔因骨髓内的脂肪成分而表现为低密度。

2. 关节 能够清楚显示关节骨端和骨性关节面，后者表现为"线样"高密度影，但关节软骨通常不能显示。在适当的窗宽和窗位时，可见关节囊、周围肌肉和囊内外韧带的断面，这些结构均呈中等密度影。正常关节腔内的少量液体在 CT 上难以辨认，关节间隙为关节骨端间的低密度影，关节软骨及半月板不能显示。

3. 软组织 在软组织窗上，由于各结构间脂肪间隙的存在，中等密度的肌肉、肌腱和髋软骨在低密度脂肪组织的衬托下能够清晰显示。肌间隙可见脂肪、血管和神经，后两者在低密度脂肪组织的衬托下呈中等密度的小类圆形或索条影，

并且在各层面连续走行，增强扫描血管呈高密度影。关节囊和关节附近的肌腱、韧带均呈中等密度影。在 CT 横断位图像上，由最外层向内层依次为"线样"中等密度的皮肤、低密度的皮下脂肪及中等密度的肌肉。

（三）MRI

MRI 具有极高的密度分辨率，以及多种成像序列及参数，能够很好地显示骨、关节和软组织的解剖形态，可显示 X 线平片及 CT 不能显示或显示不佳的组织结构，如关节软骨、韧带和骨髓等，MRI 对关节积液的检出率可达 100%，明显高于 X 线及 CT[4, 5]。MRI 增强检查还能提供血供、强化程度和血管等信息，在骨关节疾病中的应用越来越广泛，许多情况下为首选检查方式（图 4-1-13）。

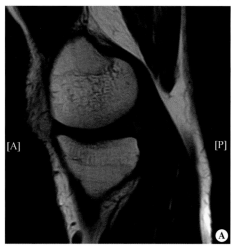
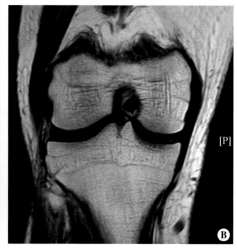

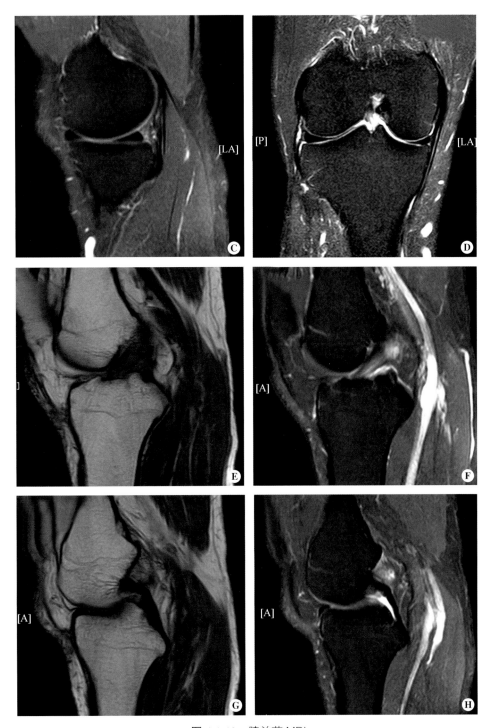

图 4-1-13 膝关节 MRI

A、B. MRI 矢状面和冠状面 T₁WI，膝关节软骨呈中等信号，半月板呈低信号，关节软骨下骨皮质呈低信号；C. 矢状面 PDWI，关节软骨信号强度介于肌肉和脂肪之间，半月板仍呈低信号；D. 冠状面 T₂WI 脂肪抑制序列，关节软骨为中等信号，半月板仍为低信号，在关节内液体的衬托下显示清晰；E、F. 矢状面 T₁WI 和 T₂WI 脂肪抑制序列，前交叉韧带由于比较薄，T₂WI 上受周围长 T₂ 信号物质的影响，显示为稍高信号；G、H. 矢状面 T₁WI 和 T₂WI 脂肪抑制序列，后交叉韧带均为低信号，前方可见少量关节腔积液

1. 骨髓 由于黄骨髓所含脂肪比例较红骨髓高，其 T₁WI 呈高信号，与皮下脂肪相似，红骨髓信号介于皮下脂肪和肌肉之间；黄骨髓与红骨髓 T₂WI 信号相似，均高于肌肉，低于水。

2. 骨皮质 自由水含量极少，因此在任何序列上均表现为低信号。

3. 骨膜 是紧贴除关节面以外的骨皮质表面的一层菲薄的膜，正常情况下不能显示。

4. 关节软骨 在 T_1WI 及 PDWI 上均表现为介于肌肉和脂肪之间的中等信号强度，T_2WI 上为相对低信号。T_1WI 脂肪抑制序列是观察关节软骨较为理想的序列，可以增加其与邻近结构的对比，此时关节软骨为高信号，关节积液为中等信号，软骨下骨板和骨髓为低信号。

5. 关节内液体 T_1WI 上表现为低于肌肉的低信号，T_2WI 和 STIR 图像上表现为高信号。

6. 滑膜 正常的滑膜通常很薄，常规 MRI 上不能显示，增强后一般不会发生强化或者仅有轻度强化。

7. 纤维软骨 半月板及关节唇均由纤维软骨构成，在绝大多数序列上均为低信号，半月板的断面呈三角形或弯弓状，肩胛盂唇呈三角形。

8. 肌腱与韧带 二者组成成分相似，在所有序列上都表现为均匀一致的低信号，边缘光整，断面通常呈圆形、椭圆形或扁平状。

9. 肌肉 肌束与肌束间，肌肉与肌肉间都有含脂肪的结缔组织分隔，T_1WI 上高信号的脂肪间隔与低信号的肌肉形成鲜明对比，可以分辨不同的肌肉及形态。

（富红军 谢丽伟）

参 考 文 献

[1] 白人驹，张雪林．医学影像诊断学．第 3 版．北京：人民卫生出版社，2010.
[2] 柏树令，应大君．系统解剖学．第 9 版．北京：人民卫生出版社，2018.
[3] 郭启勇．实用放射学．第 3 版．北京：人民卫生出版社，2007.
[4] Pugmire BS, Shailam R, Gee MS. Role of MRI in the diagnosis and treatment of osteomyelitis in pediatric patients. World J Radiol, 2014, 6（8）：530-537.
[5] 屈辉，王武，白荣杰．实用骨科影像学．第 5 版．北京：科学出版社，2012.

第二节　常见病原体感染特点及病理生理改变

引起骨与关节感染性病变的常见病原体主要包括细菌、真菌、寄生虫、螺旋体等（表 4-2-1）。其中最常见的化脓性骨髓炎及关节炎致病菌多为金黄色葡萄球菌，偶可见肠道杆菌、链球菌、铜绿假单胞菌及伤寒杆菌等；其次为由结核分枝杆菌感染引起的骨关节结核。另外，骨与关节感染性病变还包括一些少见感染，如骨关节真菌感染，致病菌主要包括曲霉菌、球孢子菌、念珠菌、隐球菌、孢子丝菌等；骨关节寄生虫感染主要为骨棘球蚴病，骨关节螺旋体感染最常见的为骨梅毒。

表 4-2-1　骨关节感染常见病原体构成

革兰氏阳性菌	革兰氏阴性厌氧菌
革兰氏阳性需氧球菌	脆弱拟杆菌
葡萄球菌属	产黑色素拟杆菌
链球菌属	梭杆菌属
微球菌属	革兰氏阴性兼性厌氧杆菌
革兰氏阳性厌氧球菌	肠杆菌属
消化球菌属	埃希菌属
消化链球菌属	克雷伯菌属
革兰氏阳性不产芽孢杆菌	枸橼酸杆菌属
李斯特菌属	变形杆菌属
棒状杆菌属	沙门菌属
革兰氏阳性产芽孢杆菌厌氧类	沙雷菌属
产气荚膜梭状芽孢杆菌	耶尔森菌属
放线菌	嗜血杆菌属
放线菌属	巴斯德菌属
诺卡菌属	链杆菌属
链霉菌属	真菌
分枝杆菌属	曲霉菌
结核分枝杆菌复合群	芽生菌
非结核分枝杆菌	念珠菌
麻风分枝杆菌	隐球菌
非典型细菌型	球孢子菌
革兰氏阴性菌	组织胞质菌
革兰氏阴性需氧菌	孢子丝菌
布鲁氏菌	寄生虫
铜绿假单胞菌	棘球蚴
不动杆菌	螺旋体
淋球菌	梅毒

注：分枝杆菌属及诺卡菌属因其特殊的细胞壁结构，虽然革兰氏染色阳性，但不易着色，常用抗酸染色法。

一、金黄色葡萄球菌

葡萄球菌属（staphylococcus）种类繁多，大部分不具有致病性，金黄色葡萄球菌（staphylococcus aureus）是临床上最常见的化脓性致病菌，革兰氏阳性球菌，能够引起多种疾病，该菌也是骨关节细菌感染中最常见的致病菌[1]，呈球形或椭圆形，直径约 1.0μm，因常堆聚成葡萄串状，故得名，该菌无鞭毛，无芽孢，大部分菌株无荚膜。

金黄色葡萄球菌的致病性与其产生的毒素和侵袭性酶有关。①溶血毒素：外毒素，按抗原性不同，分α、β、γ、δ 4 种，其中α溶血素起主要作用，能够使红细胞溶血，破坏血小板及溶酶体，引起小血管收缩，导致机体局部缺血、坏死。②杀白细胞素：含快（F）和慢（S）2 种蛋白质，需要两者协同作用，增加细胞膜的通透性，从而破坏多形核粒细胞和巨噬细胞，可加重组织损伤。③血浆凝固酶：凝固酶使血液或血浆中的纤维蛋白在菌体表面凝固，保护病菌不被吞噬细胞吞噬，以及不受杀菌物质的破坏；凝固酶还容易使感染局限化，导致血栓形成。它具有免疫原性，能够刺激机体产生抗体，起到交叉保护的作用。④耐热核酸酶：可耐受高温，可通过检测该酶鉴定金黄色葡萄球菌是否具有致病性。⑤毒性休克综合征毒素 -1（toxic shock syndrome toxin-1，TSST-1）：系金黄色葡萄球菌产生的一种外毒素，可引起发热，并通过增强毛细血管通透性引起全身多系统紊乱、休克。生物膜的形成同样是金黄色葡萄球菌致病的重要因素之一[2]。

金黄色葡萄球菌多引起以脓肿为主的各部位局部化脓性感染，也可引起肺炎、肠炎、心包炎等，甚至脓毒血症、败血症等全身感染，还可导致食物中毒和毒性休克综合征。金黄色葡萄球菌具有较强的耐药性，容易对磺胺类药物、青霉素、红霉素等抗生素产生耐药。耐甲氧西林金黄色葡萄球菌（methicillin-resistant staphylococcus aureus，MRSA）又称超级细菌，除万古霉素外，几乎对目前所有抗生素耐药。

二、链球菌

链球菌（streptococcus）广泛存在于自然界、人及动物的粪便中，以及健康人的鼻咽部，在骨关节感染疾病中仅次于金黄色葡萄球菌，排列呈长短不一的链状，其中具有致病性的主要是 A 群链球菌及肺炎链球菌。根据其对红细胞的溶血能力分为以下 3 型：①甲型溶血性链球菌，亦称草绿色链球菌，α溶血环中的红细胞并未完全溶解，多为条件致病菌。②乙型溶血性链球菌，又称溶血性链球菌，β溶血环中的红细胞完全溶血，此类

细菌致病力强，占致病菌中的多数。③丙型溶血性链球菌：又称不溶血性链球菌，不产生溶血素，很少致病。

链球菌根据抗原结构可分为 A～H 及 K～V 共 20 群，对人类致病的链球菌中，约 90% 属于 A 群，多数为乙型溶血，又称为化脓性链球菌（pyogenic streptococcus）。链球菌属革兰氏阳性，需氧或兼性厌氧，有些为厌氧菌，该菌呈球形或卵圆形，直径 0.6～1.0μm，呈链状排列，可见透明质酸形成的荚膜，无芽孢，无鞭毛。

（一）致病物质

致病物质包括细胞壁成分（黏附素、M 蛋白、肽聚糖）、外毒素类（致热外毒素、链球菌溶血素）及侵袭性酶类（透明质酸酶、链激酶、链道酶）。链球菌溶血素（streptolysin）具有溶解红细胞、杀死白细胞和破坏血小板的作用，还有心脏毒性，能够产生 "O" 和 "S" 2 种溶血素。链球菌溶血素 O（streptolysin O，SLO）抗原性强，感染后 2～3 周，85% 以上患者产生抗 "O" 抗体，可作为近期是否感染链球菌的指标之一；溶血素 S（streptolysin S，SLS）无抗原性，对白细胞和血小板的破坏性较大。

（二）所致疾病

A 群链球菌能够引起各种化脓性炎症（皮肤组织感染、脑膜炎、化脓性关节炎等）、中毒性疾病（猩红热、链球菌中毒性休克综合征）及变态反应性疾病（风湿热和急性肾小球肾炎等）等。链球菌中毒性休克综合征（streptococcal toxic shock syndrome，STSS）是链球菌感染最致命的并发症之一，死亡率高达 30%～64%[3]。草绿色链球菌和 B 族链球菌为条件致病菌，只有当机体免疫功能低下时，才能引起感染。

三、脑膜炎球菌

脑膜炎球菌（meningococcus）又称为脑膜炎奈瑟球菌（N. meninyitidis），能够引起流行性脑脊髓膜炎。本菌主要经飞沫传播，也可通过接触患者呼吸道分泌物而感染。患者多先有上呼吸道感染，当身体抵抗力下降时，鼻咽部的脑膜炎球

菌大量繁殖而进入血循环，引起败血症和菌血症，并可随血流停滞于骨关节系统，引起化脓性骨髓炎或骨关节炎等化脓性疾病。脑膜炎球菌属于革兰氏阴性双球菌，呈肾形，成双排列，凹面相对，直径 0.6 ~ 0.8μm，排列不规则。本菌抵抗力较弱，寒冷、干燥、日光、紫外线及一般消毒剂均容易将其杀灭。正常人鼻咽腔可见脑膜炎球菌，致病物质主要是荚膜、菌毛、脂寡糖抗原及 IgA1 蛋白酶，后者是该菌产生的一种胞外酶，它能特异性地裂解人 IgA1，帮助细菌黏附于细胞黏膜表面，使免疫功能遭到破坏。

四、克雷伯杆菌

克雷伯菌属（Klebsiella）是医院获得性感染的重要致病菌，革兰氏染色阴性，是一种短粗的杆菌，大小（0.5 ~ 0.8）μm×（1 ~ 2）μm，呈球杆状，无芽孢、无鞭毛，多数有菌毛，有较厚的多糖荚膜。该菌属共有 7 个种，其中肺炎克雷伯杆菌对人致病性较强，其毒力与荚膜有关，多发生于免疫力低下的人群，常引起肺炎、泌尿系感染和创伤感染，该菌导致的肺炎病情严重，出现肺部广泛性出血、坏死性肺实变。

五、铜绿假单胞菌

铜绿假单胞菌（pseudomonas）又称为绿脓杆菌（P.aeruginosa），假单胞菌属，革兰氏阴性杆菌，大小为（0.5 ~ 1.0）μm×（1.5 ~ 3.0）μm，呈直或微弯杆状，无芽孢，多有菌毛，菌体一端一般有 1 ~ 3 根鞭毛，运动活泼。抵抗力较其他革兰氏阴性菌强，耐许多化学消毒剂和抗生素。铜绿假单胞菌具有 O 抗原和 H 抗原。O 抗原含有内毒素脂多糖和内毒素蛋白两种成分。内毒素蛋白是一种良好的交叉保护抗原。创伤性骨髓炎的致病菌往往是两种细菌混合感染，部分病例也可分离到铜绿假单胞菌。近年来随着交通事故频发，铜绿假单胞菌引起的骨关节化脓性炎症也日益增多，但由于其对多种抗生素的天然抵抗力，且治疗过程中又可突变发生耐药，因此应根据药敏试验指导用药。

六、布鲁氏菌

布鲁氏菌是一类人畜共患传染病的病原体，由英国军医 David Bruce 于 1886 年首次分离，故命名为"布鲁氏菌"。WHO 布鲁氏菌病专家委员会根据宿主、生化特性、代谢及免疫学的差异将布鲁氏菌分为 6 个种 19 个生物型，其中牛布鲁氏菌、羊布鲁氏菌、猪布鲁氏菌和犬布鲁氏菌对人类具有致病性[4]，其致病能力有所差异，羊布鲁氏菌引起的感染较为严重，可形成急性干酪样肉芽肿。

布鲁氏菌为一种小球杆菌或短小杆菌，革兰氏染色阴性，无鞭毛，不能运动，无芽孢，光滑型菌株有微荚膜。此菌抵抗力较强，在土壤、毛皮、病畜的脏器、分泌物、肉、乳及乳制品中可长期存活数周至数月。湿热 60℃或日光暴晒 20 分钟可死亡。对常用消毒剂及广谱抗生素较敏感。布鲁氏菌的主要致病物质为内毒素、荚膜和侵袭性酶。人类被认为是布鲁氏菌的偶发宿主，通常病菌首先在染菌动物的同种动物间传播，造成动物的病菌携带及感染发病，人类主要通过直接接触病畜或病畜分泌物、排泄物，以及使用或食用畜产品后经皮肤黏膜、呼吸道、消化道等途径感染[5]。布鲁氏菌病潜伏期为 1 ~ 6 周，进入人体后反复形成菌血症，临床出现波浪热症状；感染容易迁延成慢性，累及全身多个器官组织，可出现发热、关节肿痛、肝脾大等症状体征。

七、结核分枝杆菌

分枝杆菌属（mycobacterium）是一类细长略弯曲的杆菌，此菌属具有下述显著特性。①细胞壁中含有大量脂质，该菌特殊的菌体构造使其在普通革兰氏染色时不易染色，但经染色后，用酸性乙醇冲洗无法使之脱色，菌体显现红色，故称为"抗酸杆菌"（acid-fast bacilli）[6]。②无芽孢，无鞭毛，不能活动，不产生内、外毒素。③种类繁多。④感染为慢性过程，长期迁延，可形成破坏性的组织病变。

结核分枝杆菌包括人型、牛型和鼠型等类型，其中对人类致病的主要为人型[7]。结核分枝杆菌生长缓慢，一般培养 4～6 周形成菌落。其菌体内含有类脂质、蛋白质和多糖，且类脂质占总重量的 50%～60%，由此导致其耐受性强，耐干燥、耐强酸、强碱、耐寒冷，可以长期生存在外界环境中，易产生耐药性变异及 L 型细菌。但对湿热、乙醇及紫外线抵抗力弱。结核分枝杆菌致病作用同样依靠上述菌体成分，尤其是细胞壁中所含的大量脂质，且脂质含量与结核分枝杆菌的毒力呈正比，含量越高，毒力越强。脂质成分主要是磷脂、脂肪酸和蜡质 D，其中磷脂可以刺激单核细胞增生，并抑制蛋白酶的分解作用，使得组织溶解不充分，形成结核结节和干酪样坏死；索状因子（6, 6- 双分枝杆菌酸海藻糖）可以抑制中性粒细胞游走，形成慢性肉芽肿；蜡质 D 及蛋白质中的结核菌素结合可以引起迟发型超敏反应。

结核分枝杆菌主要经呼吸道传播，少数经消化道及皮肤伤口感染进入机体，感染全身多系统组织器官，如肺、脑、骨关节、肠道和泌尿生殖系统等，其中以肺结核最常见。人群对结核分枝杆菌普遍易感，其中婴幼儿、青春后期及老年人发病率较高，AIDS 患者等免疫力低下群体感染后，严重时容易造成血行播散型肺结核。结核分枝杆菌的免疫性与致病性均与结核分枝杆菌感染后诱发机体产生的 T 淋巴细胞介导的细胞免疫和迟发型超敏反应有关。骨关节结核绝大多数继发于肺结核，结核分枝杆菌通过血行播散易停留在血供丰富的骨松质、红骨髓及负重大、活动较多的关节等处，如椎体、长骨干骺端及膝、髋等大关节滑膜。

八、棘球蚴

棘球蚴属有不同的种，寄生于人体的主要有细粒棘球蚴、泡状（多房）棘球蚴、伏状棘球蚴和少节棘球蚴。其中细粒棘球蚴是人类棘球蚴病最常见的病因[8]。棘球蚴病分布于全球广大牧区，在人与动物之间传播。寄生虫的成虫生活在终宿主的小肠中，虫体细小，长 2～7mm，由头节、颈节及幼节、成节、孕节组成，孕节约占虫体的 1/2，孕节的子宫内充满虫卵，成熟后孕节自宿主肠道排出前或排出后，其子宫破裂排出虫卵，释放到宿主的肠道并随粪便排出，污染饮水、草场

等，牛、羊、人等食入被污染的食物、蔬菜、饮水即被感染，成为中间宿主，虫卵在中间宿主的胃或十二指肠内经过消化液的作用孵化出六钩蚴，六钩蚴穿过肠壁进入门静脉循环，进入肝发展成一个囊状的棘球蚴。当终宿主（如犬）吃掉中间宿主的内脏时，囊中头节在其小肠内经 3～10 周发育成成虫，完成生活循环[9]。

棘球蚴囊壁分内、外两层，外层为角皮层，起到吸收营养和保护生发层的作用；内层为生发层，具有增殖能力，生发层细胞向内芽生，在囊内壁形成无数个小突起，并逐渐发育成生发囊，脱落后即为子囊，子囊内可产生几个头节，称为原头蚴。原头蚴从囊壁破入囊液中，称为囊砂。子囊的结构与棘球蚴（母囊）相同，可继续产生新的生发囊，脱落产生孙囊[10]。囊液为宿主血液的派生物，具有抗原性，囊壁破裂后可引起周围组织的过敏反应。

九、曲霉菌

曲霉菌（aspergillus）广泛存在于自然界，种类繁多，但此类真菌对人类致病力很低，基本只发生在免疫力低下个体中。最常见的菌种是烟曲霉菌。曲霉菌可侵犯机体许多部位，所致疾病有直接感染、超敏反应和曲霉毒素中毒等类型。骨骼系统感染最多见的方式是直接从肺扩散到邻近的椎骨、椎间盘和肋骨，也可以通过血液传播。由于曲霉菌是常见的培养污染菌，病原学诊断应行深部组织直接活检法，将取出的新鲜组织制成涂片后行镜下检查即可发现病原体。半乳甘露聚糖已被证实为侵袭性曲霉菌病的替代标志物，适用于曲霉菌感染的特异性诊断[11]。

十、念珠菌

念珠菌（candida）菌体呈圆形或卵圆形，直径 3～6μm，革兰氏染色阳性，以出芽方式繁殖，在组织内易形成芽生孢子及假菌丝，少数形成厚膜孢子及真菌丝，但光滑念珠菌不形成菌丝。念珠菌为条件致病菌，其中最常见的为白念珠菌感染，多见于机体菌群失调或抵抗力下降、血液系统恶性肿瘤、长期使用类固醇药物、假体植入、

长期应用广谱抗生素等患者[12]。念珠菌可引起皮肤黏膜、全身及局部深层组织感染[13]，正常情况下，人类和动物的胃肠道存在念珠菌，念珠菌的感染一般是内源性的，外源性接触性感染较少见。骨科患者发生念珠菌感染主要见于开放性损伤长期应用抗生素者。

十一、新型隐球菌

新型隐球菌是隐球菌属（cryptococcus）的一个种，呈圆形或卵圆形，直径 5 ～ 20μm，与其他酵母样真菌不同，该菌为芽生繁殖，不产生假菌丝，其外围围绕着一层宽厚的多糖荚膜，为主要的毒力因子，可以抑制吞噬细胞吞噬、降低机体抵抗力。用墨汁负染色后镜检，可见黑色背景下圆形、卵圆形的透亮菌体。新型隐球菌在自然界是普遍存在的，可以在鸽子粪便、水果、土壤，以及健康人类的皮肤、黏膜和粪便中分离出来，尤其在鸽粪中大量存在。对人类而言，新型隐球菌为机会致病菌。像许多致病性真菌一样，隐球菌感染通常从肺部开始，且肺部症状常常为亚临床型，临床上常以神经系统受累症状就诊，主要为慢性脑膜炎的表现。骨关节感染由血行播散所致，骨髓炎多见，关节受累多由邻近骨髓炎蔓延引起[14]，隐球菌引起的骨髓炎改变不易与其他病原体引起的骨髓炎及转移性骨肿瘤鉴别。滑膜组织表现为急、慢性滑膜炎，镜下可见多核巨细胞，肉芽肿形成及大量有特殊染色的出芽酵母。

十二、球孢子菌

球孢子菌属（coccidioides）是双相型真菌，在 37℃组织内为酵母型，28℃培养基上则为菌丝型，可断裂产生分节孢子。球孢子菌病主要发生在美洲的西南部干旱地区[15]，多由于吸入污染土壤的分节孢子所致。土壤中的球孢子菌以菌丝状态存在，一旦侵入组织，将变成直径为 2 ～ 200μm 的非芽生球，内含许多内生孢子，非芽生球破裂释放出的内生孢子通过淋巴或血液传播到身体的其他部位。每个孢子可以再变成非芽生球，并开始一个新的循环。球孢子菌病同其他真菌感染一样，引起的骨骼感染多于关节，关节感染大多由邻近的骨组织蔓延所致。确诊依靠病原学，采集到的标本由氢氧化钾处理后行镜下检查，如找到孢子囊，即可确诊。

（富红军 王 平 谢丽伟）

参 考 文 献

[1] Lattar SM, Tuchscherr LP, Centron D, et al. Molecular fingerprinting of Staphylococcus aureus isolated from patients with osteomyelitis in Argentina and clonal distribution of the cap5（8）genes and of other selected virulence genes. Eur J Clin Microbiol Infect Dis, 2012, 31（10）: 2559-2566.

[2] Mc Carthy AJ, Lindsay JA. Genetic variation in Staphylococcus aureus surface and immune evasion genes is lineage associated: Implications for vaccine design and host-pathogen interactions. BMC Microbiol, 2010, 10（173）: 2-15.

[3] Nelson GE, Pondo T, Toews KA, et al. Epidemiology of invasive group A streptococcal infections in the United States, 2005-2012. Clin Infect Dis, 2016, 63（4）: 478-486.

[4] Adetunji SA, Ramirez G, Foster MJ, et al. A systematic review and meta-analysis of the prevalence of osteoarticular brucellosis. PLoS Negl Trop Dis, 2019, 13（1）: e0007112.

[5] Zheng R, Xie S, Lu X, et al. A systematic review and meta-analysis of epidemiology and clinical manifestations of human brucellosis in China. Biomed Res Int, 2018, 2018: 5712920.

[6] Rando MM, De Matteis G, Gessi M, et al. Tuberculous arthritis of the ankle. Eur J Case Rep Intern Med, 2018, 5（6）: 000870.

[7] Vanhoenacker F, Sanghvi D, De Backer A. Imaging features of extraaxial musculoskeletal tuberculosis. Indian J Radiol Imaging, 2009, 19（3）: 176-186.

[8] Babitha F, Priya P V, Poothiode U. Hydatid cyst of bone. Indian J Med Microbiol, 2015, 33（3）: 442-444.

[9] Nouroallahian M, Bakhshaee M, Afzalzadeh MR, et al. A hydatid cyst in an unusual location-the infratemporal fossa. Laryngoscope, 2013, 123（2）: 407-409.

[10] Gurzu S, Beleaua MA, Egyed-Zsigmond E, et al. Unusual location of hydatid cysts: report of two cases in the heart and hip joint of romanian patients. Korean J Parasitol, 2017, 55（4）: 429-431.

[11] Melissa DJ, John RP. Fungal infections of the bones and joints. Curr Infect Dis Rep, 2001, 3（5）: 450-460.

[12] Anagnostakos K, Kelm J, Schmitt E, et al. Fungal periprosthetic hip and knee joint infections: clinical experience with a 2-stage treatment protocol. J Arthroplasty, 2012, 27（2）: 293-298.

[13] Chen S, Chen Y, Zhou YQ, et al. Candida glabrata-induced refractory infectious arthritis: a case report and literature review. Mycopathologia, 2019, 184（2）: 283-293.

[14] Elias JA, Michael RM, Michael AP. Clinical Mycology. 2nd ed. Amsterdam: Elsevier, 2009, 525-545.

[15] Hung CY, Hsu AP, Holland SM, et al. A review of innate and adaptive immunity to coccidioidomycosis. Med Mycol, 2019, 57（Suppl 1）: S85-S92.

第三节 细菌感染

骨髓炎是指骨及其附属组织由于直接或间接感染导致的急性或慢性炎症过程。可分为急性、亚急性和慢性3种类型。根据宿主对致病菌感染的反应还可分为化脓性和非化脓性（肉芽肿性）2类。

本病感染途径有3种：①血行感染，最多见，原发化脓性病灶位于身体其他部位，致病菌经血循环播散至骨组织。原发感染灶多数位于皮肤或黏膜处，如疖、痈、扁桃体炎和中耳炎等。②创伤后感染，系直接感染，如外伤引起的开放性骨折，伤口污染，未及时彻底清创而发生感染，或骨与关节手术后出现了继发感染，称为创伤性骨髓炎。③邻近软组织感染直接蔓延，又称外来性骨髓炎，如脓性指头炎，若不及时治疗，可引起指骨骨髓炎。后两者感染方式更常见于成人。

一、急性化脓性骨髓炎

【概述】

化脓性骨髓炎为儿童及青少年常见病，以血行感染最为多见，最常见的致病菌为金黄色葡萄球菌，化脓性链球菌次之，流感嗜血杆菌、大肠埃希菌、肺炎链球菌及耐甲氧西林金黄色葡萄球菌等也可致病。

急性化脓性骨髓炎（acute purulent osteomyelitis）是指涉及骨髓、骨和骨膜的急性化脓性炎症，是临床常见的急性骨感染性疾病，病情严重程度与患者自身免疫水平、感染细菌种类、发病部位、病变周围组织破坏情况等因素相关。如果急性期得不到及时有效的治疗，可进一步发展为慢性，且病情容易反复，病变难以痊愈，严重影响愈后。任何年龄均可发病，以儿童和青少年最常见，好发年龄为2～10岁。骨的任何部位均可发病，一般较局限，生长最快的骨骼、具有高血管化的干骺端最容易受累，下肢及上肢长骨好发，如胫骨、腓骨、股骨、肱骨及桡骨，儿童好发于长管状骨的干骺端，而长管状骨的骨干为成人感染的好发部位[1]。

1. 血源性骨髓炎 当原发病灶未能及时处理或机体抵抗力下降时，细菌进入血液循环，而后定植于骨组织致病，但仅有约20%的患者有明确感染病史或查体可见原发感染灶。危险因素包括外伤、早产、尿路感染、血管内置管操作和免疫缺陷等。由于儿童常发生磕碰，因此创伤的真实意义不详，可能局部外伤后组织创伤、出血，而易于发病。临床表现首先为全身感染症状，起病急骤，高热、寒战，重者可发生昏迷和感染性休克。患处软组织肿胀、皮温升高、压痛明显、肢体半屈曲状、肌肉痉挛、拒绝活动，进而表现为软组织弥漫性肿胀，疼痛更明显，此时已形成骨膜下脓肿，当骨膜破裂，脓肿流入周围软组织后，压力减低，疼痛有所缓解。如果病灶邻近关节，可有反应性关节积液。急性骨髓炎的自然病程可持续3～4周，若病变难以控制而继续进展，脓肿穿破软组织后形成窦道，即转为慢性骨髓炎。

部分病例致病菌毒力较弱，特别是白色葡萄球菌所致的急性骨髓炎，临床表现十分不典型，没有高热与中毒症状，体征也较轻，诊断比较困难，容易造成误诊和漏诊[2]。

2. 创伤性骨髓炎 近年来交通和意外事故频发，创伤性骨髓炎发病率逐年升高，以开放性骨折患者多见，增加了特异性或罕见细菌感染的可能性。常见的病因主要包括创伤后未经及时彻底清创或者虽经及时彻底清创仍然发生骨髓炎；以及闭合性骨损伤，可因手术无菌操作不严导致、直接感染、血管损伤、术后感染、宿主免疫缺陷或术后伤口污染。绝大多数致病菌为金黄色葡萄球菌、革兰氏阴性厌氧杆菌及铜绿假单胞菌，还有少部分致病菌为受伤现场的环境细菌。发病部位多位于创口处，由于局部外伤，血液循环及保护屏障遭到破坏，局部抵抗力严重受损，因此一旦发生感染，其破坏程度重、范围广，可导致大块骨坏死，易合并窦道形成、软组织坏死、邻近关节僵直[3]。跟骨是人体负重的重要结构之一，与长管状骨不同，跟骨主要为骨松质结构，其外侧的骨皮质较薄，易受垂直暴力而导致粉碎性骨折，髓腔开放，一旦出现感染，容易扩散，而且容易合并不同程度的软组织缺损。跟部特殊的"皮包骨"结构，即足跟部缺乏丰富的肌肉、脂肪等软组织，均可导致术后切口愈合不良，容易感染细菌，致病菌进入髓腔导致感染扩散。

3. 外源性骨髓炎 由于软组织感染未能有效控制而累及相邻骨组织。指（趾）骨骨髓炎一般与异物刺入、割伤有关，且容易侵犯邻近关节。下颌骨是头颈部最容易发生骨髓炎的骨组织，多为牙源性，不同于其他发病部位，铜绿假单胞菌感染也较常见。

后两种类型骨髓炎病情复杂，临床症状容易被原发病掩饰，影像学表现延迟，容易漏诊。目前，急性化脓性骨髓炎的治疗手段主要以手术引流为主，及时改善病灶局部高压状态，减少脓液对骨组织的进一步破坏，能有效避免死骨形成，同时采用针对致病菌的敏感抗生素进行抗感染治疗，削弱细菌的致病性及减轻全身中毒症状。通常确诊后立即给予经验性抗菌治疗，然后根据细菌培养结果采用敏感抗生素进行治疗。最理想的抗生素选择通过细菌培养及药敏试验来确定，培养失败时根据经验用药，尽量采用广谱抗生素，疗程一般为 4～6 周。

手术要求完整清除感染组织和失活组织，这就要求术前行有效的影像学检查，明确手术范围，制定手术计划。如能早期诊断并予以有效治疗，可完全恢复，因此早期确诊极为重要。

【病理生理学】

本病的病理变化为骨质破坏和死骨形成，并伴有不同程度的骨质增生。

大多数病例从干骺端骨髓的局灶性感染开始，当原发病灶处理不当或机体抵抗力下降时，致病菌进入血循环，经滋养动脉进入骨髓，并停留在干骺端邻近骺板的骨松质区域，此处血运丰富，血流缓慢，内皮不连续，致病菌易于在此处停留、繁殖，可迅速引起骨髓炎性浸润；儿童骺板附近的微小终末动脉与毛细血管弯曲成血管襻，此处血流更为缓慢，使致病菌更易沉积，因此长骨干骺端为儿童急性化脓性骨髓炎的好发部位。由于骨骺板具有屏障作用，病变较少累及关节。成人骺板已经融合，骨干与骨关节端的血管相延续，脓肿可直接进入关节腔，因此骨髓炎的病灶可发生于骨的任何部位。

病程大概分为 4 个阶段：①骨髓炎性浸润期，发病 2～3 天内骨髓炎性浸润，静脉窦被破坏，有少量脓血。早期病灶小，充血、渗出及少量中性粒细胞浸润，若病菌毒力较弱，机体抵抗力强，及时治疗则感染可被控制，病菌被消灭而痊愈。若病变进一步发展，渗出物和坏死物可引起化脓、血管充血、血管内血栓形成，导致髓腔内压升高。有时可有多个感染病灶并逐渐增大，最终融合成更大的脓肿。临床表现除全身感染症状外，还可能有患肢局部肿胀，压痛明显但较局限。此期一般以抗生素保守治疗为主。②骨膜下脓肿期，发病后 3～4 天，炎症继续扩散，此类感染可在骨髓腔内传播，随着髓腔内脓液增多，压力增大，感染可通过皮质内的哈氏管传播到骨膜下间隙，导致骨膜下脓肿，并刺激骨膜增生。骨膜的剥离导致骨膜血管进入骨内的营养动脉分支完全中断，形成大片死骨。此期临床表现为弥漫性肿胀，应尽早手术切开排脓、减压，如治疗及时则预后较佳。③骨膜破坏期，发病后 5～8 天，因骨膜下脓液增多，可穿破骨膜，感染邻近软组织，骨膜不同程度坏死，骨内血运遭到广泛破坏。大范围的骨与软组织坏死，极易引起脓毒血症。临床表现为患肢广泛肿胀、压痛，患处有明显波动感，形成大小不等的死骨。此期预后不佳则可能造成永久畸形。④死骨形成期，骨组织失去血供后坏死，其周围形成炎性肉芽组织，死骨的边缘逐渐被吸收，使死骨与邻近存活骨组织分离。在死骨形成过程中，病灶周围的骨膜因炎性充血和脓液的刺激不断产生新骨，包围在骨干的外层，形成骨包壳，包壳上有数个小孔与皮肤窦道相通。包壳内有死骨、脓液和炎性肉芽组织，往往引流不畅，成为死腔。小块死骨可被吞噬细胞清除或被吸收，也可经窦道排出体外。大块死骨难以被吸收或排出，长期存留体内，使窦道经久不愈，进展为慢性骨髓炎阶段。

【影像学表现】

急性化脓性骨髓炎的早期诊断非常重要，但病情的发展受多种因素影响，特别是随着抗生素的广泛应用和细菌毒力的改变，非典型骨髓炎逐渐增多，诊断与鉴别诊断难度增加，仅靠 X 线做到早期诊断有困难，MRI 检查更有价值。

1. X 线

（1）软组织肿胀：通常发生在感染后 1～2 天内。表现为患肢肿胀、体积增大，皮下脂肪层与肌肉的分界模糊；皮下脂肪层因水肿而增厚，出现粗大的网状结构；肌间脂肪可被推移或模糊、消失。早期 X 线仅可见感染部位软组织肿胀，骨质改变常不明显，虽然病灶局限于骨的某一处，但整个骨的周围软组织均可涉及，早期多不累及关节。

（2）骨质破坏：发病后 10 ～ 14 天才能看到骨的破坏，用过抗生素的病例可延迟至 1 个月左右。干骺端骨松质骨小梁模糊、消失，伴局限性骨质疏松，而后逐渐形成多个分散的虫蚀状、大小不等的斑片状骨破坏区，边缘模糊，病变进展迅速，可引起病理性骨折。在破坏的同时开始出现骨质增生，表现为破坏区周边局部出现增生硬

化，以上改变同时出现是急性化脓性骨髓炎的典型征象。严重者可累及骨干大部或整个骨干，可跨过骺板累及骨骺形成化脓性骨髓炎伴骨骺炎，也可破坏骨性关节面，侵犯关节，导致化脓性关节炎。

（3）骨膜增生：骨膜受到炎症刺激而增生。骨膜增生可呈葱皮状、线状、层状、花边状、放射状等致密影，随着病变发展，骨膜增厚，密度增高，边缘欠规整的致密新生骨形成（图 4-3-1）。浓密的增生骨膜可围绕骨干的死骨全部或大部分，形成骨包壳，有时颇似蜡烛旁凝固的一层蜡油。

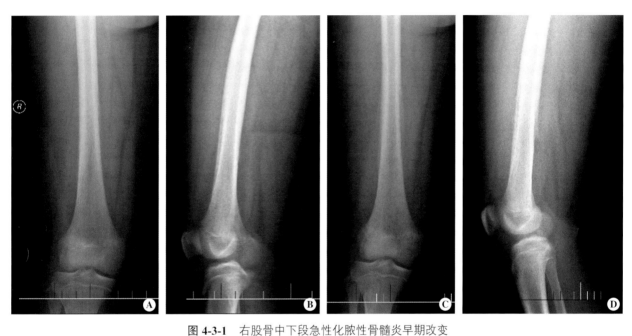

图 4-3-1　右股骨中下段急性化脓性骨髓炎早期改变

A、B. 右股骨中下段骨膜层状增生，股骨密度不均，周围软组织肿胀；C、D. 11 天后复查 DR，骨膜增生较前明显

（4）死骨形成：约在发病后 2 周，由于骨膜被剥离、营养中断、血管栓塞，以及脓液的压迫等原因，骨皮质的血供中断而出现死骨。表现为大小不等的斑片状、粗细不等的条状，边界清楚、密度较高的骨块影，系死骨代谢停止不被吸收，而其周围骨质逐渐被吸收变得疏松，对比之下密度更高。破坏范围广泛者可沿骨干长轴形成大片长条状死骨片，为急性化脓性骨髓炎的特征性表现。死骨周围多环绕密度较低的脓肿腔。

2. CT　优于普通 X 线检查，对软组织肿胀较敏感，表现为肌间脂肪间隙密度增高、模糊或消

失；CT 可清晰显示皮下脂肪内条索状或网格状高密度影；病灶周围肌肉肿胀，表现为病变区肌肉密度减低，呈不规则斑片状。在骨干，由于正常骨髓含脂肪成分较高，脓液和肉芽组织的密度高于正常的黄骨髓。在干骺端，骨松质的破坏为小片状低密度影；对小的破坏区和小的死骨显示好，优于 MRI 及核素扫描，小的死骨表现为位于脓腔内的游离高密度影，大的死骨密度增高，其内无骨小梁结构。CT 可明确显示早期脓肿的部位和蔓延范围，清楚显示骨内或软组织内气体等（图 4-3-2），但对细小的骨脓肿仍难以显示。

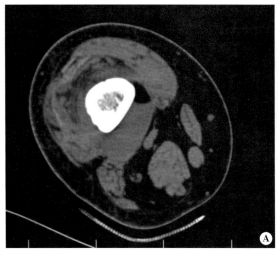
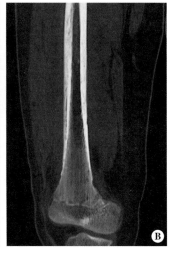

图 4-3-2 右股骨中下段急性化脓性骨髓炎

与图 4-3-1 同一病例。A. CT 软组织窗，病灶周围脓肿形成，其内见气体密度影；B. 矢状面三维重建，可见层状骨膜增生反应

3. MRI 优于普通 X 线和 CT，由于其优越的软组织对比度，对早期骨髓和软组织的充血、水肿极为敏感，可在感染后 2～3 天发现骨髓的改变，能够清楚区分骨内的病变与骨旁软组织的病变，以及正常骨髓和异常骨髓。正常情况下，髓腔内的黄骨髓与脂肪信号类似，在 T_1WI 和 T_2WI 上均表现为高信号，而骨皮质含水量少，呈明显低信号。病变处髓腔内因炎症浸润和水肿，T_1WI 上为低或中等信号，与正常的骨髓高信号形成鲜明对比，在 T_2WI 及脂肪抑制序列呈高信号，因此骨髓腔受累的范围显示良好。骨髓脓腔和骨膜下脓肿在 T_2WI 为高信号，骨膜呈低信号"线样"结构（图 4-3-3）。Gd-DTPA 增强后脓肿周围的肉芽组织呈高信号，脓肿呈低信号。在 T_2WI 序列上脓肿的部位、大小，以及伸向软组织内的窦道都可清晰显示，对临床治疗及手术都有指导意义[4]。

4. 核素骨显像 核素扫描对炎症非常敏感，一般于发病后 48 小时即可有阳性结果，对于怀疑骨髓炎的患者，常规采用 ^{99m}Tc 标记的亚甲基二膦酸盐放射性核素骨扫描，由于病灶处血管扩张、增多，使 ^{99m}Tc 早期浓聚于该处，脓肿周围核素高摄取，放射性浓聚（图 4-3-4），脓肿为冷区，无放射性摄取。但核素骨扫描仅能显示病变的部位，不能做出定性诊断，只能用于早期辅助诊断[5]。

【诊断要点】

1. 起病急，有全身中毒症状及局部急性炎症表现，局部持续性剧烈疼痛，患儿不爱活动。

2. 长管状骨干骺端为好发部位，患处明显压痛。

3. 白细胞计数、中性粒细胞及 C 反应蛋白增多，红细胞沉降率加快。

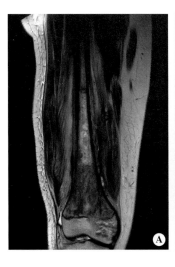
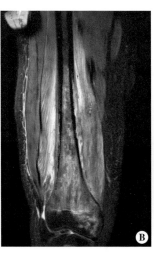
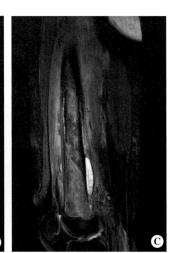

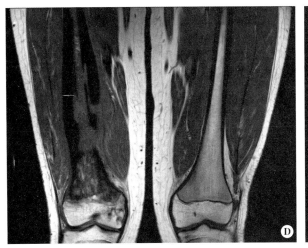
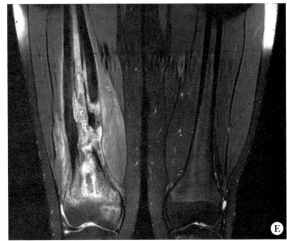

图 4-3-3 右股骨中下段急性化脓性骨髓炎

与图 4-3-1 同一病例。A～C. MRI 示右股骨中下段见混杂长 T₁ 长 T₂ 信号影，周围软组织明显肿胀（A. T₁WI；B、C. T₂WI 脂肪抑制序列）；
D、E. 15 天后复查 MRI，病情进展迅速，窦道形成（D. T₁WI；E. T₂WI 脂肪抑制序列）

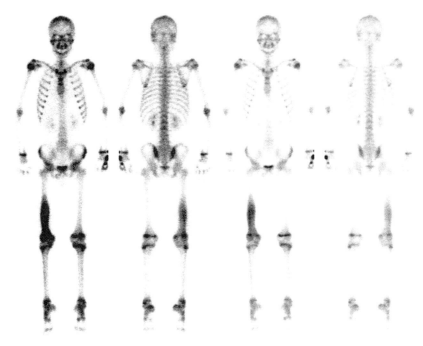

图 4-3-4 右股骨中下段急性化脓性骨髓炎

与图 4-3-1 同一病例。右股骨下段核素浓聚，表明病程仍处于进展期

4. X 线平片显示，发病 10 天以内以周围软组织肿胀为早期改变。10 天后可出现骨质破坏、死骨，同时伴有骨质增生。由于 X 线表现延迟，不能以 X 线检查结果作为早期诊断的依据。

5. CT 平扫显示，脓腔呈低密度，脓肿壁呈等或稍高密度，可见骨膜新生骨及大小不等的死骨，虽然以骨破坏为主，但修复与骨质增生也几乎同时开始，破坏区周围骨密度增高是其主要特点。

6. MRI 具有早期诊断价值，脓液 T₁WI 呈低信号，T₂WI 呈高信号，脓肿壁 T₂WI 呈等或稍低信号，增强后脓肿壁明显强化。

7. 血培养可获得致病菌，但阳性率并不高，尤其是已经使用过抗生素者，所获致病菌均应做药敏试验。

8. 早期局部脓肿分层穿刺，对诊断及治疗有重要意义。如果临床及影像学表现高度怀疑化脓性骨髓炎，应及早穿刺活检并培养以确定致病菌种类，以及对其敏感的抗生素。值得注意的是，窦道内组织细菌培养结果往往与骨活检的培养结果不同。

【鉴别诊断】

1. 嗜酸细胞肉芽肿 可见于幼儿、儿童及青年，无全身症状，红细胞沉降率加快、嗜酸粒细胞增高。任何骨骼均可受累，病灶起源于髓腔，向四周发展，早期表现为囊肿，中期组织细胞增多，晚期病变逐渐转化为灰色结缔组织，最后可骨化，软组织肿胀或肿块不明显。病灶位于长骨者，呈单囊或多囊状溶骨性破坏，病灶长轴多与骨干平行，边界清楚，皮质膨胀变薄，周边可见不规则线样、层状骨膜增生，骨膜多完整，外缘光滑，无破坏及断裂，CT 可见病灶内的斑片状碎骨片；位于颅骨者，骨质破坏区呈"穿凿样"，累及内外板，亦可呈斑片状骨破坏，外侧可形成软组织肿块；发生于肋骨、肩胛骨、骨盆及胸骨者多呈地图形或卵圆形骨质破坏区，边缘轻度增生硬化，并见骨膜增生及软组织肿块；病程进展较急性骨髓炎迅速。

2. 尤因肉瘤 常见于 25 岁以下青少年，好发于长骨骨干中段（胫骨、骨干、肱骨），患者往往有全身症状，如体温升高、白细胞增多和红细胞沉降率加快，早期临床表现和影像表现与骨髓炎相似。与急性化脓性骨髓炎比较，尤因肉瘤病程稍长，以月计，无明确发病时间，无死骨，破坏区周围模糊，软组织肿胀范围通常较局限。尤因肉瘤的基本 X 线及 CT 表现为斑点状、虫蚀状溶骨性破坏区，可伴少量骨质增生硬化，周围骨皮质呈筛孔样或花边样缺损破坏，软组织肿块边界清楚，髓腔轻度扩张，无死骨形成；骨膜增生呈"葱皮样"且局限，由于侵袭性和破坏性较强，肿瘤常穿破骨膜向外生长，形成 Codman 三角，骨膜增生断裂处可见短小纤细的骨针，而骨髓炎骨膜增生的范围更广泛，以层状为主。MRI 可清晰显示软组织肿块呈长 T_1 长 T_2 不均匀信号，但界线清楚，常伴有出血信号，软组织肿块较大，与骨质破坏区不成比例，少数病例可见骨内跳跃性转移。而骨髓炎由于其炎症的特殊性，未见明显边界，且周围水肿明显。肿瘤组织坏死形成的囊腔应与脓肿样囊腔相鉴别，脓肿样囊腔形态较规则，DWI 呈明显高信号，而坏死囊腔多不规则，DWI 呈低信号。急性骨髓炎早期软组织肿胀呈弥漫分布，在横轴面呈环形或"C"形，而尤因肉瘤的软组织肿块呈局限性。

3. 骨结核 主要指长管状骨结核，该病症状轻、发展慢，具有全身结核中毒症状，局部肿胀，热感不明显。好发于骨骺和干骺端，骨干少见，多见于股骨上端、尺骨近端及桡骨远端，表现为虫蚀状、囊状溶骨性骨破坏区，边缘无明显反应性增生硬化，邻近骨组织骨质疏松，可有砂粒状死骨、髓腔膨胀及层状骨膜增生，骨皮质变薄，类似短管状骨结核的骨气臌改变，周围软组织呈梭形肿胀，与急性骨髓炎弥漫性软组织肿胀不同。MRI T_2WI 上可见典型同心圆形信号改变，中心为均匀高信号的干酪样坏死区，其外层为一薄层低信号的纤维组织带，最外层为高信号、宽窄不等的水肿带。此外，病灶常横跨骺线，如治疗不及时则可发展为关节结核，此系骨骺、干骺结核的特点。

4. 先天性骨梅毒 以长骨多见，常为对称性多骨局灶性骨质破坏，病理变化主要是骨膜炎、骨炎和骨髓炎，产生虫蚀样疏松区，或呈广泛的破坏与增生性改变，与急性化脓性骨髓炎相似，但无死骨形成及孤立病灶可作为二者的鉴别要点。先天性骨梅毒可出现线样或分层状骨膜增生，髓腔可梭形扩大，骨膜增生范围较大，但破坏区较局限。

【研究现状与进展】

越来越多的病例是由耐甲氧西林金黄色葡萄球菌引起的，患者可能在采集培养标本之前开始服用抗生素，白细胞计数和炎症标志物的实验室测试结果往往不可靠，从而改变了实验室测试的结果。

1. X 线 在感染的 10 天以内，X 线平片很难检测到骨质破坏，对软组织肿胀也不敏感，据报道，2 周后的阳性诊断率也仅为 20%，加之抗生素的广泛使用，掩盖了典型症状，难以早期确诊。

2. CT 其优势是对死骨的显示更为灵敏，能够发现 X 线及 MRI 所不能显示的泥沙样死骨，X 线及 CT 对于骨膜增生的形态变化及区分骨膜反应成骨优于 MRI。CT 增强对病灶范围的显示更为清晰，而且扫描速度快，禁忌证少，但辐射量较 X 线更高。核素骨扫描成像方式在骨髓炎的诊断中也有广泛应用，但这 3 种检查方式均具有放射性，在部分患者中应用受限。

3. MRI 由于其对软组织的分辨率较高，对水分的变化十分敏感，能够进行多参数及多方位成像，而且无辐射危害，对疾病的早期发现具有重要意义。常规序列包括 T_1WI、T_2WI、脂肪抑制序列，扫描方式包括横断位、冠状面及矢状面，通过脂肪抑制技术，对骨髓及软组织炎性水肿显示最为清晰。多项临床实践都肯定了 MRI 在评估骨髓炎方面的总体优势，其是检测骨髓炎和骨外软组织相关感染的首选成像方式[6]。因此，目前对疑似骨髓炎的最佳成像方法是首选 X 线平片，然后 MRI 检查。

关于何时对疑似骨髓炎的患者使用钆造影剂，存在一些争议。最近的研究表明，静脉注射钆造影剂并不能提高骨髓炎诊断的敏感性和特异性。如果液体敏感图像（如脂肪抑制序列 STIR、T_2-FS）正常，则钆增强没有额外的诊断价值。然而，如果液体敏感图像异常，钆增强对于脓肿的诊断和规划脓肿抽吸和引流方法具有重要的临床价值。此外，骨髓炎累及骺板时只能在钆增强的 T_1WI 序列上看到，而不能在非对比 T_1WI 和液体敏感序列上看到，也不能在 X 线或 PET 扫描上看到。骨骺感染表现为一个或多个骨骺软骨减少或没有增强的区域，否则应均匀增强。如上所述，婴儿期骺板的感染可导致生长障碍，因此建议在该年龄组使用钆[7-10]。

目前的 MRI 扫描方案使用标准的 T_1WI 和 T_2WI，有时增加对比增强序列。更先进的成像技术，如 DWI、DCE 和磁共振光谱技术也可以使用，但它们的作用目前还没有很好的界定。DWI 的一个潜在应用是描述与骨髓炎相关的液体聚集，因为脓肿的特征是在 DWI 上扩散受限。需要进一步的研究来确定这些成像技术在本病中的应用。

同时 MRI 在儿童患者的应用上也存在明显的缺点，包括扫描时间长和对运动伪影的易感性。此外，有些金属异物和某些类型的植入物的患者禁用 MRI。

参 考 文 献

[1] 徐克，龚启勇，韩萍.医学影像学.第8版.北京:人民卫生出版社，2018.

[2] Lima AL，Oliveira PR，Carvalho VC，et al. Recommendations for the treatment of osteomyelitis. Braz J Infect Dis，2014，18（5）：526-534.

[3] 袁志，刘建，胡蕴玉，等.抗感染活性骨在成人创伤性骨髓炎治疗中的应用.中华创伤杂志，2009，4（25）：333-337.

[4] Kan JH，Young RS，Yu C. Clinical impact of gadolinium in the MRI diagnosis of musculoskeletal infection in children. Pediatr Radiol，2010，40（7）：1197-1205.

[5] Gotthardt M，Bleeker-Rovers CP，Boerman OC，et al. Imaging of inflammation by PET，conventional scintigraphy，and other imaging techniques. J Nucl Med，2010，51（12）：1937-1949.

[6] Averill LW，Hernandez A，Gonzalez L，et al. Diagnosis of osteomyelitis in children：utility of fat-suppressed contrast-enhanced MRI. AJR Am J Roentgenol，2009，192（5）：1232-1238.

[7] Jaramillo D. Infection：musculoskeletal. Pediatr Radiol，2011，41（1）：S127-S134.

[8] Browne LP，Guillerman RP，Orth RC，et al. Community-acquired staphylococcal musculoskeletal infection in infants and young children：necessity of contrast-enhanced MRI for the diagnosis of growth cartilage involvement. AJR Am J Roentgenol，2012，198（1）：194-199.

[9] Guillerman RP. Osteomyelitis and beyond. Pediatr Radiol，2013，43（Suppl 1）：S193-S203.

[10] Pugmire BS，Shailam R，Gee MS. Role of MRI in the diagnosis and treatment of osteomyelitis in pediatric patients. World J Radiol，2014，6（8）：530-537.

二、慢性骨髓炎

【概述】

慢性骨髓炎（chronic osteomyelitis）多由急性化脓性骨髓炎迁延未愈转化而来，还有一种情况是当感染的细菌毒力弱或身体抵抗力好，则最初即可为慢性过程，起病隐匿、症状轻、体征不典型、诊断常较困难[1,2]。随着抗生素的广泛应用和细菌毒力的改变，慢性骨髓炎的发病率有逐渐升高的趋势。

死骨和骨包壳的形成是慢性骨髓炎的特征性标志。病因一般分为 4 种：①由急性血源性骨髓炎发展而来；②原发性；③创伤性；④邻近组织感染蔓延所致。

患者一般有明确的急性化脓性骨髓炎病史。骨内病灶处于非活动期时，全身症状轻微；但身体抵抗力低下时，可再次引起急性发作，表现为患处肿胀、疼痛，体温升高，窦道口开放并排出脓液及死骨。经治疗后炎症消退，窦道闭合，再次进入慢性期，病程可迁延数年、十年甚至数十年，病情多次反复，窦道长期不愈合。长期反复发作可致患肢增粗、扭曲畸形，甚至发生病理性骨折，邻近关节挛缩畸形，皮肤色素沉着、菲薄，有多处瘢痕，或有长期不愈合的窦道，窦道口周围肉芽组织增生、流脓，还可能发生癌变。儿童可因骨骺破坏而影响骨骼生长，造成患肢缩短畸形。

由于病灶难以彻底清除，死腔不能完全消灭，致病菌没有被彻底消灭而持续感染，是慢性骨髓炎难以根治的主要原因。

【病理生理学】

与急性化脓性骨髓炎发病机制及病理学表现相似，重点在于死骨、死腔及窦道的形成，病灶内可见浆细胞、淋巴细胞和巨噬细胞浸润。肉芽组织可使坏死的骨松质逐渐被吸收，位于交界部分的骨密质先吸收，最终脱落成死骨。破骨细胞和蛋白溶解酶协同作用导致死骨脱落，其表面不光滑，脱落后，腔隙内残留的致病菌在机体抵抗力下降或并发其他疾病时则可再次发病。骨内、外膜在炎症刺激下反应性成骨，导致骨皮质增厚，在骨皮质外缘形成骨壳。病灶表面软组织由于炎症的长期刺激，受损严重，表面皮肤容易破损，瘢痕形成，窦道长期不愈合。

【影像学表现】

X线为最基础的检查方法，具有较高的诊断价值，CT、MRI及核素等更有利于观察病灶内部细节，显示更为清晰，尤其对活动性病灶的显示更佳。各种检查方式的目的主要是寻找慢性骨髓炎病灶中的残留活动性病灶，尤其着重观察以下征象：病变部位有无软组织肿胀、骨膜反应、骨增生硬化的结构、骨质破坏区、死骨，以及是否侵犯骺软骨，尤其在年幼患者中，可能造成成骨障碍，影响生长发育。

1. 慢性骨髓炎

（1）X线

1）软组织肿胀：慢性化脓性骨髓炎急性发作部位的软组织改变以炎症渗出为主，表现为软组织局限性肿胀，皮下脂肪出现条索及网状影（图4-3-5）。慢性期则以软组织增生修复为主，形成局限性软组织肿块，边缘比较清楚。此后，软组织肿块逐渐缩小，后期软组织萎缩部分缺损或瘘管形成。

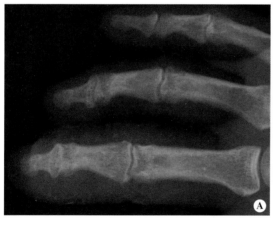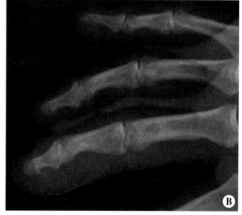

图 4-3-5　右手中指慢性骨髓炎

A.右手中指正位；B.右手中指斜位，右手中指中节指骨骨质密度不均，未见明显骨质破坏区，周围软组织肿胀，皮下脂肪密度增高

2）骨质破坏及增生硬化：邻近干骺端的溶骨性改变，随后周围逐渐出现硬化带，有时能够显示骨硬化中的破坏区和死骨[3]。脓液对骨的溶解破坏，表现为边缘模糊，一般为活动性病灶。均匀无骨小梁结构的骨硬化，表明骨硬化中可能有活动性病灶；相反，有骨小梁结构的骨硬化则表明炎症已被吸收，新生骨在改建之中。增生硬化是慢性骨髓炎修复过程中的反应，在骨脓肿周围的骨质增生，范围较广泛，表现为密度均匀或不均匀，无骨纹结构，严重者可使髓腔变窄或闭塞，一般与广泛骨膜增生合并存在，可能与致病菌的种类和毒力有关。

3）骨膜增生：慢性化脓性骨髓炎骨膜增生广泛且明显，骨内膜增生可致髓腔变窄甚至闭塞消失；骨外膜增生常呈多层状、花边状、间断不整形或呈包壳状，增生的骨膜往往与骨干皮质融合在一起，很难区分，导致患骨密度显著增高，增粗变形，发生于长骨者一般呈梭形，称为骨包壳。

4）死骨及死腔形成：死骨及死腔的消失是慢性化脓性骨髓炎的愈合标志。但由于脓腔周围骨质增生硬化与广泛的骨内外膜增生一起使骨密度显著增高，常可遮盖其内的死骨或脓腔，而容易被误认为已愈合，但临床上仍有骨髓炎反复发作病史，因此必须仔细寻找死骨及死腔，这是慢性化脓性骨髓炎影像诊断的主要依据。死骨可存在于骨内、骨外及软组织中。死腔及窦道内常有死骨存在，表现为溶骨破坏区及软组织内可见大小不等的游离骨块影，形态不规则，密度较高，无骨小梁结构。如骨膜广泛破坏，缺血坏死的骨干即可形成大块的死骨（图4-3-6）。

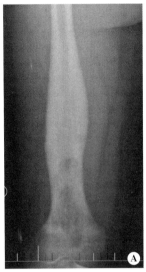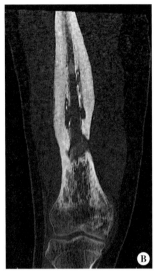

图4-3-6 右股骨中下段骨髓炎病灶清除术后
A. DR正位；B. CT冠状面重建，骨干呈梭形增粗，骨皮质显著增厚，并见不规则骨质缺损区及窦道形成，髓腔再通后改变

病灶内亦常有脓肿形成，出现大小不等的溶骨破坏区即为死腔，慢性脓腔形态规整，多呈圆形或类圆形，边缘光滑清楚，脓腔周围骨质明显增生硬化，其密度由病灶边缘向周围逐渐减低[4]。慢性化脓性骨髓炎的活动性病灶有以下特征性征象：①骨增生硬化区内无骨纹结构；②骨硬化区内可见破坏区；③破坏区内死骨；④在骨膜反应邻近处常有骨破坏病灶；⑤病灶位于软组织肿胀或破溃瘘道附近。

（2）CT：X线不能确切显示慢性骨髓炎中的残留病灶，CT对病变处骨质破坏及周围结构的显示更为清晰，骨质增生硬化表现为骨小梁增粗、模糊，骨皮质增厚，髓腔变窄，密度增高，以及慢性窦道和髓腔内气体等慢性骨髓炎表现。死骨表现为孤立不规则的浓密骨块影，被液性密度包绕，边缘清楚。骨内脓肿病灶表现为硬化区中低密度灶，边缘欠规整，断面呈类圆形或不规则形，其内可见死骨（图4-3-7）。

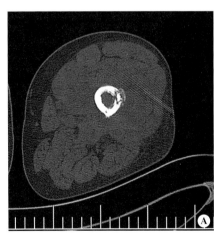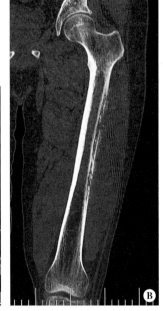

图4-3-7 左股骨中段慢性骨髓炎
A. CT横断位；B. CT冠状面重建，左股骨中上段骨质破坏，骨膜增生，破坏区见死骨形成，死骨密度高于正常骨组织

（3）MRI：具有良好的组织对比度，可多序列、多方位成像，尤其在疾病的早期阶段，能够比X线及CT更早发现病灶，对位置和范围显示准确，是目前诊断慢性骨髓炎最有价值的影像学检查[5]。MRI的优势在于软组织分辨率高，可区分骨膜及

软组织炎性反应，以及骨髓病变，而这些在X线及CT上很难区分。而且MRI的敏感性高于骨显像。慢性骨髓炎MRI有以下表现。

1）软组织肿胀：慢性化脓性骨髓炎的病灶与正常骨髓、软组织的界线多较清楚。急性发作期：

病灶中的纤维组织、水肿、炎性病变、肉芽组织和脓液 T_1WI 均为低信号，炎性病灶、脓液和水肿在 T_2WI 上为高信号。STIR 序列上病灶呈高信号，而脂肪信号被抑制，病灶显示最好，但显示解剖细节欠佳。

2）骨质破坏及增生硬化：破坏区在 T_1WI 表现为低信号，在 T_2WI 表现为以高信号为主的混杂信号，骨质破坏区不规则，周围可见低信号硬化环，边界多较清楚。不均匀增厚的骨皮质在 T_1WI 和 T_2WI 均为低信号（图 4-3-8）。

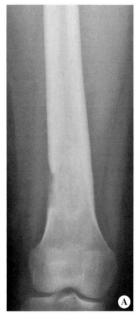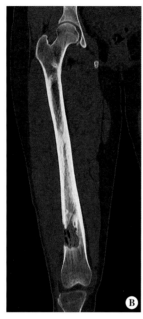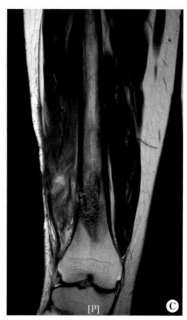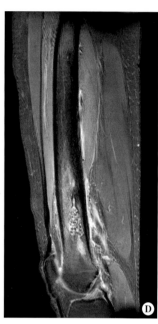

图 4-3-8　右股骨慢性骨髓炎（窦道形成）

A. 右股骨中下段正位 X 线片，股骨下段外侧缘可见溶骨性骨质破坏区，外侧缘骨皮质缺损，边缘可见骨硬化缘；B. CT 三维重建显示更加清晰，骨皮质增厚，髓腔变窄，窦道形成；C、D. MRI T_1WI 示病灶呈不均匀长 T_1 信号，局部皮肤缺损，窦道形成，T_2WI 脂肪抑制序列示病灶呈混杂高信号，周围软组织呈高信号

3）死骨及死腔：多数死骨在 T_1WI 和 T_2WI 均呈低信号，如果死骨骨髓含量多，则呈高信号。死腔在 T_1WI 为低信号，在 T_2WI 为高信号。

4）窦道：表现为骨皮质及软组织局部缺损，髓腔内外沟通，一般呈等 T_1 长 T_2 信号。但 MRI 不能准确区分反应性骨髓水肿和骨髓炎导致的骨髓水肿，两者信号相同。

5）Gd-DTPA 增强后，肉芽组织明显强化，脓肿壁呈环状强化，坏死和脓液不强化，呈低信号，因此 MRI 增强对慢性骨髓炎中的活动性病灶或残留炎性病变显示最佳，还能显示骨性瘘孔和软组织窦道，对骨髓炎诊断及鉴别诊断有重要作用，有助于帮助区分不典型骨髓炎与肿瘤，还可清晰显示骨髓炎累及的范围，能够为外科病灶清除的范围提供参考。

（4）SPECT：慢性骨髓炎时由于炎性反应部位血供丰富、白细胞增多，而且成骨活性增加，依据这些病理生理变化，可将某些生物学性质的

放射性示踪剂引入人体，进入血循环后聚集于病变骨骼，形成放射性浓聚的"热区"，不同组织活性强度有差异（图 4-3-9）。目前常用示踪剂有 ^{99m}Tc -MDP、^{67}Ga 和 ^{111}In- 白细胞等，利用射线探测仪器检测示踪剂行踪并勾勒出骨组织的代谢图像，虽然敏感性较高，但特异性较低。

（5）正电子发射体层成像：是目前诊断骨感染最有效的检查手段之一，能够从分子代谢水平及功能状态上反映病变性质。18F- 氟代脱氧葡萄糖（18F-fluorodeoxyglucose，^{18}F-FDG）是目前最常使用的示踪剂，通过病变组织的葡萄糖摄取反映其代谢变化。FDG 是小分子，可快速进入灌注区域，检查过程相对较短；成像不受邻近金属物影响；空间分辨率高，由于可以同时发射 2 个背向光子，所以对病灶的定位更加精准；^{18}F-FDG PET 可以鉴别骨感染与骨修复[6]。但 PET 费用高，患者负担重，所以不作为常规推荐检查项目，与肿瘤疾病难以鉴别时可酌情采用（图 4-3-10）。

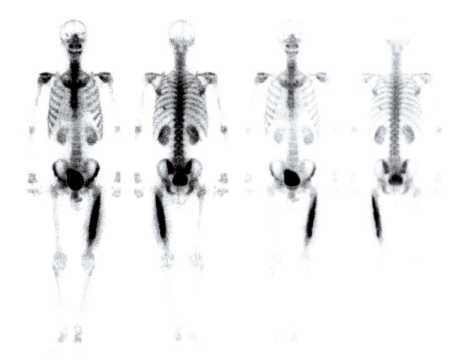

图 4-3-9　左股骨干慢性骨髓炎

左股骨干全长示踪剂异常浓聚，提示该区域代谢率较高

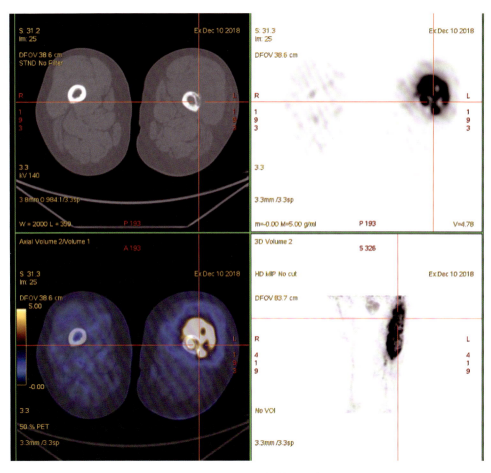

图 4-3-10　左股骨慢性骨髓炎

左股骨病灶示踪剂浓聚，代谢率较高

2. 创伤性骨髓炎 一般发生于外伤或骨科手术后，尤其是开放性骨折术后。致病菌可以是临床常见致病菌，也可为受伤环境中特有的致病菌。病变多位于骨折处，分为髓腔内感染和伤口处皮肤、肌肉感染，前者病情进展迅速，可有寒战、高热等毒血症症状；后者伤口部软组织感染后坏死，深部骨组织裸露，发生干燥性坏死。影像表现为未愈合的骨断端、骨质破坏区、边缘增生硬化及周围软组织肿胀（图 4-3-11）。

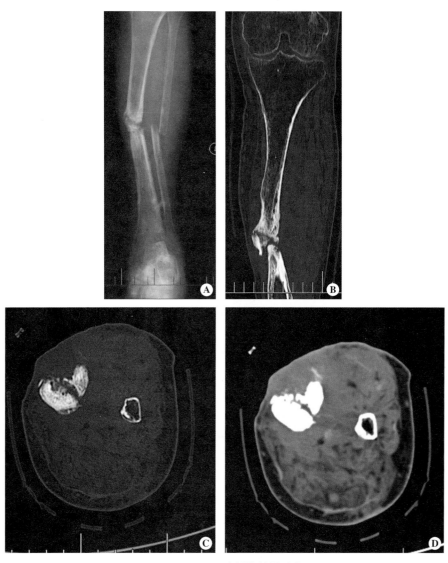

图 4-3-11　左下肢创伤性骨髓炎

患者左小腿外伤骨折后未愈合并发慢性骨髓炎。断端见溶骨性骨质破坏区及死骨，骨质增生硬化明显，周围软组织肿胀，皮下脂肪间隙消失。A. 左侧胫腓骨正位 X 线片，B. CT 冠状面三维重建，C、D. CT 横断位骨窗和软组织窗

3. 糖尿病性骨髓炎 作为一种特殊类型的骨髓炎，病因及起病方式与其他类型骨髓炎均不同。随着人口老龄化及糖尿病发病率居高不下，糖尿病性骨髓炎发病率也逐年增多，骨髓炎多发生于跖趾骨，X 线诊断敏感性仅为 54%，特异性为 58%，而且早期表现往往为阴性[7]。MRI 作为其首选检查方式，表现为正常软组织脂肪信号缺失，软组织内液体积聚，呈厚壁环形强化，病变邻近骨骼。关键的影像表现是 MRI 上骨髓信号的改变，T_1WI 呈低信号，T_2WI 呈高信号或混杂信号。STIR 序列中感染程度可能被高估，尤其是伴有邻近关节炎时。

4. 颌骨慢性骨髓炎 病因一般为细菌感染（来自邻近病灶的口腔感染或菌血症）、血管缺陷（局部动脉内膜炎）、自身免疫性疾病或外伤；感染来源一般是牙周性，也可能是齿拔除手术、颌面

部外伤及其随后的并发症。随着居民口腔卫生水平的提高及新技术的引入，该病的发病率急剧下降，但一些特定群体的患者患骨髓炎的风险有所增加。颌骨不同于身体其他部位的骨组织，为齿直接与骨组织接触，因此可建立炎症感染的直接通道，表现为口腔内引流的脓性窦道、骨质破坏、邻近齿缺损等。致病菌多为金黄色葡萄球菌、表皮葡萄球菌、放线菌、Prevotella菌及Eikenella菌，后两者在顽固性颌骨骨髓炎中更为普遍[8]。高压氧疗法可改善缺氧时的氧张力，从而增加血管增殖和成纤维细胞活性并刺激破骨细胞的活性，且可提高细胞杀死细菌的能力。影像表现为在骨质破坏的基础上附属的齿缺如，增生硬化及骨膜反应往往不如长管状骨明显（图4-3-12）。

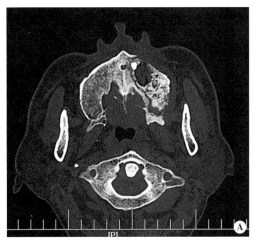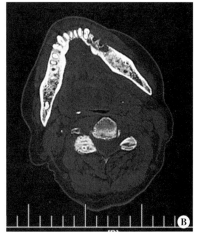

图 4-3-12　颌骨慢性骨髓炎
A. CT示上颌骨左侧缘见溶骨性骨质破坏区及增生硬化；B. 下颌骨左侧缘骨质破坏、边缘骨质轻度增生硬化、齿组织缺如

【诊断要点】

1. 多有急性化脓性骨髓炎病史或者外伤史。

2. 长管状骨干骺端为好发部位，范围可扩大，窦道形成者可在患肢见到未愈合的窦道。

3. X线和CT主要表现为广泛的骨质增生硬化、骨膜增生硬化、骨皮质增厚、受累骨增粗变形，其内尚有不同程度的软组织液化坏死，以及死骨及骨脓肿形成，并可见窦道形成。

4. MRI可见死腔及窦道形成，软组织可肿胀或萎缩。

【鉴别诊断】

1. 获得性骨梅毒　多骨发病，主要表现为累及骨干大部分的层状及花边状骨膜增生，骨皮质增厚粗大，骨松质及髓腔可出现增生硬化，与慢性化脓性骨髓炎相似。但无急性化脓性骨髓炎发作病史，不累及周围软组织，无软组织肿胀、萎缩或瘘形成可与慢性骨髓炎鉴别，必要时可行血清梅毒康氏试验以鉴别。

2. 长骨骨干结核　较少见，10岁以下儿童占多数，好发于股骨、胫骨、桡尺骨、肱骨干及腓骨干，常并发肺结核或其他骨结核。影像表现为骨内可见圆形或椭圆形溶骨性破坏区，多为单个，骨质增生硬化不明显，硬化程度较慢性骨髓炎轻，周边亦可见轻微层状骨膜增生，且平滑规则，周围软组织肿胀。

3. 尤因肉瘤　起源于骨干和干骺端的骨髓部分，属于骨髓肉瘤，是恶性的原发性骨骼肉瘤。患者通常伴有局限性疼痛、低热、体重下降等症状。在儿童和青年人中多见，男性多于女性，几乎可以发生在任何骨骼，长骨骨干和干骺端最常见，以溶骨性破坏为主，周围骨皮质呈筛孔样或花边样缺损，无急性化脓性骨髓炎发病史可与慢性化脓性骨髓炎鉴别。全身骨扫描可检测出多处病灶，CT可检查出转移灶。骨膜增生呈"葱皮样"，其密度较低且较纤细，常断裂出现Codman三角，破坏区内无死骨形成；虽然骨髓炎也可出现Codman三角，但骨髓炎的骨膜反应更明显，骨干常增粗变形，边缘光整并出现硬化，部分与皮质相连，而恶性骨肿瘤则与之相反。

4. 骨肉瘤　是儿童和青年恶性成骨性肿瘤，男性多见。多发生于长骨干骺端，以膝关节附件为著，肿瘤生长快，大关节如膝关节常见疼痛症状，1～3个月后出现一个硬的触痛肿块是其特点，肿块表面皮肤常出现静脉扩张。成骨性骨肉瘤病变骨可出现广泛的增生硬化及骨膜增生，混合型骨肉瘤增生硬化区内有溶骨性破坏区，有时与慢性化脓性骨髓炎不易鉴别。骨质破坏区呈虫蚀状，边缘模糊，骨膜反应以骨外膜为著，有层状骨膜反应、Codman三角和日光状骨膜反应，可产生骨量丰富的不规则肿瘤骨。慢性骨髓炎骨膜反应较轻，晚期骨质破坏区边界清楚，可见硬化缘，骨皮质显著增厚，骨膜完整光滑，新生骨密度较高，骨小梁增多、密集，是分化正常的骨小梁，与分化差、无结构的肿瘤骨不同。

【研究现状与进展】

1. MRI诊断慢性化脓性骨髓炎的敏感性高于骨显像，有研究者分别用MRI和联合骨显像监测慢性创伤性骨髓炎患者，通过比较后发现，MRI和联合骨显像的敏感性分别为100%和77%，因此对于慢性创伤性骨髓炎，MRI比联合骨显像更加敏感。MRI诊断慢性骨髓炎的特异性仅为60%，而白细胞显像为77%，PET则为91%[1, 5]。放射性核素：Harmer等[9]的研究结果显示，使用^{99m}Tc-MDP骨显像的敏感性可达90%，而特异性仅27%。也可联合应用^{67}Ga，当^{67}Ga骨显像表现正常时，可以排除慢性骨髓炎。还有多种联合使用方案也都取得了较高的敏感性和特异性。

2. IVIM成像利用双指数模型多b值DWI，可评价病变水分子弥散、微血管灌注情况，为骨骼炎性病变的诊断与鉴别诊断提供了新的手段。用IVIM间接评估微循环的形态，可能为监测组织微血管的生长和退化提供一种无创的工具。此外，通过传统的扩散技术，灌注对信号方向的影响可能影响组织中扩散各向异性的定量。

3. PET/CT诊断慢性骨髓炎的准确性要高于上述所有影像学检查方法[10]。内固定术后由于金属伪影的影响，CT及MRI对病变处显示均欠佳，而PET/CT能够有效克服金属的影响，有研究结果[5]显示，在内固定术后骨骼感染病例中，其敏感性为85.7%，特异性为100%，阳性预测值为100%，阴性预测值为75%，这表明，对于内置物相关的可疑感染，PET/CT是一种很有前景的诊断手段。

参 考 文 献

[1] 钟文美. 慢性骨髓炎的MRI表现及诊断价值. 中国CT和MRI杂志，2013，11（1）：105-110.

[2] Prieto-Perez L, Perez-Tanoira R, Petkova-Saiz E, et al. Osteomyelitis: A descriptive study. Clin Orthop Surg, 2014, 6（1）：20-25.

[3] Acikgoz G, Averill LW. Chronic recurrent multifocal osteomyelitis: Typical patterns of bone involvement in whole-body bone scintigraphy. Nucl Med Commun, 2014, 35（8）：797-807.

[4] 蔡嵩, 崔兴宇, 王国祥, 等. 不典型慢性骨髓炎的MRI表现. 影像诊断与介入放射学，2013，（6）：471-474.

[5] 张岩, 朱彦丞, 张子韬, 等. 影像学检查在慢性骨髓炎诊断中的研究进展. 中华创伤骨科杂志，2016，1（18）：89-92.

[6] Bires AM, Kerr B, George L. Osteomyelitis: An overview of imaging modalities. Crit Care Nurs Q, 2015, 38（2）：154-164.

[7] Hedrich CM, Hahn G, Girschick HJ, et al. A clinical and pathomechanistic profile of chronic nonbacterial osteomyelitis/chronic recurrent multifocal osteomyelitis and challenges facing the field. Expert Rev Clin Immunol, 2013, 9（9）：845-854.

[8] Kudva A, Kamath AT, Dhara V, et al. Chronic recurrent osteomyelitis: A surgeon's enigma. J Oral Pathol Med, 2019, 48（2）：180-184.

[9] Harmer JL, Pickard J, Stinchcombe SJ. The role of diagnostic imaging in the evaluation of suspected osteomyelitis in the foot: A critical review. Foot（Edinb），2011, 21（3）：149-153.

[10] Wang GL, Zhao K, Liu ZF, et al. A meta-analysis of fluorodeoxyglucose-positron emission tomography versus scintigraphy in the evaluation of suspected osteomyelitis. Nucl Med Commun, 2011, 32（12）：1134-1142.

三、慢性骨脓肿

【概述】

慢性骨脓肿（chronic abscess of bone）又称为Brodie脓肿，为慢性骨髓炎的一种特殊类型，是一种少见的亚急性或慢性局限性骨内低毒性化脓性炎症，最早于1832年被英国学者Brodie描述。本病起病缓慢，可能因局部外伤或全身血液播散引起，通常是由于致病菌毒力低而机体抵抗力较强，使化脓性骨髓炎病灶长时间被局限在小范围内，并随患者机体抵抗力减低而反复发作[1]；或由于在骨髓炎的早期即使用抗生素，但仍未完全控制感染，仅使感染局限，未继续进展。本病病程较长，缺乏特异性临床症状[2]，与其他骨病难以鉴别，疼痛多呈阵发性，持续时间较短，常伴有局部压痛及邻近关节的肿胀、疼痛，经抗生素治疗后可缓解，但难以治愈，多有反复发作史。常见于儿童和青少年，男性多见，好发于四肢长管状骨的骨松质及干骺端，胫骨、股骨、肱骨的干骺端最多见。临床推荐以手术为主，加用抗生素联合治疗，彻底地清除骨脓肿病灶和硬化壁是最理想的治疗方法[3]。

【病理生理学】

Brodie 脓肿的发生一般是由于低毒性化脓菌经血液循环进入骨内，并停留形成感染灶，多局限于长管状骨骨松质的局部，干骺端最易受累。致病菌以金黄色葡萄球菌及链球菌多见[4]。由于致病菌毒力较低而患者自身抵抗力较强，病灶未能蔓延，而变得局限；或者在急性感染阶段使用抗生素未能彻底控制病情，使病变未继续向骨膜下或骨干的髓腔扩展，仅在病变区内形成局限性骨质破坏和骨脓肿。病变早期破坏区内充满化脓性渗出液，以后逐渐被肉芽组织代替，肉芽组织周围发生胶原化而形成纤维囊壁，肉芽组织内可逐渐出现纤维组织，纤维组织也可被骨组织替代而痊愈，病变由增生硬化的骨质所包绕。

病理表现为骨细胞坏死，骨小梁残缺，炎性细胞浸润及多核细胞反应，纤维性及脓性渗出物，肉芽组织增生。脓肿内部充满了炎性渗出物及增生的肉芽组织，部分可见碎屑样死骨。由于长期的炎性刺激，周围正常骨质出现反应性增生硬化，还可出现骨膜反应。

【影像学表现】

1. X 线　一般病灶较小，直径多为 1 ～ 3cm，以单囊性病灶多见，偶可见多发者。多位于长管状骨骨松质区中央或略偏一侧的局限性溶骨性骨质破坏区，呈圆形、卵圆形或分叶状低密度，X线表现为低密度影。病变早期破坏区边缘常较模糊，周围无明显骨硬化；随着病变进展，边缘逐

渐形成清晰、光滑的硬化缘。周围可有反应性骨硬化，并逐渐消失于正常骨质中。骨膜反应与死骨较少见，偶尔低密度骨质破坏区内可见细颗粒状死骨，如发生在干骺边缘部及骨干皮质内则可见骨膜增生。邻近软组织基本正常，或有少许肿胀（图 4-3-13）。病变可累及生长板，骨脓肿常跨越骺板，但很少局限在骺板[5,6]。偶可见发生于长骨骨干髓腔内的较大脓肿。病变好转后，脓肿经肉芽组织吸收，骨破坏区缩小，乃至消失，即为治愈。

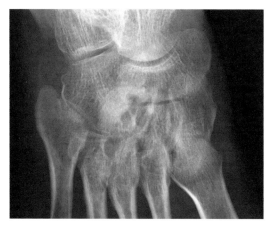

图 4-3-13　右足跗骨骨脓肿
右足正位 X 线平片示外侧楔骨见囊状骨质破坏区，边缘骨质增生硬化

2. CT　优于普通 X 线检查，对小的破坏区及其内的死骨显示较好，对于不典型病例或广泛增生硬化者 CT 检查能进一步显示病变情况。表现为边界清楚的局限性溶骨性骨质破坏区，呈圆形、类圆形、哑铃状、分叶状或不规则形低密度灶，环绕以致密硬化带，部分破坏区内容物为密度均匀的液性密度影，亦可见碎屑样死骨（图 4-3-14）；可见轻微的骨膜反应，多呈环形；病灶周围软组织无明显肿胀或轻微肿胀。

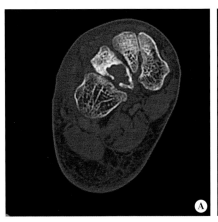
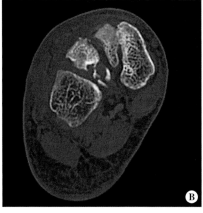
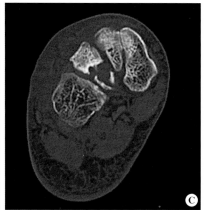

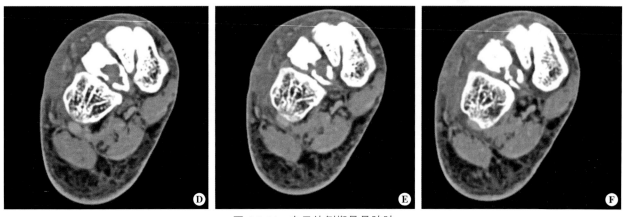

图 4-3-14 右足外侧楔骨骨脓肿

与图 4-3-13 同一病例。A ～ C. CT 平扫骨窗示外侧楔骨骨松质区见椭圆形溶骨性破坏灶，脓肿密度稍高，周边见骨硬化环，但不连续，未见明显骨膜反应；D ～ F. CT 平扫软组织窗示周围软组织轻度肿胀

3. MRI 病灶中心区 T_1WI 呈低信号，T_2WI 及脂肪抑制序列呈高信号，周围骨硬化环 T_1WI 和 T_2WI 均呈低信号（图 4-3-15）。活动期病灶脓腔周围可见环状肉芽组织壁，此时特征性表现为干骺端骨髓腔内的"靶征"或"晕征"：（由内向外）脓腔 T_1WI 呈低信号，T_2WI 及脂肪抑制序列呈高信号；周围为环形的脓肿囊壁，T_1WI 呈稍高信号，T_2WI 呈高信号；其外周绕以薄层骨硬化带，T_1WI、T_2WI 均呈低信号；邻近骨质由于骨髓水肿，可出现不同程度弥漫性 T_1WI 低信号、T_2WI 高信号[7]（图 4-3-16）。

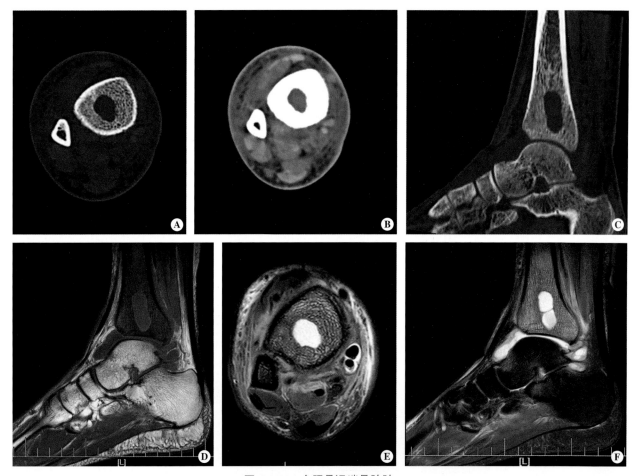

图 4-3-15 右胫骨远端骨脓肿

男性，23 岁，于 90 天前无明显诱因右小腿远端发热、疼痛，后逐渐肿胀。A、B. CT 示右胫骨远端骨松质内见卵圆形低密度骨质破坏区，其内未见骨小梁结构及死骨，边界清晰，周围软组织轻度肿胀，皮下脂肪间隙密度增高、模糊、呈网格状，无骨膜反应；C. CT MPR 示骨破坏区达骨端关节面下，脓肿密度均匀，无死骨；D. MRI T_1WI 示脓肿呈低信号；E、F. T_2WI 脂肪抑制序列示脓肿呈高信号，周围软组织多发高信号

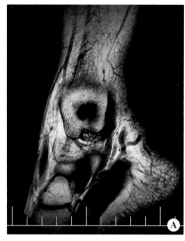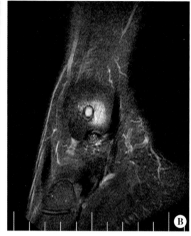

图 4-3-16　右胫骨下端骨脓肿

男性，36 岁，半年前左踝外伤后疼痛。A、B.左胫骨下缘类圆形骨质破坏区，达骨端关节面下，周围见硬化环，周围软组织未见明显肿胀（A.T₁WI；B.T₂WI 脂肪抑制序列）

骨膜反应表现为皮质周围条形等信号影，病灶周围软组织可有不同程度的炎性水肿改变，呈略长 T_1 长 T_2 信号[8]。

4. SPECT/CT　对骨骼的炎性病变具有较高的敏感性，其显像以病变部位血供及骨质代谢活跃程度为基础，炎性病变区的血流量增多及骨质代谢异常活跃均可导致显像剂浓聚。融合图像显示骨质破坏区呈明显"晕轮"样放射性核素异常浓聚，以病灶周围骨硬化区浓聚为著，中央破坏区浓聚较轻，主要由于病灶周围骨质硬化区血供丰富，骨代谢旺盛，而病灶内充满炎性渗出物，骨代谢活跃程度较低，显像剂浓聚较少[9, 10]。

【诊断要点】

1. 起病隐匿，进展缓慢，症状不典型，疼痛程度较轻。

2. 长管状骨干骺端骨松质区为好发部位。

3. X 线平片显示病灶呈类圆形低密度灶，边缘可见硬化缘，边界清楚。

4. CT 平扫显示脓腔呈低密度，脓肿壁呈等或稍高密度，边缘可见反应性增生硬化。

5. MRI 平扫显示脓液呈长 T_1 长 T_2 信号，脓肿壁 T_2WI 呈等或稍低信号。

【鉴别诊断】

1. 骨结核　好发于骨骺或干骺端，早期表现为局限性骨质疏松，随后出现散在的点状骨质吸收破坏区，并逐渐扩大融合，形成圆形、椭圆形或不规则破坏区，结核病灶边界多较清楚，周围无明显硬化缘，骨膜反应亦较轻微，与 Brodie 脓肿不同，病灶内可见沙砾样死骨，病变常横跨骺线，此系骨骺、干骺结核的特点。易累及骺板与关节，呈"骑跨征"表现。

2. 骨囊肿　亦表现为干骺端透亮区，多数呈不规则囊样类圆形，透亮区内可有少许纤细条状间隔，局部皮质变薄，周围硬化边菲薄，无骨膜增生与软组织肿胀，易发生病理性骨折。而 Brodie 脓肿的骨质增生显著，且病史越长硬化越明显。

3. 骨嗜酸性肉芽肿　多见于 10 岁以下儿童，单发或多发，单发多见于颅骨及股骨，多发者于椎体常见，病理表现为网状细胞增生和嗜酸粒细胞浸润形成的肉芽肿。长骨病变多累及干骺端和骨干，表现为单发不规则骨质破坏区，多位于髓腔，呈膨胀性生长，边缘清楚，破坏区内有时可见小片状致密性骨硬化，常伴有层状骨膜反应及骨质增生硬化，周围可有软组织肿块。类似于 Brodie 脓肿，但骨膜增生较 Brodie 脓肿少见，可结合发病部位及实验室检查嗜酸粒细胞增多进行诊断。

4. 骨样骨瘤　多见于青少年，起病缓慢，症状以患处疼痛为主，夜间加重，服用水杨酸类药物可缓解。属于良性成骨性肿瘤，由新生骨样组织构成，呈放射网状排列，瘤周由致密的反应性增生骨质包绕，该病影像表现为病灶内见圆形或卵圆形透亮区，较小，一般小于 1.5cm，瘤巢内可见不规则钙化和骨化影，周围有明显增生硬化环、骨皮质增厚及骨膜反应。MRI 上肿瘤未钙化的部

分在 T_1WI 上呈低到中等信号、T_2WI 呈高信号，钙化部分均呈低信号，肿瘤增强后强化明显。瘤巢周围骨质硬化呈低信号。肿瘤周围骨髓和软组织常充血，呈长 T_1 长 T_2 信号。

5. 非骨化性纤维瘤 青少年好发，8～20 岁最多见，多位于四肢长骨距骺板 3～4cm 的干骺部，以胫骨、股骨及腓骨多见，为骨结缔组织源性的良性肿瘤，无成骨活动。当病灶位于长骨干骺部或骨端时，在骨内呈中心性膨胀性生长的单发或多发囊状透光区，可侵犯骨横径的大部或全部，密度均匀，有硬化边，边缘为硬化骨组织的薄壳，有向外生长的趋势，增生硬化不如 Brodie 脓肿显著。

【研究现状与进展】

1. X 线平片仍然是骨与关节疾病的首选检查方式，确定病变位置，观察其形态，对骨质破坏区及周围骨质增生硬化显示均较好。可使用 X 线对该病进行随诊观察。

2. CT 具有较高的软组织分辨率，无影像重叠，观察结构复杂部位的病变优于 X 线平片。尤其是薄层三维 CT 能够清楚显示骨脓肿病灶与周围组织的关系，对脓腔内死骨的显示最敏感。

3. MRI 对早期骨质破坏较 X 线平片及 CT 敏感，可发现更早期的骨膜反应及软组织肿胀。由于 Brodie 脓肿发病率较低，MRI 的各种新研发的扫描方式还没有被广泛应用，缺乏相关文献报道。

参 考 文 献

[1] Nag HL，Kancherla R，Malpura A. Brodie's abscess of medial distal femoral condyle after a thorn prick：rare clinical presentation. Chin J Traumatol，2012，15（2）：126-128.

[2] Agrawal P，Sobti A. A Brodie's abscess of femoral neck mimicking osteoid osteoma：diagnostic approach and management strategy. Ethiop J Health Sci，2016，26（1）：81-84.

[3] Kanoun ML，Khorbi A，Khmiri C，et al. Diagnosis and treatment of Brodie's abscess in adults：about twenty cases. Tunis Med，2007，85（10）：857-861.

[4] Olasinde AA，Oluwadiya KS，Adegbehingbe OO. Treatment of Brodie's abscess：excellent results from curettage，bone grafting and antibiotics. Singapore Med J，2011，52（6）：436-439.

[5] 张衡，程飞，乐意，等. Brodie 脓肿累及骺板一例. 中华医学杂志，2018，98（17）：1366-1367.

[6] Qi R，Colmegna I. Brodie abscess. CMAJ，2017，189（3）：e117.

[7] Foster CE，Taylor M，Schallert EK，et al. Brodie abscess in children：A 10-Year single institution retrospective review. Pediatr Infect Dis J. 2019，38（2）：32-34.

[8] 江浩. 骨与关节 MRI. 第 2 版. 上海：上海科学技术出版社，2011.

[9] 张敏，陈亚玲，刘玉珂，等. 应用图像融合技术诊断骨骼炎症. 中医正骨，2010，22（11）：22-26.

[10] Strobel K，Hany TF，Exner GU. PET/CT of a brodie abscess. Clin Nucl Med，2006，31（4）：210.

四、硬化性骨髓炎

【概述】

慢性硬化性骨髓炎（chronic sclerosing osteomyelitis）亦称 Garré 骨髓炎、特发性骨皮质硬化或干性骨髓炎，最初由 Garré 于 1891 年报道。此病少见，一般认为是由于低毒性致病菌感染导致的骨膜成骨反应的慢性骨炎症性改变，病灶中一般难以培养出致病菌[1]。病程呈缓慢进行性，病因不明，发病常与外伤有关，尤其是外伤后骨膜下出血。主要表现为以弥漫显著的骨质增生硬化为主，多不伴有骨质破坏，不形成脓肿及窦道为主要表现的骨组织的低毒性感染性骨髓炎。

多发生于抵抗力较强的年轻人，好发于长骨骨干如胫骨、腓骨、尺骨和跖骨等处，近年来文献报道的不规则骨（如颌骨及足跗骨等）患病也不少见，下颌骨比上颌骨更易受累，好发于下颌第一磨牙区下颌骨下缘，且多为牙源性感染导致[2]。患者全身症状不明显，通常以局部软组织肿胀、疼痛及反复发作为其特征，继发性病变可在初次发病多年后再次发生在其他部位。关节一般不受影响，除 C 反应蛋白轻度升高及红细胞沉降率轻度加快外，其他化验检查基本正常，易与肌肉劳损、腰椎间盘突出等其他疾病引起的肢体症状相混淆[3]。随着抗生素的广泛应用，对细菌的致病力起到了一定的抑制作用，使得病变进展缓慢，但由于病变反复发作，累及骨干，血运较差，而且骨髓腔狭窄、闭塞，抗生素难以到达患处，因此服用抗生素疗效较差，病程迁延，难以痊愈，多需通过手术彻底广泛切除病灶及坏死肿胀的肉芽组织，同时使狭窄闭塞的髓腔再通，并在充分引流的基础上减低髓腔内压力，改善骨的血运和骨组织的氧代谢，能够有效防止复发，且预后较好[4]。但仍有复发及多灶发病的风险，对于无重要功能的病变骨，如肋骨，建议手术切除[5]。

【病理生理学】

硬化性骨髓炎为骨的进行性、广泛性和硬化性炎症，发病机制与急、慢性化脓性骨髓炎类似，致病菌随着血流停滞于病变区域，由于致病菌毒力低、机体抵抗力强，感染灶被控制在局限范围内。骨干为骨密质，血循环相对较差，细菌生长与繁殖受限，骨改变以骨膜反应性增生为主，从而造成骨干硬化性骨髓炎。

由于炎症的反复刺激导致骨小梁发生广泛不规则增厚、骨髓由纤维组织取代，髓腔变窄，甚至闭塞，以及骨内膜反应性增厚，成骨细胞活跃，新骨形成，骨皮质呈梭形增粗等一系列病理改变[6]。与一般化脓性炎症不同，慢性硬化性骨髓炎病例中一般没有肉眼可见的化脓性病灶，偶有皮肤上的瘘管形成，一般不会形成脓肿、死骨及窦道。尽管病理学检查能够检测到骨内炎性细胞浸润及微血管，但数量较少。在骨髓炎病例早期，皮质上出现一层薄的外壳状凸起层，随着病变的进展，皮质由于连续的新骨沉积而增厚，邻近的骨松质可出现硬化区、正常区或硬化区内溶骨破坏区等混合结构[7]。组织学检查显示为慢性非特异性骨

髓炎，血液和组织培养呈阴性，有少数伤口可能有少许脓液和肉芽组织，培养可能有金黄色葡萄球菌生长[8]。但对于颌骨硬化性骨髓炎，至今尚无足够细菌培养结果可证实牙源性感染与血源性感染哪一种更多见。

【影像学表现】

1. X 线　慢性硬化性骨髓炎好发于长管状骨骨干，病变一般较局限，病程进展缓慢，患病初期1个月内可无异常X线表现。随着病情逐渐进展，表现为病变处骨皮质局限性或广泛性增厚硬化、骨质致密，骨松质区密度亦增高，长骨骨干呈梭形增粗，外缘光滑整齐，呈"象牙"状，病灶呈移行性，与正常骨质无明显界线。骨膜增生一般呈层状，与增厚的骨皮质融合，分界不明显，无骨膜掀起现象，髓腔明显缩小甚至闭塞，病灶旁软组织可有不同程度肿胀或无肿胀。在骨硬化区一般无或仅有极轻微的不规则斑点状骨质破坏区，多无死骨及窦道形成（图4-3-17A，图4-3-17B）。

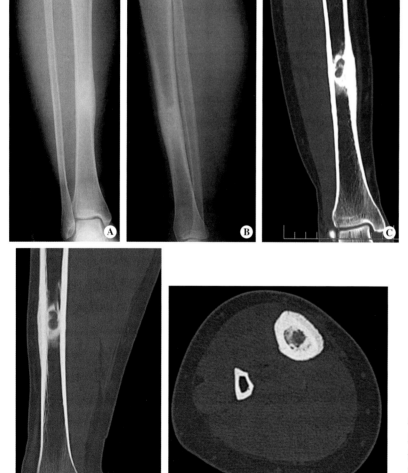

图4-3-17　右侧胫骨中段硬化性骨髓炎

A、B.X线平片示右侧胫骨中段骨干呈梭形增粗，骨皮质增厚，髓腔变窄、密度增高，硬化区内见低密度灶；C～E.增厚的骨皮质与周围正常骨质分界不清，硬化的髓腔内见低密度骨质破坏区，周围软组织无明显肿胀

2. CT 患骨明显增粗，骨皮质广泛增生硬化，骨小梁密度增高，髓腔变窄，甚至封闭，一般无骨质破坏、死骨、脓液、窦道及软组织肿块形成。CT能够发现硬化区内的低密度溶骨性破坏灶，显示较X线平片好，定位精确，也是不规则骨硬化性骨髓炎的首选检查方式。以下颌骨为例，病变牙根尖下缘可见一低密度通道与骨内病灶相通，表现为病灶形态不规则，在骨硬化区内可见边界不清的溶

骨破坏区，伴有骨膜反应或骨外板的吸收（图4-3-17C～图4-3-17E，图4-3-18A～图4-3-18D）。

3. MRI 病变边界欠清晰，骨皮质增厚、骨干增粗，T_1WI 和 T_2WI 均为不均匀低信号，髓腔变小或消失，以冠状面或矢状面显示为好。如果有破坏区则 T_1WI 为低信号，T_2WI 为高信号，可用于判断病灶有无活动性。对于受累的软组织范围显示较清（图4-3-18E～图4-3-18G）。

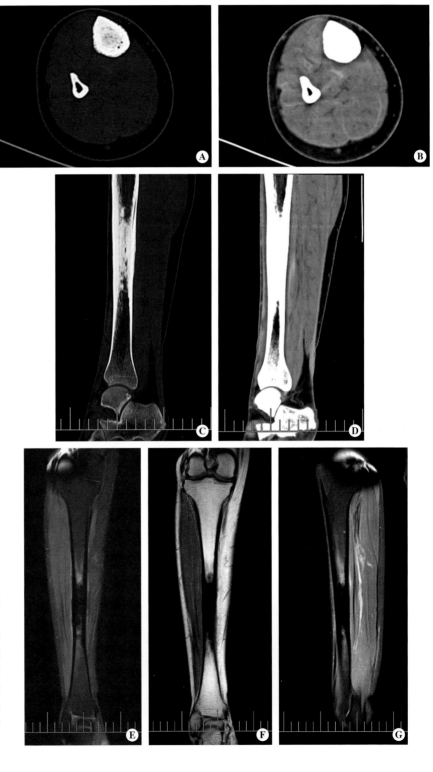

图4-3-18 右胫骨硬化性骨髓炎

A、B. CT横断位示胫骨骨皮质增厚，骨松质密度增高，髓腔闭塞，周围软组织无肿胀；C、D. 冠状面三维重建，右侧胫骨中段骨皮质显著增厚，骨干略增粗，骨小梁增粗，髓腔狭窄、封闭，邻近髓腔呈高信号，病灶周围软组织未见肿胀；E～G. MRI示胫骨中段骨皮质增厚，T_1WI 和 T_2WI 脂肪抑制序列均为低信号，髓腔消失，周围软组织未见异常信号影

【诊断要点】

1. 一般无急性化脓性骨髓炎病史，症状不典型，患处胀痛，局部皮肤多无红肿。

2. 长管状骨骨干为好发部位。

3. X线平片可见骨干增粗，骨质显著增生硬化。

4. CT平扫可见骨皮质增厚、髓腔变窄、消失，一般无确切骨质破坏区。

5. MRI可见骨皮质增厚，T_1WI 和 T_2WI 均为低信号，髓腔缩小甚至封闭，周围软组织无或轻度肿胀。

【鉴别诊断】

1. 骨样骨瘤　为良性成骨性肿瘤，多发生于长管状骨骨皮质，瘤巢由新生骨组织构成，可伴有不规则钙化及骨化影，病灶周围可见硬化环、皮质增厚及骨膜反应。MRI表现为肿瘤未钙化部分在 T_1WI 上呈低到中等信号，T_2WI 呈高信号，钙化及骨化部分在 T_1WI 和 T_2WI 均呈低信号，病灶周围的骨髓及软组织可有水肿，增强后明显强化。新生的骨组织不会成为成熟的板层骨，在骨干上端有骨皮质增生，中间有小透亮区，为窝巢状，表现为骨皮质变薄的硬化环，并少有骨膜新生骨形成。而慢性硬化性骨髓炎的骨质硬化在骨干表现为骨内外膜增厚，并有骨干增粗、髓腔变窄。

2. 骨肉瘤　是一种青少年最常见的原发性骨源性恶性肿瘤，但在不典型硬化型骨肉瘤的早期不易与硬化性骨髓炎鉴别。二者在患者人群、临床症状及影像表现上都很相似，肿瘤细胞分化好，骨化程度高，早期为斑片状骨化，随着病情进展，病变范围逐渐扩展，侵犯整个干骺端，致密如象牙质，晚期肿瘤破坏皮质，并在皮质外形成放射状瘤骨，有放射状增生和Codman三角存在，并侵犯软组织形成肿块，晚期可发生转移。而慢性硬化性骨髓炎好发于骨干处。

3. 疲劳骨折　又称为应力骨折，好发于胫骨、腓骨及跖骨，多见于运动员或长途行走者。发病原因为多次重复的较小暴力作用于骨折部位，使骨小梁不断发生断裂，但局部修复作用速度较慢，最终导致骨折。X线片一般在2周后出现不太清晰的骨折线，继而可陆续出现骨膜新生骨形成和骨痂生长。

4. 畸形性骨炎（Paget病）　老年患者多见，病因不明，呈慢性进行性，病变范围广泛且多发，

以长管状骨、颅骨等多见。影像表现为骨皮质增厚、分层，但密度不如硬化性骨髓炎骨质密度高，前者骨皮质是在骨质疏松的基础上增生硬化，其内可见囊性低密度灶，骨干增粗，弯曲变形，甚至出现骨折、髓腔变窄。

【研究现状与进展】

1. 硬化性骨髓炎的病灶部位多位于骨干，且骨皮质增生、髓腔闭塞，药物难以经血循环或渗透进入病灶内，因此难以奏效，需要手术治疗。外科手术的主要目的是清除病灶和髓腔再通，一般包括脓肿病灶清除术、开槽减压引流术、珠链缓解术等，疗效多较好，症状缓解明显，复发率也较低[9, 10]。

2. X线平片具有较高的空间分辨率，能显示骨与关节细微的骨质结构，作为基础检查，不仅能够发现病变、明确病变的范围和程度，而且可做出定性诊断，并且检查方法简单、费用低、辐射低。CT表现与X线相似，对结构的显示更加清晰，髓腔变窄甚至封闭，在发现骨膜反应、死骨形成方面有较大优势，对于不规则骨多采用CT检查，薄层三维CT通过多方位重建能够清晰立体地显示病灶与周围组织结构的关系。

3. MRI作用有限，由于骨质增生硬化显著，在 T_1WI 和 T_2WI 均为低信号，主要用于发现活动性病灶、髓腔受累，以及软组织肿胀范围的界定。

（富红军　谢丽伟）

参 考 文 献

[1] Segev E, Hayek S, Lokiec F, et al. Primary chronic sclerosing（Garré's）osteomyelitis in children. J Pediatr Orthop B, 2001, 10（4）：360-364.

[2] Akgül HM, Çağlayan F, Günen Yılmaz S, et al. Garre's osteomyelitis of the mandible caused by infected tooth. Case Rep Dent, 2018, 8: 1409539.

[3] 王刚祥, 徐宏宇, 谢建新, 等. 相继发生的双侧胫骨硬化性骨髓炎1例. 临床骨科杂志, 2014, 17（1）：116.

[4] Ogawa A, Miyate H, Nakamura Y, et al. Treating chronic diffuse sclerosing osteomyelitis of the mandible with saucerization and autogenous bone grafting. Oral Surg Oral Med Oral Pathol Oral Radiol Endod, 2001, 91（4）：390.

[5] Bai S, Zhang H, Li Z, et al. A 53-year-old man with a sclerosing rib lesion A case report. Medicine（Baltimore）, 2017, 96（47）：e8692.

[6] 沈山, 张国志. 下颌骨弥散型硬化性骨髓炎的病因与治疗研究现状. 暨南大学学报, 2003, 24（2）：88-92.

[7] Hayati MA, Fatma C, Sevcihan GY, et al. Garre's osteomyelitis of the mandible caused by infected tooth. Case Rep Dent, 2018, 2018: 1409539

[8] 白荣杰，程晓光，顾翔，等．不典型骨髓炎的 X 线、CT 和 MR 影像比较分析．中国临床医学影像杂志，2008，19（7）：488-492.

[9] Van de Meent MM, Pichardo SEC, Rodrigues MF, et al. Radiographic characteristics of chronic diffuse sclerosing osteomyelitis/tendoperiostitis of the mandible: A comparison with chronic suppurative osteomyelitis and osteoradionecrosis. J Craniomaxillofac Surg, 2018, 46（9）: 1631-1636.

[10] Singh S, Graham ME, Bullock M, et al. Chronic sclerosing osteomyelitis of the mandible treated with hemimandibulectomy and fibular free flap reconstruction. Plast Reconstr Surg Glob Open, 2016, 3（12）: e580.

第四节 真菌感染

【概述】

骨关节真菌感染（fungal infections of the bones and joints）是全身侵袭性真菌感染的罕见并发症，临床表现隐匿，易导致误诊及延迟诊断，造成严重后果。最常见的原因是由原发感染灶（通常是肺部）经血行播散至骨关节所致。多见于免疫抑制状态的患者（恶性肿瘤、药物治疗），另外，过度或不当使用抗生素、糖尿病、肺结核、静脉药物滥用，以及创伤、人工关节置换术后、关节穿刺等均可增加骨关节真菌感染的风险[1]。

真菌种类繁多，目前已发现超过 10 万种，据 WHO 统计，现在已知可以在人类中致病的真菌有 270 余种，均可引起骨关节的感染。真菌感染在人与人或动物与人之间不传播，感染的常见途径是孢子吸入，创口直接定植或抗生素应用后引起的双重感染。骨关节真菌感染主要致病菌包括球孢子菌、皮炎芽生菌、念珠菌属、曲霉属、新型隐球菌、申克孢子菌、巴西芽生菌、荚膜组织胞质菌，以及其他较稀有的真菌，如鲍氏假丝球虫、弯孢菌、镰刀菌、甄氏外瓶霉、马尔尼菲蓝状菌等[2]。侵袭性真菌可分为真性致病菌和条件致病菌两大类。球孢子菌、芽生菌等为真性致病菌，大多存在于自然界中，能够引起外源性感染，由真性致病菌引起的真菌性关节炎或骨髓炎常发生在无明显免疫缺陷的患者，也可侵犯免疫缺陷者。条件致病菌如念珠菌、隐球菌等通常不致病，多为内源性感染，机体免疫力下降时发病，故恶性血液病患者、接受免疫抑制治疗的器官移植受者、长期接受皮质类固醇治疗的患者尤其容易被条件致病菌感染，有报道在接受肿瘤坏死因子 -α 抑制剂和人类白细胞介素 -1 受体拮抗剂治疗的人群可以出现严重的急性播散性真菌感染，致病菌一般包括念珠菌、曲霉菌及新型隐球菌[3]；AIDS 患者则尤其容易被新型隐球菌和荚膜组织胞质菌感染，隐球菌病是 AIDS 患者中第二常见的致命性感染原因[4]。患有慢性肉芽肿性病变的儿童、新生儿最易感染念珠菌和曲霉菌，而念珠菌却很少感染成人骨关节系统，少数感染者为具有明显易感因素的个体，如长期留置中心静脉导管的患者（通常与长期抗生素治疗和肠外营养相关）、血液透析患者及注射药物滥用者[5]。真菌性腱鞘炎可能是血液传播或直接感染的结果，可能出现关节间隙感染，或与关节旁骨髓炎有关。腱鞘炎最常见的致病菌是念珠菌和非念珠菌酵母菌，如新型隐球菌、申克孢子菌。

真菌性骨髓炎一般为血行播散的结果，骨骼病变可能只代表多系统疾病的一部分，也可以单独存在[6]。真菌性骨髓炎和关节炎大多数是一个隐匿的慢性过程，疾病早期多无明显临床症状。真菌性关节炎通常发生在单关节，最常见的是膝关节，常表现为患肢局部疼痛、活动受限，部分严重病例可出现红斑、关节肿胀，关节积液可伴波动感，局部压痛明显。慢性感染如球孢子菌病或芽生菌病可出现软组织冷脓肿及窦道，亦可伴有不同程度的全身性症状，如发热、乏力、食欲不振、体重减轻等。

骨关节真菌感染诊断的金标准是组织培养出病原体，诊断可能需要滑膜活检，滑膜组织培养的阳性率高于滑膜液，但一般时间较长。有研究报道，光滑念珠菌性关节炎滑膜培养阳性率可高达 92%，但该菌需 6 周左右才能在体外生长[7]。改进的活检技术可能有助于诊断，滑膜液、白细胞计数和培养结果在真菌感染和个别病例中各不相同，可能有误导性。除了滑膜组织培养、血液培养、骨髓检查和培养、抗体试验（如血清球孢子菌抗体或组织胞质抗体）、检测体液中的真菌抗原（如血清隐球菌抗原、尿液组织胞质抗原）均具有一定的辅助诊断价值。半乳甘露聚糖（GM）已被证实为侵袭性曲霉菌病的替代标志物，酶免疫分析法（EIA）检测 GM 可作为曲霉菌感染的特异性诊断方法。1, 3-β-D- 葡聚糖（BG）检测同样可为侵袭性真菌感染的诊断提供依据，其广泛存在于真菌细胞壁，并且具有较高的特异性，但检测 BG 只能提示有无真菌侵袭性感染，不能确定为何种真菌。

【病理生理学】

真菌感染病理改变缺乏特异性，致病性真菌不产生任何毒素，主要引起过敏反应。常见病理变化有轻度的非特异性炎、化脓性炎、坏死性炎及肉芽肿性炎。上述改变可单独存在，也可同时存在，不同病原体及引起的变态反应不同，或同一病原体的不同时期，其组织反应也不一样，如坏死性肉芽肿常与组织胞质菌病有关，球孢子菌病可以引起坏死和化脓性肉芽肿。真菌性骨髓炎及关节炎发病机制尚未阐明，但可能与细菌引起的骨感染机制相似。真菌的致病力一般较弱，当机体抵抗力降低时侵入组织并大量繁殖致病。真菌病原体直接种植感染或通过血液循环到达滑膜，形成肉芽肿（如球孢子菌病）或微脓肿（如念珠

菌病、曲菌病等），随后感染滑膜液，被吞噬细胞和滑膜衬里细胞吞噬，并在滑膜内增殖，由此产生的炎症反应引起渗出性关节积液。同时释放胶原酶和其他蛋白水解酶，损害关节表面。在慢性肉芽肿性滑膜炎的病例中，如球孢子菌病，滑膜增生旺盛，其关节肿胀的主要原因是滑膜增厚而非关节积液，由此产生的血管炎可能侵蚀关节软骨甚至关节下骨。

【影像学表现】

1. X 线和 CT

（1）骨关节真菌感染影像学缺乏特异性，全身骨骼均可受累，不同病原体累及部位具有一定的差异性。真菌性关节炎一般常侵犯单侧大关节，最常见膝关节，其次为肘关节、踝关节、腕关节等，少数病原体可引起多关节发病，包括手、足小关节。真菌性骨髓炎好发于管状骨骨端，特别是骨突出部位，如胫骨结节、踝部、肩峰、肋骨等部位（图 4-4-1）。

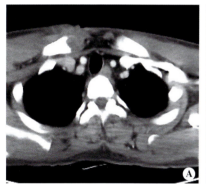
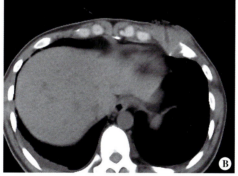
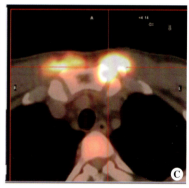

图 4-4-1 肋骨、锁骨多发真菌感染

真菌感染累及全身多处骨质，软组织穿刺活检培养出球孢子菌。A. CT 示右侧锁骨胸骨端局限性类圆形骨质破坏区，边界清晰、锐利，周围软组织肿胀，邻近皮肤增厚；B. 左侧肋骨局限骨质破坏区，周围软组织肿胀，累及皮下，邻近皮肤增厚；C. ^{18}F-FDG PET/CT 示双侧胸肋关节处骨质破坏区及邻近软组织表现为高代谢

（2）X 线平片主要表现为局限性的溶骨性骨质破坏或吸收，边缘清楚，早期无新生骨形成，晚期有时可见规整的硬化缘，很少或没有骨膜反应，没有形成死骨。在长骨中，可以看到"飞碟"状的骨皮质侵蚀[5]，偶尔病原体毒力强、破坏速度快时，骨质破坏可呈虫蚀状，单纯从影像学上与结核、骨恶性肿瘤等鉴别困难。

（3）早期关节间隙可正常，随着病变发展，1/3 可出现关节间隙狭窄，伴周围软组织肿胀，肿胀原因一般为关节积液或滑膜增厚。累及膝关节者可出现 Baker 囊肿。

（4）椎体病变与结核相似，病变进展缓慢，常破坏椎体前部和椎间盘，椎体前方有韧带下脓肿[8]（图 4-4-2）。曲霉菌性骨髓炎多由肺部病变直接侵及邻近椎体、椎间盘及邻近肋骨。

（5）孢子丝菌病常等比例感染单个关节或多个关节，最常累及膝关节、腕关节、手、肘关节和肩关节；手和腕关节好发可以区别于其他真菌性骨感染[9]。

（6）球孢子菌病或者芽生菌病可侵及骨骼周围软组织，出现软组织冷脓肿及皮下窦道形成（图 4-4-3）。

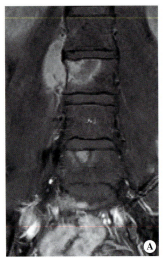
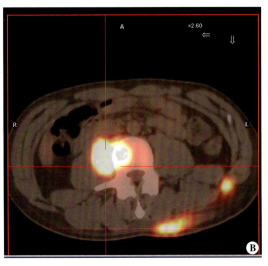

图 4-4-2　腰椎真菌感染

A. MRI T$_2$WI 脂肪抑制序列示 L$_3$、L$_5$ 椎体前上缘见高信号影，邻近右侧腰大肌肿胀见斑片状高信号影；B. ^{18}F-FDG PET/CT 示腰椎破坏灶为高代谢，同时左侧腰背部皮下软组织可见两处高代谢区

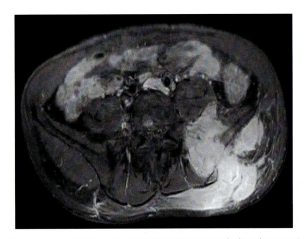

图 4-4-3　左侧髂骨真菌感染伴周围软组织脓肿及皮下窦道形成

男性，25 岁，脓液培养球孢子菌阳性。MRI T$_2$WI 脂肪抑制序列示左侧髂骨骨质破坏、局部缺损，周围软组织大片状高信号影，累及皮下（图 4-4-1 ～图 4-4-3 均由上海交通大学医学院附属瑞金医院唐永华提供，特此感谢）

（7）骨放线菌病通常继发于周围软组织感染，下颌骨最常受累，X 线表现为局限性骨质破坏，而很少有新生骨形成。而胸壁放线菌感染累及肋骨时，表现为骨破坏及骨膜新生骨形成，肋骨增粗。

2. MRI　与传统的 X 线摄影技术相比，MRI 具有更高的敏感性和分辨率，可以提供更全面的关节完整图像，早期发现骨髓水肿等炎性改变。MRI 可以清晰显示关节积液及增厚的滑膜组织，T$_1$WI 呈低信号，T$_2$WI 呈高信号，在 T$_1$WI 和 STIR 表现为中、低信号，与肌肉信号相近[10]。

【诊断要点】

1. 好发于免疫缺陷患者。

2. 真菌性骨髓炎好发于四肢管状骨骨端；真菌性关节炎一般侵犯单一大关节，膝关节最常见。

3. 局限性的溶骨性骨质破坏或吸收，边缘清楚，早期无新生骨形成，很少或没有骨膜反应，一般无死骨，关节间隙可变窄，关节积液、滑膜增厚。

4. 组织学培养出真菌病原体为金标准；真菌抗体、抗原试验可以辅助诊断。

【鉴别诊断】

1. 化脓性骨髓炎及关节炎　临床一般急性起病，局部红、肿、热，活动时产生剧痛，多发生在免疫功能正常人群，病变发展快，早期 8 ～ 10 天即可出现骨质破坏，周围不规则骨质硬化，以承重面显著，关节间隙狭窄，晚期出现骨性强直，易合并关节脱位，甚至有时关节脱位可以早于骨破坏。真菌性关节炎进展缓慢、隐匿，常发生于免疫缺陷患者、长期使用类固醇及关节置换术后患者，影像学骨质破坏边界清，少硬化。

2. 类风湿关节炎　常对称性、多关节受累，以手足小关节最常受累。影像学表现为四肢小关节对称性、普遍性骨质疏松，关节周围梭形软组织肿胀，关节间隙狭窄，骨性关节面下小囊状骨质破坏（好发于关节囊附近的关节边缘），血清学检测类风湿因子阳性。真菌性关节炎一般累及单侧大关节，但孢子丝菌病同样好发于手足小关节，单纯从影像学上与类风湿关节炎鉴别困难。

3. 骨关节结核 骨关节真菌感染和骨关节结核二者影像学上均表现为溶骨性骨质破坏，边缘一般无硬化缘，关节积液、滑膜增厚，并且都可以伴周围软组织肿胀甚至窦道形成，二者鉴别困难，需紧密结合临床症状和体征及实验室检查，结核菌素试验及 T-SPOT 试验阳性有助于结核的辅助诊断；结核骨质破坏区内常可见死骨，真菌感染则相对少见。

4. 尤因肉瘤 更常发生在长骨干骺端，骨皮质内缘见侵袭破坏，骨皮质尚完整，周围可见明显的葱皮样骨膜增生及软组织肿块，病变进展骨质破坏区边缘模糊不清。真菌性骨髓炎骨质破坏区边缘通常清楚，骨膜反应亦较尤因肉瘤轻。

【研究现状与进展】

^{18}F-FDG PET/CT 是目前公认的一种能够反映病变的功能与代谢的影像学方法，尤其在肿瘤学领域应用广泛，近年来开始越来越多的应用在炎症性疾病诊断中。[18]F-FDG PET/CT 可以早期发现先于形态学的功能性改变，并且骨关节真菌感染常为全身性感染的一部分，PET/CT 可以显示全身各个系统的累及情况，如是否合并肺、肝、脾及其他器官的隐匿性受累。Leroy-Freschini 等[11]研究 ^{18}F-FDG PET/CT 在免疫低下患者中侵袭性真菌感染的诊断及治疗中的应用价值，结果显示，[18]F-FDG PET/CT 对机会性侵袭性真菌感染的诊断和治疗具有较高的敏感性（93%）和准确率（90%），然而，对于无明显实质器官受累的真菌血症，[18]F-FDG PET/CT 诊断价值有限。Leroy-Freschini 等的研究结果还表明，[18]F-FDG 摄取强度的变化与感染的临床过程之间存在相关性，可用于真菌感染的治疗监测与疗效评价，帮助临床医生在治疗过程中进行相应的治疗优化。Davies 等[12]进行的一项使用 PET/MRI 在体内检测烟曲霉肺部感染的研究，展示了抗体引导的 PET/MRI 在准确诊断侵袭性肺曲霉菌病方面的巨大潜力。

参考文献

[1] Goff TAJ，Rambani R，Ng AB. Current concepts in the management of periprosthetic fungal joint infection using antifungal bone cement. Current Orthopaedic Practice，2014，25（2）：169-174.

[2] Melissa DJ，John RP. Fungal infections of the bones and joints. Curr Infect Dis Rep，2007，3（5）：450-460.

[3] Giles JT，Bathon JM. Serious infections associated with anticytokine therapies in the rheumatic diseases. J Intensive Care Med，2004，19（6）：320-334.

[4] Vechi HT，Theodoro RC，Oliveira ALD，et al. Invasive fungal infection by Cryptococcus neoformans var. grubii with bone marrow and meningeal involvement in a HIV-infected patient：a case report. BMC Infect Dis，2019，19（1）：220.

[5] Elias JA，Michael RM，Michael AP. Clinical Mycology . 2nd ed. Amsterdam：Elsevier，2009.

[6] Henry MW，Miller AO，Walsh TJ，et al. Fungal musculoskeletal infections. Infect Dis Clin North Am，2017，31（2）：353-368.

[7] Chen S，Chen Y，Zhou YQ，et al. Candida glabrata-Induced refractory infectious arthritis：a case report and literature review. Mycopathologia，2019，184（2）：283-293.

[8] Alvarenga JA，Martins DE，Kanas M，et al. Paracoccidioidomycosis in the spine：Case report and review of the literature. Sao Paulo Med J，2016，134（3）：263-267.

[9] Ferreira LC，Barroso PF，Tonomura E，et al. Osteomyelitis caused by Sporothrix schenckii in an immunocompetent patient. Rev Soc Bras Med Trop，2016，49（4）：527-529.

[10] Belthur MV，Blair JE，Shrader MW，et al. Musculoskeletal coccidioidomycosis. Current Orthopaedic Practice，2018，29（4）：400-406.

[11] Leroy-Freschini B，Treglia G，Argemi X，et al. ^{18}F-FDG PET/CT for invasive fungal infection in immunocompetent patients. QJM，2018，111（9）：613-622.

[12] Davies G，Rolle AM，Maurer A，et al. Towards translational ImmunoPET/MR imaging of invasive pulmonary aspergillosis：the humanised monoclonal antibody jf5 detects aspergillus lung infections in vivo. Theranostics，2017，7（14）：3398-3414.

第五节 布鲁氏菌感染

【概述】

布鲁氏菌病（Brucellosis）是由布鲁氏菌（Brucella）感染引起的动物源性传染病，是一种世界性人畜共患病，此疾病首先在地中海地区被诊断，它的初始名称是"马耳他热"，又称地中海弛张热、波浪热或波状热。广泛分布于世界各地，尤其是中东及地中海地区，在我国主要分布于内蒙古、西北地区、东北地区等地。本病可累及全身多个器官和组织，其中骨关节系统是最常受累部位之一，占全身布鲁氏菌病的 10% ～ 85%[1]。骨关节系统的受累主要包括脊柱炎、骶髂关节炎、骨髓炎、周围性关节炎、滑囊炎及腱鞘炎。骨关节受累的部位取决于患者的年龄，儿童和年轻人最常见的累及部位是骶髂关节和膝关节，而老年患者最常累及脊柱，特别是腰椎。

布鲁氏菌为一种小球杆菌或短小杆菌，革兰氏染色阴性，无鞭毛，无芽孢，光滑型菌株，有微荚膜。WHO布鲁氏菌专家委员会根据宿主、生化特性、代谢及免疫学差异将布鲁氏菌分为6个种19个生物型，其中牛布鲁氏菌、羊布鲁氏菌、猪布鲁氏菌和犬布鲁氏菌对人类具有致病性[2]。此菌抵抗力较强，在土壤，毛皮，病畜的脏器、分泌物、肉、乳及乳制品中可长期存活数周至数月。湿热60℃或日光暴晒20分钟可死亡。对常用消毒剂及广谱抗生素较敏感。布鲁氏菌的主要致病物质有内毒素、荚膜和侵袭性酶。人类被认为是布鲁氏菌的偶发宿主，通常病原体首先在受感染动物的同种动物间传播，造成动物的病原体携带及感染发病，随后波及人类。布鲁氏菌病的传播途径：①职业接触（如兽医、屠夫、畜牧业），主要通过直接接触病畜或其分泌物、娩出物、排泄物，以及加工皮、毛、肉制品过程中经皮肤、结膜受染；②经消化道传播，主要为饮用或食用被布鲁氏菌污染的水、生乳及未熟的肉等而受染；③经呼吸道传播，吸入被病原体污染的飞沫、尘埃致病[2, 3]；④其他，如苍蝇携带、蜱虫叮咬、母乳喂养、性行为、输血、骨髓移植等。

布鲁氏菌病临床表现往往缺乏特异性，经常被误诊，因此导致治疗不足。本病潜伏期为1～6周，长可至数月，平均为2周。按照病程长短可分为：①急性期，指病程在8周内；②亚急性期，病程为8～52周；③慢性期，指患病时间达52周以上[4]。骨关节布鲁氏菌病可以表现为骨骼和（或）关节的炎症（如肿胀、疼痛、功能障碍、发热、触痛和发红等）；最常累及膝、肩、髋等大关节，病菌侵袭脊柱可引起脊柱炎，最常累及腰椎，发热、多汗及腰痛被称为布鲁氏菌性脊柱炎三联征[5]。四肢关节布鲁氏菌病急性期及亚急性期临床症状、体征缺乏特异性，95%的患者为慢性起病，表现为发热，以间歇热（波浪热）常见，多汗，70%以上伴游走性大关节疼痛，为剧烈的锥刺状疼痛，体格检查可发现肝、脾和淋巴结肿大；慢性期症状多不典型，呈多样性表现，主要表现为易疲劳、虚弱、全身不适，甚至精神抑郁等症状，可有固定或反复发作的关节、肌肉疼痛，少数患者可出现骨和关节的器质性损害。

布鲁氏菌病实验室检查主要包括病原体培养及血清学检查，患者的血液、脑脊液、骨髓、滑膜液均可做病原体培养。分离培养出布鲁氏菌是诊断该病的金标准，但血培养阳性率低，对于骨关节布鲁氏菌病滑膜液培养意义更大[6]，但培养时间长，故目前布鲁氏菌病的实验室诊断主要依靠血清学检测，主要包括血清凝集试验（serum agglutination test，SAT）、ELISA、抗人球蛋白（Coomb）试验及补体结合试验（complement fixation test，CFT）等，均可作为确诊试验，其中SAT是最常用的试验。Coomb试验可作为SAT的一个补充，ELISA是另一种血清学试验，具有较高的敏感性和特异性，可以有针对性地检测包括非凝集性抗体在内的不同抗体。补体结合试验检测的抗体主要为IgG，出现较迟，但持续时间长，国内将效价1∶10++及以上作为阳性标准，对慢性患者有较高的特异性[7, 8]。

【病理生理学】

布鲁氏菌经皮肤、黏膜及消化道、呼吸道进入人体，被中性粒细胞和巨噬细胞吞噬，随体内淋巴循环到达淋巴结，在淋巴结生长繁殖形成原发感染灶，当病原体增殖达到一定数量后，冲破淋巴结屏障，大量细菌入血形成菌血症，此时体温升高。细菌随着血液循环扩散至全身的实质脏器，如肝、脾、骨骼等脏器细胞，发热逐渐消退，在相应组织器官的吞噬细胞内繁殖，引起相应组织细胞的变形、坏死，细菌繁殖到一定程度可再次进入血循环，菌体破坏后释放出多种毒力因子，体温再次升高，如此反复形成的菌血症使患者的热型呈波浪状，临床上称为波浪热。病变易迁延成慢性感染。一般认为，细菌、毒素及变态反应的综合作用形成了布鲁氏菌病的发生发展过程。

镜下可见本病是以单核-吞噬细胞系统损害为主的病变，病变早期多为浆液性渗出性炎，而后随着纤维细胞的增殖，病灶中出现由类上皮细胞、巨噬细胞、浆细胞及淋巴细胞组成的肉芽肿，肉芽肿进一步纤维化，最终可形成骨关节的变形。

【影像学表现】

1. X线 多不能确定诊断，其阳性率仅为35%～42%。早期主要表现为四肢大关节周围软组织肿胀、骨质疏松，X线平片可见的骨性结构破坏多在发病3个月后发现，骨性关节面下出现小囊状低密度骨质破坏区，多为直径为 2 ～ 5mm 的低密度影[9]，边缘可见骨质增生硬化，严重者骨质破坏区可呈蜂窝状，相互融合呈较大的不规则骨质破坏区，其内可见死骨。

晚期主要表现为骨膜骨化、关节面硬化、凹凸不平，关节面周边骨赘形成，骨赘内可再次出现小的骨质破坏区，进一步刺激周围骨质反应性增生，形成更大的骨赘，导致整个关节骨质密度增高，累及关节滑膜、滑囊的慢性布鲁氏菌病可出现关节囊、滑囊钙化及关节囊内骨性游离体形成。关节间隙可以狭窄、增宽，亦或宽窄不一，其狭窄程度与继发性关节的退行性改变相关。

2. CT　与 X 线相比，CT 更容易发现小的骨质破坏区、小死骨、关节积液及周围软组织的改变，

可进行三维重建多方位观察骨质的细微变化。

（1）骨性关节面下局灶性骨质破坏区，多侵犯关节囊附着处骨质及关节软骨下囊变，此为本病的典型表现。累及骶髂关节的病变 CT 横断面显示最佳，80% 以上患者以单侧受累为主[10]，表现为骶髂关节骨性关节面下虫蚀状、小囊状骨质密度减低区，边缘见硬化缘环绕。周围关节最常累及膝关节和髋关节等承重大关节。

（2）骨质破坏区周围有明显的反应性新生骨及骨膜增生，增生骨内可出现新的骨质破坏区。

（3）关节间隙可增宽或变窄、毛糙、模糊，病变累及滑膜、滑囊及腱鞘可出现关节积液、滑膜囊肿、关节软骨骨化、关节滑囊钙化，最终可导致关节骨性强直[11]（图 4-5-1）。

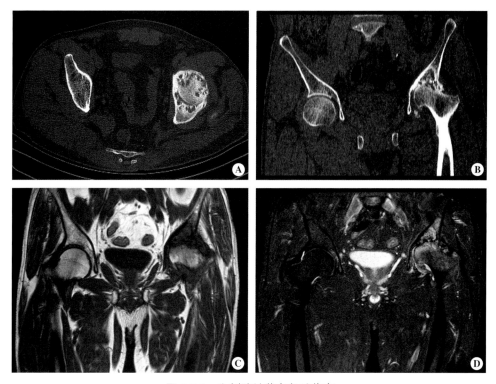

图 4-5-1　左侧髋关节布鲁氏菌病

A. CT 示左侧髋关节关节面下（包括髋臼及股骨头表面）多发小囊状低密度影，边缘见硬化缘，关节间隙狭窄，关节内可见骨小梁通过，出现骨性强直；B. CT 冠状面更直观地显示髋臼边缘骨质增生，骨赘形成，骨赘内仍可见小囊状破坏区；C、D. MRI 示左髋关节面下以长 T_1 信号、T_2WI 脂肪抑制序列呈略混杂高信号为主的骨质破坏区，关节间隙狭窄、毛糙

（4）周围软组织肿胀，发生于腰椎的病变可伴椎旁、腰大肌脓肿，脓肿范围较局限，囊壁较薄且不均匀，不超过 2 个椎体，此或可与结核寒性脓肿相鉴别。

3. MRI　是诊断关节内积液、骨髓水肿和关节

周围软组织受累的首选方法，尤其是在疾病的早期（图 4-5-2）。病变在 MRI 信号上无明显特异性，多表现为较均匀长 T_1、混杂 T_2 信号，脂肪抑制序列呈高信号，增强扫描较均匀强化（图 4-5-3）。

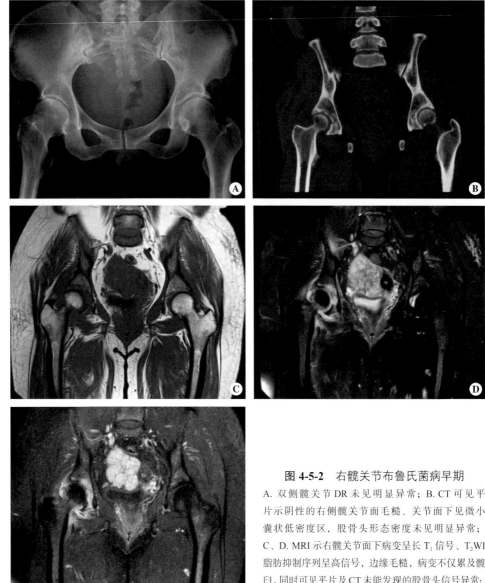

图 4-5-2 右髋关节布鲁氏菌病早期

A. 双侧髋关节 DR 未见明显异常；B. CT 可见平片示阴性的右侧髋关节面毛糙、关节面下见微小囊状低密度区，股骨头形态密度未见明显异常；C、D. MRI 示右髋关节面下病变呈长 T_1 信号、T_2WI 脂肪抑制序列呈高信号，边缘毛糙，病变不仅累及髋臼，同时可见平片及 CT 未能发现的股骨头信号异常；E. T_1WI 增强扫描示右髋关节病变明显强化

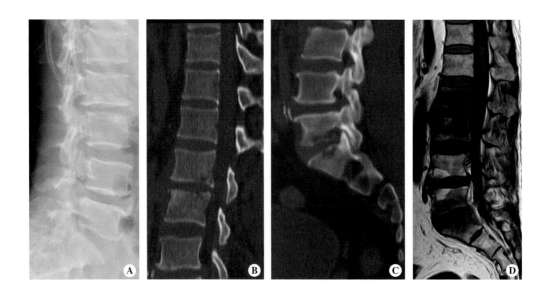

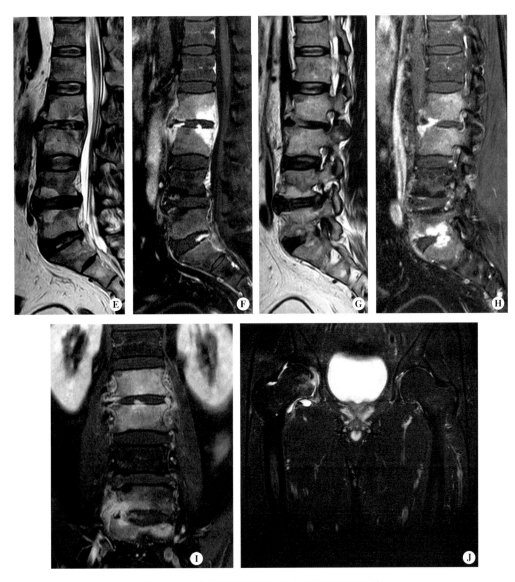

图 4-5-3 布鲁氏菌病累及多个腰椎及右髋关节

男性，56岁，进行性腰痛伴下肢不适 2 个月余。A. DR 示 L_2 椎体下缘见囊状密度减低区，L_2～L_3 椎体相对缘局部骨质密度增高，部分腰椎椎体边缘唇样骨质增生，以 L_4～L_5 椎体为著，腰椎间隙未见明显狭窄；B、C. CT 矢状面示 L_2～L_3、L_5～S_1 椎体相对缘见小囊状、不规则形骨质破坏区，呈低密度，边界不清，周围骨质硬化不明显；D、E、G. MRI 平扫示 L_2～L_3、L_5～S_1 椎体相对缘后部见小三角形、不规则形长 T_1 长 T_2 信号影，病变累及椎间盘，相应椎体内病变周围见斑片状稍长 T_2 信号区；F、H、I. MRI 增强扫描示 L_2～L_3、L_5～S_1 椎体内病灶明显强化，椎间盘累及部分亦明显强化，病变周围平扫稍长 T_2 信号区轻度强化，考虑为炎性水肿，冠状面可见病变椎体周围软组织未见明显肿胀及脓肿形成；J. 患者发现腰椎病变 1 个月后，自述右髋偶有疼痛、不适感，行双髋关节 MRI 发现右髋臼、股骨头关节面下小片状长 T_2 信号影，考虑为布鲁氏菌病累及髋关节早期表现

【诊断要点】

1. 流行病学史。

2. 实验室检查，血培养分离出布鲁氏菌；血清凝集试验阳性。

3. 病情进展缓慢，多部位、多关节、多组织受累。

4. X 线和 CT 显示承重大关节骨性关节面下局灶性骨质破坏，边缘有明显的反应性骨和骨膜增

生，新生骨内又可出现新的破坏区，新老病灶并存。

5. MRI 平扫可发现早期病变，显示骨髓水肿及关节积液，T_1WI 呈低信号，T_2WI 呈高信号。

【鉴别诊断】

1. 骨关节结核 临床上多有结核感染病史，骨关节结核 95% 以上继发于肺结核，临床表现以乏力、盗汗、消瘦为主，病程相对布鲁氏菌病长得多，影像学上骨关节破坏严重，而周围骨质增

生硬化及骨膜反应较轻，破坏区内多发沙砾状死骨，周围软组织冷脓肿形成，一般脓肿范围较布鲁氏菌病范围大，可伴钙化，晚期可出现纤维性强直，骨性强直少见。

2. 类风湿骨关节炎 临床上多有关节肿胀、疼痛、晨僵的典型症状，病程长，反复发作，血清中抗链球菌溶血素 "O" 试验阳性，布鲁氏菌血清学试验阴性；主要发生于四肢小关节，常见于近端指间关节、掌指关节和腕关节，病变很少累及远端关节面而近端不受累，且为双侧、对称性关节炎，MRI 显示特征性滑膜炎和血管翳形成，更早地显示软骨破坏及关节软组织结构受累。一般不造成关节畸形。

3. 骨关节退行性改变 好发于中老年，常见于髋关节、膝关节、脊柱等负重大关节，临床上以关节活动不灵便、疼痛为主要症状，无游走性疼痛，红细胞沉降率正常，布鲁氏菌凝集试验阴性。影像学表现为关节边缘骨质唇样增生或骨赘形成，关节间隙不均匀狭窄，以承重侧严重，后期可出现关节失稳、畸形、关节游离体及关节面下囊性变等。

4. 化脓性关节炎 主要症状为关节肿胀、活动受限，可出现局部软组织的红、肿、热、痛等急性感染表现，也可出现感染的全身中毒症状。影像学上早期以关节周围软组织肿胀、积液为主，关节间隙增宽，局部骨质疏松，进展期关节间隙变窄，软骨下骨质破坏，以承重面为重，晚期以骨质增生硬化为主，大块死骨，多出现骨性强直，MRI 平扫因渗出液蛋白含量较多而信号较高。

5. 缺血性骨坏死 发生于髋关节的布鲁氏菌病应与无菌性股骨头坏死进行鉴别，缺血性骨坏死无感染病史，临床表现为进行性的局部疼痛、功能障碍。影像学表现为股骨头表面虫蚀状骨质破坏、关节面下囊变，晚期关节面塌陷、股骨头变形，关节间隙狭窄，可累及对侧关节面，MRI可见典型"双线征"。

【研究现状与进展】

1. 在 X 线平片、CT、MRI 这 3 种影像检查中，MRI 软组织分辨率最高，能发现早期 X 线平片或 CT 不能发现的骨髓水肿及周围软组织改变，具有不可比拟的优越性。但 MRI 对骨质细微破坏的表现不如 X 线平片及 CT，CT 能做 ≤ 1mm 的薄层重建及多曲面重建，多角度、多方位观察骨质的细微变化。临床实际工作中需要合理搭配使用 3 种影像学检查，以达到最佳诊断效能。

2. DWI 是一种检测活体组织水分子扩散运动的方法，并且可以通过测量表观扩散系数（ADC）值来定量分析，反映组织细胞间的水分子运动情况。布鲁氏菌病急性期主要表现为关节面下的骨髓水肿，DWI 对此期表现具有非常高的敏感性，可以发现微小骨髓水肿灶。对布鲁氏菌性脊柱炎的研究发现[12]，DWI 序列还有助于鉴别病变急性期和慢性期，准确度可达 100%，但不能区别急性期和亚急性期，DWI 显示急性脊柱炎患者受感染椎体及椎旁感染性软组织呈高信号，而慢性期则表现为低信号。一般认为，急性脊柱炎时，炎性细胞堆积增加导致细胞外间隙变小，从而导致水分子扩散受限，DWI 上的信号强度增加；而在慢性脊柱炎中，病变包含的骨基质增加，且没有足够的流动质子来测量扩散系数，因此，慢性脊柱炎 DWI 上表现为低信号。

3. DTI 是在 DWI 基础上发展起来的一种磁共振功能成像技术，在中枢神经系统已广泛应用，近年来基于 MRI 扫描技术的快速发展，可以有效减少运动伪影，DTI 技术也开始越来越多地应用于骨骼肌肉系统，如关节软骨、椎间盘等。DTI 技术扫描速度快，可以发现组织早期的细微结构变化，并且可以生成 ADC 值和各向异性分数（FA）值来进行量化，反映组织细胞结构的完整性和功能改变。ADC 值反映水分子的扩散能力，与方向无关，扩散能力越强，信号越高，ADC 值越大；FA 值反映胶原纤维组织的完整性，纤维结构排列完整规律，各向异性越强，FA 值越高。布鲁氏菌病急性和亚急性期软骨细胞变性坏死，伴随细胞性水肿及胶原纤维组织在平行方向的水分子扩散受限，导致此期 FA 值降低、ADC 值增高，但 FA 值的改变早于 ADC 值。慢性期，由于机体免疫系统的修复作用，软骨、胶原基质均得以修复，出现新生组织细胞及小血管，并且较急性期、亚急性期病变炎性渗出少，使得 ADC 值和 FA 值均有所恢复，但相比于正常结构，因新生成分的存在而水分较多，ADC 值仍较正常结构高，同样因为新生组织的出现，水分子沿着新生组织的方向运动，FA 值降低。因此，应用 DTI 技术通过对 ADC 值及 FA

值的定量分析可以发现常规 MRI 序列尚未出现形态学改变的早期病变，为临床早期诊断提供依据。

4. 临床疑似病例可以先进行筛查试验，国内主要筛查试验为虎红平板凝集试验（rose bengal plate agglutination test，RBPT）或平板凝集试验（plate agglutination test，PAT），阳性者通过确诊试验证实。

5. 聚合酶链反应（polymerase chain reaction，PCR）是一种分子方法，该方法快速、敏感，敏感性为 94.9%，特异性为 96.5%，可用于培养产物的菌种鉴定及临床标本鉴定[7]。但由于 PCR 尚未标准化，在临床上的应用还需验证，尚不适用于常规检测。

总之，骨关节布鲁氏菌病的诊断要依靠流行病学接触史、临床表现、培养及血清学试验、影像学检查做出综合诊断，X 线平片为首选影像学检查，但 MRI 对疾病的早期发现及诊断发挥着不可替代的作用。

参 考 文 献

[1] Esmaeilnejad-Ganji SM，Esmaeilnejad-Ganji SMR．Osteoarticular manifestations of human brucellosis：A review．World J Orthop，2019，10（2）：54-62.

[2] Adetunji SA，Ramirez G，Foster MJ，et al. A systematic review and meta-analysis of the prevalence of osteoarticular brucellosis. PLoS Negl Trop Dis，2019，13（1）：e0007112.

[3] Zheng R，Xie S，Lu X，et al. A systematic review and meta-analysis of epidemiology and clinical manifestations of human brucellosis in China. BioMed Research International，2018，2018：1-10.

[4] Ulu KA，Metan G，Alp E. Clinical presentations and diagnosis of Brucellosis. Recent Pat Antiinfect Drug Discov，2013，8（1）：34-41.

[5] Mehanic S，Baljic R，Mulabdic V，et al. Osteoarticular manifestations of brucellosis. Medicinski Arhiv，2012，66（3 Suppl 1）：24-26.

[6] Elnour EF，Nisreen S. Brucella septic arthritis：case reports and review of the literature. Case Rep Infect Dis，2016，2016：4687840.

[7] Avijgan M，Rostamnezhad M，Jahanbani-Ardakani H. Clinical and serological approach to patients with brucellosis：A common diagnostic dilemma and a worldwide perspective. Microb Pathog，2019，129：125-130.

[8] 中华传染病杂志编辑委员会. 布鲁氏菌病诊疗专家共识. 中华传染病杂志，2017，35（12）：705.

[9] 王云钊. 中华影像医学骨肌系统卷. 第 2 版. 北京：人民卫生出版社，2012.

[10] Bozgeyik Z，Aglamis S，Bozdag PG，et al. Magnetic resonance imaging findings of musculoskeletal brucellosis. Clin Imaging，2014，38（5）：719-723.

[11] Remide A，Berna DM. Musculoskeletal brucellosis. Semin Musculoskelet Radiol，2011，15（5）：470-479.

[12] Oztekin O，Calli C，Adibelli Z，et al. Brucellar spondylodiscitis：magnetic resonance imaging features with conventional sequences and diffusion-weighted imaging. Radiol Med，2010，115（5）：794-803.

第六节　结核分枝杆菌感染

【概述】

骨关节结核（tuberculosis of bone and joint）是由结核分枝杆菌侵及骨关节引起的慢性感染性疾病。95% 以上继发于肺结核，多由血源性播散所致，结核分枝杆菌经血液循环到骨和关节，停留在血供丰富的骨松质和关节滑膜内而发病。骨关节结核的发病率占所有结核病病例的 2%～5%，占肺外结核的 10%～20%，此数据在发展中国家明显高于发达国家[1,2]。在肺外结核中骨关节结核的发病率仅次于淋巴结结核和泌尿生殖系统结核，排在第三位。而骨关节结核病例中，脊柱结核发病率最高，约占 50%，其次为关节结核，骨结核相对少见。外周骨关节结核多见于下肢承重大关节，多为单侧发病，其中发病率最高的为髋关节（12%～15%），其次为膝关节（10%）、肋骨（10%）、肩关节（7%）、踝关节（7%）、肘关节（2%）和腕关节（2%）。近年的研究显示，骨关节结核的发病率正由承重大关节向四肢小关节转移，尤其在儿童、老人及免疫力低下的群体，发生在手、足等部位的结核病例并不少见[3]。骨关节结核的发病率在性别、种族上没有明显的差异。在年龄上，所有年龄组均可发病，儿童的发病率仍然最高，而老年人可表现为长时间静止后骨关节病变的再激活。此外，该病在一些贫穷、营养不良、人口聚集的地区发病率较高。有基础疾病者（如合并糖尿病）、长期使用激素、免疫抑制剂者、过度劳累，HIV 阳性者均为该病的高危人群，而外伤常为骨关节结核的诱因之一。

结核分枝杆菌是一种细长而微弯，两端微钝的需氧菌，无鞭毛及芽孢，不能活动，不产生内、外毒素。主要包括人型、牛型和鼠型等类型，其中对人类致病的最多见的为人型，牛型少见。结核分枝杆菌生长缓慢，一般培养 4～6 周形成菌落。其菌体内含有类脂质、蛋白质和多糖类，且类脂质占总重量的 50%～60%，由此导致其耐受性强，耐干燥，耐强酸、强碱，耐寒冷，可以较长期生存在外界环境中，易产生耐药性变异及 L 型细菌。

结核病的主要传染源为排菌的开放性肺结核患者，主要经呼吸道传播，排菌的肺结核患者咳嗽、打喷嚏时产生的气溶胶颗粒随飞沫播散，颗粒中携带的结核分枝杆菌被健康人吸入而致病，痰干燥后，结核分枝杆菌还可以随尘埃飘浮在空气中，形成远距离播散。少数经消化道及皮肤伤口感染。人群对结核分枝杆菌普遍易感，其中婴幼儿、青春后期及老年人发病率较高。一般情况下，机体感染结核分枝杆菌后 90% 的人并不发病，部分人机体免疫力低下时发病，也有感染者可以自愈或成为结核分枝杆菌的长期携带者。骨关节结核绝大多数继发于身体其他部位，最多见的为肺部结核病变，结核分枝杆菌通过血行播散易停留在血供丰富的骨松质、红骨髓及负重大、活动较多的关节等处，如椎体、长骨干骺端，以及膝、髋等大关节滑膜。

结核病的发生、发展及转归主要与结核分枝杆菌的数量、毒力，以及机体的免疫功能有关。科赫（Koch）现象一直用来解释原发性结核病和继发性结核病的不同发病机制。变态反应的出现提示机体已获得对病原体的免疫力，并且变态反应的同时伴有干酪样坏死，试图破坏和杀灭结核分枝杆菌。骨关节结核的易感性与环境因素及相关基因的多态性有关，相关基因主要有维生素 D 受体（vitamin D receptor，VDR）基因、γ 干扰素（IFN-γ）及其受体基因、单核细胞趋化蛋白 -1（monocyte chemotactic protein-1，MCP-1）基因、TNF-α 基因、人类白细胞抗原（human leukocyte antigen，HLA）基因等[4]。

结核病的实验室检查：①细菌学检查，包括涂片和培养，由于肺外结核标本的含菌量低，故涂片和培养的敏感性较差，且培养的时间较长，易造成病变的延误诊断。②分子生物学检查，核酸扩增检测法（Xpert Mycobacterium tuberculosis/rifampicin，Xpert MTB/RIF）是一种半巢实时定量 PCR 体外诊断技术，具有快速诊断的优势，2 小时内即可诊断患者是否感染结核分枝杆菌，同时还可以得到患者对利福平的耐药性情况。研究表明，Xpert MTB/RIF 试验诊断骨关节结核的敏感性为 70.9%，特异性为 100%[5,6]。③结核病病理学检查。④免疫学检查，包括 PPD、γ 干扰素释放试验（interferon gamma release assay，IGRA）和结核分枝杆菌抗体检测。其中 PPD 用于检测机体是否感染过结核分枝杆菌，但其灵敏性、特异性较低，环境中的非结核分枝杆菌感染及卡介苗接种后可出现假阳性，且对免疫功能受损人群的敏感性不足。IGRA 是通过酶联免疫斑点技术检测外周血中释放 γ 干扰素的 T 淋巴细胞（即 T-SPOT.TB），阳性结果提示患者体内存在针对结核分枝杆菌特异的效应 T 细胞，并且可将结核分枝杆菌感染从卡介苗接种和大多数环境非结核分枝杆菌（堪萨斯、苏氏、戈登或海分枝杆菌除外）感染中区分出来，但是否为活动性结核病，需结合临床症状及其他检测指标综合判断，T-SPOT.TB 不能作为单独的决定性地诊断结核病的依据；国内研究显示，IGRA 的敏感性为 53%～98%，特异性为 60%～90%（或以上），多数报道敏感性和特异性均在 70% 以上。2014 年中华医学会结核病学分会结合 WHO 指南和我国国情，提出现阶段我国 IGRA 应用建议：PPD 和 IGRA 均无法区分结核病潜伏感染和活动性结核病，也不能准确预测结核病潜伏感染是否能够发展成活动性结核病，但对缺少细菌学诊断依据的活动性结核病可以起到补充和辅助诊断的作用，IGRA 阴性结果对排除结核分枝杆菌感染有一定的帮助。IGRA 在 AIDS 患者中敏感性明显优于 PPD，但 IGRA 不适用于流行病学筛查，不建议替代 PPD 作为健康人群的筛查方法[7-9]。

骨与关节结核是一种慢性疾病，病程发展缓慢，临床症状与体征表现呈多样性。全身症状可有长期低热、盗汗、乏力、食欲下降、体重减轻等；局部可有四肢关节肿痛、功能障碍，当骨松质内病变突破骨皮质后，可在周围软组织内形成冷脓肿，脓肿累及皮下，可穿破皮肤形成窦道。发生于脊柱的结核常表现为隐匿性的颈、腰、背部疼痛（多为酸痛和钝痛）、僵硬、局部压痛，可伴椎旁、咽后、腰大肌冷脓肿形成，椎体骨质破坏可形成局限性后突畸形，椎旁脓肿累及椎管时，可压迫相应水平脊髓及神经根，出现相应的神经症状，如双下肢的感觉、运动障碍，严重者可导致瘫痪。颈椎结核患者可致咽后壁脓肿，压迫食管和气管，引起相应的吞咽困难和呼吸不畅。

腕关节结核偶尔会出现腕管综合征的表现。

【病理生理学】

骨关节结核的病理改变与身体其他部位的结核病理改变基本相似,有渗出、增生及干酪样坏死3种基本病理改变。

1. 骨结核　主要以溶骨性破坏为主,新生骨少见,病变常由骨松质内的小结核灶开始,随即形成结核性肉芽肿,即结核结节,此期病变较局限,较少形成死骨,镜下可见结核结节主要由上皮样细胞、朗格汉斯巨细胞、淋巴细胞及少量反应性增生的成纤维细胞构成;结核结节中心可出现干酪样坏死,破坏的骨髓逐步被结核性肉芽肿和坏死组织取代,破坏区内可形成死骨,坏死物液化后在骨旁形成结核性脓肿,脓肿穿破皮肤可形成窦道。

2. 关节结核　根据发病部位可分为滑膜结核和骨结核,滑膜型关节结核为结核分枝杆菌经血行先侵犯滑膜,早期以渗出性病变为主,表现为滑膜的充血肿胀、特异性肉芽组织增生,晚期由于纤维组织的增生导致滑膜增厚,纤维素性渗出物增多,最终在关节内沉积并钙化,形成白色"米粒体",滑膜结核进一步发展,先侵犯关节软骨,进一步可破坏关节面及软骨下骨质,但破坏一般比较缓慢,所以关节结核关节间隙变窄出现比较晚,且多不对称。骨型关节结核者多在骨骺结核和干骺端结核的基础上,病变穿过关节软骨而侵入关节内。

【影像学表现】

影像学检查在骨关节结核的诊断中一直发挥着重要的作用,目前骨关节结核首选的影像学检查仍然是X线平片,但X线平片通常在发病3～4个月后才有阳性表现,主要表现为骨质破坏、骨质疏松和局部软组织肿胀,骨质破坏区内可见死骨,骨质增生硬化和骨膜反应较少,骨结核合并其他化脓性细菌感染时骨质破坏区周围可出现明显骨质增生硬化,而CT检查可以发现小的骨质破坏区及小死骨、小脓肿、关节积液等;MRI则有助于病变的早期诊断,以及显示椎管、脊髓、脊膜的受累情况,通常发现病变后应进行增强扫描,可更加清晰地显示病变累及范围及病理改变。下文将对不同类型骨关节特点进行介绍。

一、管状骨结核

管状骨结核指发生在四肢骨骨干、骨骺、干骺端而不侵犯关节的结核,可分为长管状骨结核和短管状骨结核。长管状骨结核根据年龄和发病部位又可以分为骨骺和干骺端结核与骨干结核,其中骨骺和干骺端结核多见,骨干结核相对少见。

(一)骨骺和干骺端结核

长骨的骨骺和干骺端结核好发于儿童和青少年,10岁以下较多见。临床症状可表现为局部肿胀、酸痛不适、患肢活动受限。好发于股骨上端、尺骨近端、桡骨远端,其次为股骨远端及胫骨近端。若治疗不及时,可向关节方向发展,形成骨型关节结核。

【影像学表现】

1. X线　早期表现为骨骺、干骺端的局限的骨质疏松、骨小梁稀疏,随后出现圆形或类圆形、偏心或中心性的溶骨性骨质破坏区,病变边缘清晰、锐利,周围无硬化缘,没有或有轻微的骨膜反应;骨质破坏区内可见细小的高密度的沙砾状死骨或钙化。骨质破坏区可跨越骺线,此为骨骺和干骺端结核特征性表现,可用于鉴别长骨结核及其他长骨骨髓炎性病变。如关节周围出现软组织肿胀,常提示病变侵及关节,合并关节结核。

2. CT　可见骨骺和干骺端骨松质内低密度的溶骨性骨质破坏,破坏区与正常骨分界清楚,边缘无硬化缘,破坏区内高密度小死骨和斑点状钙化显示较平片更清晰。可以更清晰地显示关节及周围软组织的受累情况。

3. MRI　能发现病变早期的骨髓水肿,T_1WI呈低信号,T_2WI呈高信号,边缘模糊;病变进一步进展,当病变以结核肉芽肿为主时,T_1WI呈低信号,T_2WI呈高、低混杂信号,周围可伴长T_1长T_2信号水肿带(图4-6-1);若以干酪样坏死为主,T_1WI呈低信号,T_2WI呈高信号,其内散在小斑点状低信号的小死骨或钙化影。相比于X线图像,MR图像可以更清晰地显示发生于骨骺的骨质破坏区跨越骺线生长这一特点(图4-6-2)MR增强扫描可见增生的肉芽组织明显强化,边界多不清晰,中心可见不强化的坏死区,骨骺的水肿可轻度强化,周围软组织形成冷脓肿边缘环状强化。

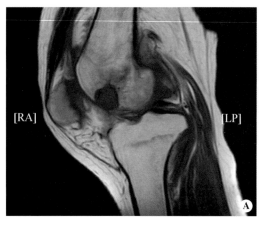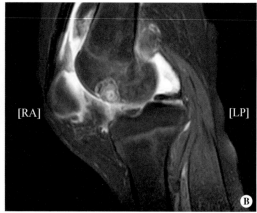

图 4-6-1　膝关节骨骺结核侵及关节
A. MRI T₁WI 示骨骺关节面下类圆形长 T_1 信号影；B. T_2WI 脂肪抑制序列示病灶呈混杂稍高信号

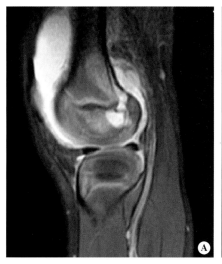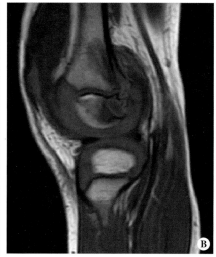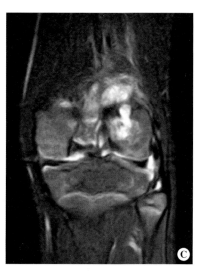

图 4-6-2　膝关节骨骺、干骺端结核
A. MRI T_2WI 脂肪抑制序列示病灶起自骨骺，跨越骺线；B. T_1WI 图像；C. T_2WI 冠状面

【诊断要点】

1. 多发于儿童和青少年，有肺结核或其他部位结核病史。

2. 病程进展缓慢，临床症状轻。

3. 影像学主要表现为四肢长骨骨骺或干骺端溶骨性骨质破坏，与正常骨分界清晰，无硬化缘，破坏区内见沙砾状死骨或小钙化，病变周围骨质疏松。

4. 特征表现为骨质破坏区可跨越骺线。

【鉴别诊断】

1. 骨囊肿　好发于儿童长骨骨干与干骺端中心，表现为类圆形膨胀性低密度骨质破坏区，边界清，其内可见分隔，无死骨，病灶长径与骨干长轴平行，边缘可见薄壳状硬化缘，较大范围的病灶可伴病理性骨折。MRI 呈长 T_1 长 T_2 信号改变，信号均匀，增强扫描病变无强化。

2. 骨巨细胞瘤　多见于长骨骨端，好发年龄为 20 ~ 40 岁，X 线表现为膨胀性、偏心性骨质破坏，典型者呈 "皂泡样" 改变，骨壳较薄，其内可见纤细骨嵴，肿瘤有横向膨胀的倾向，其最大径常与骨干垂直，骨破坏区与正常骨分界清晰但不锐利，无硬化缘，骨破坏区内无钙化及骨化影。

3. 软骨母细胞瘤　多见于青少年，80% 以上发生于 11 ~ 30 岁，肿瘤多位于干骺愈合前的骨骺，可突破骨端进入关节，亦可跨越骺线向干骺端发展，但单纯位于干骺端而不累及骨骺板或骨骺者极少见。X 线表现为类圆形骨质破坏区，边界清，周围常见硬化缘，20% ~ 50% 的病例在破坏区内可见小点状、斑片状钙化，病变周围可形成软组织肿块，可伴骨膜反应。

（二）长管状骨骨干结核

长管状骨骨干结核较少见，好发于儿童，30岁后极少见，多发生在少有肌肉附着的长骨骨干，如尺桡骨和胫腓骨，发病急缓不等，由于病灶距离骨骺板和关节较远，一般不影响骨发育及关节功能。临床可出现患肢慢性、可耐受性疼痛，局部软组织肿胀，压痛阳性，可触及皮下波动感。

【影像学表现】

1. X 线　患者抵抗力低或细菌毒力强、病变发展迅速者以骨质破坏为主，早期表现为骨干骨质疏松，周围软组织肿胀，随后出现虫蚀状、类圆形骨质破坏区，病变边缘清晰，硬化缘少见（图4-6-3），可见薄层骨膜增生，范围与骨质破坏范围一致，病骨周边软组织梭形肿胀；病变进一步发展，骨皮质变薄、膨胀，呈梭形增粗；病变可向骨干两端延伸，但很少侵犯关节。病变发展缓慢者以增生硬化为主，骨膜增生与邻近骨皮质融合形成一层粗大的骨皮质，骨内破坏可使髓腔增大，此型与硬化性骨髓炎鉴别困难，但这种皮质增粗为不均匀性增粗，局部可变薄或破损中断。极少数患者抵抗力弱时病变进展恶化，骨硬化区出现溶骨性破坏或穿破皮肤形成窦道。

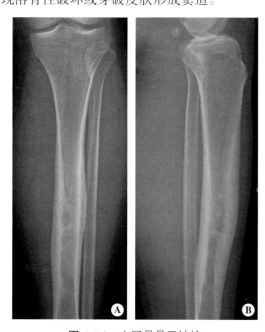

图 4-6-3　左胫骨骨干结核

A、B. 左胫骨中段见类圆形、类椭圆形骨质破坏低密度区，边界清晰，边缘未见明显硬化缘

2. CT　可以进行三维重建，多方位显示早期溶骨性破坏及骨质疏松情况，尤其对于显示骨质破坏区内部结构更有优势，如显示骨间隔及小死骨方面，对于骨膜反应及周围软组织肿胀范围等的显示亦有一定的应用价值。

3. MRI　骨质破坏区 T_1WI 呈低信号，T_2WI 呈高信号，其内可见 T_1WI、T_2WI 均呈低信号的小死骨。部分病灶在 T_2WI 可见典型的"同心圆"征象，即中心为稍高信号的干酪样坏死区，外层低信号纤维包膜包绕，最外层为高信号的肉芽组织及水肿带，增强扫描环状强化。骨膜下冷脓肿及软组织肿胀，呈长 T_1 长 T_2 信号，软组织肿胀范围与骨病变范围基本一致。

【诊断要点】

1. 好发于青少年，前臂或小腿多见。

2. 影像学主要表现：机体抵抗力弱以骨质破坏为主者表现为骨干内类圆形骨质破坏区，边缘少有硬化，骨膜反应轻微，且规则平滑，周围梭形软组织肿胀，范围均与骨质破坏范围一致；儿童或机体抵抗力强者表现为硬化型，骨皮质不均匀增粗，局部可变薄或破损中断。

【鉴别诊断】

1. 硬化性骨髓炎　骨质增生硬化明显，骨膜增生、皮质增厚，髓腔狭窄或闭塞，广泛或局限的骨质硬化与正常骨质没有明显界线，在骨质硬化区内一般无骨质破坏，一般无死骨形成，邻近软组织多无肿胀。

2. 急性化脓性骨髓炎　临床起病急骤，全身及局部感染症状明显，病变始于干骺端而后向骨干发展，X 线表现为不同范围的骨质破坏，骨膜新生骨形成和死骨，无骨质膨胀，周围软组织肿胀为弥漫性肿胀，常超越骨质破坏范围。

3. 骨嗜酸性肉芽肿　多见于 5～10 岁儿童，发生于长骨骨干者，X 线表现为斑片状骨质破坏区，可向外扩展，其内无死骨及钙化，周围常见层状骨膜增生，骨膜增生厚而完整且范围大于骨质破坏区。

4. 尤因肉瘤　好发于 5～15 岁儿童长骨骨干或干骺端，可为虫蚀状、大片状骨质破坏，边界不清，周围骨皮质呈花边样缺损，广泛层状骨膜增生，可被破坏形成 Codman 三角，病变早期即可穿破皮质形成软组织肿块，且软组织肿块较大，与骨破坏不成比例。

（三）短骨结核

短骨结核不仅包括短管状骨结核，也包括发生于腕骨、跗骨等块状短骨的结核，其中短管状骨结核也称结核性指（趾）骨炎或骨气臌，指发生在手、足指（趾）骨、掌（跖）骨等短管状骨的结核。多见于 5 岁以下儿童，可单发或多发，近节指（趾）骨多见，起病缓慢，可有局部软组织的梭形肿胀，或无症状，体检发现，多无压痛，活动不受限或稍感不适。本病可自愈，偶有破溃形成窦道。

【影像学表现】

1. X 线

（1）本病常为双侧手足多发病灶，累及指（趾）多骨（图 4-6-4），但多为单发病灶，同一骨出现多发病灶者少见。

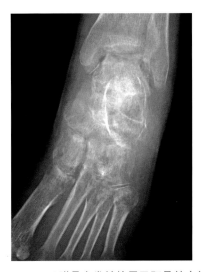

图 4-6-4　足跗骨多发结核累及距骨基底部

X 线示足跗骨、距骨基底部多发虫蚀状骨质破坏、骨质疏松，跗骨间隙模糊，周围软组织肿胀

（2）早期仅表现为骨质疏松，手指呈梭形增粗、软组织肿胀。

（3）病变进展，患骨内圆形、类圆形骨质破坏区，呈囊状透亮区，边界清楚，骨皮质变薄、膨胀，骨干梭形增粗，称为骨气臌，大多位于骨中央，长轴与骨干长轴一致。病灶内有时可见粗大而不完整的骨嵴，但很少见死骨。病变穿破骨皮质可引起骨膜增生，很少累及关节。

（4）修复期，病变周围软组织肿胀减轻，破坏区可缩小，骨质硬化。儿童的短骨结核痊愈后可不留任何痕迹或残留轻微的骨质结构异常。

（5）成年人的短管状骨结核多范围较局限，靠近干骺端，蜂窝状骨质破坏，局部骨质膨胀，破坏区周围可有骨质增生硬化，严重的骨质破坏可累及整个骨干，并发生病理性骨折。

（6）指骨多发病变可累及腕骨，进而累及腕关节，形成腕关节结核。

（7）足部诸骨中以跟骨结核最多见，由于足部肌腱多而软组织薄弱，跟骨结核常容易形成窦道（图 4-6-5）。

2. CT 和 MRI　本病主要依靠 X 线平片即可诊断，但在病变早期或 X 线表现不典型时，CT 和 MRI 可以提供一些非常有价值的信息，如轻微的骨质破坏（图 4-6-6）及周围软组织的改变等，MRI 还有助于发现髓腔病灶内小的干酪样坏死，CT 和 MRI 还可以进行增强扫描，清晰明确地显示病变累及范围，以及周围环状强化的软组织脓肿情况。

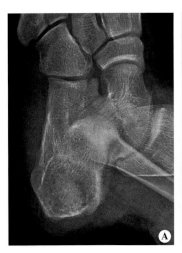
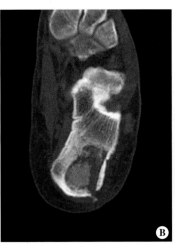
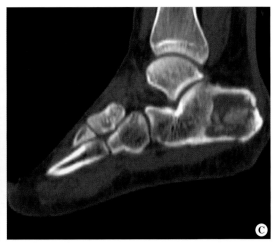

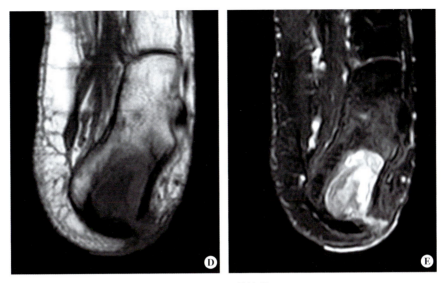

图 4-6-5　跟骨结核

A. DR 示跟骨内类圆形骨质密度减低区，骨皮质不连续，骨质破坏区内见块状死骨；B、C. CT 示骨质破坏区边界清晰，破坏区边缘骨质硬化不明显，局部骨皮质破损，窦道形成；D、E. MRI 示跟骨骨质破坏区 T_1WI 呈低信号，T_2WI 脂肪抑制序列呈混杂高信号，周围软组织肿胀，局部窦道延伸至皮下

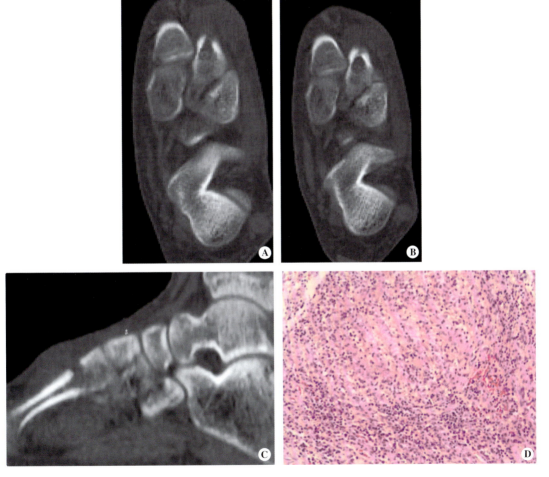

图 4-6-6　足第 2 跖骨基底部结核

患者左足疼痛伴足背皮下脓肿形成，局部脓肿穿刺基因学 Xpert MTB/RIF 检测到 MTB，且利福平敏感。A、B. CT 横断位示第 2 跖骨基底部见小囊状骨质破坏区，其内见沙砾状小死骨；C. CT 矢状面重建示跖骨基底部囊状骨质破坏区；D. 病理示肉芽肿性病变，可见上皮样细胞、组织细胞形成结节形病灶，周围淋巴细胞、浆细胞浸润

【诊断要点】

1. 好发于5岁以下儿童，常累及指（趾）多骨，在手指以第3指近节及中节指骨多见。

2. 典型X线表现为骨干中央类圆形骨质破坏区，骨皮质变薄、膨胀呈骨气臌，周围软组织梭形肿胀，破坏区长径与骨干长径一致，其内可见骨嵴，周围可见骨膜反应，很少累及关节。

【鉴别诊断】

1. 多发性内生软骨瘤　好发于手足短管状骨干骺端或骨干，发生于干骺端者多偏心性生长，发生于骨干者多中心性生长，X线表现为边界清楚的类圆形、多房状骨质破坏区，边缘多有硬化，与正常骨质相分隔，骨皮质可变薄、膨胀，骨破坏区内可见多发点状、不规则钙化，病变周围一般无骨膜增生及软组织肿胀。

2. 骨囊肿　骨干内边界清楚的囊状透亮区，边缘有硬化缘，其内多无结构，可伴病理性骨折，

周围无骨膜增生及软组织肿胀。

3. 痛风　好发于40～60岁男性，多始于第一跖趾关节，关节面不规则、穿凿样骨质破坏，周围无硬化缘，周围软组织内可出现钙化的痛风结节，临床实验室检查发现血尿酸增高。

4. 骨嗜酸性肉芽肿　发生于短管状骨者，多累及干骺端和骨干，溶骨性破坏位于骨髓腔内，膨胀性生长，骨质破坏区内为软组织密度结构，病变周围层状骨膜增生，周围软组织肿块。

二、扁骨及不规则骨结核

扁骨主要分布于头、胸等处，包括颅骨、胸骨、肋骨及肩胛骨（图4-6-7）等，不规则骨主要包括椎骨、髋骨等，发生于扁骨及不规则骨的结核相对少见，其中以椎体结核最多见，其次为扁骨结核中的肋骨结核。

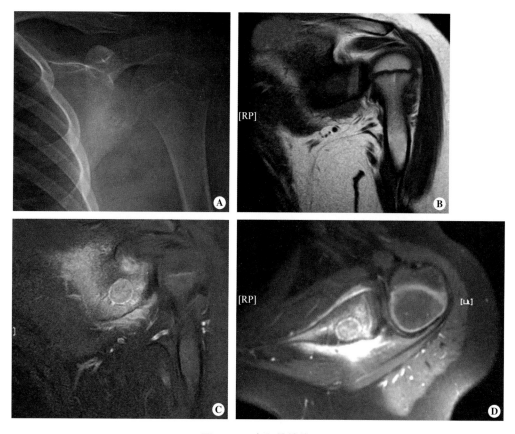

图 4-6-7　肩胛骨结核

A. DR 示左侧肩胛骨内类圆形低密度影，界清，边缘未见明显硬化缘；B. MRI T$_1$WI 示肩胛骨内类圆形低信号影；C. T$_2$WI 脂肪抑制序列示肩胛骨内类圆形高信号影，边界清，周围骨质见斑片状长 T$_2$ 信号骨髓水肿影；D. T$_1$WI 增强示肩胛骨内骨质破坏区边缘环状强化，周围软组织肿胀，见斑片状强化

（一）颅骨结核

颅骨结核（tuberculosis of skull）指结核分枝杆菌侵入颅骨引起的特异性炎症反应。主要通过血行、淋巴系统及邻近组织的结核病灶直接蔓延至颅骨所致。多继发于肺结核或身体其他部位结核。好发于儿童或机体免疫力低下者，额顶骨多见，颅底骨少见。起病缓慢，病程较长，主要表现为头部包块，局部皮肤无红、热，病变向内侵及硬脑膜可出现剧烈疼痛。

【影像学表现】

1. X 线　根据病变累及范围可分为局限型和弥漫型，以局限型多见，表现为圆形或椭圆形穿凿样骨质破坏、缺损区，边界较清但欠规整，颅骨结核通常始于板障，且内板破坏大于外板，因此骨质缺损的边缘有时可见双边征，破坏区内可见小死骨，周围骨质增生硬化不明显，可伴有局部软组织肿胀，病变可跨越颅缝侵及邻近骨质。弥漫型骨质破坏区广泛，边缘模糊，可形成窦道。

2. CT 和 MRI　CT 表现与 X 线表现类似，CT 和 MRI 可以多方位清晰显示病变累及范围，MRI 图像 T_1WI 呈低信号，T_2WI 呈高信号，同时 MRI 还有助于发现颅板下硬脑膜、软脑膜及脑实质的受累情况。

【诊断要点】

1. 儿童或免疫力低下者，常有原发结核病灶，头部包块，缓慢增大，局部皮肤无红、热。

2. 典型 X 线表现为颅骨单发或多发穿凿样骨质破坏区，始于板障，内板破坏范围常大于外板，边缘硬化不明显，其内可见小死骨，周围软组织肿胀，可形成窦道。

【鉴别诊断】

1. 颅骨骨髓炎　骨髓炎病变较结核广泛，临床起病急，有急性感染症状，X 线表现为破坏区周围骨质增生硬化明显，可见骨膜反应，病变一般不超越颅缝，常见大的死骨。

2. 多发性骨髓瘤　发病年龄一般比结核大，多发生在 40 岁以上，男性多于女性，表现为颅骨多发穿凿样骨质破坏区，大小不等，周围无骨质硬化，无死骨，无软组织肿胀，除颅骨外常伴躯干骨及四肢骨近端受累，尿液中本周蛋白阳性。

3. 颅骨嗜酸性肉芽肿　多见于小儿及青少年，同样起源于板障，逐渐累及内外板，圆形、类圆形溶骨性破坏区，边界不规则，但锐利，与正常颅骨分界清，骨质破坏区可见典型"纽扣样"死骨。周围无软组织肿胀及脓肿形成。

4. 颅骨转移瘤　好发于中老年人，多有原发肿瘤病史，影像学上表现为颅骨多发溶骨性骨质破坏，边界不清，边缘无硬化，周围多伴软组织密度肿块。

（二）肋骨及胸骨结核

肋骨及胸骨结核（tuberculosis of ribs and sternum）是指结核分枝杆菌直接或由血行、淋巴循环播散至胸骨或肋骨而引起的慢性炎症性病变。临床上患者多因胸壁肿胀或胸骨前隐痛就诊，后期可继发胸壁脓肿，形成窦道，向内突破胸壁形成结核性脓胸。

【影像学表现】

1. X 线　阳性表现的出现比临床表现晚得多，早期患者胸部 X 线检查经常是正常的，胸骨结核好发于胸骨柄和胸骨体，晚期可见病骨内圆形、类圆形、不规则形、虫蚀状骨质破坏区，其内可见沙砾状小死骨，骨质破坏常引起胸骨髓腔内密度不均，导致邻近破坏区的正常骨组织密度相对增高，呈骨质增生硬化改变。肋骨结核好发于 4～7 肋，单发多见。病变肋骨亦可呈骨气臌改变，如局限于肋骨的边缘，则多见肋骨下缘形成局限性的缺损；病骨周围胸壁软组织肿胀、冷脓肿形成，X 线平片显示为周围软组织内密度增高，其内可见钙化，皮肤破溃可形成窦道而经久不愈。

2. CT 和 MRI　CT 的三维成像技术能显示细微的解剖结构及细小病灶，更细致地显示胸骨、肋骨破坏程度、范围，骨髓腔内密度改变，死骨，脓肿及小钙化，更清晰地显示窦道及胸壁软组织累及情况，脓肿有无破入邻近胸腔、纵隔等，是否合并结核性胸膜炎、肺结核等。增强扫描可见胸壁脓肿边缘环状强化，中心见无强化坏死区（图 4-6-8）。MRI 图像常用于检测早期胸骨、肋骨结核性骨髓炎及软组织改变，对软组织病变及骨髓水肿的显示明显优于 CT，显示骨质细小结构改变及死骨方面不如 CT。

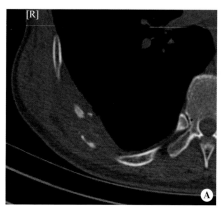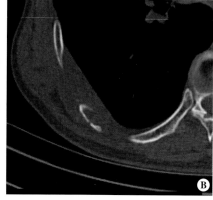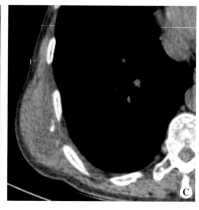

图 4-6-8　右侧肋骨结核

A～C.CT 示右侧肋骨溶骨性骨质破坏，边缘较光滑、清晰，局部骨皮质中断，软组织窗可见右侧胸壁软组织肿胀、脓肿形成，其内见钙化（A、B.
CT 骨窗；C.CT 纵隔窗）

【诊断要点】

1. 患者局部胸壁疼痛、肿胀或胸壁有无痛性肿块。

2. 典型 X 线表现为胸骨、肋骨内的膨胀性、溶骨性骨质破坏区，边缘清晰光滑，其内可见小死骨，发生于胸骨者骨质破坏区周围骨质密度常不均匀增高，周围胸壁软组织肿胀、脓肿形成，皮肤破溃可形成窦道，亦可向胸廓内侵犯胸膜引起胸腔积液。

【鉴别诊断】

1. 胸骨肋骨转移瘤　好发于中老年人，多有原发肿瘤病史，影像学上表现为肋骨、胸骨溶骨性或成骨性骨质破坏，边缘模糊，肋骨膨胀不明显，常合并骨皮质中断，周围伴软组织密度肿块，肿块范围较局限，增强扫描软组织整体强化，非结核脓肿的环状强化。

2. 骨纤维异常增殖症　肋骨骨纤维异常增殖症亦表现为肋骨局部膨胀性骨质破坏，其内呈磨玻璃密度，边缘硬化，病变与正常组织分界清，周围软组织无异常。

（三）髂骨、耻骨和坐骨结核

髂骨结核（tuberculosis of iliac bone）是指发生在远离骶髂关节和髋关节面、单纯累及髂骨体的结核，多发生在髂骨翼和髂骨嵴，耻骨、坐骨结核少见。髂骨、耻骨和坐骨结核好发于青少年。

【影像学表现】

髂骨结核病灶多为单发，较局限，X 线平片表现为类圆形或不规则形的骨质破坏区，较少形成死骨，其周围骨质呈不同程度骨质吸收改变，致使病灶边缘显示模糊不清。髂骨结核容易形成冷脓肿，并且脓肿易沿髂肌间隙流注，常见流注部位为大腿根部、下腹部及腹股沟区。

耻骨、坐骨结核常表现为一侧耻骨、坐骨的溶骨性骨质破坏，局部可有死骨形成（图 4-6-9），病变波及耻骨、坐骨支时，常见骨膜反应。病变可由耻骨体向上、向下蔓延至耻骨支，越过中线可破坏耻骨联合，并累及对侧耻骨。耻骨结核形成冷脓肿，可沿着耻骨及内收肌向腹股沟或大腿内侧流注，严重者脓肿至阴囊或阴道内，局部可形成窦道并流出淡黄色脓性分泌物。

【诊断要点】

髂骨、耻骨和坐骨结核非常少见，好发于青少年，临床可出现局部疼痛、酸胀，压痛明显，影像学主要表现为髂骨面或一侧耻骨、坐骨的溶骨性骨质破坏区，病变多局限，但边缘可模糊不清，其内有时可见死骨，容易形成软组织肿胀并沿肌肉间隙流注，局部可形成窦道。

【鉴别诊断】

髂骨、耻骨、坐骨结核主要与髂骨和耻骨的骨髓炎鉴别，髂骨、耻骨和坐骨的骨髓炎均起病急骤，局部出现红、肿、热痛的急性感染表现。影像学上虽然同样表现为溶骨性骨质破坏，但病变范围常较结核广泛，破坏区周围常伴有明显增生硬化；耻骨骨髓炎一般不跨越耻骨联合，故很少累及对侧耻骨。

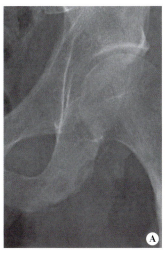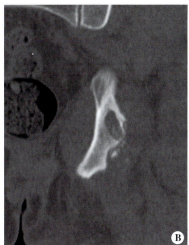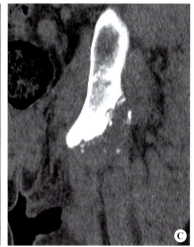

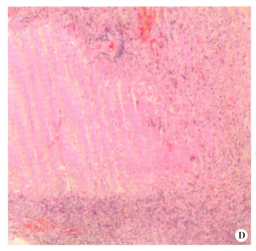

图 4-6-9　左侧坐骨结核

A ～ C. 左侧坐骨支内见类椭圆形骨质破坏区，边缘无硬化缘，骨质破坏区内见沙砾状死骨，周围软组织肿胀、脓肿形成，其内见点状钙化；D. 镜下可见少量炎性肉芽组织和灶状坏死，散在多核细胞、组织细胞及慢性炎细胞浸润，局灶性小脓肿形成

三、关节结核

关节结核比较常见，发病率仅次于脊柱结核，排在骨关节结核发病率的第二位。一般为单关节受累，感染途径有两种，一种是由于软骨对结核分枝杆菌无阻挡作用，邻近关节的骨骺、干骺端结核均可穿破骺板直接侵犯关节，称为骨型关节结核；另一种情况是结核分枝杆菌经血行先侵犯滑膜，再波及关节，此型称为滑膜型关节结核；晚期，关节组织和骨端均出现明显破坏，表现为全关节受累，此时称为全关节结核。影像学上关节结核多为慢性发展，早期主要表现为关节周围软组织肿胀，骨质破坏先从关节边缘非承重部分开始，关节间隙狭窄出现较晚，且狭窄多不均匀；患病关节周围骨质疏松，周围肌肉萎缩，晚期除非合并继发感染，否则不引起骨性强直。

（一）髋关节结核

髋关节结核的发病率在四肢骨关节结核中占首位，骨型较滑膜型多见，好发于儿童及青少年，男性多于女性，绝大多数为单侧发病。临床早期可无症状。摔伤、扭伤常为发病诱因。病程进展后期可出现跛行、疼痛、活动受限，查体髋关节局部叩痛、肿胀，有时可见股四头肌萎缩，托马斯（Thomas）征阳性。

【影像学表现】

1. X 线

（1）软组织肿胀：早期髋关节结核 X 线平片仅表现为关节囊肿胀、密度增高、边缘模糊。病变进展，关节周围软组织肿胀，而稍远处的臀肌及股骨上段肌肉萎缩称为梭形肿胀，是具有一定参考价值的征象。晚期周围软组织脓肿内可形成点片状钙化。

（2）骨质疏松与骨质破坏：一般髋关节结核早期（数月甚至 1 年）均不会出现骨质破坏，仅表现为不同程度的骨质疏松，以股骨头、颈及股骨上 1/3 骨质疏松逐渐加重为主要表现。一般患者年龄越小，病变进展越急，骨质疏松越明显。病变继续进展，髋臼缘开始出现局限性或弥漫性低密度度骨质破坏区，髋臼加深，股骨头骨性关节面模糊或出现不规则骨质破坏区（图4-6-10）。

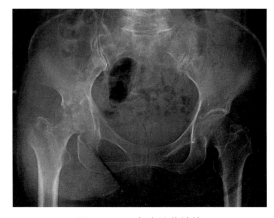

图 4-6-10　右髋关节结核
X线示右髋臼缘、股骨头关节面下多发囊状低密度影，边缘毛糙，右髋关节间隙变窄，右髋关节周围软组织明显肿胀

（3）关节间隙：早期增宽，晚期狭窄，病变早期，因关节积液及滑膜增厚X线平片不能显示，只表现为关节间隙增宽，病变进展，关节软骨破坏，关节间隙出现不均匀变窄，严重者病变愈合后产生关节强直，多为纤维性强直。

（4）关节脱位或半脱位，晚期髋臼破坏严重，髋臼缘变浅，股骨头可向外上方移位，导致髋关节脱位或半脱位。

（5）儿童的髋关节结核极易造成股骨头骨骺的缺血坏死及骨骺分离，表现为骨骺密度增高、形态不整及移位，以后可造成关节畸形。成人髋关节结核造成的关节畸形，大多为儿童期所发生的关节结核所致。

2. CT　早期对关节囊肿胀及关节积液，以及盆腔脓肿显示清晰，对死骨敏感（图4-6-11）。必要时还可引导脓肿的穿刺治疗及协助诊断。

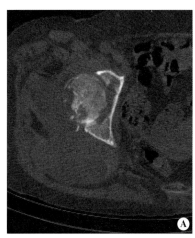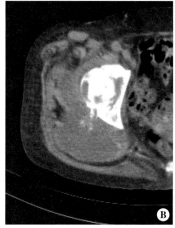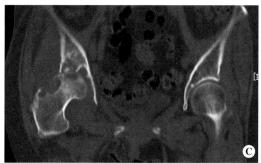

图 4-6-11　右髋关节结核
与图4-6-10为同一病例。A、B. CT横断面骨窗和纵隔窗示股骨头、髋臼缘关节面下囊状骨质破坏区，边缘无硬化缘，破坏区内见沙砾状死骨，髋关节间隙不规则狭窄；C. CT冠状面骨窗示右髋关节积液，周围软组织肿胀，其内见点状钙化

3. MRI　可以细致地显示病变关节滑膜、关节软骨及软骨下骨的改变，还可以分析关节囊内组织的病理成分。骨型髋关节结核MRI早期显示髋臼、股骨头骨骺、股骨颈骨髓炎性浸润性水肿，有不规则骨破坏灶，病变可向关节方向蔓延，出现关节积液及关节内外脓肿；滑膜型髋关节结核表现为关节滑膜的明显增厚伴关节积液，关节腔内增厚的滑膜及肉芽组织T_1WI呈低信号，在T_2WI上常呈混杂信号，关节积液内可见混杂T_2WI低信号的米粒样游离体（图4-6-12），病理表现为纤维组织碎片和干酪样坏死物混合。关节软骨破

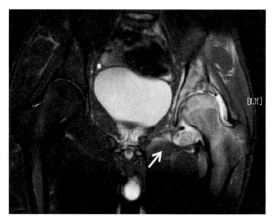

图 4-6-12　左髋关节结核
MRI示关节积液内特征性"米粒体"结构（箭头）

坏时，可见软骨的高信号带变薄、不连续，侵及软骨下骨性关节面，表现为受累骨质关节面下小斑片状高信号影。MRI 增强检查显示增厚的滑膜明显强化，关节周围的滑囊、脓肿壁边缘环状强化，脓肿壁可均匀或不均匀（图 4-6-13）。

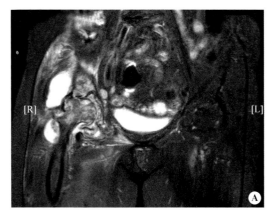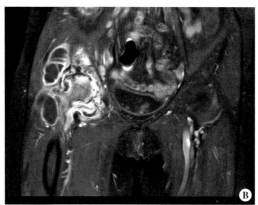

图 4-6-13　右髋关节结核

与图 4-6-10 为同一病例。A. MRI T$_2$WI 脂肪抑制序列示右股骨头、髋臼缘关节面下多发斑片状高信号影，邻近骨质骨髓水肿，右髋关节间隙不规则狭窄，关节积液、滑膜增厚，积液内亦可见"米粒体"结构，右髋关节周围软组织肿胀，见高信号脓肿区；B. T$_1$WI 增强示右髋骨质、滑膜明显强化，周围脓肿边缘环状强化

【诊断要点】

1. X 线早期显示关节肿胀，进展期可出现普遍性骨质疏松及髋臼、股骨头骨骺、股骨颈的骨质破坏，严重者伴髋关节脱位，死骨和骨质增生硬化不常见。

2. MRI 显示滑膜增厚，关节积液，关节腔内 T$_2$WI 稍低信号的"米粒体"结构具有一定的特征性。

【鉴别诊断】

1. 股骨头骨骺缺血坏死　二者均好发于儿童，临床体征和影像学表现相似，尤其与骨性髋关节结核鉴别困难。股骨头骨骺缺血坏死病变一般局限于股骨头骨骺，骨骺可变形及破损，骨质疏松不明显，一般关节间隙无狭窄，无周围软组织肿胀。

2. 化脓性髋关节炎　起病较急，病程较短，骨质破坏范围较大，并且周围骨质增生硬化明显，周围软组织肿胀范围亦较结核广泛，短期即可出现关节间隙狭窄，多为均匀性狭窄，化脓性关节炎晚期可见骨性强直。

3. 类风湿关节炎　多为双侧性、对称性、多关节受累，虽滑膜增厚、骨质疏松改变与结核相似，但类风湿关节炎关节间隙狭窄出现早，且为均匀性狭窄，再侵及骨性关节面。实验室检查类风湿因子阳性亦有助于鉴别诊断。

（二）膝关节结核

膝关节是人体最大、最复杂的关节，也是滑膜最丰富的承重大关节，故膝关节结核 80% 以上为滑膜型。膝关节结核的发病率仅次于髋关节，位于四肢骨关节结核的第二位。10 岁以下少见，30 岁以上的发病率明显高于髋关节。滑膜型膝关节结核进展慢、病程长，故临床症状轻微，可表现为关节肿痛、功能障碍，关节积液较多时浮髌试验阳性。骨型膝关节结核（图 4-6-14）多发生在股骨远端和胫骨近端骨骺、干骺端，极少原发于髌骨。

【影像学表现】

1. X 线和 CT　早期 X 线无特异性，诊断困难，主要表现为关节囊和关节软组织肿胀，关节间隙正常或稍增宽，关节组成骨骨质疏松，此阶段可能持续很长时间，几个月甚至一年以上不等。随着病变进展，骨质疏松逐渐加重，关节面下骨质出现虫蚀状骨质破坏，尤其在关节囊及韧带附着处的骨质，即关节的非承重面，常上下缘对称受累，病变区逐渐增大变成类圆形骨质破坏区，在膝关节，破坏区内可形成大块死骨，多为三角形，底面向关节面，且上下关节面对称出现，称为"吻形死骨"（kissing sequestra）（图 4-6-15）。软组

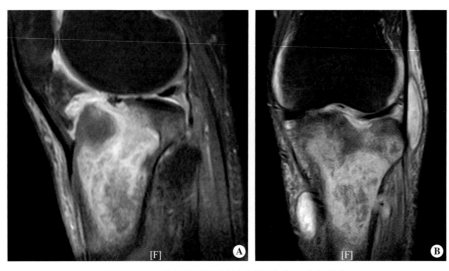

图 4-6-14 骨型膝关节结核窦道形成，破入关节

MRI T₂WI 脂肪抑制序列示胫骨近端斑片状高信号影，局部窦道形成，破入关节，膝关节腔内见高信号影，膝关节周围软组织肿胀

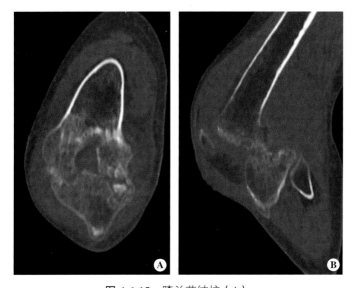

图 4-6-15 膝关节结核（1）

CT 示股骨远端、胫骨近端关节面下多发类圆形骨质破坏，破坏区内见块状死骨，上下缘对称受累，
呈现"吻形死骨"，膝关节间隙不均匀狭窄，周围软组织肿胀

织肿胀逐步加重，邻近软组织出现萎缩，呈现关节结核典型的梭形肿胀，关节周围可形成冷脓肿，可穿破皮肤形成窦道。CT 可见关节腔积液。严重者晚期出现关节强直，多为纤维性强直，如合并化脓性感染，则可出现骨性强直。在儿童期，由于滑膜充血，骨骺可一时变大或提前闭合。

2. MRI 最显著的优势在于对滑膜、关节下软骨的显示；滑膜型膝关节结核常表现为弥漫性滑膜增生，增生的滑膜和肉芽组织呈扭曲的条状、团块状混杂在一起，T₁WI 图像呈低信号，T₂WI 图像呈特征性的稍高、低混杂信号（图 4-6-16），

一般认为这种混杂信号可能与出血、纤维化及干酪样坏死有关；矢状面可见增生的滑膜填充于髌上囊，致使髌上囊的容量较正常缩小，增强扫描增生的滑膜组织明显强化。关节面下软骨的破坏表现为软骨表面毛糙、不平、局部变薄、缺损，可伴软骨下骨的骨髓水肿及骨质破坏，在 T₂WI 脂肪抑制序列显示最佳，呈高信号。MRI 还可以显示病变对于交叉韧带及半月板的损害。

【诊断要点】

1. X 线早期显示关节梭形肿胀，关节周围骨质疏松，非承重关节面骨质破坏。

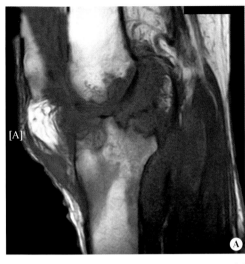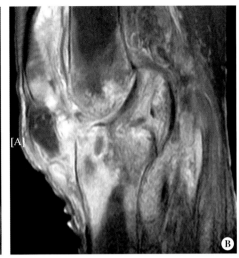

图 4-6-16　膝关节结核（2）

MRI 示膝关节内弥漫性滑膜增生，呈长 T_1 信号、T_2WI 脂肪抑制序列呈混杂稍高信号影，关节积液，膝关节间隙变窄，关节面下骨质受侵

2. MRI 显示 T_2WI 混杂信号的滑膜增厚，增强扫描关节内增生的滑膜、肉芽组织明显强化，积液不强化，形成鲜明对比。

【鉴别诊断】

1. 色素沉着绒毛结节样滑膜炎　好发于膝关节和踝关节，主要累及关节滑膜、滑囊及腱鞘，临床表现主要以受累关节疼痛、肿胀为主，关节周围可触及肿块，关节液穿刺呈巧克力色。MRI 最敏感且具有一定的特异性，表现为滑膜的广泛增生伴大量积液，由于增生的滑膜反复出血，可见特征性 T_1WI 和 T_2WI 均表现为低信号的含铁血黄素沉积。

2. 退行性骨关节病　一般发生于中老年，是以负重大关节关节软骨退变、关节面和其边缘形成以新骨为特征的一组非炎症性病变，骨质增生显著，可伴关节积液、韧带附着处骨囊变，但水肿不明显。周围无软组织肿胀。

3. 化脓性关节炎　单纯影像学鉴别较困难，应密切结合病史，化脓性关节炎起病急，病变进展快，数日内即可出现关节间隙狭窄，且骨质破坏多出现在关节承重面，周围软组织肿胀较弥漫，周围无肌肉萎缩，晚期出现骨性强直。

【研究现状与进展】

1. DWI　对于骨关节结核诊断的应用价值逐渐被肯定，DWI 是对水分子运动敏感的成像技术，可以从分子水平定量地对疾病诊断提供一定的信息，可以通过测量 ADC 值进行定量分析。有研究表明[10]，脊柱结核椎体及椎旁脓肿的 ADC 值较正常椎体高，对于不典型脊柱结核的诊断具有

一定的辅助作用，并且 ADC 值可以作为脊柱结核治疗过程中的监测指标，治疗后椎体 ADC 值下降，康复期 ADC 值接近正常椎体。

2. ^{18}F-FDG　是一种葡萄糖类似物，被中性粒细胞、淋巴细胞和巨噬细胞等炎性细胞和肿瘤细胞吸收，炎症及肉芽组织由于葡萄糖代谢增强，组织通透性增强，葡萄糖转运体数量增加，可导致 FDG 摄取增加，所以 ^{18}F-FDG PET/CT 代谢显像可以很好地适用于疾病早期炎症现象的检测。另外，PET/CT 作为一种全身性成像技术，在发现骨关节病变的同时还可以发现全身其他组织、器官的病变。骨结核病灶在 PET/CT 图像上的葡萄糖摄取一般不均匀，局部呈环状葡萄糖摄取增高，与恶性肿瘤骨转移病灶相鉴别[11]。PET/CT 还可以应用在骨关节结核患者抗结核治疗疗效监测中。

3. 分子、微生物学和免疫学检测在骨和关节结核诊断中的应用　人类结核病诊断的金标准是用微生物学方法检测结核分枝杆菌。然而，传统的固体和液体培养方法可能需要数周才能产生阳性结果，在这种情况下，必须建立快速和敏感的实验室检测技术，以协助临床诊断。IGRA 诊断骨关节结核的敏感性为 81.4%，Xpert MTB/RIF 的敏感性为 70.9%，两种方法联合的敏感性为 91.9%，高于单独 IGRA 或 Xpert MTB/RIF。另外，TNF-α 和 TGF-β 在保护性免疫反应和过敏反应过程中起重要作用，与骨关节组织的损伤和修复密切相关。研究表明，骨关节结核患者 TNF-α 和 TGF-β 水平均高于对照组，增生性病变组 TNF-α 和 TGF-β 的

表达呈正相关，并且增生性病变组 TNF-α 表达明显高于干酪样坏死组（$P < 0.01$）。干酪样坏死灶组 TNF-α 和 TGF-β 的表达呈负相关，且干酪样坏死灶组织中 TGF-β 的表达显著高于增生性病变组（$P < 0.001$）[6]。

参 考 文 献

[1] Held M，Bruins MF，Castelein S，et al. A neglected infection in literature：Childhood musculoskeletal tuberculosis-A bibliometric analysis of the most influential papers. Int J Mycobacteriol，2017，6（3）：229-238.

[2] Qian Y，Han Q，Liu W，et al. Characteristics and management of bone and joint tuberculosis in native and migrant population in Shanghai during 2011 to 2015. BMC Infect Dis，2018，18（1）：543.

[3] Moore SL，Rafii M. Advanced imaging of tuberculosis arthritis. Semin Musculoskelet Radiol，2003，7（2）：143-154.

[4] 农峰，韦秋业. 骨关节结核易感性与相关基因多态性研究进展. 中华实用诊断与治疗杂志，2017，31（4）：391-393.

[5] Broderick C，Hopkins S，Mack DJF，et al. Delays in the diagnosis and treatment of bone and joint tuberculosis in the United Kingdom. Bone Joint J，2018，100-B（1）：119-124.

[6] Tang Y，Yin L，Tang S，et al. Application of molecular，microbiological，and immunological tests for the diagnosis of bone and joint tuberculosis. J Clin Lab Anal，2018，32（2）.

[7] Auguste P，Tsertsvadze A，Pink J，et al. Comparing interferon-gamma release assays with tuberculin skin test for identifying latent tuberculosis infection that progresses to active tuberculosis：systematic review and meta-analysis. BMC Infect Dis，2017，17（1）：200.

[8] 中华医学会结核病学分会，《中华结核和呼吸杂志》编辑委员会. γ-干扰素释放试验在中国应用的建议. 中华结核和呼吸杂志，2014，37（10）：744-747.

[9] Wang T，Tan YJ，Wu SJ，et al. The ratio of tuberculosis-specific antigen to phytohemagglutinin in T-SPOT assay in the diagnosis of active tuberculosis. Zhonghua Jie He He Hu Xi Za Zhi，2019，42（4）：262-267.

[10] Madhok R. Evaluation of apparent diffusion coefficient values in spinal tuberculosis by MRI. J Clin Diagn Res，2016，10（8）：TC19-23.

[11] Albano D，Treglia G，Desenzani P，et al. Incidental unilateral tuberculous sacroiliitis detected by ^{18}F-FDG PET/CT in a patient with abdominal tuberculosis. Asia Oceania Journal of Nuclear Medicine & Biology，2017，5（2）：152-156.

第七节　骨关节棘球蚴病

【概述】

棘球蚴病（echinococcosis）又称包虫病（hydatid disease），是棘球绦虫的幼虫寄生于人体组织器官引起相应组织器官损害的一种人畜共患性疾病。棘球蚴病在世界上很多地方都很流行，存在于除南极洲以外的所有大陆，并可在北极、温带和热带地区传播。分布于中国北部和西北部、南美洲部分地区、东非、澳大利亚、中亚、地中海沿岸、俄罗斯和西欧等地区[1]。棘球蚴病几乎可以在身体的任何部位发病，发病率以肝（50%～77%）和肺（8.5%～43%）最高，骨棘球蚴病的发病率较低，占报告病例总数的 0.5%～4%，最常见的部位是脊柱（35～50%）、骨盆（21%）和长骨，包括股骨（16%）和胫骨（10%），肋骨、颅骨、肩胛骨、肱骨和腓骨的远端不常见（2%～6%）[2-4]。骨棘球蚴病发展缓慢，潜伏期较长，临床上通常有很长一段时间没有症状，很多患者为儿童期受感染，10～20 年后才发病，平均诊断年龄为 50～60 岁，女性受感染的概率略低于男性[5]；骨棘球蚴病漏诊和误诊率高，尤其在非疫区，早期诊断困难，通常只有在出现病理性骨折、继发感染后才能被发现。

棘球蚴属有不同的种，寄生于人体的主要有细粒棘球蚴和泡状（多房）棘球蚴。细粒棘球蚴是人类棘球蚴病最常见的病原体[6]。人是细粒棘球蚴生命周期中的偶然宿主，犬、狼等食肉动物为细粒棘球蚴的终宿主。寄生虫的成虫生活在终宿主的近端小肠中，由钩子附着在肠黏膜上，虫体细小，长 2～7mm，由头节、颈节及幼节、成节、孕节组成，孕节约占虫体的 1/2，孕节的子宫内充满虫卵，虫卵略呈圆形，内含六钩蚴。虫卵被释放到宿主的肠道并随粪便排出，污染土地，羊是最常见的中间宿主，它们在被污染的土地上吃草时食入虫卵，虫卵在胃或十二指肠内经过消化液的作用孵化出六钩蚴，六钩蚴穿过肠壁进入门静脉循环，进入肝发展成囊状的棘球蚴。当终宿主（通常是家养的犬）吃掉中间宿主的内脏时，囊中头节在犬小肠内经 3～10 周发育成成虫，循环完成[7]。人类可能通过接触终宿主或摄入受污染的水或蔬菜而成为中间宿主。

棘球蚴生长缓慢，感染人体 5 周后直径可达 1cm 左右，之后每年以 1～5cm 的速度生长，可在体内存活数年至数十年。棘球蚴囊壁分内、外两层，内层为生发层，亦称胚层，具有增殖能力；外层为角皮层，具有保护生发层和吸收营养的作用。生发层细胞可以向内芽生，在囊内壁形成无数个小突起，并逐渐发育成生发囊，脱落后即为子囊，子囊内可产生几个头节，称为原头蚴。原头蚴从囊壁破入囊液中，称为囊砂。子囊的结构与棘球蚴（母囊）相同，可再次发育生成生发囊，然后脱落产生孙囊[8]。在较老的棘球蚴囊肿中，子囊数目可达数百个。囊液为宿主血液的派生物，具有抗原性，故棘球蚴囊肿破裂后可引起周围组织的过敏反应。

棘球蚴病特异性抗体检测的方法包括棘球蚴皮内试验（Casoni 试验）、间接血凝试验（indirect haemagglutination，IHA）、对流免疫电泳法（counter immunoelectrophoresis，CIEP）、ELISA 及金标抗体等。其中皮内试验、IHA 和 CIEP 俗称棘球蚴三项。目前应用较多的更精确的方法为棘球蚴八项，是指用金标法和 ELISA 2 种方法检测患者体内 EgCF、EgP、囊液半纯化抗原 B（EgB），以及可反映泡状棘球蚴感染的泡状棘球蚴抗原（Em2）4 个抗原，同时检测棘球蚴特异性抗原及抗体，具有较好的敏感性和特异性[9]。

骨棘球蚴病发展缓慢，早期临床症状隐匿，患者常因患肢局部肿胀、疼痛，甚至出现病理性骨折而就诊，累及脊柱的棘球蚴病可出现神经系统受损表现，如严重的背痛、感觉减退、双下肢无力、截瘫、大小便失禁等症状，劳累或外伤后加重。四肢管状骨棘球蚴病可出现肿块及窦道，晚期出现跛行、患肢畸形、肢体短缩等。

【病理生理学】

病理上骨棘球蚴病与软组织棘球蚴病不同，由于骨内的棘球蚴囊肿缺乏反应性纤维包膜屏障，使其具有外生性的特点，可以像肿瘤一样浸润和破坏组织。细粒棘球蚴首先寄生于骨松质内，由于骨组织坚硬致密，对囊肿产生压迫并阻碍其生长，不会形成类似肝、肺棘球蚴病的大囊肿，病变会向阻力小的方向扩展，首先沿着哈弗斯管、骨髓腔或骨质薄弱处蔓延，形成多房性小囊状包裹，随着时间的推移，囊肿不断长大、压力增高，内囊自发破裂，囊液外漏侵袭骨质出现骨质破坏，囊肿由海绵状发展到葡萄状，最后变成渔网状的中空骨架。寄生虫到达并破坏骨皮质，可并发病理性骨折或脱位，随后病变蔓延到周围软组织，形成软组织继发性棘球蚴囊肿，骨外囊肿可钙化，骨内疾病很少表现为钙化。

【影像学表现】

1. X 线和 CT　X 线早期诊断困难，缺乏特异性（图 4-7-1）。早期病变轻微，范围较局限，由骨松质开始向周围发展至骨皮质，表现为骨质疏松、不规则骨质吸收，进而破坏骨小梁，出现小

圆形囊状低密度区，破坏区边缘锐利，少数患者囊壁可见弧形钙化，多个囊肿相连，呈葡萄状。中晚期病变范围逐渐广泛，病灶由小到大，由少到多，表现为多发大小不等的囊状骨质破坏区，部分病灶内可见骨嵴，病变可膨胀，骨皮质受压变薄，周围无反应性骨质增生，无死骨，无骨膜反应。如发生在扁骨，则膨胀更为明显。严重时可穿破骨皮质，侵犯软组织，可有病理性骨折，不侵犯关节，发生在脊柱者亦不易侵犯椎间盘。CT 细节显示优于 X 线（图 4-7-2），不但可显示囊状病变，还可显示子囊及囊壁弧形钙化，有学者认为双层弓形钙化是棘球蚴囊肿的典型 CT 表现[10]。

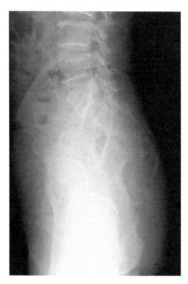

图 4-7-1　骶椎棘球蚴病（1）

X 线示骶椎骨质密度不均，可见多发小囊状低密度影，轻度膨胀性改变

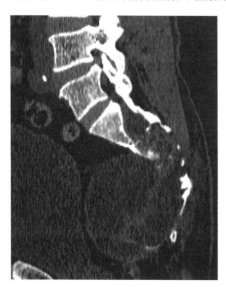

图 4-7-2　骶椎棘球蚴病（2）

与图 4-7-1 同一病例。相对于 X 线，CT 可清晰显示多发小囊状骨质破坏及突向周围软组织内的囊性病变，清晰显示母囊与子囊

2. MRI 在所有影像检查中，MRI 最具诊断意义，具有一定的特征性。长 T_1 长 T_2 信号的多房性囊肿是骨棘球蚴病的特征之一，破坏区边缘光整锐利。母囊信号 T_1WI 高于子囊，T_2WI 低于子囊是其又一特征（图 4-7-3），以肌肉信号强度作为参照，母囊信号 T_1WI 接近于肌肉，子囊信号类似于水的信号强度。子囊分布于母囊周边或充满于母囊内，二者之间形成假间隔，使整个病灶呈车轮状[1, 11]。囊壁表现为均匀连续的低信号环，边缘光滑，在 T_2WI 及增强扫描尤为清晰。棘球蚴囊肿破裂萎陷可变形，边缘不规则，内外囊分离，合并感染后，信号普遍增高，囊肿边缘模糊。

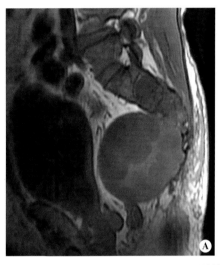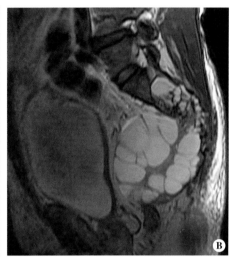

图 4-7-3 骶椎棘球蚴病（3）

与图 4-7-1 为同一病例。A. MRI T_1WI 示棘球蚴囊肿内子囊分布于母囊周边，子囊信号低于母囊；B. T_2WI 示子囊信号高于母囊，子囊与母囊间形成假间隔，病灶呈车轮状

【诊断要点】

1. 多发生在牧区，有明确的犬、牛、羊等密切接触史或食生肉史。

2. 本病病程长，以年计算，多儿童期感染而成年后发病。

3. X 线和 CT 平扫显示始于骨松质内的多囊状、膨胀性骨质破坏区，可呈葡萄串状，骨皮质受压变薄，无反应性骨质增生，无骨膜反应，无死骨，可伴病理性骨折，可侵犯周围软组织，在周围软组织内亦形成棘球蚴囊肿，囊壁可钙化，一般不侵犯关节。

4. MRI 表现具有一定的特征性，长 T_1 长 T_2 信号的多房性囊肿，母囊信号 T_1WI 高于子囊，T_2WI 低于子囊，子囊充满母囊或分布于母囊周边，呈车轮状。周围见连续的线状低信号外囊环绕。

5. 血清学检测棘球蚴三项、棘球蚴八项阳性可以辅助诊断。

6. 棘球蚴病在人体最易累及肝，其次是肺，骨棘球蚴病少见，故肝、肺棘球蚴病患者发现骨内多囊状病灶要高度怀疑伴发骨棘球蚴病的可能。

【鉴别诊断】

1. 骨囊肿 好发于 20 岁以下青少年，临床一般无症状，体检或伴病理性骨折被发现，X 线表现为类圆形边界清晰的透亮区，长径与骨干长轴一致，但骨囊肿一般为单发囊肿，其内无子囊，MRI T_1WI 呈中等信号，T_2WI 高信号，边缘无低信号外囊。

2. 骨巨细胞瘤 多发生在青壮年，20 ~ 40 岁多见。多见于长骨骨端，偏心性、膨胀性骨质破坏，其内见纤维骨间隔呈典型的"皂泡样"改变，骨破坏区与正常骨分界清晰，但极少有硬化缘，病灶长径与骨干长轴垂直；骨棘球蚴囊肿向骨内阻力最小的方向发展，常自干骺端向骨干延伸，囊性破坏区外形不规整。MRI 骨巨细胞瘤 T_1WI 呈中等信号，T_2WI 呈等或高信号。

3. 骨结核 好发于青少年，患者可有低热、盗汗、乏力等结核中毒症状，病变区骨质可见类圆形、虫蚀状骨质破坏，破坏区周围无硬化，其内多见死骨，可伴骨膜反应，骨结核常突破骨端侵犯关节，形成关节结核，关节间隙变窄，且周围软组织内易形成冷脓肿为其特点。

4. 动脉瘤样骨囊肿 多发生在 20 岁以前，多纵向生长，以长骨偏心性、高度膨胀性骨质破坏为主，破坏区与正常骨分界清晰，可见厚薄均匀的硬化缘，其内可见粗细不等的骨性间隔，周围一般无软组织侵犯。CT 或 MRI 检查常见较多大小不等的液－液平面及憩室样突起为其特点。

【研究现状与进展】

1. 磁共振水成像（magnetic resonance hydrography，MRH） 是利用水的横向弛豫值长的特性，应用 TE 时间很长的重 T_2WI 序列，其他组织的横向磁化矢量几乎全部衰减表现为低信号或无信号，只有含水组织显影。MRH 层厚为 0.75 ～ 1.50mm，较常规 MR 序列更容易发现微小病灶。王俭等[12]应用 MRH 对泡状棘球蚴病的研究发现，MRH 对泡状棘球蚴病灶检测的灵敏性为 84.38%±0.03%，高于常规 MR 序列的 53.13%±0.04%，但 MRH 的特异性低于常规 MR 序列，故在泡状棘球蚴病的诊断中推荐常规 MRI 序列与 MRH 序列联合使用，可以兼顾特异性和敏感性，提高诊断率。

2. PCR DNA 技术，特别是 PCR 技术的出现，为细粒棘球蚴病的明确诊断提供了另一种方法。细粒棘球蚴体内含有多种具有抗原性的物质，导致其抗原复杂，易产生交叉反应，且生命循环周期中的不同时期具有不同的特异性抗原，对免疫学试验结果的敏感性和特异性有一定的影响。PCR 技术可以从基因水平快速、有效地鉴定细粒棘球蚴的基因型，对棘球蚴病的诊治、防控及疫苗研究有重要作用。

（富红军 王 平）

参 考 文 献

[1] Song XH, Ding LW, Wen H. Bone hydatid disease. Postgrad Med J, 2007, 83（982）: 536-542.

[2] Manciulli T, Mustapayeva A, Juszkiewicz K, et al. Cystic echinococcosis of the bone in Kazakhstan. Case Rep Infect Dis, 2018, 2018: 9682508.

[3] Agudelo HN, Brunetti E, McCloskey C. Cystic echinococcosis. Clin Microbiol, 2016, 54（3）: 518-523.

[4] Cattaneo L, Manciulli T, Cretu CM, et al. Cystic echinococcosis of the bone: a european multicenter study. Am J Trop Med Hyg, 2019, 100（3）: 617-621.

[5] Meinel TR, Gottstein B, Geib V, et al. Vertebral alveolar echinococcosis-a case report, systematic analysis, and review of the literature. Lancet Infect Dis, 2018, 18（3）: e87-e98.

[6] Babitha F, Priya P V, Poothiode U. Hydatid cyst of bone. Indian J Med Microbiol, 2015, 33（3）: 442-444.

[7] Nouroallahian M, Bakhshaee M, Afzalzadeh MR, et al. A hydatid cyst in an unusual location-the infratemporal fossa. Laryngoscope, 2013, 123（2）: 407-409.

[8] Gurzu S, Beleaua MA, Egyedzsigmond E, et al. Unusual location of hydatid cysts: report of two cases in the heart and hip joint of romanian patients. Korean J Parasitol, 2017, 55（4）: 429-431.

[9] 刘大鹏, 冯晓辉, 张静萍, 等. 包虫八项检查在骨包虫病诊断中的应用. 中华骨科杂志, 2010, 30（2）: 198-202.

[10] Thapa S, Ghosh A, Ghartimagar D, et al. Hydatidosis of infratemporal fossa with proptosis-an unusual presentation: a case report and review of the literature. Journal of Medical Case Reports, 2018, 12（1）: 309.

[11] Salamone G, Licari L, Randisi B, et al. Uncommon localizations of hydatid cyst. Review of the Literature. G Chir, 2016, 37（4）: 180-185.

[12] 王俭, 贾文霄, 陈宏, 等. MR 水成像技术诊断泡状棘球蚴病的价值. 中华放射学杂志, 2009, 43（4）: 402-405.

第八节 化脓性关节炎

【概述】

化脓性关节炎（pyogenic arthritis）系指由化脓性细菌感染滑膜导致的关节化脓性炎症，常表现为急性破坏性关节炎，致病菌也可以是真菌或分枝杆菌。本病可发生于任何年龄，以儿童和婴幼儿居多，极易引起脓毒败血症。病变可累及任何关节，以承重大关节为主，容易合并关节脱位，膝关节和髋关节最常见，单关节发病较多，偶可见多关节同时患病，多关节化脓性关节炎最常见于类风湿关节炎或其他全身性结缔组织病患者，以及极重度脓毒症患者。早期诊断、早期治疗对于患者痊愈、保留关节功能至关重要。

感染途径有 3 种，与骨髓炎相同：血行感染、外伤或穿刺后直接感染、邻近软组织感染或骨髓炎的直接蔓延。后者在临床中并不少见，原发于干骺端的化脓性骨髓炎病灶穿过骺板，可累及关节软骨下骨和关节腔，或炎症由解剖颈直接侵犯关节（如肩关节、髋关节），表现为同时患有急性化脓性骨髓炎及化脓性关节炎，脓液的破坏力超强，早期即可破坏受累的骨、软骨及其他附属组织，因此，一旦发现化脓性病灶及脓液应早期彻底清除，防止扩散及复发。化脓性关节炎通常为单一致病菌感染，多重致病菌混合感染少见，通常见于关节开放伤或穿入伤、肠源性细菌直接侵犯，或者多重细菌菌血症的血行播散。致病菌主要有金黄色葡萄球菌、链球菌、铜绿假单胞菌、脑膜炎球菌等[1, 2]。

临床症状主要取决于病变的部位、范围，特别是病原体的类型。常急性起病，患病关节肿胀，周围软组织出现红、肿、热、痛等急性炎症表现，也可出现寒战、发热及白细胞增多等全身中毒症状，关节活动受限。对于自身免疫缺陷的患者，致病菌常通过血液播散到特殊部位，如小关节、骶髂关节、肩锁关节及耻骨联合等处[3]。易感因素：高龄、糖尿病、类风湿关节炎、人工关节、近期关节手术史、皮肤感染、静脉注射毒品、酗酒、既往关节腔内注射皮质类固醇史，据报道，约 40% 的病例患有基础关节病。出现无明显诱因的金黄色葡萄球菌、肠球菌或链球菌化脓性关节炎时还需排除并发心内膜炎的可能。

【病理生理学】

化脓性关节炎的软组织肿胀不同于一般性炎性反应和水肿，而是关节腔内脓液蔓延到邻近软组织，形成软组织内脓肿，并损害如韧带、关节囊、血管等结构。

1. 早期　也称浆液性渗出期，致病菌进入关节最先引起滑膜充血、水肿，白细胞浸润和关节腔内浆液渗出。由于滑膜组织没有基底膜作为屏障，所以致病菌可以很快进入滑液，引起急性化脓性关节炎。

2. 进展期　发生感染后约 1 周，关节腔内渗液为脓性。滑膜细胞明显增生，此时病变附近关节软骨一般正常，而后滑膜血管翳向软骨生长，表层可见炎性细胞浸润，白细胞分解释放出大量蛋白酶及细胞因子，能够降解软骨，溶解及破坏软骨下骨质，并抑制软骨生成，出现不同程度的关节软骨损伤。软骨的改变一般从关节囊附着处开始，随着时间进展，范围逐渐扩大，软骨细胞变性、坏死，部分软骨脱落，表层和中层软骨细胞逐渐坏死，但深层软骨细胞大部分仍存活。关

节内组织坏死，有时关节下骨可见中性粒细胞浸润，部分可发展为骨内脓肿。脓液破坏关节软骨引起软骨下骨感染及坏死，骨性关节面糜烂破坏并伴有不同程度的增生硬化。

3. 愈合期　关节囊逐渐纤维化，瘢痕形成，关节腔内形成肉芽组织，最后发生纤维化和骨化，使关节发生纤维性强直或骨性强直。

某些微生物的表面成分可能在化脓性关节炎的发生和发展中起重要作用。识别黏附基质分子（microbial surface components recognizing adhesive matrix molecule，MSCRAMM）的黏附素可介导葡萄球菌黏附到关节内蛋白（如纤连蛋白、层粘连蛋白、弹性蛋白、胶原等）、透明质酸及人工关节材料的表面。越来越多的实验和临床证据表明，具有编码 MSCRAMM 基因的金黄色葡萄球菌可引起化脓性关节炎。金黄色葡萄球菌产生的 TSST-1 和肠毒素可引发强烈炎症反应，破坏关节软骨，发生化脓性关节炎。例如，动物感染表达 TSST-1 和肠毒素的金黄色葡萄球菌后发生重度关节炎，而感染不表达这些毒素的菌株后则没有或只有轻度关节炎。此外，小鼠接种重组金黄色葡萄球菌肠毒素疫苗可以预防发生含肠毒素的葡萄球菌所致重度关节炎[4]。

革兰氏阴性杆菌所致化脓性关节炎多见于创伤、静脉注射毒品、新生儿和老年人，以及免疫抑制状态患者。肺炎链球菌引起的成人化脓性关节炎病例虽少但不可忽视。

【影像学表现】

1. X 线

（1）早期：通常无明显异常改变。一般在感染后 2 ～ 3 天内关节腔即可充满脓液，并迅速破坏关节囊，脓液外溢，还可侵犯邻近骨质。病变关节周围软组织肿胀与急性化脓性骨髓炎表现相似，呈弥漫性，表现为边界不清，密度增高，皮下脂肪层出现粗大的条状、网状间隔影，肌肉脂肪移位、模糊不清；关节积液表现为关节囊增大，关节囊外脂肪向两侧膨隆，并推挤周围脂肪垫移位；关节间隙因积液而增宽，部分严重者可出现关节半脱位（图 4-8-1A，图 4-8-1B）。

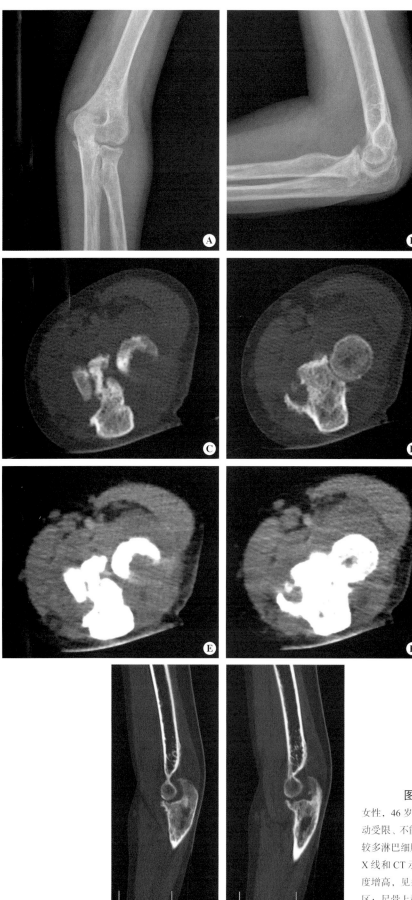

图 4-8-1　左侧肘关节化脓性关节炎

女性，46 岁，2 年前左肘关节意外受伤后出现疼痛、肿胀、活动受限、不能伸直，术后病理显示滑膜、间质纤维及血管增生，较多淋巴细胞、浆细胞浸润，符合滑膜重度炎症改变。A ～ H. X 线和 CT 示肘关节周围软组织肿胀，密度不均，皮下脂肪密度增高，见条形影；尺骨上端及邻近桡骨头见不规则骨质破坏区；尺骨上端及肱骨下端多发溶骨性骨质破坏区，周围骨质增生硬化，软组织肿胀，关节间隙变窄

（2）进展期：关节软骨破坏后，早期即可出现关节间隙狭窄，继而出现骨性关节面模糊、中断、糜烂破坏，关节承重区最先受累，改变最为明显（图4-8-2）。感染严重时可出现骨骺炎、骨膜炎及干骺端骨髓炎。1～2周后，关节间隙变窄，一般在关节承重面软骨下可见小囊状透亮区，为

骨质破坏灶，随着病情进展病灶逐渐扩大，可出现大块骨质破坏和死骨，并继发病理性脱位，儿童还可引起骨骺分离。在破坏的同时开始出现骨质增生，表现为破坏区周边骨质出现不同程度增生硬化。少数患者关节内脓液可穿破滑膜、关节囊、皮肤，形成窦道，长期不愈合。

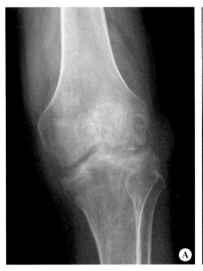 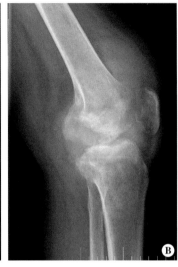

图 4-8-2　左膝关节化脓性关节炎

X线示膝关节面及邻近骨质多发不规则骨质破坏区，边缘骨质增生硬化，关节间隙密度增高，周围软组织肿胀，呈稍高密度

（3）恢复期：局部骨质疏松，骨质破坏区边缘不规则，骨质增生硬化更为明显。如未能治愈则晚期可产生各种不同的骨、关节后遗畸形，表现为不同程度的外形异常，骨化不均，结构紊乱，骨端缺损，或者膨大，失去骨端的正常结构，周围软组织也可发生钙化。病变严重时可出现骨性强直，即关节间隙和骨性关节面消失，骨小梁连接两骨端。

2. CT　优于普通X线检查，适合检查一些复杂关节，如髋、肩和骶髂关节等，在急性期可显示关节内外脓肿；在亚急性期显示骨质破坏、死骨、软组织肿胀和脓肿侵犯的范围常较X线平片敏感；软组织肿胀表现为病灶周围肌肉肥厚，病变区肌肉密度减低，肌间脂肪间隙密度增高、模糊或消失，皮下脂肪内条索状或网格状高密度影；关节间隙狭窄及关节半脱位、脱位在冠状面三维重建上显示清晰，需与健侧对比（图4-8-3），关节积液表现为关节腔及周围软组织内局限性液性低密度灶，因关节积脓和关节半脱位亦可表现为关节间隙增宽；骨质破坏表现为关节面不光整，骨皮质变薄、

边缘模糊、糜烂性缺损，关节面下骨质见囊状、片状低密度灶，骨小梁中断、消失，边缘骨质增生硬化，关节周围骨质疏松（图4-8-1C～图4-8-1H，图4-8-4A～图4-8-4F）；小的死骨表现为位于脓腔内的游离高密度影，大块死骨内无骨小梁结构；滑膜及肉芽组织增生表现为低密度关节积液中可见软组织密度影，尤其是增强CT显示增厚的滑膜更为清晰，呈明显强化，偶可见关节囊或软组织内积气。

3. MRI　软组织分辨率明显优于X线和CT，尤其是MRI增强检查对化脓性关节炎的病理细节显示更加清晰，能够及早发现病变，具有较高的诊断价值，为该病的首选检查方式，但观察愈合期骨质增生硬化不如CT清楚。病变关节周围软组织增厚，正常肌肉脂肪间隙消失，肌肉正常层次不清、范围广泛，表现为T_1WI低信号、T_2WI高信号，脂肪抑制序列显示更清晰；关节腔积液检出率可达100%，表现为关节腔内长T_2信号影；滑膜及增生的肉芽组织则表现为关节腔内混杂信号影，增强后明显强化；骨质破坏区为

极低信号的骨皮质内出现斑点状、斑片状或横穿骨皮质的异常信号；周围软组织脓肿为包裹性长 T_2 信号区，Gd-DTPA 增强后囊壁强化而脓液无强化（图 4-8-4G ～图 4-8-4I）。由于脑、脊髓和周围神经疾病导致的夏柯氏关节炎也可继发关节的化脓性感染，临床常见于脊髓空洞症患者（图 4-8-4J ～图 4-8-4K）。

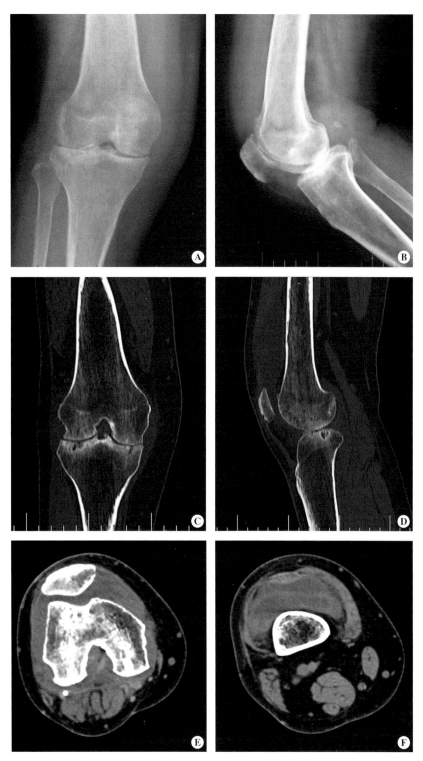

图 4-8-3　右膝关节化脓性关节炎

A、B. 右膝 DR 正、侧位示关节间隙变窄，关节面不光整，见小囊状骨质破坏区；C、D. 右膝关节三维 CT 重建显示更加清晰，关节面下多发小囊状低密度区，边缘见骨硬化环；E、F. 关节囊积液

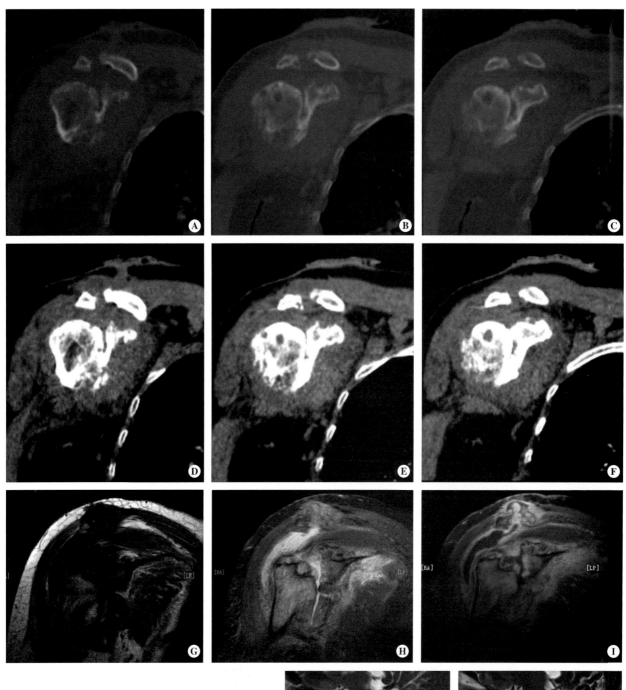

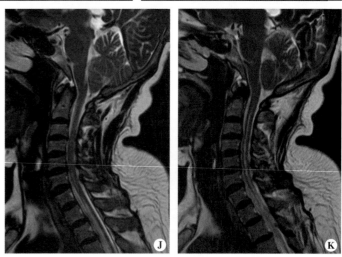

图 4-8-4　右肩关节化脓性关节炎

该病例为脊髓空洞症、Charcot 关节炎、关节术后继发的化脓性关节炎，血培养结果为金黄色葡萄球菌。A ～ C. CT 骨窗冠状面重建，关节盂失去正常形态，关节间隙变窄，右肱骨头略变扁并向下移位，骨质破坏及增生硬化明显，可见小块死骨；D ～ F. CT 软组织窗冠状面重建，关节周围软组织肿胀明显，密度增高；G、H. MRI 示肱骨头斑片状长 T_1 信号，T_2WI 脂肪抑制序列呈高信号，关节软骨损伤、破坏，关节腔见液性信号影，滑膜增厚，关节囊及周围软组织肿胀、脓肿形成；I. MRI 增强后右肱骨头及其周围软组织、滑膜明显强化，脓肿边缘强化；J、K. 颈椎 MRI 可见小脑扁桃体下移、脊髓空洞症，表现为脊髓中央条形长 T_1 长 T_2 信号影

MRI 还可显示骨髓的炎症反应，由于致病菌毒力较强，侵袭能力较强，常累及邻近骨髓，表现为长 T_1 长 T_2 信号影，但此时无法区分是骨髓水肿还是骨髓炎，需要定期随诊观察。病变处关节软骨开始表现为 T_2WI 弥漫高信号，而后随着疾病进展，关节软骨变薄，信号逐渐变得不均匀，表现为局灶性的 T_2WI 高信号，以承重部位为著。

【诊断要点】

1. 起病急，有全身中毒症状及局部急性炎症症状，大关节为好发部位，患处明显肿胀及压痛。

2. 白细胞计数、中性粒细胞及 C 反应蛋白增高，红细胞沉降率加快。

3. X 线平片早期仅见关节周围软组织肿胀，随着病变进展，关节间隙增宽，关节面模糊、中断，关节面下透光区形成，周围不同程度增生硬化，后期可见关节形态改变、骨性强直等。

4. CT 平扫对小的破坏区和关节腔内死骨显示好，优于 MRI 及核素扫描。对关节积液、滑膜增生及软组织肿胀显示也较清楚。

5. MRI 具有早期诊断价值，是该病的首选检查方式。对于滑膜和渗出液的显示比 X 线平片和 CT 敏感，能明确积脓的范围，也可显示关节囊、韧带、肌腱、软骨等关节结构的破坏情况，尤其是 T_2WI 脂肪抑制序列显示更清晰。

6. 关节内抽出脓液，经镜检、革兰氏染色及细菌培养可确立诊断。

【鉴别诊断】

1. 滑膜型关节结核　二者病理上均可出现滑膜炎改变，但关节结核起病缓慢，病程较长，有低热、盗汗等结核中毒症状，部分患者有肺结核病史。往往单关节发病，多关节发病也时有发生。滑膜型关节结核表现为慢性关节肿胀，淋巴细胞升高，关节周围梭形肿胀，邻近肌肉萎缩；可较长时间保持正常，数月后才出现骨质疏松、关节间隙变窄及非承重面骨质破坏，治愈后常出现纤维性关节强直。而化脓性关节炎起病急，进展迅速，高热，肿胀呈弥漫性，白细胞及反应蛋白升高，数日内即可出现骨质疏松，由于病程短，无明显肌肉萎缩，关节间隙短期内即可变窄，承重面骨质破坏，治愈后常出现骨性关节强直。结核性关节炎病灶附近骨髓较少出现 T_2WI 高信号改变，即无显著的骨髓水肿或骨髓炎改变，而化脓性关节炎则与之相反。

2. 色素沉着绒毛结节滑膜炎　病因不明，好发年龄为 20 ～ 50 岁，常累及膝关节、髋关节，以滑膜结节或团块状增生、血性关节腔积液及含铁血黄素沉积为主要特征，伴有骨破坏及囊肿形成。X 线可见关节软骨下或关节旁非承重区多发囊性病灶，边缘清晰，有薄的硬化缘。CT 可见关节内及周围软组织肿块。含铁血黄素在 T_2WI 上呈低信号，血性积液的 MRI 信号改变根据出血的时间不同有所差异。虽然也出现关节肿胀及骨侵蚀破坏，因均为慢性疾病，如长期观察可发现受累关节能相对地保留关节间隙，有别于化脓性关节炎，且骨质疏松不明显。

3. 类风湿关节炎　是一种全身性结缔组织病，起病缓慢，多以年计算，一般侵犯小关节，呈对称性发病，如手、踝等，常多关节发病。病变同样始于滑膜，在关节软骨面形成血管翳，逐渐破坏并吸收关节软骨，关节边缘部骨侵蚀或囊状骨缺损，但其边缘常锐利、清晰。病变继续发展，可出现骨质疏松、关节软骨下囊变，关节间隙狭窄，骨性关节面骨皮质边缘不规整，骨性关节面下可出现小的囊状骨质破坏区，晚期可出现普遍性骨质疏松，关节半脱位，手指偏向尺侧，Gd-DTPA 增强后，血管翳和肉芽组织明显强化。关节积液量一般少于化脓性关节炎。

4. 神经性关节炎（Charcot 关节炎）　最早于 1868 年由 Charcot 描述并命名，多见于肩关节，常伴有脊髓空洞症，亦可有其他病因，如酒精中毒、糖尿病和手术后神经病等，继发于神经感觉和营养障碍的破坏性关节疾病，导致患者失去关节深部感觉，对疼痛反应迟钝或无痛感，从而不能及时采取保护性体位，使关节不断运动与摩擦，造成严重损伤。最常见的症状是肿胀、疼痛和僵硬，肩关节脱位也可见，但疼痛症状不剧烈，活动一般不受限，与影像检查所见病变程度不相符。影像表现为骨质破坏、碎裂、吸收、增生，骨性关节变扁。临床上有些患者以化脓性关节炎为主要表现，此时需要结合病史、关节骨质破坏程度及颈椎磁共振综合判断。

5. 一过性关节滑膜炎　可能与过敏反应、创伤等因素有关，呈自限性，无复发。早期 X 线可无明显异常改变，CT 仅可见关节腔积液。MRI 表现为关节周围软组织轻度肿胀，关节腔积液，有时健侧关节腔也会出现积液。

【研究现状与进展】

MRI 在骨关节炎性疾病中的诊断价值及临床意义巨大，并常作为首选检查方式，能够清晰显示 X 线平片及 CT 不能显示或显示不清晰的软骨、骨髓、韧带及软组织的改变。Gd-DTPA 是一种带负电荷的离子型造影剂，可以改变目标区域的局部磁环境，缩短目标区域组织的 T_1 弛豫时间，增强后增生的肉芽组织及滑膜明显强化 [5,6]。因此 MRI 尤其是 MRI 增强检查能够及早诊断及评价化脓性关节炎，以便于临床早期采取预防和治疗措施。

1. X 线平片在早期化脓性关节炎常无特异性征象，有时仅可见关节周围软组织肿胀，关节间隙增宽。后期对关节畸形及纤维性、骨性强直显示清晰。

2. CT 平扫和增强扫描主要用于观察关节骨性结构、软组织及滑膜，或者用于有 MRI 扫描禁忌证的患者。

3. MRI 平扫及增强检查作为化脓性关节炎的首选检查方式，无论是关节积液，软骨、骨质破坏，还是滑膜、肉芽组织都能够清晰显示。但常规 MRI 序列显示软骨效果欠佳，软骨在组织学上分为 4 层结构，由浅到深依次为表层、移行层、放射层和钙化层 [7]。部分研究结果证实，T_1-se-cor-water-fil、T_1-flash-3d-water-cor、T_2-me3d-cor 和 T_2-me2d-cor 在关节软骨显示、缺损程度及内部信号等方面均优于常规 MRI 序列 [8]。正常关节软骨在 3D-FS-SPGR（连续薄层图像扫描并进行多层面重建的扫描技术，无信息丢失，脂肪抑制的应用使软骨和邻近的骨髓、关节腔积液、脂肪和肌肉信号对比增大）表现为相对周围组织的带状高信号，与周围结构的明显对比使软骨的异常更容易观察 [9,10]。

（富红军　谢丽伟）

参 考 文 献

[1] 郭启勇. 实用放射学. 第 3 版. 北京：人民卫生出版社，2007.

[2] Willegger M，Kolb A，Windhager R，et al. Acute haematogenous osteomyelitis in children：diagnostic algorithm and treatment strategies. Orthopade，2017，46（6）：541-556.

[3] Alaya Z，Zaghouani H，Osman W，et al. Septic arthritis of the pubis symphysis：clinical and therapeutic features. The Pan African Medical Journal，2017，26：215.

[4] Kehl-Fie TE，Porsch EA，Yagupsky P，et al. Examination of type Ⅳ pilus expression and pilus-associated phenotypes in Kingella kingae clinical isolates. Infect Immun，2010，78：1692.

[5] Boesen M，Kubassova O，Sudot-Szopińska I，et al. MR imaging of joint infection and inflammation with emphasis on dynamic contrast-enhanced MR imaging. PET Clin，2018，13（4）：523-550.

[6] Montgomery NI，Epps HR. Pediatric septic arthritis. Orthop Clin North Am，2017，48（2）：209-216.

[7] 吴昆华，王天朝，梁虹，等. 3. 0T 磁共振不同成像技术对膝关节软骨显示对比分析. 实用放射学杂志，2013，8（22）：1010-1013.

[8] Crema MD，Roemer FW，Marra MD，et al. Articular cartilage in the knee：current MR imaging techniques and applications in clinical practice and research. Radiographics，2011，31（1）：37-61.

[9] Li X，Cheng J，Lin K，et al. Quantitative MRI using $T_{1\rho}$ and T_2 in human osteoarthritic cartilage specimens：correlation with biochemical measurements and histology. Magn Reson Imaging，2011，29（3）：324-334.

[10] Theologis AA，Schairer WW，Carballido-Gamio J，et al. Longitudinal analysis of $T_{1\rho}$ and T_2 quantitative MRI of knee cartilage laminar organization following microfracture surgery. Knee，2012，19（5）：652-657.

第九节　慢性无菌性骨髓炎

【概述】

慢性无菌性骨髓炎（chronic nonbacterial osteomyelitis，CNO）是一种非感染性自身免疫性炎症性骨病，表现为反复发作的无菌性骨髓炎引起的骨痛，广义上指不能从血液及骨关节中培养出病原体的骨关节炎症性疾病。有 3 种临床分型：①6 个月之内缓解的单一病程；②持续性病程；③当病变反复发作且多发时即为慢性复发性多灶性骨髓炎（chronic recurrent multifocal osteomyelitis，CRMO） [1]。

CNO/CRMO 可能与多重自身免疫性疾病有关，由 Giedon 于 1972 年首次提出。各个年龄段均可发病，最常见于儿童及青少年，但可持续到成年才发病，症状及发病部位单一的患者经常被误诊为细菌性骨髓炎或骨肿瘤，较轻的病例类似生长痛。常伴发银屑病（psoriasis）和（或）克罗恩病。皮肤改变并不是 CRMO 的必备条件，因为：①无论有无皮肤改变，典型的骨关节炎改变是相同的；②皮肤改变可以发生在骨破坏之前的若干年，也可以在发生骨关节炎之后数年仍不断进展。

SAPHO 综合征是一组与皮肤有关的骨关节的无菌性炎症。由 Chamot 于 1987 年首次提出，包括滑膜炎（synovitis）、痤疮（acne）、脓胞病（pustulosis）、骨肥厚（hyprostosis）、骨炎（osteitis）。其好发于青少年和成人，男女均可发病。

由于 CNO/CRMO 及 SAPHO 综合征的发病机制至今仍不明确，体征和症状也是非特异性的，骨关节病变广泛，缺乏统一的分类及诊断标准，争议性也比较大。目前关于 CRMO 是否隶属于儿科 SAPHO 综合征的一个亚型，还是一个独立的病种仍有争论。

CNO/CRMO 儿童多见，好发于长管状骨的干骺端，而 SAPHO 综合征最常累及中轴骨，尤其是前胸壁，如胸骨、锁骨区，通常表现为锁骨内侧端的骨质增生硬化，与成人不同的是，儿童患者锁骨病变一般不累及胸锁关节，皮肤受累也不如成人常见[2]。因此本文对 CRMO 及 SAPHO 综合征分别予以介绍。

由于无菌性骨髓炎发病率低，目前还没有统一的临床治疗方案，非甾体抗炎药（NSAID）是迄今为止应用最广泛的药物，作为一线药物主要用来缓解症状及维持治疗，单发患者常较多灶性患者疗效更好。有研究表明，NSAID 在前 1～2 年内对大部分患者有效，但超过 50% 的患者在 2 年后可能复发[3]。

对于 NSAID 和镇痛药难以治愈的患者，临床经常使用二线药物辅助治疗，包括皮质类固醇激素、改变病情抗风湿药（disease-modifying anti-rheumatic drug, DMARD）、双膦酸盐及肿瘤坏死因子 -α 拮抗剂等。皮质类固醇激素能够快速、有效地控制炎症活动，缓解病情，尤其关节内给药效果更好，但很少能起到长期缓解的作用，有激素撤退后病变复发的风险[4]；双膦酸盐类药物能够抑制骨的吸收，具有一定的抗炎作用，可显著、持续地缓解疼痛；改变病情抗风湿药，包括甲氨蝶呤、磺胺嘧啶、硫唑嘌呤等。

也有部分患者行外科手术治疗，如碟形手术（saucerization）、去皮质术（decortication），以及病变骨组织的部分或全部切除术，但应用并不广泛。

【病理生理学】

目前普遍认为，CNO/CRMO 及 SAPHO 综合征均属于自身免疫性疾病，具有遗传倾向。确切的致病机制还不清楚，目前主要有两种观点，一种是该类疾病属于特殊类型的血清阴性脊柱关节病，中轴骨好发，伴典型皮肤改变或炎症性肠病[5]；另一种观点认为，在遗传因素的背景下，痤疮丙酸杆菌感染诱发自身非特异性 T 细胞免疫反应[6]，

导致促炎症细胞因子（如 TNF-α 和 IL-6）增加，而抗炎症细胞因子（尤其是 IL-10）减少，破骨细胞活性增加，从而在疾病早期加速骨分解，导致骨骼发炎，有时还包括皮肤、关节和肠道等其他组织改变。在德国学者的一项研究中，IL-6 和趋化因子 CCL11/ 嗜酸粒细胞趋化因子已被证实能够准确区分 CNO 患者、健康儿童及患有其他炎症性疾病的患者[7]，血清细胞因子谱已被提出作为 CNO 的标志物。

大多数风湿病学家认为，当患者临床及影像表现均不典型，或者为单一病灶，又不伴其他系统病变而无法确诊时，应做骨活检。反之，具有以下特征的患者可能不需要进行骨活检：典型部位的骨缺损（如锁骨、长骨干骺端、椎体）、无症状并伴正常的实验室检查结果；多处骨缺损；相关疾病（如银屑病或克罗恩病）。

骨破坏区的组织学特征随着疾病的发展而变化。在早期阶段，表现为以中性粒细胞浸润为主的急性炎症，可见骨吸收和显著的骨膜增生；随后，病灶内可见散在的淋巴细胞、浆细胞、组织细胞和少数多形核细胞浸润，CD8+ 亚群的记忆性 T 淋巴细胞是主要的细胞类型；晚期无或仅有轻微的炎症浸润，可见骨小梁硬化性增粗及骨髓纤维化，成骨细胞数量增加，偶尔有骨量的增加。在 CNO 患儿的活检标本中，能够观察到多核巨细胞、肉芽肿病灶和坏死的骨碎片。组织学检查并无明显特征性，但可以排除其他诊断，如肿瘤等。

【影像学表现】

1. 慢性无菌性骨髓炎　儿童好发于长骨干骺端，骨干区域很少受影响。而成人好发于锁骨、椎体及下颌骨，这些部位骨小梁丰富，骨转换率较高[8]。随着时间推移，绝大多数患者都会发展成多灶性病变，并在整个疾病过程中保持不变，无症状的骨病灶也很常见。

CNO 最常见的并发症是受影响的骨骼（尤其是椎体）骨折、生长缓慢或停滞引起的畸形。脊柱后突可发生在多发性椎体压缩性骨折患者中，当骨的吸收加速时，长骨可能发生病理性骨折，甚至骺板受损，导致两侧肢体生长发育不对称，关节可见成角畸形，此时多需手术治疗。从最初症状出现到确诊 CNO 平均需要 2 年时间。有间歇性或持续性下肢、锁骨、脊柱和（或）下颌骨局

灶性骨或关节疼痛的患者，夜间加重，影响睡眠，患处软组织有发热、肿胀时，均应考虑 CNO 的可能。由于疼痛症状不典型、无特异性化验检查，以及缺少全面正确的认识，该病诊断通常较为延迟，多采用排除性诊断。并存的疾病，包括寻常型银屑病、掌跖脓疱病和炎症性肠病等，可发生在 CNO 患病之前或之后，而且高达 50% 的患者有银屑病、掌跖脓疱病、克罗恩病或溃疡性结肠炎等家族史，为 CNO 的诊断提供了依据。表 4-9-1 和表 4-9-2 分别是 CNO 的评分标准及诊断标准 [8,9]，可为疑似 CNO 病例的诊断提供参考。

表 4-9-1　Jansson 慢性无菌性骨髓炎诊断评分系统

临床、实验室和成像结果	评分
正常血细胞计数	13
对称性损伤	10
边缘硬化病变	10
正常体温	9
骨破坏区位于脊椎、锁骨或胸骨	8
经放射学证实的病灶≥ 2 处	7
C 反应蛋白≥ 1mg/dl	6

注：总分为 63 分，主要用于区分无菌性骨髓炎和感染性骨髓炎，以及成人和儿童的良性和恶性肿瘤，总分 28 分或 28 分以下的患者对 CNO 的阴性预测值为 97%，而总分为 39 分或 39 分以上的患者 CNO 的阳性预测值可达 97% 甚至更高。

表 4-9-2　NBO/CNO 的主要和次要诊断标准

主要诊断标准	次要诊断标准
1. 放射学证实的溶骨性或硬化性病变	1. 健康的身体状态和正常的血象
2. 多发骨破坏	2. C 反应蛋白和红细胞沉降率分别轻度升高和加快
3. 掌跖脓疱病或银屑病	3. 监测时间超过 6 个月
4. 无菌骨活检证实的炎症和（或）纤维化、硬化	4. 骨质增生
	5. 有除了掌跖脓疱病或银屑病有关的其他自身免疫性疾病
	6. 具有自身免疫性或自身炎症性疾病或 NBO 的 1 级或 2 级亲属

注：诊断 NBO/CNO 必须满足 2 个主要或 1 个主要和 3 个次要标准。提示：CRMO 是 NBO 的一个亚型，需要多灶性骨损伤或与掌跖脓疱病或银屑病相关病灶，以及慢性（＞ 6 个月）复发 - 缓解病程；而 SAPHO 综合征的纳入标准不要求多灶性和慢性。此外，NBO 的建议诊断标准仅包括单纯掌跖脓疱病或银屑病，尽管重度痤疮、坏疽性脓皮病及其他的皮肤表现也在患有 CRMO 的儿童患者中出现过。SAPHO 综合征的建议纳入标准包括重度痤疮、化脓性汗腺炎及掌跖脓疱病。SAPHO 综合征中的寻常型银屑病情况仍具有争议。患有其他自身免疫性疾病的患者本身或其 1 级、2 级亲属仅在 NBO 的建议诊断标准内，而不在 SAPHO 综合征的诊断标准内。

大多数 CNO 患者的全血细胞计数正常；红细胞沉降率和 C 反应蛋白可分别轻度加快和升高；乳酸、尿酸、血清钙、磷及碱性磷酸酶等均在正常范围内，实验室检查有助于排除其他疾病。

（1）X 线：早期绝大多数患者无影像学异常发现。在管状骨，表现为邻近骺板的干骺端溶骨性骨质破坏区，由一薄的硬化缘与正常骨组织分隔，不同于化脓性骨髓炎，多不伴有骨膜增生或死骨形成，但锁骨病灶边缘可见骨膜增生。疾病后期以增生硬化及骨膨胀为主，周围软组织肿胀不明显；急性溶解期可发生病理性骨折（罕见）及椎体压缩性骨折（可导致脊柱后突或椎体扁平）。X 线具有成像快速、花费低等优点，但假阴性率高、灵敏性低、有辐射。

（2）CT：显示较 X 线清晰，尤其适合不规则骨的显示（如下颌骨），以及在 X 线平片上与脊柱重叠的胸锁关节区，可见溶骨性破坏区或混杂密度灶、边缘增生硬化、骨外形梭形增粗。对患骨进行三维重建后处理便于指导活检。但不如 MRI 的敏感性高，难以发现早期炎症，区分炎症部位和生理部位，而且辐射量大。

（3）全身核素骨扫描：根据示踪剂的异常浓聚，发现活动病灶及处于静止状态的病灶，以及炎症部位的详细定位；代谢增加与疾病活跃程度相关，但仍然有一定辐射量，不适合日常随诊。

（4）MRI：具有较高的敏感性，定位精确，显示骨髓病灶范围较 X 线及 CT 更大，并且无辐射。病灶也可累及骨干，一般不出现骨脓肿和软组织炎症。破坏区呈 T_1WI 低信号，T_2WI 高信号，硬化区 T_1WI、T_2WI 均呈低信号；短时反转恢复序列（STIR）中髓内高信号，特别是在疾病早期，能够在骨破坏之前发现骨髓水肿及周围软组织炎症改变；后期可见骨干增粗、骨质疏松、骨骺部分或完全骨化、压缩性椎体骨折；在疾病的修复阶段，骨破坏区逐渐硬化愈合，随着时间推移，骨骼逐渐重塑，一般 2 年内可达到影像正常。但 MRI 对骨质增生性改变和骨膜反应的显现欠清，难以与成骨性转移瘤或硬化性骨髓瘤区分。

（5）全身 MRI：目前全身 MRI 成像多被视为诊断 CNO 的金标准，全身扫描有助于识别临床上无症状的病变，尤其是脊柱的病变，对炎症病灶敏感性高，能够准确评估病灶活动性和骨骼的损伤程度。检查方案：全身冠状位 STIR4 ～ 5 段、全脊柱矢状位 STIR 成像、足矢状位 STIR 成像、盆腔及膝关节周围 STIR 成像。

（6）影像监测：目前还没有对间隔多长时间进行影像检查以便于监测病情达成共识，有可能需要更频繁的无辐射成像来提供疾病活动情况的准确估计，以指导治疗。在北美，大约 50% 的儿童风湿病学专家定期使用影像手段，其中 54% 的患者每 6 个月重复成像一次，25% 的患者每 12 个月重复成像一次[10]。在疾病早期，建议在开始治疗后 3 ～ 6 个月内重复 MRI 检查；对于仍在服用药物或停用药物的患者，建议每 6 ～ 12 个月重复一次 MRI 检查。

2. CRMO　在西方国家更常见，尤其是中欧和北欧。上文已经提到 CRMO 是隶属于 NBO 的一个亚型，需具备多灶性骨损伤或与掌跖脓疱病或银屑病相关病灶，以及慢性（> 6 个月）复发 - 缓解病程等特征。CRMO 好发于儿童，男女比例约为 1 ∶ 4，好发年龄段为 7 ～ 25 岁，平均发病年龄为 10 岁。最常见的受累部位为长骨干骺端，其次是锁骨和脊柱。在长管状骨中好发部位依次为股骨远端、胫骨近端、胫骨远端及腓骨远端，当病灶位于胸骨、锁骨和下颌骨时，对于诊断 CRMO 有较高的特异性。由于 CRMO 可伴发外周关节炎、炎症性肠病、银屑病和（或）骶髂关节炎，此类患者的 HLA-B27 多为阴性，因此有学者认为其可能隶属于青少年型血清阴性脊椎关节病[4]。

临床表现和严重程度及病程在个体患者之间差异显著，主要临床表现为局部骨痛和肿胀，可伴有全身症状，如低热、虚弱，为良性病变，具有自限性，病程常持续数年，病变范围广泛，从单一骨无症状或轻度炎症改变到慢性复发性多灶性骨质破坏，病变可在原患处复发，也可能于其他部位发病，有时还会导致骨髓炎、骨坏死。少数患者出现骨骺过早闭合、骨畸形和脊柱后突畸形等后遗症。一些 CRMO 患者可发展为骶髂关节炎或脊柱炎，高达 30% 的患者可出现非感染性关节炎[3]。长骨受累可导致跛行。外伤可能为诱因之一，相当多的 CRMO 病例是由创伤引起的。

患骨的影像学表现与 CNO 大致相同，请参考上文。疾病活动期和修复期的影像学表现对本病仍有一定的提示作用。然而，由于对该病认识的增加和临床观察期的延长，CRMO 很可能比以前我们认为的更加常见。该病的诊断建立在排除其他疾病的基础上，包括缺乏病原体、没有脓肿、窦道及死骨形成，不是感染性骨髓炎的好发部位、锁骨频繁受累、多部位发病、亚急性或慢性骨髓炎的影像学表现，以及组织病理学、非实验室检查结果、病程延长、波动、多年来反复发作的疼痛等特点。

3. SAPHO 综合征　是一组与皮肤有关的骨破坏区增生硬化的病变，主要以掌跖脓疱病、化脓性汗腺炎或重度痤疮伴发胸肋锁骨肥厚、CRMO、骶髂关节炎等损害为特征性改变。其与脊椎关节病和其他自身免疫性疾病有一些共同特征，但更可能是自身免疫性疾病谱中自发性炎症的一部分，认识到 SAPHO 综合征对于避免不必要的侵入性手术和长期使用抗生素治疗骨关节炎非常重要。病程多为良性，如果及时诊断治疗，长期功能性愈后是良好的。

成人受累部位多为前胸壁，其次是脊柱，其中胸椎最易受累，多达 13% ～ 52% 的 SAPHO 综合征患者患有骶髂关节炎。成人 SAPHO 综合征患者中，四肢骨发病并不常见，仅有 5% ～ 10% 的患者出现长骨受累，1% ～ 10% 的患者出现下颌骨骨质破坏[11]。邻近患骨的关节可发生关节炎，即成人的前胸壁胸锁肋和骶髂关节、儿童的踝关节和膝关节。皮肤改变可能在骨关节症状的初期比较明显，但也可能在其之前数年或之后数年出现。与成人相比，儿童的皮肤受累并不常见，至少 15% 的成人和超过 70% 的儿童可能从未有皮肤改变。皮肤病变属于神经营养性皮肤病，最常见的是掌跖脓疱病，占所有皮肤病的 50% ～ 70%，近 60% 的患者延长了随访时间[2]。化脓性汗腺炎（又称反常性痤疮）被认为是一种严重的痤疮形式，其中男性患者占主导地位。其他罕见的皮肤表现包括坏疽性脓皮病和 Sweet 综合征[2]。

Nguyen 等 在 *Semin Arthritis Rheum* 中 提 出 SAPHO 综合征诊断标准：①骨关节表现 + 聚合性痤疮和爆发性痤疮或化脓性汗腺炎；②骨关节表现 + 掌跖脓疱病；③伴或不伴皮肤改变的骨增生肥厚（前胸壁、四肢、脊柱）；④伴或不伴皮肤改变的涉及中轴骨和附肢骨的 CRMO。满足以上4 项中的 1 项即可诊断[12]。合并以下情况也可考虑 SAPHO 综合征：可能与寻常型银屑病或炎症性肠病有关；具有强直性脊柱炎的特征性改变；存在低毒性细菌感染。排除标准：化脓性骨髓炎，感染性胸壁关节炎，感染性掌趾脓疱病，掌跖角化病，排除偶发的弥漫性特发性骨肥厚症，视黄醇治疗后的骨关节改变。

SAPHO 综合征的两种骨关节表现是骨的炎症和骨质增生肥厚，二者均是骨皮质和骨髓质的慢性炎性反应、慢性骨膜反应和皮质增生。在疾病的初始阶段，病变区域的 X 线及 CT 多无异常，病灶仅为溶骨性骨质破坏区，伴或不伴有硬化缘，典型改变是伴有骨内膜和骨外膜的增生反应、骨膨胀及韧带骨化。随着病情进展，这些病灶变为破坏增生混合或完全的增生硬化。慢性病灶主要是增生硬化，伴有骨皮质的增厚、髓腔变窄和骨小梁增粗。CT 尤其是多层螺旋 CT 和后期三维重建，最适合骨关节病变的细节显示，也是胸骨锁骨区病变可选择的检查方式。由于肋骨、脊椎和纵隔的叠加效应，很难通过 X 线清晰显示。

（1）前上胸壁最易受累，是 SAPHO 的典型改变，骨质破坏可发生于胸骨、锁骨及邻近肋骨的任何部位，病程一般分为 3 个阶段：第 1 阶段，局限于肋锁关节韧带区，并可能表现为原发性韧带附着处骨密度增高，邻近软组织肿胀；第 2 阶段，胸锁关节病变伴内侧锁骨、胸骨、第一肋骨及肋软骨等结构的溶骨破坏和骨硬化改变；第 3 阶段，以上结构及其周围结构的骨质增生肥厚，外形增粗，邻近关节融合，可发展为关节炎或关节强直（图 4-9-1，图 4-9-2A ～图 4-9-2C）。

（2）中轴骨：发病率仅次于前胸壁骨组织，通常局限于一个椎体层面，通常情况下病灶不跨越椎间隙，也不伴椎旁脓肿，这是 CRMO 区别于感染的另一个特征。胸椎多见，腰椎、颈椎次之。偶尔可见 4 个相邻椎体受累，个别患者可出现 5 处毗邻的病灶。早期表现为进行性加重的非特异性椎间盘炎，X 线及 CT 表现为终板糜烂性破坏伴软骨下骨质增生硬化，椎间隙变窄，椎旁韧带骨化。MRI 表现为急性期受累椎间盘在 T_1WI 增强及 T_2WI 上均呈高信号，病变后期椎间盘退变，在 T_2WI 上呈低信号。疾病后期出现椎体局部塌陷，发生应力性骨折，椎旁韧带骨化，跨越 1 个或多个椎间隙的骨桥形成，甚至出现脊柱后突畸形。Minhchau 等的文章中提到，SAPHO 综合征中的骶髂关节炎更常见于单侧，增生硬化主要位于髂骨关节面侧，而强直性脊柱炎中的骶髂关节炎双侧更常见[12]。徐文睿等的研究结果则与之相反，多数表现为双侧骶髂关节受累，骶骨侧更明显，且关节邻近骨质出现骨髓水肿、脂肪沉积、骨质破坏及骨质硬化的比例较高，表明新旧病灶共存，但关节面虫蚀状改变及间隙改变并不明显，女性多见[13]。

下颌骨慢性弥漫性硬化性骨髓炎（chronic diffuse sclerosing osteomyelitis of the mandible）可能是由于咀嚼肌过度使用所致，分为局限型和弥漫型，通常影响下颌骨体和支，而颞下颌关节通常不受影响，并且经常伴有上覆软组织的疼痛和肿胀。现在普遍认为其是 SAPHO 症状的一种形式，是否是独立发病，还是在其他部位关联发病仍有争议。影像表现主要是单侧或弥漫性骨质增生硬化，部分硬化区内可见低密度灶，骨膜反应程度取决于患骨病灶范围，通常在小直径骨内更加明显，以进行性骨质增生硬化的方式愈合[11,14]。

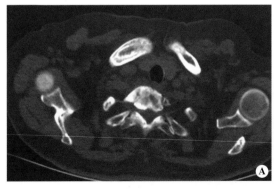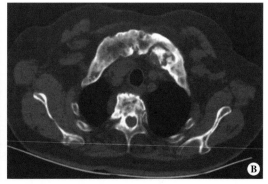

图 4-9-1 SAPHO 综合征

胸骨柄、双侧邻近锁骨、部分胸椎及邻近肋骨显著增生硬化，右侧锁骨增粗、骨膜增生、骨皮质增厚。左侧胸锁关节见不规则骨质破坏区，周围软组织未见明显肿胀

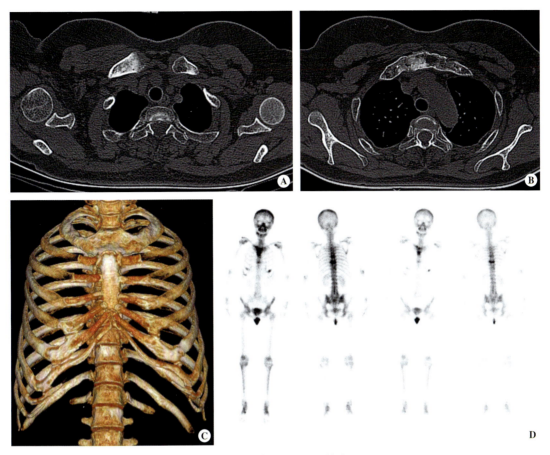

图 4-9-2　前胸壁 SAPHO 综合征

A～C.右侧胸锁肋关节骨质增生硬化,见小囊状骨质破坏区,边缘见薄层骨硬化缘,双侧胸锁肋关节间隙骨性融合; D.骨扫描示胸锁肋关节呈"牛头征"改变,左侧锁骨及胸椎局部示踪剂浓聚

（3）附肢骨：是儿童患者的最常见部位,成人患者中长骨受累较少见。在早期,典型表现是在靠近骺板的干骺端出现溶骨性骨破坏区。

（4）全身骨显像（whole-body scintigraphy）：敏感性非常高,因为不仅显示骨内代谢异常的病灶,还常常能够显示临床中静止的病灶。通过胸骨-锁骨区的高示踪剂摄取产生所谓的"牛头征",胸骨柄构成"牛头",感染的胸锁关节和毗邻的锁骨构成"牛角"（图 2-9-2D）。

（5）全身磁共振成像（whole-body magnetic resonance imaging）：MRI 无辐射,因此在随诊期间能够反复应用,尤其对于儿童。MRI 比 X 线及 CT 更敏感,还可显示骨髓水肿及邻近的软组织炎症。尤其适合椎体检查,并可用于监测疾病的进展,因为慢性硬化性骨破坏灶在 T_1WI 和 T_2WI 上都呈低信号；而活动性病灶在 T_1WI 呈低信号,在 T_2WI 呈高信号。

【诊断要点】

1. 4 个纳入标准中只要有 1 个符合就能诊断为 SAPHO 综合征。

2. 全身核素骨扫描或 MRI 可显示骨关节受累病灶及临床静止性病灶。

3. 通过活检得出相应的组织学结果和阴性的细菌培养结果,进而排除感染性骨髓炎或骨肿瘤。

4. 对于同时具有典型的疼痛部位（如前胸壁）、相应的影像学检查结果和特征性皮肤病变的患者,诊断相对简单。当病变部位单一、不典型或无皮肤改变时,诊断相对困难。详细的病史,特别是询问以前皮肤和骨骼是否受累,可能提供诊断依据。

【鉴别诊断】

由于缺乏公认的诊断标准和特异性实验室检查及标志物,SAPHO 综合征属于排除性诊断,主要是由于其在早期阶段的非特异性影像表现,鉴别诊断主要包括肿瘤和感染。

1. 慢性低毒性骨关节炎 多为单发，偶有多发，呈不对称分布，且多不伴有特征性皮肤改变，骨及软组织活检能够培养出致病菌。

2. 感染性骨关节炎 多为单发，患处表面软组织红、肿、热、痛明显。骨破坏区内可见死骨，骨内及周围软组织脓肿形成，实验室检查显示炎症指标高，可培养出致病菌。

3. 骨嗜酸性肉芽肿 多见于 10 岁以下儿童，单发或多发，单发多见于颅骨及股骨，多发者于椎体常见，病理上为网状细胞增生和嗜酸粒细胞浸润所形成的肉芽肿。长骨病变多累及干骺端和骨干，表现为单发不规则骨质破坏区，多位于髓腔，呈膨胀性生长，边缘清楚，破坏区内有时可见小片状致密性骨硬化，常伴有层状骨膜反应及骨质增生硬化，周围可有软组织肿块。患骨症状与无菌性骨髓炎相似，可结合发病部位、实验室检查嗜酸细胞增多及病理表现进行鉴别。

4. Paget 病 发病年龄较大，有家族倾向，可单发或多发。骨质疏松之后再发生快速骨质增生，导致肢体膨大、畸形，影像上既能看到囊状低密度区，又有增生硬化区，无明显骨膜反应及软组织肿块影。与 SAPHO 综合征相比无特征性皮肤改变，且血碱性磷酸酶升高。

5. 弥漫性特发性骨质增生症（DISH） 表现为不明原因的骨质增生硬化，骨皮质增粗，无明显骨质破坏区，但一般不累及邻近关节，无特征性皮肤改变，而且胸锁肋关节很少受累。

6. 原发骨肿瘤或转移瘤 原发骨肿瘤的骨质破坏区较少出现明显的增生硬化，且软组织肿块明显。对于硬化型骨肿瘤，成骨性骨转移瘤表现为骨内片状或团状高密度影，密度均匀，骨皮质多完整，骨的外形无改变，与 SAPHO 综合征相比，前上胸壁骨组织较少受累。

7. 其他血清阴性脊柱关节病 很少累及前上胸壁，没有特征性皮肤改变，且男性患者多见，HLA-B27 多为阳性，骶髂关节及脊柱融合多见。

【研究现状与进展】

1. X 线平片是最基础的筛查方法，当临床高度怀疑上述 3 种疾病时，首选全身 MRI 及核素扫描，在疾病确诊后监测阶段，MRI 由于无辐射而为最佳检查方式。

2. CRMO 的发病可能与基因突变有关，可能与人体 18 号染色体上 166pb 等位基因有关，Majeed 综合征的发病也与此基因有关，属于常染色体隐性遗传病，是以早期多灶性骨髓炎（early-onset MO）、红细胞生成障碍性贫血和关节挛缩为特征的一组综合征，主要由编码脂蛋白 2 的 LPIN2 基因突变导致其功能缺陷引起的[15]。

3. 李忱等的研究结果证实，对于难治性 SAPHO 综合征患者（即经 NSAID 和糖皮质激素、抗风湿药治疗后，病情仍未得到控制者），应用 TNF-α 拮抗剂治疗后缓解率达 100%[16]。目前此类药物的短期疗效已被普遍认可，因此当临床高度怀疑本病时可采取实验性治疗，但长期疗效、疗程时长及潜在风险有待商榷。

4. 重 T_2 加权序列（strongly T_2-weighted）和 Gd-DTPA 增强有助于显示炎症性骨损伤和（或）骨周反应，急性期患骨内可见不同程度强化。STIR 中周围软组织高信号；新的溶骨性骨质破坏区预示着 CRMO 进展、恶化，最终以硬化方式痊愈。这种炎症反复过程导致骨质进行性增生硬化，可能持续数年，并逐渐向周围扩展。对于长期的 CRMO 病灶，患骨很少能够恢复到正常形态。在 CRMO 的修复阶段，骨髓水肿的消退是最具有代表性的影像特征，在 T_2WI 和 STIR 序列上显示骨髓信号不如急性期高或者无高信号改变。

（谢丽伟　富红军）

参 考 文 献

[1] 余可谊, 沈敏. 自身炎症性骨病. 中华医学杂志, 2016, 96（15）: 1230-1232.

[2] Colina M, Govoni M, Orzincolo C, et al. Clinical and radiologic evolution of synovitis, acne, pustulosis, hyperostosis, and osteosis syndrome: A single center study of a cohort of 71 subjects. Arthritis Rheum, 2009, 61: 813-821.

[3] Schnable A, Range U, Hahn G, et al. Unexpectedly high incidences of chronic non-bacterial as compared to bacterial osteomyelitis in children. Rheumatol Int, 2016, 36: 1737-1745.

[4] Wolber C, David-Jelinek K, Udvardi A, et al. Successful therapy of sacroiliitis in SAPHO syndrome by etanercept. Wien Med Wochenschr, 2011,161（7-8）: 204-208.

[5] Jurik AG. Chronic regional multifocal osteomyelitis. Semin Musculoskelet Radiol, 2004, 8: 243-253.

[6] Govoni M, Colina M. SAPHO syndrome and infections. Autoimmunity Reviews, 2009, 81（8）: 256-259.

[7] Hofmann SR, Bottger F, Range U, et al. Serum interleukin-6 and

CCL11/eotaxin may be suitable biomarkers for the diagnosis of chronic nonbacterial osteomyelitis. Front Pediatr, 2017, 5：1-11.

[8] Jansson A, Renner ED.Classification of non-bacterial osteitis：retrospective study of clinical, immunological and genetic aspects in 89 patients. Rheumatology, 2007, 46（1）：154-160.

[9] Jansson AF, Muller TH, Gliera L,et al. Clinical score for nonbacterial osteitis in children and adults. Arthritis Rheum, 2009, 60（4）：1152-1159.

[10] Zhao Y, Dedeoglu F, Ferguson PJ,et al. Physicians' perspectives on the diagnosis and treatment of chronic nonbacterial osteomyelitis. Int J Rheumatol, 2017，2017：7694942.

[11] Depasquale R, Kumar N, Lalam RK, et al. SAPHO：What radiologists should know. Radiol Med, 2014, 119（3）：156-163.

[12] Nguyen MT, Borchers A, Selmi C, et al. The SAPHO syndrome. Semin Arthritis Rheum, 2012, 42（3）：254-265 .

[13] 徐文睿，李忱，邵暇荔，等 . SAPHO 综合征患者骶髂关节病变的MRI 表现 . 磁共振成像 , 2017, 8（6）：441-445.

[14] Zemann W, Pau M, Feichtinger M, et al. SAPHO syndrome with affection of the mandible：diagnosis, treatment, and review of literature. Oral Surg Oral Med Oral Pathol Oral Radiol Endod, 2011, 111（2）：190-195.

[15] Beck C, Girschick HJ, Morbach H, et al. Mutation screening of the IL-1 receptor antagonist gene in chronic non-bacterial osteomyelitis of childhood and adolescence. Clin Exp Rheumatol, 2011, 29：1040-1043.

[16] 李忱，李菁，董振华，等 . 抗肿瘤坏死因子 -α 拮抗剂在 SAPHO 综合征治疗中的应用 . 医学研究杂志 , 2013，42（4）：91-95.

第五章　脊柱感染

第一节　脊柱解剖及影像解剖

一、脊柱解剖

脊柱位于躯干后壁的正中，为躯干的中轴，参与构成胸廓、腹腔和盆腔，同时具有支持、保护和运动功能。脊柱由椎骨、椎间盘、椎体间的韧带、椎管内的脊髓及脊柱周围的血管网构成，解剖较为复杂。

1. 椎骨　人体在幼年时，共有32或33块椎骨，包括颈椎7块、胸椎12块、腰椎5块、骶椎5块、尾椎3或4块；成年后5块骶椎融合成骶骨，3或4块尾椎合成尾骨，因此成人的脊柱包括24块椎骨、1块骶骨、1块尾骨[1]。除第1、2颈椎外，各椎骨的形态类似，由前方圆柱形的椎体和后方板状的椎弓组成。椎体和椎弓围成椎孔，所有的椎孔上下相连，形成椎管，容纳脊髓。椎弓包括1对椎弓根和1对椎弓板。椎弓根位于椎体的侧后方，上下各有1处切迹，上下椎弓根的切迹围成椎间孔，有脊神经和血管通过；椎弓上发出7个突起，分别是棘突1个，横突2个，上、下关节突各2个，相邻椎体的上、下关节突构成椎小关节。由于负重的增加，椎体由颈椎向下，体积逐渐增大，至第4、5腰椎和骶骨达到最大，由骶骨耳状面向下又逐渐变小。在矢状面观察，脊柱有4个生理弯曲，分别为颈曲、胸曲、腰曲和骶曲，颈曲、腰曲突向前，胸曲、骶曲突向后[1]。

第1颈椎，也称寰椎，由前、后弓和两侧块构成，上关节面与颅底的枕骨髁相关节，下关节面与第2颈椎的上关节面相关节。第2颈椎，也称枢椎，由椎体和椎弓构成，椎体向上形成突起，称为齿突，与寰椎前弓的后缘构成关节[2]。

2. 椎骨间的连接　椎体间依靠椎间盘、韧带、关节进行连接。

椎间盘位于相邻的两个椎体之间，起到连接和缓冲的作用。除第1、2椎体间，其他椎体间均有椎间盘。椎间盘的中央为胶冻样的髓核；周围为多层纤维软骨呈同心圆排列组成的纤维环；椎间盘的上、下面由一薄层透明软骨所覆盖，称为透明软骨板[1]。

连接脊柱的主要韧带包括前纵韧带、后纵韧带、黄韧带、棘上韧带和棘间韧带。前纵韧带贴附于椎体和椎间盘的前缘，上起自颅底，向下延伸止于骶骨。后纵韧带与椎体终板和椎间盘的后缘结合紧密，而与椎体中部结合较为疏松，起自枢椎，止于骶骨。后纵韧带颈段较厚，胸腰段较薄。黄韧带连接相邻的椎弓板。棘间韧带连接相邻的棘突。黄韧带由弹力纤维组成，颈部较薄，向下逐渐增厚。棘上韧带是连接全部棘突的纵行韧带[2]。

脊柱的关节包括关节突关节、寰枕关节和寰枢关节。关节突关节由上位椎体的下关节突和下位椎体的上关节突相关节，即椎小关节[2]。

3. 椎管内容物　主要包括脊髓及马尾神经、脊神经根、硬脊膜、硬膜外间隙及位于其内的椎静脉丛和结缔组织、蛛网膜、软脊膜、蛛网膜下腔[1]。

延髓在枕骨大孔水平向下延伸，形成脊髓。脊髓圆锥是脊髓的末端，在成人时约位于 L_1 椎体水平。脊髓圆锥向下延续为终丝，止于第1尾椎。脊髓在 $C_6 \sim C_7$ 水平最粗，称为颈膨大，在 $T_5 \sim T_9$ 节段最细，T_{10} 至脊髓圆锥的水平增粗[1]。

脊神经由腹侧的前根和背侧的后根汇合而成，包括颈髓8对、胸髓12对、腰髓5对。前7对颈髓脊神经由相应椎体的椎弓根上缘穿出椎管，第8对由 C_7 椎弓根下缘穿出。自 T_1 脊神经开始，均由相同序数椎骨下方的椎间孔穿出椎管[1]。

椎管内的硬脊膜与颅腔内的硬脑膜相延续；蛛网膜与硬脊膜紧密相贴；软脊膜紧贴于脊髓和神经根的表面，不易分离。软脊膜和蛛网膜之间形成的间隙称为蛛网膜下腔，其内充满脑脊液，与脑蛛网膜下隙相通[2]。

二、脊柱的影像解剖

临床工作中，判断脊柱病变最常用的检查包括 X 线正 / 侧位、CT 和 MRI。还可使用 X 线开口位用以判断寰枢椎对位情况，双斜位判断椎间孔和椎弓峡部，过伸、过屈位判断脊柱稳定性，CT 椎管造影（CT myelography，CTM）用于判断脊髓内病变和椎管内臂丛神经根损伤情况。

1. X 线解剖 椎体在 X 线正位片上呈底边略宽的四边形，骨皮质呈致密细线影，椎体上下终板略厚。椎间隙表现为相邻椎体间有一定厚度的透亮带，相邻椎板间的透亮影为椎板间孔。椎弓根投影于椎体两侧，呈对称的圆形或椭圆形，两椎弓根之间的距离称为椎弓间距，代表椎管的宽度。上、下关节突投影于椎弓根的上、下缘，上关节突位于上方偏外，下关节突位于下方偏内，相邻的上、下关节突构成椎小关节。上下关节突之间的部分称为椎弓峡部。横突投影于椎体两侧，除 C₇外，颈椎横突不明显，胸椎体两侧可见肋骨凹和肋骨，L₃ 的横突最明显。脊柱旁可显示部分椎旁软组织，如腰大肌、腰方肌、胸椎旁线等。儿童时椎体上下可见环形骨骺，骨骺骨化可在椎体上下缘出现薄层骨化影[3]。

椎体在 X 线侧位片上呈长方形。相邻椎弓的上下缘构成椎间孔。椎间隙在侧位片观察较正位片清楚，高 2 ～ 6mm，从颈段至腰段逐渐增宽。椎弓后部可见上下关节突及棘突，棘突斜行向下，C₇ 棘突最长。儿童时期椎体前后缘中部有较深的切迹，椎体上下缘出现薄层骨化影[3]。

C₁、C₂ 椎体，即寰椎、枢椎，由于下颌骨遮挡，在普通正位片不能显示，需拍摄开口位。开口位上，寰椎两侧块与枕骨髁形成寰枕关节，枢椎齿突位于两侧块之间，左右间隙对称。枢椎齿状突与寰椎前弓形成寰齿关节，在侧位片观察其前后间隙，正常约为 2mm。颈椎椎体上缘两侧可见斜面向内的三角形突起，称为钩突，椎体下缘两侧圆钝的斜面称为斜坡，两者形成颈椎特有的钩椎关节，在正位片显示最为清楚。钩椎关节增生、退变时，容易压迫椎间孔内的神经根和横突孔内的椎动脉。在侧位片可以观察颈椎突向前的弧形生理曲度，顶点约在第 5 椎体后上缘。椎小关节的关节面斜向下约 45°。斜位片主要用于显示椎间孔及其与钩椎关节的关系，左前斜位显示右侧椎间孔，右前斜位显示左侧椎间孔[4]（图 5-1-1）。

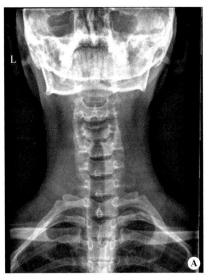
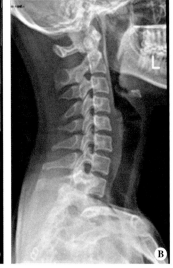

图 5-1-1 颈椎 X 线正、侧位
A. 颈椎 X 线正位；B. 颈椎 X 线侧位

胸椎正位片上胸椎旁 12 对肋骨的肋骨小头与胸椎椎体的肋骨凹构成胸椎关节，同时肋结节与横突肋骨凹形成肋横突关节，第 11、12 肋无肋横关节。侧位片可显示胸椎曲度、椎体、椎间孔、椎小关节及肋骨[4]（图 5-1-2）。

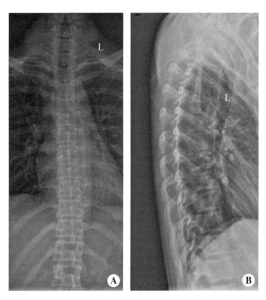

图 5-1-2 胸椎 X 线正、侧位
A.胸椎 X 线正位；B.胸椎 X 线侧位

腰椎正位片可显示腰椎形态、椎小关节间隙及椎旁软组织。侧位片显示椎体形态、结构、椎间隙、椎间孔、棘突及椎小关节（图 5-1-3）。斜位片可显示椎弓峡部。两侧椎弓根及椎弓峡部上下关节在斜位片上形似犬，近侧横突相当于犬口，椎弓根为犬眼，上关节突为犬耳，下关节突为犬前腿，椎板为犬腹，峡部为犬颈，远侧横突相当于犬尾，下关节突相当于犬后腿。椎弓峡部裂于 L₅ 最常见[3]。

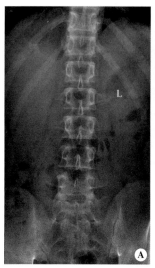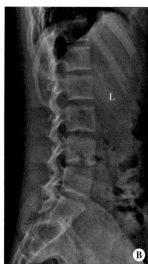

图 5-1-3 腰椎 X 线正、侧位
A.腰椎 X 线正位；B.腰椎 X 线侧位

2. CT 解剖 CT 可以用来观察椎体、椎弓、椎小关节、椎间隙、椎间盘、硬膜囊、韧带、椎管及脊髓、神经根等结构。在横断面上，除 C_1、C_2 椎体外，余颈椎椎体大体呈椭圆形，后缘略平直（图 5-1-4）；胸椎大致呈心形，横径和前后径大致相等，后缘前凹；腰椎呈肾形，椎体中部前、后面有向骨松质内延伸的 Y 形低密度影，为椎静脉孔，仅在横断面观察，易误诊为骨折（图 5-1-5）。

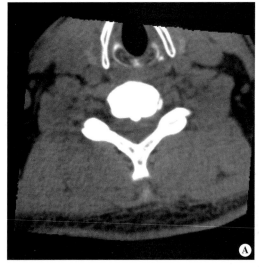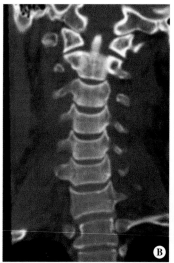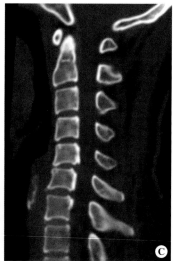

图 5-1-4 颈椎 CT
A. 颈椎 CT 横断位，颈椎体近似于椭圆形，椎体后部点状突起为钙化的后纵韧带；B. 颈椎 CT 冠状面，椎体接近长方形，注意观察椎体两侧的钩椎关节；C. 颈椎 CT 矢状面，椎体在矢状面近似于长方形

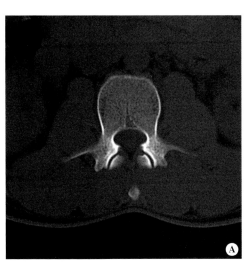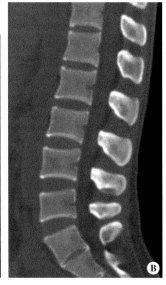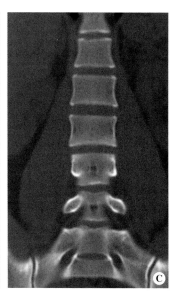

图 5-1-5 腰椎 CT

A. 腰椎 CT 横断位，腰椎体近似于肾形，椎体中部低密度线影为椎静脉孔；B. 腰椎 CT 矢状面，椎体在矢状面近似于长方形；C. 腰椎 CT 冠状面，椎体接近长方形

在矢状面和冠状面观察，椎体呈长方形。寰椎在横断位近似圆形，前后弓中线部有前后结节，两侧有短小横突，内有横突孔。枢椎齿突与寰椎相关节，前为寰椎前弓后壁，后为寰椎横韧带，两侧有横突及横突孔。在矢状面和冠状面可观察寰枢关节间隙。颈椎的椎小关节近似位于横断面，胸椎近似位于冠状面，腰椎近似位于矢状面，包含关节软骨及上下关节突关节面。椎管在颈椎前后径约 12mm，胸椎 14～15mm，腰椎约 20mm。椎间孔位于上下椎弓根之间，颈椎间孔的前内壁为钩突的后面、椎间盘及椎体下部，后外侧壁为关节突关节的内侧部，胸椎、腰椎的椎间孔前壁为椎体、椎间盘，后壁为关节突关节。在矢状面观察，椎间孔呈圆形或椭圆形，内可见神经根穿过[3]。

从 C_2～C_3 至 L_5～S_1 水平均有椎间盘，在横断面观察，颈椎间盘呈圆形，胸椎间盘呈心形，腰椎间盘呈肾形，矢状面及冠状面呈盘状，边缘与上、下椎体边缘平齐，L_5～S_1 椎间盘可平直或略突出，CT 值为 50～100HU，厚度由上至下逐渐增厚。椎体前、后缘覆盖有前纵韧带、后纵韧带，正常情况下不显影。除 C_1、C_2 外，其余节段硬膜外均填充有脂肪和结缔组织，能够衬托出边缘光滑、圆形或椭圆形的硬膜囊。正常硬膜囊内含蛛网膜、脑脊液、软脊膜和脊髓，CT 值为 30～50HU。椎管内静脉丛分布于椎管的骨膜和硬脊膜之间，平扫时无法与周围组织区分，增强后可见硬膜外间隙明显强化。脊神经根呈圆形或条索形软组织密度影，由椎间孔穿出椎管。黄韧带位于椎小关节和椎板的内侧，呈"V"形，CT 值 40～60HU，从上至下逐渐增厚，2～3mm[4]。

3. MRI 解剖 椎体信号的强弱取决于骨髓的类型和红、黄骨髓的比例。正常成人椎体内黄骨髓的比例高于红骨髓，因此在 T_1WI 和 T_2WI 均呈高信号。由于不同组织的混合效应和化学位移伪影，终板在 T_1WI 和 T_2WI 均呈低信号。椎小关节的软骨在 T_1WI 及 T_2WI 均为低信号，不易与骨皮质区别[3]。

椎间盘的信号由其含水量决定，正常椎间盘髓核内含水量较高，因此在 T_1WI 呈低信号，T_2WI 呈高信号。髓核外侧的纤维环含水量低，在 T_1WI 及 T_2WI 均呈低信号，不易与前纵韧带、后纵韧带及椎体终板区分（图 5-1-6）[5]。

前纵韧带、后纵韧带、棘上韧带和棘间韧带由于含大量的胶原成分，故在 MRI 的各个序列上信号均类似于骨皮质而呈低信号。黄韧带由于含有 80% 的弹性蛋白成分，故在 T_1WI 和 T_2WI 均呈中等信号[5]。

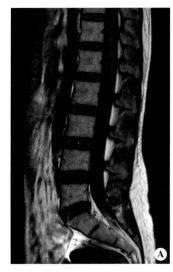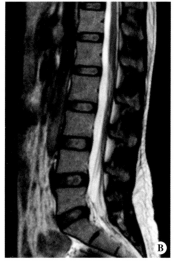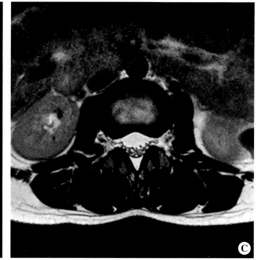

图 5-1-6　腰椎 MRI

A. MRI 腰椎 T_1WI 矢状面；B. MRI 腰椎 T_2WI 矢状面；C. MRI 腰椎 T_2WI 横断位。椎体在 T_1WI 和 T_2WI 均呈高信号，椎间盘髓核在 T_1WI 呈低信号，
T_2WI 呈高信号，髓核外侧的纤维在 T_1WI 及 T_2WI 均呈低信号

脊髓在 T_1WI 呈中等信号，在 T_2WI 呈低信号。在小 FOV 成像的情况下，神经根可因水或造影剂的衬托而得以显示 [5]。

参 考 文 献

[1] 柏树令，应大君 . 系统解剖学 . 第 8 版 . 北京：人民卫生出版社，2015.
[2] 王振宇，徐文坚 . 人体断面与影像解剖学 . 第 3 版 . 北京：人民卫生出版社，2010.
[3] 陈金城，黄力，刘斯润 . 实用临床解剖与影像诊断 . 北京：科学出版社，2007.
[4] 靳激扬，滕皋军 . 影像诊断应用解剖基础 . 北京：人民军医出版社，2007.
[5] 伯奎斯特 . 肌肉骨骼系统磁共振成像 . 程敬亮等译 . 郑州：郑州大学出版社，2004.

第二节　常见病原体感染特点及病理生理改变

脊柱感染是一系列感染性疾病的统称，包括脊椎炎、椎间盘炎、椎小关节炎、硬膜外感染、神经根炎和脊髓炎，占全身骨肌系统感染的 2% ~ 7%[1]。脊柱感染可分为 3 类：化脓性感染、肉芽肿性感染、寄生虫感染。按病原种类可分为细菌感染、真菌感染、病毒感染和寄生虫感染。化脓性脊柱炎和脊柱结核为脊柱感染最常见的两种类型 [2]。化脓性脊柱炎和脊柱结核均好发于 50 岁以上患者。儿童及青少年脊柱感染相对少见。

金黄色葡萄球菌是化脓性脊柱炎中最常见的致病菌，约占 60%，其他致病菌包括大肠埃希菌、铜绿假单胞菌、肺炎链球菌、沙门菌。化脓性脊柱炎年发病率为（0.2 ~ 2.4）/10 万，男女比例为（1.5 ~ 3）：1。脊柱结核占全身结核病的 1.5% ~ 3%[1, 3]。

化脓性脊柱炎一般由远处部位的细菌经血行播散感染，好发于腰椎，主要症状为发热和背部疼痛，多数患者为不明原因的急性、亚急性发热。可经由动脉和静脉途径感染，致病菌来自泌尿系统、呼吸系统、盆腔或皮下 [4]。脊柱椎体 – 椎间盘终板区动脉血管终末支分布广泛，尤其是椎体前部区域，故成人血源性感染最先、最常累及椎体前部终板下区域，之后炎症突破骨皮质，侵及韧带下区、椎间盘、邻近椎体，甚至侵犯椎管；静脉途径则通过无瓣膜的 Batson 静脉丛进行，是泌尿系统及盆腔器官感染脊柱的主要血源性扩散途径；非血源性途径包括穿透性创伤、直接暴露于皮肤或开放性伤口、介入性操作等直接扩散，以及来自头颈、胸部、腹部脏器的邻近感染 [1, 5]。

脊柱结核多为血源性感染，患者多先发生肺部、淋巴结、消化道等器官结核，而后结核杆菌通过血行播散。脊柱结核好发于胸段 / 胸腰段，患者可出现乏力、不适、体重减轻、夜间盗汗等症状，慢性愈合期患者出现背部僵硬、畸形和神经系统症状，多数患者不伴发热。

儿童脊柱感染先累及椎间盘，而 20 岁以上的成人脊柱感染先感染终板，后累及椎间盘。可由邻近的脊椎–椎间盘炎或小关节炎直接蔓延而来，也可经血源性播散或行介入性操作治疗后感染，后者多见于胸椎，且 70% 以上位于椎管背侧。原发性小关节炎多由非血源性途径传播[1,6]。糖尿病、终末期肾病、肝硬化等合并症为脊柱感染高风险因素[7]。

参 考 文 献

[1] 张宁，曾献军，何来昌，等. 脊柱感染的 MRI 表现及鉴别诊断研究现状. 磁共振成像，2019，10（3）：73-77.

[2] Tins BJ，Cassar-Pullicino VN. MR Imaging of spinal infection. Semin Musculoskelet Radiol，2004，8（3）：215-229.

[3] Tali ET. Spinal infections. Eur J Radiol，2004，50（2）：120-133.

[4] Mukherji SK. Spinal infections. Neuroimaging Clinics of North America，2015，25（2）：xiii.

[5] Stäbler A，Reiser MF. Imaging of spinal infection. Radiol Clin North Am，2001，39（1）：115-135.

[6] Garg RK，Somvanshi DS. Spinal tuberculosis：a review. J Spinal Cord Med，2011，34（5）：440-454.

[7] Kourbeti IS，Tsiodras S，Boumpas DT. Spinal infections：evolving concepts. Curr Opin Rheumatol，2008，20（4）：471-479.

第三节 细菌感染

【概述】

脊柱细菌感染是最常见的脊柱感染类型，最常见的疾病包括椎体骨髓炎、椎间盘炎、硬膜外脓肿。感染的途径包括来自其他感染部位的血源性传播、直接蔓延和来自其他相邻部位感染的扩散[1]。椎间盘炎感染途径中最常见的是腰椎穿刺，或椎间盘造影和椎间盘摘除术后感染，术后 2～3 天发病，局部剧痛，体温升高，腰椎活动受限。脊柱感染比四肢关节感染少见，脊柱细菌感染的好发人群可分为 3 个年龄段。①6 个月内的新生儿，特别是患有脓毒血症的患儿；②2～8 岁的儿童，该年龄段人群发病率相对较低，好发椎间盘炎；③50 岁以上老年人，约占全部脊柱细菌感染患者的 60%[2]。

病原菌多为金黄色葡萄球菌或大肠埃希菌，颈椎或胸腰椎均可感染。金黄色葡萄球菌感染约占全部脊柱细菌感染患者的 50% 以上。大肠埃希菌和变形杆菌感染常伴发尿路感染；铜绿假单胞菌感染常有静脉药物滥用史或免疫系统缺陷；沙门菌感染一般发生于镰状细胞贫血患者；厌氧菌感染可继发于开放性脊柱损伤患者，在糖尿病患者中也较为常见；慢性低毒性感染通常由低毒性细菌引起，如甲型溶血性链球菌和表皮葡萄球菌[1]。

腰痛和肌肉痉挛是脊柱细菌感染患者最早出现且最主要的临床症状，发病突然，持续高热，脊柱疼痛，活动受限，运动时加重，休息后可减轻。胸椎感染者，可出现胸膜刺激症状；腰椎感染者，可出现腹膜刺激症状。急性化脓性脊柱炎还可在椎旁形成脓肿，并可进入椎管压迫脊髓，产生脊髓压迫症状。发病缓慢、症状轻微者，经检查椎体已有骨质增生，甚至韧带骨化。根据病变部位不同及病情进展情况，还常伴有身体不适、体重减轻和厌食等症状。椎间盘感染可出现后腹膜刺激症状、小肠胀气、麻痹性肠郁张，2～3 周后可见椎体破坏，并可侵犯椎小关节。椎间盘化脓极易进入椎管，压迫脊髓，引起脊髓压迫症状。晚期出现周围骨质破坏、增生及硬化。

实验室检查白细胞可升高或不升高，红细胞沉降率加快、C 反应蛋白升高。病原学分离出致病菌为诊断标准之一，但仅有 1/2～2/3 患者的培养结果为阳性[1]。

MRI 是诊断脊柱感染的首选检查方法，其敏感性、特异性和准确率分别可达 96%、92% 和 94%。MRI 增强检查可对脊柱感染进行早期诊断。CT 对脊柱感染有较高的敏感性，但特异性较低，且容易漏诊硬膜外脓肿[3]。

【病理生理学】

脊柱细菌感染的途径包括来自其他感染部位的血源性传播、直接蔓延和来自其他相邻部位感染的扩散。椎体的 Batson 椎旁静脉丛是一个无瓣膜的静脉系统，在胸或腹内压力增加时，血液可发生反向流动。该静脉丛与椎体中央感染、椎体跳跃性感染和播散感染（如感染性心内膜炎）有关。椎体软骨终板下区由椎前、后动脉丛供血，与该区域的血源性感染有关[4]。

许多因素使患者易发生化脓性脊柱感染，包括高龄、营养不良、免疫功能低下、糖尿病、静脉药物滥用、AIDS、恶性肿瘤、长期使用类固醇、肾衰竭、败血症、脊柱手术、血管内器械和异物的存在。细菌性心内膜炎是本病最常见的危险因素，近 30% 的血源性脊柱感染伴有细菌性心内膜炎[1]。

【影像学表现】

1. X 线 典型表现包括骨溶解、终板破坏和椎体塌陷。X 线平片诊断早期脊柱细菌感染的作用有限，发病 2 周以内可见椎旁软组织内脓肿。颈椎感染形成咽后壁脓肿。胸椎感染时椎旁可见梭形软组织肿胀增厚。腰椎感染可见腰大肌肿胀。发病 2～4 周可见椎体骨质破坏，受累椎体可出现终板骨质模糊、椎间隙变窄征象，该征象不易观察。严重者发生椎体压缩性骨折，或椎体的附件及小关节被破坏，椎体皮质旁可伴有骨膜新生骨。发病晚期，椎体破坏区周围骨质增生硬化，椎旁韧带骨化，椎间骨桥形成，或椎体发生骨性融合（图 5-3-1A，图 5-3-1B）。化脓性椎间盘炎，在发病 10 天内，即可显示受感染椎间盘的椎体上下终板破坏。2 周后即可发生溶骨性破坏，椎间隙变窄，椎旁软组织肿胀。晚期发生椎体骨性融合。X 线的诊断敏感性和特异性均低于 CT。但 X 线仍能对脊柱整体顺列和稳定性的评价提供十分有益的信息，在患者的后期随访中也能起到十分重要的作用[5]。

2. CT 与 X 线平片对比，CT 能够早期发现脊柱细菌感染患者椎体的骨质破坏，并且能够显示受累椎体周围脓肿及钙化的情况，并能够更好地评估椎体破坏情况及局部脊柱的稳定性（图 5-3-1C～图 5-3-1E）。椎旁脓肿常见于化脓性细菌感染，椎旁钙化和椎弓根受累更常见于肉芽肿性炎。椎体骨质破坏是本病的特征性表现，但并不具有特异性，可见于任何椎体肿瘤或感染性病变。CTM 可用来观察脊柱细菌感染硬膜外受累情况，但在颈胸段区域，由于伪影，容易造成漏诊。CT 引导下穿刺常用于病灶活检[4]。

3. MRI 是诊断脊柱细菌感染的首选检查方法。显示化脓性脊柱炎各期病理变化的效果最佳。除患者有明确禁忌证存在，怀疑脊柱细菌感染的患者都应进行 MRI 增强检查。

骨髓水肿是本病最早出现的影像学表现，但特异性较低，椎间隙变窄也是本病的较早期表现。随着椎体内骨髓炎性浸润、水肿、充血至脓液生成，椎体骨髓在 T_1WI 表现为低信号，在 T_2WI 或质子加权像表现为高信号。椎间隙变窄、椎间盘形态不规则、髓核破裂是本病常见的 MRI 表现（图 5-3-1F，图 5-3-1G），受累椎间盘在 T_2WI 表现为高信号（图 5-3-1G），是本病很重要的特点。T_1WI 表现为低信号，且在 T_1WI 与椎体终板分界模糊。当出现终板骨质破坏后，椎体终板下可出现 T_1WI 低信号带，增强后明显强化（图 5-3-1H），椎旁脓肿和坏死组织、死骨不强化，受累骨髓和脓肿周围组织明显强化（图 5-3-1I）。硬膜外脓肿在本病常见，但也不是本病的特异性表现，当脓肿累及多个节段时，在 T_2WI 矢状面图像容易漏诊[6]。亚急性期和慢性期，因椎体破坏与周围骨质增生、残留病灶内脓液形成所致，T_1WI 呈低信号，T_2WI 呈低信号或混杂高低信号。若发生脊髓受压，MRI 可全面评估受压的程度及脊髓损伤情况。

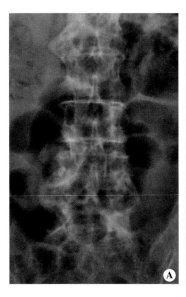
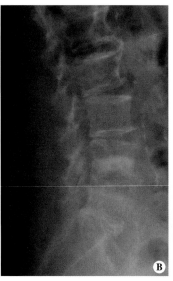
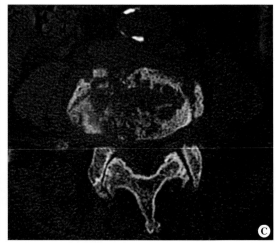

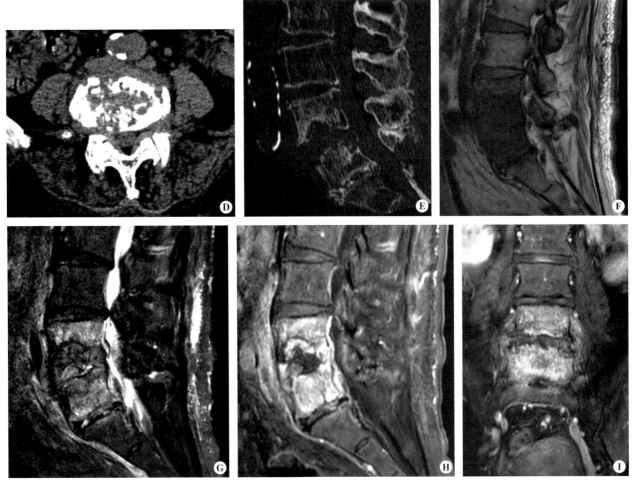

图 5-3-1 腰椎细菌感染

A. 腰椎 X 线正位片示 L$_4$ ～ L$_5$ 间隙模糊不清，L$_4$ ～ L$_5$ 椎体邻近皮质边缘显示不清；B. 腰椎 X 线侧位片示 L$_4$ ～ L$_5$ 间隙模糊，L$_4$ 椎体下缘凹陷，可见骨缺损、关节面毛糙，局部骨质硬化，L$_5$ 椎体上缘骨质模糊；C. CT 横断位骨窗示 L$_4$ 椎体骨侵蚀破坏、多发碎裂，伴骨质硬化；D. CT 横断位软组织窗示椎体破坏区呈软组织密度，界线尚清；E. CT 矢状面骨窗重建示 L$_4$ ～ L$_5$ 椎体骨侵蚀破坏，密度不均，以低密度为主，伴骨质硬化及多发碎裂，椎体尚未滑脱；F. MRI 腰椎 T$_1$WI 矢状面示 L$_4$ 椎体下缘、L$_5$ 椎体上缘骨质破坏，呈长 T$_1$ 信号，累及椎间盘；G. MRI 腰椎 T$_2$WI 脂肪抑制序列矢状面见 L$_4$ ～ L$_5$ 椎体骨质破坏区信号不均，呈略高信号，非破坏区椎体呈高信号，腰椎间盘失去正常形态，局部呈高信号，腰背部皮下区可见渗出影；H. 腰椎 T$_1$WI 脂肪抑制增强序列，显示 L$_4$ ～ L$_5$ 椎体破坏区明显不均匀强化，L$_4$ 椎体终板下区明显强化带，椎间盘局部结节样强化，椎间隙见类圆形无强化区；I. 冠状面见椎旁软组织局限性强化

【诊断要点】

1. 多有明确化脓性细菌感染的病史。

2. 细菌性心内膜炎是本病最常见的危险因素。

3. 典型影像学表现包括骨溶解、终板破坏和椎体塌陷。

4. CT 可早期发现脊柱细菌感染患者椎体骨质破坏。

5. MRI 是本病的首选检查方法，准确率可达 94%。

6. 骨髓水肿表现为低 T$_1$WI、高 T$_2$WI 信号；受累椎间盘为高 T$_2$WI 信号，在 T$_1$WI 与椎体终板分界模糊；增强扫描椎旁脓肿和坏死组织不强化，受累骨髓和脓肿周围组织明显强化。

7. 实验室检查可见红细胞沉降率加快、C 反应蛋白升高。

【鉴别诊断】

1. 终板炎 MRI 表现为相邻两个椎体边缘轮廓不整、增厚，骨髓呈低 T$_1$WI、高 T$_2$WI 信号，椎间盘可伴真空征，终板皮质一般连续无破坏；增强扫描可见不均匀强化，DWI 图像于异常终板及邻近骨髓与正常骨髓交界处出现边界清楚的线状高信号影[6]，椎间隙可变窄；椎旁软组织及硬膜外间隙一般不受累。

2. 强直性脊柱炎 早期多表现为小关节轮廓

模糊和软骨下骨质硬化，中期腰椎曲度变直，晚期关节突间关节囊钙化呈两条平行的纵行致密带，形成竹节椎，广泛韧带钙化、小关节融合，但椎间隙无狭窄表现。

【研究现状与进展】

成人细菌性脊柱感染可产生显著的不良后果，包括疼痛、神经功能损伤、脊柱不稳定、畸形或死亡。许多因素使人易患脊柱感染，其中许多因素可影响患者的免疫状态。脊柱细菌感染的途径包括来自其他感染部位的血源性传播、直接蔓延和来自相邻部位感染的扩散。感染通常根据解剖位置分为几类，大致分为椎体骨髓炎、椎间盘炎和硬膜外脓肿[7]。

（白荣杰　钱占华　詹惠荔）

参 考 文 献

[1] Cornett CA, Vincent SA, Crow J, et al. Bacterial spine infections in adults: evaluation and management. J Am Acad Orthop Surg, 2016, 24（1）: 11-18.

[2] Mukherji SK. Spinal infections. Neuroimaging Clinics of North America, 2015, 25（2）: xiii.

[3] Tins BJ, Cassar-Pullicino VN. MR imaging of spinal infection. Semin Musculoskelet Radiol, 2004, 8（3）: 215-229.

[4] Stäbler A, Reiser MF. Imaging of spinal infection. Radiol Clin North Am, 2001, 39（1）: 115-135.

[5] Kourbeti IS, Tsiodras S, Boumpas DT. Spinal infections: evolving concepts. Curr Opin Rheumatol, 2008, 20（4）: 471-479.

[6] 张宁, 曾献军, 何来昌, 等. 脊柱感染的 MRI 表现及鉴别诊断研究现状. 磁共振成像, 2019, 10（3）: 73-77.

[7] Tali ET. Spinal infections. Eur J Radiol, 2004, 50（2）: 120-133.

第四节　真菌感染

【概述】

脊柱真菌感染并不常见，多见于免疫低下患者，罕见于免疫正常及慢性阻塞性肺疾病患者。引起真菌性脊柱感染的病原体可分为条件致病菌和致病性真菌两类，条件致病菌（包括曲霉菌属、念珠菌属、毛霉菌属）在健康人群极少引发疾病，但在免疫缺陷人群中多见；致病性真菌（包括芽生菌属、球孢子菌、荚膜组织胞质菌）可在健康人群中引发疾病，占全部脊柱真菌感染的5%～10%。由于近年来免疫抑制药物、广谱抗生素的广泛使用，静脉留置针使用增加，以及 AIDS 患者增多，本病发病率有上升趋势。本病多由其他部位（肺部为主）的血行传播或进行侵入性操作时直接种植引起[1]。

由于脊柱真菌感染的临床表现缺乏特异性，也缺乏特异性的实验室检查方法，因此脊柱真菌感染难以早期确诊。

【病理生理学】

隐球菌属、念珠菌属和曲霉菌属是本病最多见的致病菌，这些真菌通常是人体的共生微生物，但是在某些情况下，此类真菌可沿脉管系统传播到脏器或者脊柱。隐球菌属存在于土壤和鸽子粪便中，该真菌感染是 HIV 感染者的第四常见感染，在器官移植受者中发病率为 1%～5%。正常情况下，念珠菌属是人体共生菌群的一部分，常见于皮肤、胃肠道，也可见于女性生殖道和留置导尿管患者的尿液中。大部分为内源性感染，也可见于人－人传播。曲霉菌是一种普遍存在的腐生真菌，能产生许多小孢子（直径 2～4μm）。孢子经常出现在水、土壤、腐烂的植被、干草和谷物中。孢子的体积很小，可以随时扩散到受污染的空气处理系统的气流中，并沉积到人体肺泡中[1]。

真菌感染可引起慢性炎症反应、化脓性肉芽肿形成等一系列炎性反应，导致局部钙化、梗死，或引起过敏反应等。

【影像学表现】

1. X 线　脊柱真菌感染的 X 线平片表现与结核相似，表现为椎体前缘受累、椎间盘破坏相对较轻、椎旁脓肿形成[2]。侵犯邻近肋骨、椎体后部，窦道形成较为少见。某些特定类型的真菌感染可表现出特异性的征象，如在球孢子菌病患者中，可出现椎体周围软组织肿胀，特别是脊柱后方软组织。在芽生母菌感染患者中，椎体塌陷和脊柱后突畸形更常见[3]。隐球菌感染者椎体内的溶骨性病变与球孢子菌病或脊柱结核的囊性病变相似，边缘不连续，周围形成脓肿。脊柱真菌感染也可表现为单独椎体塌陷伴浸润性骨质破坏。患者骨病变的情况往往比临床症状更严重[1]。

2. CT　在脊柱真菌感染中，CT 和 MRI 是确定疾病范围的有效手段。脊柱真菌感染受累椎体在 CT 上表现为溶骨性破坏内夹杂小片、不规则的残留骨[4]。与脊柱化脓性骨髓炎不同，真菌感染常不累及椎间盘。这些并不是脊柱真菌感染特异性的影像学表现，在其他脊柱非化脓性感染中也可出现，如脊柱结核[5]。

3. MRI 在免疫缺陷患者中，由于炎性反应的缺乏，椎体病灶内 T_2WI 信号可无变化，或出现轻度增高。椎间盘在 T_2WI 可见明显信号增高，髓核结构完整，其病理机制仍不清楚[6]。

曲霉菌性脊柱感染可引起坏死性动脉炎，并进一步导致血栓形成、血管破裂或梗死。曲霉菌感染可导致多个椎体受累，其椎体破坏类似于脊柱结核；椎间盘向前/后膨出伴纤维环破坏、增强后椎间盘不强化或轻度强化、前/后纵韧带及韧带下间隙明显强化，偶可见椎体塌陷、向后突入椎管及脊柱失稳。感染可表现为硬膜外脓肿或脊髓炎。

念珠菌性脊柱感染可伴发或继发于血行播散性念珠菌病。白念珠菌感染可引起椎体、椎管内脓肿及椎旁巨大脓肿、肉芽肿，无椎间盘受累。

芽生菌性脊柱感染在临床和放射学上表现均与结核类似，表现为溶骨性病变伴轻度反应性硬化、跳跃病灶、椎体塌陷、脊髓脓肿或肉芽肿、脊膜炎伴脊髓受压、椎旁脓肿，偶可见相邻肋骨受累，可借此与结核相鉴别。

隐球菌性脊柱感染通常表现为椎管内肉芽肿性肿块，并压迫脊髓。隐球菌性脑膜炎常见于AIDS患者，其炎性反应轻微，脑膜强化少见。椎体及附件病变好发于腰椎，可见边界清楚的溶骨性病变，骨膜反应轻微或无骨膜反应。

球孢子菌性脊柱感染表现为溶骨性骨质破坏伴硬化边，病变不累及椎间隙、椎板，常见附件受累及广泛的椎旁软组织肿胀、增厚。

【诊断要点】

1. 脊柱真菌感染的病原体多为条件致病菌，一般见于免疫缺陷人群。

2. 隐球菌属、念珠菌属和曲霉菌属是本病最多见的致病菌。

3. 脊柱真菌感染的X线平片表现与结核相似，表现为椎体前缘受累、椎间盘破坏相对较轻、椎旁脓肿形成。

4. 在脊柱真菌感染中，CT和MRI是确定疾病范围的有效手段。

5. 脊柱真菌感染的MRI表现不具有特异性，在免疫缺陷患者中，由于炎性反应的缺乏，T_2WI

信号可无变化，或出现轻度增高。

【鉴别诊断】

1. 脊柱结核 脊柱真菌感染和脊柱结核较难鉴别。脊柱真菌感染可伴发坏死性动脉炎及邻近肋骨受累，T_2WI 信号改变可较轻。全面的体检及病史对鉴别可有帮助。

2. 化脓性脊柱炎 多见椎间隙、椎间盘受累，本病少见。

3. 原发肿瘤/转移瘤 无椎旁脓肿；椎体信号改变较轻，增强后强化程度高。

【研究现状与进展】

脊柱真菌感染是一种罕见的疾病，有时很难诊断。对该病的早期诊断需要了解患者的病史和详细的体格检查。及时、恰当的药物治疗是本病的首选治疗方法，并需要对临床病程进行密切监测。药物治疗无效、脊柱不稳定和神经功能障碍是脊柱融合清创治疗的适应证。预后取决于患者的发病前状态、真菌的种类和治疗的时机[1]。

参 考 文 献

[1] Ganesh D，Gottlieb J，Chan S，et al．Fungal infections of the spine．Spine，2015，40（12）：E719-E728．

[2] Mukherji SK．Spinal infections．Neuroimaging Clinics of North America，2015，25（2）：xiii．

[3] Tins BJ，Cassar-Pullicino VN．MR imaging of spinal infection．Semin Musculoskelet Radiol，2004，8（3）：215-229．

[4] Stäbler A，Reiser MF．Imaging of spinal infection．Radiol Clin North Am，2001，39（1）：115-135．

[5] Kourbeti IS，Tsiodras S，Boumpas DT．Spinal infections：evolving concepts．Curr Opin Rheumatol，2008，20（4）：471-479．

[6] Tali ET．Spinal infections．Eur J Radiol，2004，50（2）：120-133．

第五节　布鲁氏菌感染

【概述】

布鲁氏菌病又称马耳他热、波状热，是由各型布鲁氏菌引起的人畜共患的全身传染性及变态反应性疾病[1]，发生于世界各地，以地中海、阿拉伯地区较为多见[2]。在我国该病主要集中于内蒙古、东北、西北等地区的牧区。患病的羊、牛、犬等动物是布鲁氏菌病的主要传染源，直接接触病畜等职业人群或进食未煮熟牛羊肉的人是感染该病的高危人群。近些年由于新鲜乳制品和牛羊肉的食用逐年增加，布鲁氏菌病的发病率也有所上升，每年新发布鲁氏菌性脊柱炎患者有 50 万～ 100 万[3]。该病好发于中青年，老年与婴儿较为少见。病程较长，易侵及骨关节，引发脊柱炎、骶髂关节炎、骨髓炎、周围性关节炎、滑囊炎及腱鞘炎等。成人脊柱炎最多见，腰椎最易受累。青年人骶髂关节和膝关节最常受累。骨关节损害位置较固定，以负重关节为主，多见于髋关节、膝关节等大关节，表现为关节肿大、疼痛、关节炎、功能障碍，骨骼肌肉持续性酸痛或钝痛。发热、多汗及腰痛被称为布鲁氏菌性脊柱炎三联征，睾丸炎也是布鲁氏菌病的特征性症状之一。

布鲁氏菌随血液播散后可累及肝、脾、淋巴结、骨髓等组织和器官[4]。布鲁氏菌病实验室检查主要包括病原体培养及血清学检查，患者的血液、脑脊液、骨髓、滑膜液均可做病原体培养。分离培养出布鲁氏菌是诊断该病的金标准，但血培养阳性率低。试管凝集试验是布鲁氏菌病常见的血清学诊断方法，有助于诊断布鲁氏菌性脊柱炎[5]。

【病理生理学】

布鲁氏菌经皮肤、黏膜及消化道、呼吸道进入人体，被中性粒细胞和巨噬细胞吞噬，随体内淋巴循环到达附近的淋巴结，后进入血液循环，进而侵犯肝、脾、骨髓、关节等组织。此病主要变化为浆液性渗出性炎症，而后随着纤维细胞的增殖，病灶中出现由类上皮细胞、巨噬细胞、浆细胞及淋巴细胞组成的肉芽肿，细菌繁殖到一定程度可再次进入血循环，菌体破坏后释放出多种毒力因子，体温再次升高。病变易迁延成慢性感染，最终可形成骨关节变形。镜下可见骨破坏区肉芽组织增生，其内中性粒细胞、单核细胞、嗜酸粒细胞、淋巴细胞浸润。

【影像学表现】

1. X 线 可显示脊柱全貌，侧位时可直观地观察到椎体变扁、椎间隙狭窄及脊柱生理曲度情况。椎弓、关节突等附件也可有骨破坏改变。典型表现如下所述。

（1）椎体炎：病灶呈多灶性，多侵害 1 ～ 2 个椎体上下缘。早期表现为小灶性骨密度减低，数周后出现骨质缺损，为直径 2 ～ 5mm 类圆形低密度灶（图 5-5-1A），周围有明显硬化带，较大的病灶呈"岛屿状"。破坏区呈软组织密度，边缘锐利，呈不规则刀锯样外观，后期边缘硬化、

增生形成骨刺，相邻椎体可形成骨桥。椎体中心亦可被侵犯，通常椎体中心病灶迅速硬化，不形成深部骨质破坏，以后逐渐被新生骨代替[2,3]。

（2）椎小关节炎：多发生于相邻椎体，关节间隙逐渐变窄，甚至消失，关节面不规则破坏，也可多个关节同时受侵，产生骨性强直。

（3）韧带钙化：多见于下位腰椎，可自下而上逐渐进展，前纵韧带、后纵韧带出现索条状钙化密度影。

（4）椎间盘炎：早期椎间隙狭窄、密度增高，但椎体终板无破坏[2,3]。

2. CT 骨破坏灶多为直径不超过 5mm 的多发、类圆形低密度灶，边缘有明显程度不等的增生硬化带，多分布在椎体边缘，少数见于椎体中心，骨小梁粗大、紊乱，结构不清，无死骨及椎弓根破坏（图 5-5-1B）。椎体破坏均伴有相邻的椎间盘破坏，椎间隙狭窄，邻近椎体密度普遍增高，关节面增生硬化。椎体骨膜肥厚，由中间向两侧膨出，使椎体呈斑驳状不均匀密度增高，梭状变形，受累椎体边缘喙状突出、甲胄状包壳，形成新生骨赘，与其间的破坏灶构成"花边椎"之特征性表现。在 2 ～ 3 个椎体一侧或双侧还出现韧带钙化或骨化，表现为细条状高密度影。椎间骨软骨炎表现为椎间隙变窄，很少形成椎旁脓肿。椎小关节亦见类似改变，多局限于 1 ～ 2 个椎间小关节，关节间隙不规则或变窄，上述表现可同时存在或单独出现。椎旁可见与椎体破坏区相连的软组织密度影，形态不规则，界线清楚，推压邻近的腰大肌。

3. MRI 可以早期发现椎体和周围受累的软组织异常信号，信号不均匀，并可发现破坏的椎间盘或炎性肉芽组织突入椎管内，脊髓受压，椎间隙狭窄[6]。布鲁氏菌性脊柱炎硬膜外脓肿极罕见，其特征是没有明显的局部组织反应。布鲁氏菌性脊椎炎 MRI 特点是厚而不规则增强的脓肿壁和界线不清的脊柱旁异常信号，T_1WI 呈低信号，T_2WI 呈高信号，至骨破坏明显时，T_2WI 呈高信号，T_2WI 脂肪抑制序列椎体、椎间盘、附件及椎管内呈不均匀高信号[3]（图 5-5-1C ～图 5-5-1E）。

【诊断要点】

1. 该病呈一定的区域聚集性，主要集中于牧区。

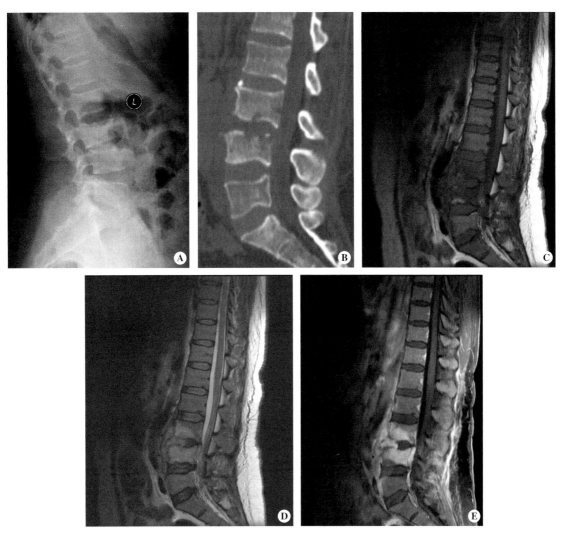

图 5-5-1　脊柱布鲁氏菌感染

A. 腰椎 X 线侧位片，L_3～L_4 间隙变窄，L_3、L_4 椎体骨质疏松改变，L_4 椎体前上缘虫蚀样骨质破坏，边缘清楚，未见硬化，病灶区未见钙化；B. 腰椎 CT 矢状面，L_3、L_4 椎体骨小梁模糊，多发虫蚀样骨质破坏，边界清楚，未见硬化，病灶内未见钙化；C. MRI 腰椎 T_1WI；D. MRI 腰椎 T_2WI；E. MRI 腰椎 T_1WI 增强序列，L_3、L_4 椎体水肿，呈低 T_1WI、高 T_2WI 信号，椎间盘内可见不规则团状等 T_1WI、高 T_2WI 信号，增强后强化，提示为脓肿壁，椎体前缘可见不规则软组织增厚，呈低 T_1WI、不均匀高 T_2WI 信号，边界不清，增强后可见强化（图片由内蒙古自治区人民医院李俊林提供，特此感谢）

2. 虎红平板凝集试验、试管凝集试验是常用的血清学诊断方法。

3. X 线表现包括椎体炎、椎小关节炎、韧带钙化和椎间盘炎。

4. 新生骨赘及其间的破坏灶构成"花边椎"，是本病特征性的 CT 表现。

5. MRI 特点是脓肿壁厚且不规则，以及脊柱旁模糊不清的异常信号。

【鉴别诊断】

1. 脊柱结核　病灶好发于胸腰段，椎体以溶骨性破坏为主，病灶可多节段发病，椎体破坏区内可形成死骨，邻近椎间隙变窄及相邻两个破坏的椎体相互嵌顿在一起，脊柱后突。多伴有骨质疏松，可累及椎弓根，病变可累及椎旁软组织，形成寒性脓肿，增强扫描脓肿壁环形强化，壁厚薄较均匀，椎旁可有边界清楚的异常信号。

2. 化脓性脊柱炎　主要症状为脊柱疼痛、活动受限，可出现局部软组织的红、肿、热、痛等急性感染性表现，起病急骤，呈持续性高热，伴有严重全身中毒症状，脊柱炎主要感染骨松质等部位，软骨下骨质破坏，以承重面为重，椎间盘边界模糊，呈弥漫性长 T_2 信号，晚期以骨质增生硬化为主，大块死骨，椎间盘及相邻椎体广泛融合，多出现骨性强直，增强扫描病变椎体及间盘呈明显强化，以病灶为中心的弥漫软组织肿胀呈斑片状强化，边界不清。

3. 终板炎 MRI 表现为相邻两个椎体边缘轮廓不整、增厚，呈低 T_1WI、高 T_2WI 信号，椎间盘可伴真空征，终板皮质一般连续无破坏；增强扫描可见不均匀强化，DWI 图像于异常终板炎及邻近骨髓与正常骨髓交界处出现边界清楚的线状高信号影。

【研究现状与进展】

动态增强磁共振成像已被广泛运用于全身各系统肿瘤性及炎性病变的诊断，布鲁氏菌病急性期主要表现为关节面下的骨髓水肿，DWI 对此期表现具有非常高的敏感性，可以发现微小骨髓水肿灶。IVIM-DWI 是唯一能在活体组织内检测水分子扩散运动的无创影像检查技术，可以通过多个不同 b 值的病变图像，测量病灶在不同 b 值时的信号强度，通过分析病灶的时间 – 信号强度曲线，为临床判定病灶的良恶性提供更多翔实的信息；还可通过定量参数反映病灶组织的扩散运动及血流灌注情况，以具体表观扩散系数数值来评估病变微细结构[4]。

参 考 文 献

[1] Solera J，Lozano E，Martinez-Alfaro E，et al. Brucellar spondylitis：review of 35 cases and literature survey. Clin Infect Dis, 1999, 29(6)：1440-1449.

[2] 杨新明，石蔚，杜雅坤，等. 布氏杆菌性脊柱炎临床影像学及病理学表现. 实用放射学杂志，2008，24（4）：122-127.

[3] Mukherji SK. Spinal infections. Neuroimaging Clinics of North America, 2015, 25（2）：xiii.

[4] Shen L，Jiang C，Jiang R，et al. Diagnosis and classification in MRI of brucellar spondylitis. Radiology of Infectious Diseases, 2017, 4（3）：102-107.

[5] 武小鹏，牛广明，高阳. 布氏杆菌性脊柱炎的磁共振研究进展. 磁共振成像，2017，8（4）：317-320.

[6] Kourbeti IS, Tsiodras S, Boumpas DT. Spinal infections：evolving concepts. Curr Opin Rheumatol，2008，20（4）：471-479.

第六节　结核分枝杆菌感染

【概述】

骨关节结核占全部结核患者的 1% ～ 2%，一般继发于身体其他部位结核，特别是肺结核。在大部分（约 80%）骨关节结核患者中无法确定其原发结核病灶。骨关节结核是一种全身性疾病的局部表现，结核分枝杆菌通过血液循环滞留在包括脊柱在内的骨骼和关节内[1]。脊柱结核，又称波特病（Pott disease），约占全部肺外结核的 10%，骨关节结核的 50%。椎体结核占全部脊柱结核的 90% ～ 95%，附件结核占 5% ～ 10%。脊柱结核以腰椎最常见，胸腰段次之，颈椎少见。儿童以胸椎最多，成人好发于腰椎[2]。

依骨质最先破坏的部位可分为椎体结核和附件结核，椎体结核又可以进一步分为中心型、边缘型和韧带下型[3]。脊柱结核通常由远处部位的细菌经血行播散感染，脊柱终板区分布有丰富的动脉血管终末支，尤其在椎体前部，因此成人血源性感染常先累及椎体前部终板下骨质，炎症随后可突破皮质，向韧带下、椎间盘、邻近椎体、附件及椎管侵犯；静脉途径为通过无瓣膜的 Batson 静脉丛传播，该系统血液流向取决于胸腔和腹腔内的压力变化，通过该静脉系统播散时，病变可首发于椎体中央[1, 4]。

椎体结核病变常见于椎间盘周围、椎体前缘及椎体中央。单纯椎体中央发病者，椎间盘一般不受累，但容易发生椎体压缩变形而形成扁平椎。脊柱结核通常累及至少 2 个椎体，其原因在于滋养椎体的动脉在椎体前分支，分别供应相邻的上下 2 个椎体。结核在脊柱前纵韧带、后纵韧带下的传播可导致多个椎体受累。在分枝杆菌感染中缺乏蛋白溶解酶的被认为是导致此感染扩散的原因[1]。

脊柱结核的特征性表现包括椎间隙消失，相邻椎体骨质破坏、塌陷，脊柱向前成角畸形。受累椎体一般多于 1 个，椎体受累多于附件。脊柱畸形常见[5]。

脊柱结核患者可出现乏力、不适、体重减轻、夜间盗汗等症状，慢性愈合期患者可出现背部僵硬、畸形和神经系统症状[4]。多数患者可不伴发热，白细胞计数可升高或不升高。诊断标准之一为病原学分离出致病菌，但直接涂片法及结核分枝杆菌快速培养法阳性率均不到 50%，且结核分枝杆菌快速培养法培养时间过长，需要 4 ～ 8 周。结核菌素试验是用来判断患者是否曾经感染过结核杆菌的一种试验。

【病理生理学】

脊柱增殖型结核主要在骨破坏病灶内形成结核性肉芽组织，无明显的干酪样坏死和大块死骨。结核性肉芽组织中常见细小的残留骨小梁；脊柱干酪样渗出型结核以骨质破坏为主，新骨形成很少。可见大量的干酪样坏死和死骨，以及脓肿形成[5]。局部无红、肿、热、痛，称为冷脓肿或寒性脓肿。冷脓肿由干酪样坏死组织、血浆、死骨片和结核杆菌组成，周围常有少量上皮样细胞反应。

【影像学表现】

1. X 线　脊柱结核首选 X 线检查。典型 X 线表现包括椎体终板疏松变薄、椎体高度降低、骨质破坏、椎间隙变窄、新骨形成、软组织脓肿和脊柱成角畸形，病变一般累及多个椎体，椎体融合、塌陷较为常见[6]。

脊椎结核在 X 线平片可分为 4 型。

（1）中心型：多见于小儿，早期改变为在一个椎体或两个邻近椎体中央骨松质中出现破坏透亮区，边缘模糊，随着病变发展可见破坏区向周围扩大，病变进展较快可呈楔形塌陷，并累及椎间盘及相邻椎体，椎体的塌陷可致脊柱后突畸形，在椎旁可见明显脓肿影。

（2）边缘型：最多见，病变始于椎体上下边缘的终板区，表现为椎间隙变窄，椎体上下缘模糊或不规则，相邻两个破坏的椎体相互嵌顿在一起（图 5-6-1A，图 5-6-1B）。椎旁脓肿的发现对

诊断很有帮助，有时可一侧明显，特别是在胸椎，椎旁线影的膨隆，较腰大肌冷脓肿的改变更易早期发现[7]。

（3）韧带下型：主要见于胸椎，病变在前纵韧带下延伸，椎体前缘骨质破坏，椎间盘完整。

（4）附件型：较少见，以脊柱附件骨质破坏为主，累及关节突时常跨关节。

结核冷脓肿在平片表现为脊柱周围软组织阴影。在颈椎侧位片，椎前软组织间隙增宽提示有咽后脓肿形成。胸椎正位片纵隔影增宽，侧位片椎前软组织密度增高、气管影前突，提示胸椎周围脓肿形成。腰椎正、侧位片见腰椎两侧、背侧软组织密度增高，提示腰椎周围脓肿形成。脓肿内出现点状钙化是结核冷脓肿的特征性表现[8]。

寰枕关节及颈/胸椎交界处的骨病变，以及脊髓、软组织受累情况、脓肿范围在 X 线平片不易显示。X 线平片难以早期发现病变[9]。

2. CT　相对于 X 线平片能够发现早期病变，包括碎片型骨质破坏、溶骨性病变、局限性硬化、骨膜下病变、椎旁软组织病变及椎旁冷脓肿。CT 可清楚显示冷脓肿内的点状钙化，以及包含有死骨片的硬膜外病变。当出现炎性组织、死骨片或塌陷的椎体向后侵入椎管时，CT 可清楚显示脊髓受压情况。脓肿表现为单房或多房，增强后表现为边缘环形强化、中心不强化的液体密度影[6]（图 5-6-1C，图 5-6-1D）。

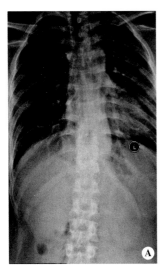
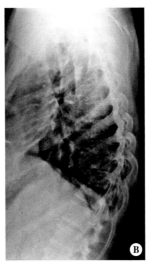
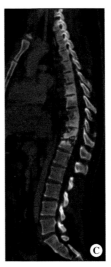
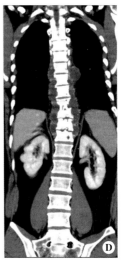

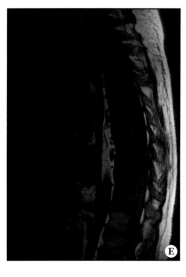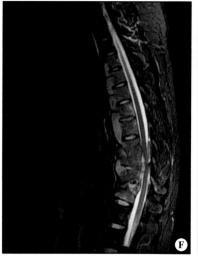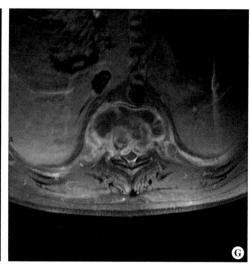

图 5-6-1 脊柱结核

A. 胸椎 X 线正位片，下段胸椎周围纵隔增宽、密度增高，$T_9 \sim T_{10}$ 间隙模糊、消失，$T_9 \sim T_{12}$ 椎体密度增高；B. 胸椎 X 线侧位片，$T_9 \sim T_{10}$ 间隙模糊、消失，$T_9 \sim T_{12}$ 椎体前缘骨质模糊、破坏；C. 脊柱全长 CT 矢状面，$T_9 \sim T_{10}$ 间隙破坏、消失，$T_{10} \sim T_{11}$ 椎体内多发斑片状钙化灶，$T_4 \sim T_{12}$ 椎体骨质密度增高，前缘骨质侵蚀；D. 脊柱全长 CT 增强冠状面，$T_4 \sim T_{12}$ 椎体周围局限性肿胀形成，增强后边缘强化；E. MRI 胸椎 T_1WI 矢状面；F. MRI 胸椎 T_2WI 脂肪抑制序列矢状面；G. MRI 胸椎 T_1WI 增强序列横断位，$T_9 \sim T_{10}$ 间隙破坏、消失，$T_4 \sim T_{12}$ 椎体水肿，椎体周围局限性长 T_1 长 T_2 信号，增强后边缘明显强化

3. MRI 相邻椎体骨质破坏并累及椎体间的椎间盘结构，T_1WI 上呈低信号，T_2WI 上呈混杂信号、高信号、低信号。椎体破坏较明显，增强后呈局限性、不均匀强化，具有特异性，多合并椎体压缩性骨折及脊柱后突成角；早期椎间盘破坏相对轻，可见部分正常或退变的髓核信号，此征象可作为与化脓性脊柱炎早期鉴别的要点；病变节段多伴椎旁脓肿形成，在 T_1WI 上信号明显高于肌肉组织，T_2WI 上呈高信号，增强后呈环形强化，边界清晰，部分严重病例可见脓肿腔与椎体破坏区相通，并沿韧带下广泛蔓延，累及多节段椎体；脊柱结核更容易累及脊膜、小关节，形成硬膜外脓肿。疾病后期，T_1WI 和 T_2WI 上的低信号表示椎板塌陷伴终板硬化。

不典型脊柱结核可表现为单发椎体异常、单发椎体及邻近椎间盘异常、多个椎体异常但椎间盘正常、单纯附件病变等，此型多发于青少年或免疫力低下患者，可伴脊柱外骨骼侵犯，注意与转移瘤或淋巴瘤鉴别[4]（图 5-6-1E ～图 5-6-1G）。

【诊断要点】

1. 脊柱结核一般继发于身体其他部位结核，特别是肺结核。

2. 脊柱结核以腰椎最为常见，胸腰段次之，颈椎少见。儿童以胸椎最多，成人好发于腰椎。

3. 典型 X 线表现包括椎体终板疏松变薄、椎体高度降低、骨质破坏、椎间隙变窄、新骨形成、软组织脓肿和脊柱成角畸形，病变一般累及多个椎体，椎体融合、塌陷较为常见。

4. CT 能够发现病变的早期表现，包括碎片型骨质破坏、溶骨病变、局限性硬化、骨膜下病变、椎旁软组织病变及椎旁冷脓肿。

5. 相邻两个或多个椎体骨质破坏，呈低 T_1WI、混杂 T_2WI 信号，累及椎间盘，椎间隙变窄。

【鉴别诊断】

1. 化脓性脊柱炎 主要症状为脊柱疼痛、活动受限，脊柱炎主要感染骨松质等部位，软骨下骨质破坏，以承重面为重，椎间盘边界模糊，呈弥漫性长 T_2 信号，晚期以骨质增生硬化为主，可见大块死骨，椎间盘及相邻椎体广泛融合，多出现骨性强直，增强扫描病变椎体及椎间盘呈明显强化，以病灶为中心的弥漫软组织肿胀呈斑片状强化，边界不清。

2. 脊椎转移瘤 多为中、老年发病，可有原发肿瘤病史，疼痛局限且呈进行性加重，可见多节段椎体破坏，呈跳跃式分布，多以骨质破坏为主，椎弓根等附件常受累。椎间隙无受累变窄，椎旁组织肿块较局限，常侵犯椎管内脊髓结构。

3. 脊索瘤 骶骨多发，呈溶骨性骨质破坏，膨胀性生长，骨皮质变薄但完整，骶前可见巨大软组织肿块，疾病进展缓慢。

【研究现状与进展】

X 线平片仍是目前脊柱结核最常用的检查方法，但病变范围较小时，CT 检查明显优于 X 线平片，可以更加清晰地显示病灶的范围，是否钙化及骨质破坏、骨质硬化、周围脓肿的形态，以及发现小的死骨，而且能清晰显示椎旁软组织脓肿，骨性椎管的受累等情况。MRI 多平面、多方位、多序列成像有助于发现椎体和椎间盘的细微变化及范围，在疾病早期诊断中有明显优势。MRI 在观察病变累及范围，椎管内侵犯情况及椎体塌陷变形，脊柱后突畸形所致椎管狭窄，脊髓神经受压等情况时，明显优于 X 线及 CT，而且能更好地区别肉芽肿及脓肿，脓肿的范围，是否分隔，与毗邻结构的关系，但显示钙化不如 CT[10]。

参 考 文 献

[1] Garg RK，Somvanshi DS. Spinal tuberculosis：a review. J Spinal Cord Med，2011，34（5）：440-454.

[2] Kumar K. Spinal tuberculosis，natural history of disease，classifications and principles of management with historical perspective. Eur J Orthop Surg Traumatol，2016，26（6）：551-558.

[3] 姜宇. 颈椎结核诊断研究进展. 创伤与急危重病医学，2014，2（4）：230-233.

[4] 张银刚，焦宁，李靖，等. 脊柱结核的影像学分析. 实用放射学杂志，2004，20（1）：54-56.

[5] Stäbler A，Reiser MF. Imaging of spinal infection. Radiol Clin North Am，2001，39（1）：115-135.

[6] Tali ET. Spinal infections. Eur J Radiol，2004，50（2）：120-133.

[7] 张宁，曾献军，何来昌，等. 脊柱感染的 MRI 表现及鉴别诊断研究现状. 磁共振成像，2019，10（3）：73-77.

[8] Stäbler A，Reiser MF. Imaging of spinal infection. Radiologic Clinics of North America，2001，39（1）：115-135.

[9] Tali ET. Spinal infections. European Radiology，2004，50（2）：120-133.

[10] 黄依莲. 脊柱结核的分型及影像学诊断与鉴别诊断. 现代医用影像学，2013（2）：121-124.

第七节　脊柱棘球蚴病

【概述】

脊柱寄生虫感染包括脊柱棘球蚴病、盘尾丝虫病和弓形虫病等。棘球蚴病又称包虫病，是由棘球绦虫幼虫寄生而引起的一种慢性寄生虫病[1]。根据致病幼虫分为 2 型，即脊柱细粒棘球蚴病与脊柱泡状棘球蚴病。牧区及林区的一些食肉动物和犬科动物是这些寄生虫的最终宿主，人类通过摄入被寄生虫卵污染的食物或水而受到二次感染[2]。棘球绦虫卵在肠道内孵化后形成的六钩蚴进入体循环到达骨骼，并寄生于骨骼形成骨棘球蚴病。棘球蚴病以肝、肺居多，骨棘球蚴病仅占人体棘球蚴病的 0.5% ～ 4.0%，其中脊柱棘球蚴病占骨棘球蚴病的 50%。脊柱棘球蚴病最好发于胸椎（约 50%）的椎体及椎弓根，其次为腰椎、骶骨和颈椎。根据棘球蚴寄生部位分为髓内、髓外硬膜下、椎管内硬膜外、椎体和椎旁棘球蚴[3,4]。

棘球蚴病特异性抗体检测的方法包括棘球蚴皮内试验、间接血凝试验、对流免疫电泳、ELISA 及金标抗体等，其中前三种俗称棘球蚴三项。目前应用较多的更精确的方法为棘球蚴八项，是指用金标法和 ELISA 2 种方法检测患者体内 EgCF、EgP、囊液半纯化抗原 B（EgB），以及可反映泡状棘球蚴感染的泡状棘球蚴抗原（Em2）4 个抗原，同时检测棘球蚴特异性抗原及抗体。

骨棘球蚴病发展缓慢，早期临床症状隐匿，患者常因患肢局部肿胀、疼痛，甚至出现病理性骨折而就诊，累及脊柱的棘球蚴病可为神经系统受损表现，表现为严重的背痛、感觉减退、双下肢无力、截瘫、大小便失禁等，劳累或外伤后加重。

【病理生理学】

骨棘球蚴大多通过门静脉 - 椎静脉系统侵入椎体的骨松质内，故脊柱棘球蚴生长始于骨松质，由于坚硬致密的骨组织阻碍了囊肿生长，囊肿先沿骨小梁间隙向阻力小的方向生长，通过骨质侵蚀、吸收而不断长大，继续生长可累及椎体附件结构，甚至引发病理性骨折，或侵入椎旁软组织、椎管内形成继发性棘球蚴囊肿。

【影像学表现】

1. X 线　早期，仅表现为病骨多发小囊状、虫蚀状、蜂窝状溶骨性骨质缺损区，病灶多发，边缘锐利并伴有硬化，椎体可呈楔形变，病灶内可见囊壁钙化。进展期，椎体内发生明显的膨胀性骨破坏，呈溶骨性，可伴发病理性骨折或椎体滑脱。晚期，骨破坏区可伴发感染，骨质增生硬化，或发生钙沉积、骨骼变形。病变可侵入椎弓根和椎板等附件结构，导致椎弓根模糊，一般不累及椎间盘。病变可侵及椎旁软组织形成假性椎旁脓肿[5]（图 5-7-1A）。

2. CT 可显示椎体呈多发大小不等的囊状骨质缺损，骨外形膨胀，骨皮质膨隆、变薄、断裂或缺损，囊内呈液体密度，有单囊型、多囊型、母子囊型。囊壁清楚，有硬化边环绕、边缘锐利、清晰，也可见皂泡状、多间隔。囊壁钙化时，病灶内可见点状钙化灶。多数病灶先累及椎体，后侵及椎弓根、椎板、棘突、横突、肋骨头，可见椎间孔扩大[2]。如侵入椎旁软组织和椎管内，可形成椎旁软组织内圆形肿块；如囊肿破溃且伴发感染，病变内可见气液平面形成，囊壁增厚、硬化。晚期可见实变及钙化成分（图 5-7-1B，图 5-7-1C）。

3. MRI 是对棘球蚴病诊断价值最大的影像检查技术，可准确判定棘球蚴的部位、范围及特点。MRI 表现为单个或多个相邻椎体内多发大小不等的囊状或分叶状骨破坏，囊壁光滑清晰，椎体可楔形变，破坏区呈长 T_1、不均匀长 T_2 信号，一个大囊内可见多个小子囊，母囊信号 T_1WI 高于子囊，T_2WI 低于子囊是一重要影像特征。部分病例几乎在每个大囊或小囊内均可见一低信号灶，

为棘球蚴。多椎体发病时多为相邻椎体，一般不累及椎间盘结构。棘球蚴的囊壁在 MRI 上呈低信号，尤其是在 T_2WI 上显示更为显著。脊柱棘球蚴易侵及椎管、椎体附件及周围软组织，在相应组织内形成多囊或单囊病灶，部分可见变形的囊。尤其在腰大肌受累的病例中，于椎体旁可见局限的母囊，囊内为多发大小不等的子囊。T_2WI 脂肪抑制序列可以更清晰地显示多子囊型棘球蚴囊肿。若椎体棘球蚴无破裂感染，一般强化不明显，但当发生囊壁破裂时，MRI 可见囊壁轻度强化（图 5-7-1D～图 5-7-1F，图 5-7-2～图 5-7-4）。

【诊断要点】

1. 本病多见于西北、西南地区的牧区及林区。

2. 棘球蚴三项和棘球蚴八项是常用的血清学诊断方法。

3. 脊柱棘球蚴病一般不累及椎间盘。

4. MRI 检查见椎体囊性破坏区内多发大小不等的子囊，囊壁为明显低信号，椎间盘一般正常，周围软组织内可见多发子囊。

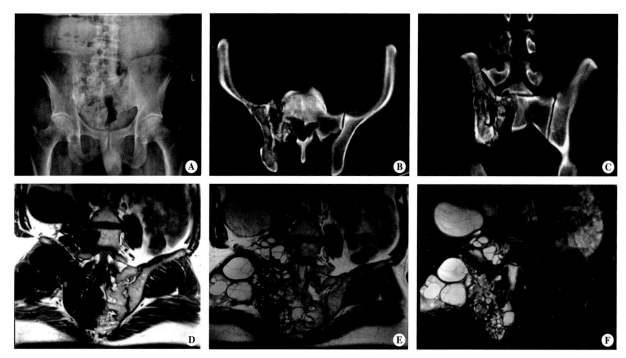

图 5-7-1 脊柱棘球蚴感染

A. X 线骨盆正位片，右侧骶髂关节多发囊状、蜂窝状骨质破坏，边缘硬化；B. 骨盆 CT 横断位；C. 骨盆 CT 冠状面，显示 L4 右侧横突、骶骨、髂骨内多发膨胀性溶骨性骨质破坏，骶骨、髂骨病灶内多发钙化，右侧臀大肌内多发囊性低密度灶；D. MRI 骨盆 T_1WI 冠状面；E. MRI 骨盆 T_2WI 冠状面；F. MRI 骨盆 T_2WI 脂肪抑制序列冠状面，L4 右侧横突、骶骨、髂骨及右侧臀大肌内多发囊状长 T_1 长 T_2 信号，部分病灶内可见子囊（图片由新疆医科大学第一附属医院郭辉提供，特此感谢）

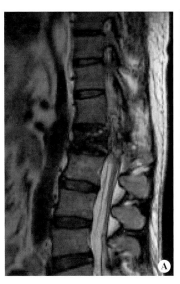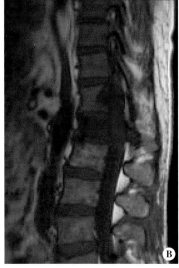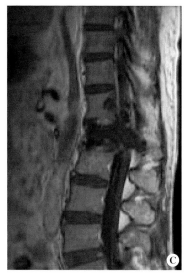

图 5-7-2　脊柱泡状棘球蚴感染

男性，48 岁，$L_1 \sim L_2$ 椎体骨质破坏，病变突入椎管内，椎间盘信号可。A. MRI T_2WI 示病变内见片状低信号影及多发高信号囊泡；B. T_1WI 呈低信号；C. 增强扫描病变边缘见线状和斑点状强化

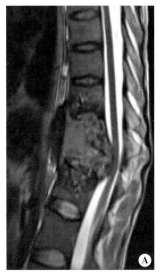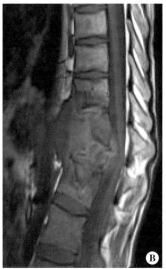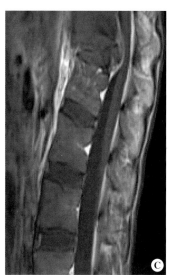

图 5-7-3　脊柱泡状棘球蚴感染

女性，35 岁，病变累及 $T_{11} \sim L_1$ 椎体，$T_{11} \sim T_{12}$ 椎间盘破坏、消失。A. MRI T_2WI 以稍高信号为主，可见散在高信号囊泡，椎体前方软组织病变呈低信号；B. T_1WI 以等信号为主；C. 增强扫描可见斑点状强化

【鉴别诊断】

1. 脊柱结核　脊柱棘球蚴病与脊柱结核的不同点是棘球蚴病椎体及附件呈多囊性，病变不严重时椎体不会塌陷，椎旁软组织肿块往往只见于一侧，椎间盘一般保持完整而不狭窄。脊柱结核侵及相邻椎体同时累及椎体之间的椎间盘，椎间隙变窄，椎体两侧可同时伴发梭形软组织密度影，且可沿脊柱长轴广泛蔓延。

2. 椎体动脉瘤样骨囊肿　椎体可呈膨胀性多囊性骨质破坏，椎弓常受累及，与骨棘球蚴病很难鉴别，但是 MRI 表现二者截然不同，动脉瘤样骨囊肿可出现阶梯状液 - 液平面，多数大小不等憩室样突起，可作鉴别。

3. 椎管蛛网膜囊肿　一般为单囊，囊内无子囊影，椎体可无受累或受压形变，无明显骨破坏，增强扫描囊壁不强化。

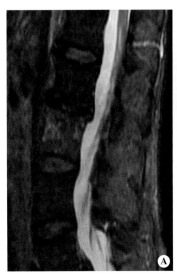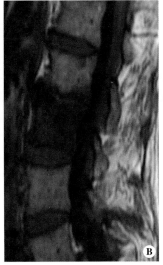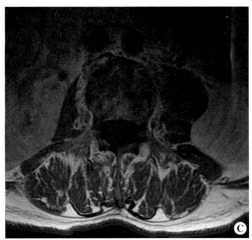

图 5-7-4　脊柱泡状棘球蚴感染

男性，26 岁。A、B. MRI T$_2$WI 脂肪抑制序列病变以低信号为主，T$_1$WI 序列病变呈低信号，病椎和椎间盘见多发斑点状高信号；C. 增强扫描无强化，椎体左侧病变压迫腰大肌，附件未见病变（图 5-7-2 ～图 5-7-4 由青海省人民医院胡海霞、徐辉提供，特此感谢）

【研究现状与进展】

多排螺旋 CT 及其三维重建和能谱成像技术的运用可准确定位病灶，显示病灶范围与形态，目前已成为筛查诊断棘球蚴病的主要影像学手段。脊髓水成像技术的应用也使棘球蚴囊肿的显示更为清晰，特别是在棘球蚴囊肿的大小、范围的显示上更具优势。PET 作为目前影像学较为前沿的技术，其覆盖范围广，在发现全身转移的棘球蚴病方面具有绝对优势。

（钱占华　白荣杰　詹惠荔）

参 考 文 献

[1] Jain A，Prasad G，Rustagi T，et al. Hydatid disease of spine：multiple meticulous surgeries and a long term follow up. Indian Journal of Orthopaedics，2014，48（5）：529-532.

[2] 盛伟斌，刘毅，徐小雄，等. 脊柱包虫病的临床特点及诊断方法. 中华骨科杂志，2006，26（1）：7-12.

[3] do Amaral LL，Nunes RH，da Rocha AJ. Parasitic and rare spinal infections. Neuroimaging Clin N Am，2015，25（2）：259-279.

[4] 米日古丽·沙依提，贾文霄. 脊柱包虫病的 MRI 表现. 中华放射学杂志，2009，43（8）：858-861.

[5] Ivan P. Hydatid disease：radiologic and pathologic features and complications. Radiographics，2000，20（3）：795-817.

第六章　儿童骨关节感染

第一节　儿童骨发育及影像解剖

运动系统由骨和关节的相关组织包括软骨、肌肉构成，骨是其重要组成部分之一，在许多骨的发生、发育中，软骨是胎儿时期的前体组织，骨提供一个坚硬的支架结构以保持和支持身体的大多数软组织，作为支柱和杠杆系统而发挥作用。

小儿是生长发育最为迅速的时期，该时期任何组织、器官出现功能失常或结构异常都将导致发育异常，甚至发生病理变化，骨关节系统也不例外，如发生先天畸形、代谢障碍、创伤、炎症、肿瘤等疾患时，小儿骨关节系统正常生长发育受到阻碍与破坏，其功能、结构均可能异于正常生理状态。只有掌握小儿各骨及关节发育进程特点，并熟悉疾病本质，才能更好地区分正常与异常，逐步提高小儿骨关节疾病影像诊断能力，达到精准诊断。

一、骨的发育

骨的生长发育主要包括骨的发生、生长与成熟 3 个过程。

（一）骨的发生

骨的发生有 2 种方式：①膜内化骨（intramembranous ossification），如颅骨、面骨；②软骨内化骨（endochondral ossification），如颅底骨、脊柱和四肢骨。

1. 膜内化骨　先是由间充质细胞在分化成的膜状组织内演变成成骨细胞，并产生骨样组织，形成骨化中心。而后，骨化中心向四周生长，形成放射状的骨小梁，骨小梁增粗、增厚形成网状结构，进而形成骨松质；与此同时，在膜状结缔组织外围的间充质形成骨外膜，骨外膜内层的成骨细胞分泌的骨样组织钙化后形成骨小梁，此骨小梁增厚形成骨密质。

2. 软骨内化骨　人体多数骨骼为软骨内化骨，四肢各长、短骨均以此方式发生。在此过程中，首先间充质细胞形成软骨模型，软骨模型发育成一定形态后分化为骨干和骨骺，外有软骨膜。

（二）骨的生长

长骨的生长包括纵径的生长和横径的生长。

1. 长骨纵径的生长　出生时全部长骨骨干均已骨化（初级骨化中心），但其两端仍为软骨，即骨骺。以后在骨骺内出现次级骨化中心，逐渐增大，将骨骺软骨分为两部分：近关节者称为软骨板，以后发展为关节软骨；近骨干者称为骨骺板，随年龄增长，逐渐消失，骨骺和骨干的干骺端在此处融合（图 6-1-1）。

在儿童生长发育期，骨的纵径生长是在骨骺和干骺端之间的骺板软骨中进行的。骺板的软骨细胞不断分裂并排列成纵行的平行行列或细胞柱指向骨干，细胞与细胞之间、柱与柱之间均被基质相隔。干骺端在骨发育的过程中始终保持着比较原始而生长活跃的状态，在细胞不断分裂、增长的同时，还发生了一系列形态上的变化，分为软骨细胞增殖带、软骨细胞成熟带和软骨细胞肥大带（先期钙化带）。随着软骨不断钙化，直至长骨完全骨化，骨骺与骨干干骺端融合为止。

2. 长骨横径的生长　在骨外膜中进行。骨外膜由成骨细胞和致密胶原纤维构成，分为 2 层结构，外层为胶原纤维组织，将骨膜固定于骨皮质表面；内层紧贴在骨皮质表面，其内的成骨细胞在骨皮质外面不断形成新骨，使骨干不断增粗；同时在骨皮质的内面，由于破骨细胞对骨质的吸收与破坏作用而逐渐变成骨松质，骨小梁被逐渐

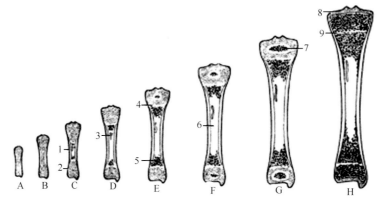

图 6-1-1 长骨发育各个阶段示意图

A. 原始软骨原基；B. 软骨细胞增大与软骨原基增加，形成初级骨化中心的前身；C. 早期初级骨化中心中央部分骨膜下骨形成，骨膜组织向软骨基质侵入，形成通道即营养管；D. 骨化作用由骨干向两端扩展，同时中央部骨质吸收后形成髓腔；E～G. 次级骨化中心开始形成及不断骨化；H. 成人期骨骺板骨化，与干骺端愈合

1. 骨皮质；2. 骨骺与干骺软骨；3. 营养管；4. 临时钙化带或骨骺板；5. 骨松质；6. 骨髓腔；7. 次级骨化中心；8. 关节软骨；9. 骨骺板愈合后遗留下的骨骺线

吸收，骨髓腔逐渐增宽，这种骨外膜不断成骨及骨皮质内面不断破骨作用的相互影响，将改变骨皮质的厚度及骨髓腔的宽度，一般在青春期前，骨髓腔持续增宽，直至成年后保持不变。

（三）骨的成熟

在长骨的生长发育期，骨干不断增长和增粗，与此同时，长骨进行改建和塑形，包括骨骺和干骺端新生骨的改建，干骺端逐步移行至骨干，骨干不断增粗，髓腔不断扩大，最终使每个骨骼形成其各自的形态。

二、骨的解剖

1. 骨密质和骨松质 骨密质主要构成各骨的外层，称为骨皮质（bone cortex），质地坚硬、致密，由多层紧密排列的骨板构成，抗压性强；骨松质主要构成骨的两端、扁骨和不规则骨的内部（图 6-1-2）。儿童骨小梁排列方向、数目与粗度受负重、肌肉张力及特殊功能的影响，一部分骨小梁排列方式与压力方向相一致，称压力曲线；另一部分骨小梁排列方式与张力方向一致，称张力曲线。这种排列可使压力向各个方向分散，因而能承受较大的压力。

2. 骨膜 是覆盖在骨表面的结缔组织膜，内有丰富的血管和神经，具有营养骨质的作用。儿

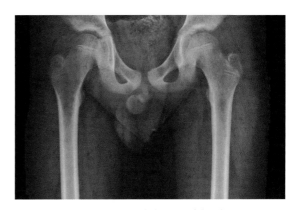

图 6-1-2 儿童长骨 X 线解剖

儿童双侧髋关节 X 线平片示位于股骨中上 1/3 段骨干外层最厚、密度最高的为骨皮质；位于股骨近端密度较低的为骨松质

童发育期骨皮质外面和内面各被覆一层骨膜，前者为骨外膜，后者为骨内膜。

3. 骨髓腔 位于骨的中央，被覆有骨内膜，其内填充骨髓。儿童的骨髓是红色的，有造血功能，随着年龄的增长，红骨髓逐渐被黄骨髓替代，失去造血活力。但长骨两端和扁骨的骨松质内终身保持有红骨髓。

三、骨的血液供应

骨的血供一般有 2 条途径：一组自营养孔斜行进入骨内的血管称为营养动脉，进入哈弗斯管和骨髓腔；一组自骨膜经穿通管横行进入骨内，它们与纵行的哈弗斯管内的血管相通。在骨的生

长期，血管不能穿透骨骺板，因此，骨干部的血管不能抵达骨骺。骨骺的营养血管来自关节囊，干骺端由营养动脉的终末支供养，这些终末支与穿通管进入骨内的血管，以及邻近软组织的血管互相吻合。骨干与骨骺融合之后，干骺部的血管支即与骨骺部的血管相吻合。

以生长发育期的儿童管状骨为例，营养动脉有 4 种，即骨膜动脉、滋养动脉、干骺动脉及骨骺动脉（图 6-1-3）。

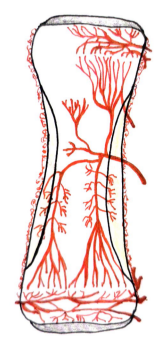

图 6-1-3　长骨的血液供应
注意比较骨干、干骺端和骨骺的血液供应及其与骨外膜、骨内膜和关节周围血管的连接

1. 骨膜动脉　主干沿骨长轴走行，并在骨膜表面不同部位分出许多分支，组成骨膜动脉网营养骨膜，并穿入骨皮质内。

2. 滋养动脉　穿过骨的营养孔和营养管进入骨内。滋养动脉的分支穿入骨皮质，与来自骨膜血管丛的血管相吻合。因此，骨皮质具有双重血供和侧支循环。

3. 干骺动脉　骨的干骺区有无数细小的皮质穿孔（血管孔），允许关节血管的细小分支穿过骨皮质进入骨内。干骺动脉与滋养动脉的升支及降支的终末支相吻合。

4. 骨骺动脉　骨骺部营养血管也来自关节周围血管丛。在骨骺与干骺端未融合之前，骺软骨

板周围的血运来自 2 个方面：①骨骺动脉的终末支分布在软骨细胞的生发层；②干骺动脉的终末支分布到骺软骨板的肥大细胞层。

在骨骼发育过程中，骨骺与干骺端的血运也不是完全隔离的；骨膜血管与骨骺、干骺端也有微血管交通支。

四、关节

关节为骨与骨之间的连接部分，根据连接组织的性质和活动情况，可将关节分为活动关节、微动关节和不动关节。

1. 活动关节　主要包括关节面、关节囊和关节腔 3 部分。某些关节为了适应功能需求而分化出一些特殊的结构，如韧带、关节盘、关节唇和滑膜皱襞等，称为滑膜关节的辅助结构。

（1）关节面：每一个关节至少包括两个关节面，表面光滑，终生被覆有关节软骨，关节软骨具有弹性，主要作用是减少摩擦，缓冲关节运动时的冲击和震荡。由细胞、基质和纤维构成，分为表层、中层、深层 3 层，表层软骨纤维排列紧密，与表面平行，中层呈斜形、弓形，深层呈垂直状，深层下方为钙化带和骨板。关节软骨的营养来自关节液在软骨基质的渗透及软骨下骨组织血液。关节软骨受到破坏或损伤后无再生能力。

（2）关节囊：分为内外 2 层，外层为坚韧的纤维层，与周围的韧带一起加强关节的稳定性。内层为滑膜层，由疏松的结缔组织组成，富含血管，能分泌滑液。滑液有润滑关节和营养关节软骨的作用。

（3）关节腔：是关节骨端和滑膜包围的密闭间隙，内有少量滑液，有些关节的关节腔内还有韧带，如膝关节、肩关节。

2. 微动关节　是活动关节和不动关节之间的过渡连接方式。其特点是无关节囊，两骨之间以软骨组织直接相连，软骨内有呈裂缝状的腔隙，活动范围很小，如耻骨联合。

两骨之间以结缔组织或骨组织相连，中间没有任何缝隙，又称无腔隙连接。如颅骨骨片间连接，坐骨、耻骨和髂骨之间的骨性结合及骶椎骨之间的骨性结合等。

五、儿童四肢骨骼的影像解剖

小儿骨骼处于生长发育时期，不同年龄小儿骨与关节的影像学表现各异。熟知各个年龄段小儿的骨与关节正常表现，有助于区别正常与病理状况，对于疾病的诊断有重要意义。

（一）四肢骨的X线解剖

1. 骨骺与干骺端

（1）骨骺：骨骺软骨内的次级骨化中心称为二次骨化中心。骨化中心由骨皮质包绕，其内为骨松质。在生长发育期骨化中心随着年龄的增长而增大。

（2）干骺端：管状骨骨干两端膨大与骨骺相邻的部位称为干骺端，局部骨皮质较菲薄。骨骺与干骺端之间的软骨在X线下呈透亮的线形阴影，称为骺板（图6-1-4）。儿童时期骺板软骨细胞分裂、增殖及骨化，使管状骨不断向纵径方向生长，骺板逐渐变窄。干骺端靠近骺板的致密线形阴影称为先期钙化带，先期钙化带与骨骺之间的透光区，随着年龄的增长，逐渐变窄呈骨骺线，最后骺软骨完全骨化与骨干融合，融合处可显示为一横行致密线，称为已连接的骨骺线或生长线，此线可存在数年，有的可以持续终身。

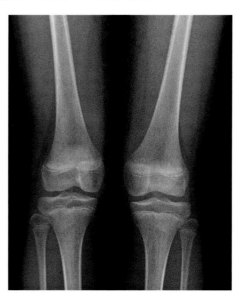

图 6-1-4　儿童长骨骺板X线解剖

儿童股骨远端、胫腓骨近端X线示长骨骺与干骺端之间的软骨在X线下呈透亮的线形阴影，称为骺板，干骺端靠近骺板的致密线形阴影称为先期钙化带，先期钙化带与骨骺之间的透光区，随着年龄的增长，逐渐变窄成骨骺线

2. 骨干　呈管状，中部1/3较细，两端较粗。

（1）骨膜：包绕于骨表面的膜状结构，与周围软组织密度相仿，在X线上不显影。儿童期骨膜外层的胶原纤维少于成年人，因此固定能力相对低，骨膜较易剥离。

（2）骨皮质：均匀致密，在骨干中部最厚，密度最高，有时可见营养血管形成的血管沟，向两端延伸的皮质逐渐变薄。骨皮质内缘与骨松质相连，一般不如外缘光整，界线也不清楚，其外缘一般整齐，但在肌肉或肌腱附着处骨皮质外缘可呈局限性隆凸或切迹。不足月的新生儿骨皮质可较厚。

（3）骨松质：又称海绵骨，由致密的骨小梁及透光的骨髓间隙所组成，骨小梁相互交叉、相连呈网状，其排列与骨所承受的压力和张力的方向一致。

（4）骨髓腔：其内填充骨髓组织，骨髓主要成分为脂肪、血管、神经及体液，在X线平片上显示为透亮区，与骨皮质对比鲜明。

（5）骨的营养孔：常出现于骨干中1/3段。骨的营养动脉穿过骨皮质时形成一条纤细的隧道，最初的方向与皮质常成直角，随着骨骼的生长逐渐呈斜行。

3. 关节的X线解剖　由关节面、关节间隙和关节囊构成[1-4]（图6-1-5）。

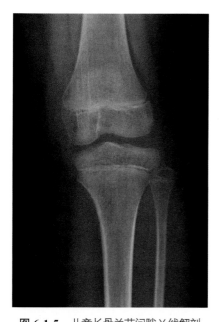

图 6-1-5　儿童长骨关节间隙X线解剖

儿童膝关节X线示股骨远端与胫骨近端两侧长骨干骺端的关节面之间的透亮间隙即为关节间隙，该间隙比实际膝关节间隙宽

（1）关节面：组成关节的骨骼相对面均为软骨，其在 X 线上不显示。所见关节面是由软骨下钙化带与薄层的致密骨组成的，表现为表面光滑、锐利的线样致密影。

（2）关节间隙：为两个相对的骨干骺端的关节面之间的透亮间隙，因为 X 线上关节软骨、关节间纤维软骨的密度与软组织相近，无法区分，X 线平片显示的关节间隙比实际宽。

（3）关节囊：由于其密度与周围软组织相同，一般不能显示，有时在关节囊外脂肪层的衬托下可见其边缘。

（4）关节附属结构：某些大关节，如膝、髋和踝关节周围的韧带可在脂肪组织的衬托下显示。

（二）四肢骨的 CT 解剖

CT 图像是断层成像，避免了解剖结构间的相互重叠遮挡，可清楚显示骨的各种结构，且密度分辨率高，可以显示 X 线难以发现的细微病变及软组织改变，通过 CT 增强检查还能够进一步了解病变的血供情况，以区别正常组织和病变组织。

1. 骨骼 在 CT 骨窗上，能够清晰地观察骨皮质和骨小梁，前者表现为致密的线样或带状影，骨小梁表现为网状影。骨髓腔因骨髓内的脂肪成分而表现为低密度（图 6-1-6A，图 6-1-6B）。在软组织窗上，中等密度的肌肉、肌腱和髋软骨在低密度的脂肪组织的衬托下也能显示。

2. 关节 CT 能够清晰地显示骨干骺端和骨性关节面，但关节软骨通常不能显示。在适当的窗宽和窗位时，可见中等密度的关节囊、周围肌肉和囊内外韧带的影像。正常关节腔内的少量液体在 CT 上难以辨认，关节间隙为低密度影（图 6-1-6C）。

3. 软组织 CT 不仅能显示软组织结构，而且可分辨密度差别较小的脂肪、肌肉和血管等组织和器官。在 CT 图像上，由外向内依次为"线样"中等密度的皮肤、低密度的皮下脂肪及中等密度的肌肉（图 6-1-6C）。肌间隙之间可见脂肪、血管和神经，后两者呈中等密度的小类圆形或索条影，在低密度脂肪组织的衬托下可分辨，并且在各层面呈连续走行。

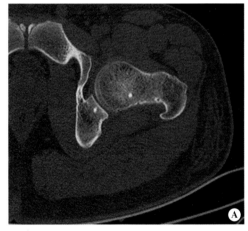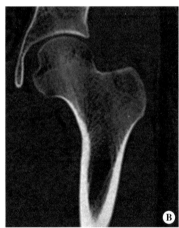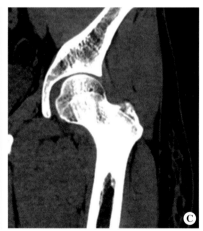

图 6-1-6 儿童长骨 CT 解剖

A、B. 儿童股骨近端 CT 横断位和冠状面重建骨窗示清晰的骨皮质和骨小梁，前者表现为骨边缘致密带状影，骨小梁表现为髓腔内网格状影，骨髓腔表现为低密度区；C. 软组织窗重建示中等密度的关节囊、周围肌肉、脂肪、皮肤等软组织影像

（三）四肢骨的 MRI 解剖

MRI 可以显示软骨、韧带、关节腔等 X 线无法分辨的组织，还可以显示骨髓腔内及骨骼周围软组织的病变[5-8]。

骨骺位于骨干两端，骨化核表现为高信号，位于骨骺的中心部位，髋软骨表现为稍低信号，

包绕在骨化核周围。骨干皮质因钙盐成分丰富，不能产生磁共振信号，在 T_1WI、T_2WI 上均表现为低信号。骨外膜因紧贴骨皮质表面，常规扫描无法区分。骨髓信号则因成分不同而异：出生后红骨髓逐渐被脂肪性黄骨髓所替代，信号强度逐渐增高，因替代程度不同，信号强度可不均匀。股骨不同部位骨髓信号由低到高依次为近侧干骺

端、远侧干骺端和骨干（图 6-1-7）；年龄越小，

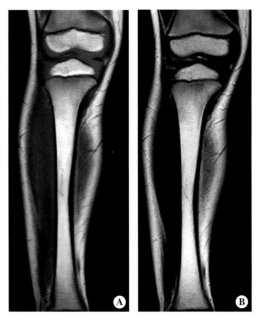

图 6-1-7　儿童长骨 MRI 解剖

MRI 示骨化核表现为高信号，骺软骨表现为稍低信号，骨皮质为长 T_1 短 T_2 信号，骨髓信号强度由两侧干骺端向骨干逐渐增高

各部位的骨髓信号越低，说明随着年龄增长，各部位始终处于由红骨髓向黄骨髓的转换过程之中，即脂肪成分不断增加；直至 20 岁之后，股骨各部分的信号趋于一致[5-8]。

MRI 对于显示关节结构也有其不可替代的优势。以膝关节为例，关节软骨（如半月板）因其主要成分为弹力纤维，表现为三角形低信号影，信号强度均匀一致，但有时半月板内可出现线状稍高信号影，未及关节面，此征象缘于婴幼儿期半月板内血管存留，属正常表现；关节内韧带结构同样表现为带状或线状均匀低信号影，但因小儿韧带结构细小，在 MRI 图像上显示欠佳，其损伤情况应根据间接征象推测判断。关节周围骨性结构的信号改变方式同股骨，但需要指出的是，在 T_2WI 脂肪抑制序列上，婴幼儿的骨髓常表现为高信号，应与外伤所致的骨髓水肿相鉴别；关节腔内滑液成分则表现为 T_1WI 低信号，T_2WI 高信号（图 6-1-8）。

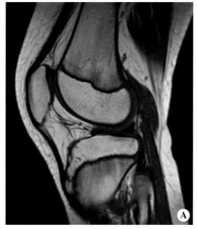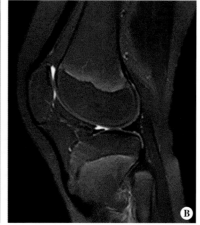

图 6-1-8　儿童膝关节 MRI 解剖

儿童膝关节 MRI T_1WI 及 T_2WI 脂肪抑制序列示关节软骨（如半月板）表现为低信号影，信号强度均匀一致；在 T_2WI 脂肪抑制序列上，骨髓表现为稍高信号

参 考 文 献

[1] 吴振华，张立军. 小儿骨关节临床影像学. 北京：人民卫生出版社，2012.

[2] 吴振华，徐德永. 骨关节疾病影像诊断图谱. 合肥：安徽科学技术出版社，2001.

[3] 李景学，孙鼎元. 骨关节 X 线诊断学. 北京：人民卫生出版社，1982.

[4] 郭启勇. 实用放射学. 第 3 版. 北京：人民卫生出版社，2007.

[5] Koo KH，Dussault R，Kaplan P，et al. Age-related marrow conversion in the proximal metaphysis of the femur：evaluation with T_1-weighted MR imaging. Radiology，1998，206（3）：745-748.

[6] Wu Z，Yang B，Pan S，et al. MRI evaluation of bone marrow of normal lumbar vertebra in the Chinese：normal patterns and preliminary quantitative study. Chin Med J，1999，112（9）：646-648.

[7] Zawin JK，Jaramillo D. Conversion of bone marrow in the humerus，sternum，and clavicle：changes with age on MR images. Radiology，1993，188（1）：159-164.

[8] 邵虹，李玉华，王谦，等. 正常儿童股骨骨髓 MRI 信号的转换. 中国医学影像，2006，22（4）：597-599.

第二节　常见病原体感染特点及病理生理改变

引起小儿骨与关节感染性病变的常见病原体主要包括细菌、真菌、寄生虫、螺旋体等几大类，化脓性骨髓炎、化脓性关节炎致病菌多为金黄色葡萄球菌，偶可见肠道杆菌、链球菌、铜绿假单胞菌及伤寒杆菌等，其次为结核分枝杆菌。少见感染如真菌感染，致病菌主要包括曲霉菌、念珠菌、隐球菌等；骨关节寄生虫感染主要是棘球蚴病，螺旋体感染最常见的是梅毒。

一、金黄色葡萄球菌

葡萄球菌属种类繁多，广泛分布于自然界，是一群革兰氏染色阳性球菌，但衰老、死亡或被中性粒细胞吞噬的菌体常变为革兰氏染色阴性。一般不形成荚膜，大部分不具有致病性，有氧或无氧环境均可生长。金黄色葡萄球菌是临床上最常见的化脓性致病菌，能够引发多种疾病，也是骨关节系统细菌感染中最常见的致病菌[1]。

金黄色葡萄球菌的致病性与其产生的毒素和侵袭性酶有关，另外，生物膜的形成同样是金黄色葡萄球菌致病的重要因素之一[2]。

发病与否主要取决于葡萄球菌的毒力与宿主免疫防御能力之间的关系，无论是皮肤，还是其他器官，葡萄球菌在入侵部位大量繁殖的同时产生各种毒素和酶类，形成相应病理损害，机体中性粒细胞和巨噬细胞对细菌的吞噬使病变局限化，形成化脓性炎症。同时，病变局部形成小血栓，引发血供障碍，导致组织坏死、液化、形成脓腔[3]。

二、链球菌

链球菌属革兰氏染色阳性菌，呈球形或卵圆形，因在培养基中呈链状排列，故得名。该菌可为人体正常菌群，广泛存在于自然界，人及动物的粪便、健康人的鼻咽部均可发现此菌。根据对红细胞的溶血能力分为以下 3 型：①甲型溶血性链球菌；②乙型溶血性链球菌，此类细菌致病力强，占致病菌中的多数；③丙型链球菌，很少致病。

链球菌在骨关节感染性疾病中的发病率仅次于金黄色葡萄球菌，其中具有致病性的主要是 A 组链球菌及肺炎链球菌。A 组链球菌为革兰氏阳性，呈球形或卵圆形，直径 0.6 ~ 1.0μm，呈链状排列，需氧或兼性厌氧，有些为厌氧菌，该菌可见到透明质酸形成的荚膜，无芽孢，无鞭毛，可侵袭各年龄段人群，发病者多为儿童。

A 组链球菌能够引起各种化脓性炎症、中毒性疾病及变态反应性疾病，当细菌侵入机体器官后，通过菌体抗吞噬作用和黏附机制寄居于局部，大量增殖，产生各种毒素和细胞外酶，杀伤、溶解、破坏宿主细胞及间质组织，并可通过淋巴管及组织间隙蔓延扩散，造成组织广泛感染。产生的致热外毒素进入血液循环，可发生全身毒血症，严重者导致肝、肾及心脏等重要实质脏器坏死[3]。而草绿色链球菌和 B 族链球菌为条件致病菌，只有当机体免疫功能低下时才能引起感染。

三、脑膜炎球菌

脑膜炎球菌属奈瑟菌属，能够引发流行性脑脊髓膜炎（流脑）。属于革兰氏阴性双球菌，呈肾形或豆形成双排列，凹面相对，直径 0.6 ~ 0.8μm，排列不规则。正常人鼻咽腔可见脑膜炎球菌，致病物质主要是荚膜、菌毛、脂寡糖（lipooligosaccharide，LOS）抗原及 IgA1 蛋白酶，后者是该菌产生的一种胞外酶，可特异性地裂解人 IgA1，帮助细菌黏附于细胞黏膜，从而破坏免疫功能。

本病 6 个月至 2 岁的婴幼儿发病率最高，同睡、喂乳、亲吻等密切接触对该年龄段患儿传播有重要意义。患者多先有上呼吸道感染，当身体抵抗力下降时，鼻咽部细菌大量繁殖后进入血循环，引起暂时性菌血症，少数发展为败血症。可随血流停滞于骨关节系统，引起化脓性骨髓炎或骨关节变态反应性炎症。由于细菌自溶和死亡，释放出大量内毒素，还可引起全身多系统衰竭、中毒性休克。

四、布鲁氏菌

布鲁氏菌属是一类人畜共患传染病的病原体，由英国军医 David Bruce 于 1886 年首次分离，故命名为布鲁氏菌。WHO 布鲁氏菌病专家委员会根据宿主、生化特性、代谢及免疫学的差异将布鲁氏菌分为 6 个种 19 个生物型,其中牛布鲁氏菌、羊布鲁氏菌、猪布鲁氏菌和犬布鲁氏菌对人类具有致病性[4],致病能力有所差异,羊布鲁氏菌引起的感染较为严重,可形成急性的干酪样肉芽肿。人类主要通过直接接触病畜或病畜分泌物、排泄物,以及使用或食用畜产品后经皮肤黏膜、呼吸道、消化道等途径感染[5]。

布鲁氏菌可引起骨、关节系统的变态反应性炎症,主要表现为关节炎、关节强直、脊椎炎、骨髓炎,可累及一个或多个关节,主要为骶髂关节、髋关节、膝关节、肩关节等大关节,部分患者有关节红肿及化脓,滑膜炎、腱鞘炎、关节周围炎等较常见。

五、结核分枝杆菌

分枝杆菌属是一类细长、略弯曲的杆菌,此菌属具有几种显著特性:细胞壁中含有大量脂质,无芽孢,无鞭毛,不能活动,不产生内、外毒素。

结核分枝杆菌包括人型、牛型、鼠型等类型,其中对人类致病的主要为人型[6]。主要经呼吸道传播,少数经消化道及皮肤伤口感染侵入机体,感染全身多系统的组织器官,如肺、脑、骨关节、肠道及泌尿生殖系统等,其中以肺结核最常见。人群对结核杆菌普遍易感,其中婴幼儿为发病率较高的群体,严重时容易造成全身播散性结核。入侵机体的结核菌,首先被巨噬细胞吞噬,同时将抗原信息加工处理后呈递给 T 淋巴细胞,使其致敏,在免疫反应中发挥吞噬结核菌的主要作用,形成结核结节。骨关节结核绝大多数继发于肺结核,结核分枝杆菌通过血行播散易停留在血供丰富的骨松质、红骨髓及负重大、活动较多的关节等处,如椎体、长骨干骺端,以及膝、髋等大关节滑膜。

六、棘球蚴

棘球蚴属有不同的种,寄生于人体的主要有细粒棘球蚴、泡状棘球蚴、伏状棘球蚴和少节棘球蚴,其中细粒棘球蚴是人类棘球蚴病最常见的病原体[7]。棘球蚴病分布于全球广大牧区,在人与动物之间传播。棘球蚴可生长至 30 ～ 40cm,病灶周围可见到单核细胞、嗜酸粒细胞、异物巨细胞、上皮样细胞及成纤维细胞浸润与增生,并长期压迫周围组织,继发肝硬化、肺不张等疾病。

七、曲霉菌

曲霉菌广泛存在于自然界,种类繁多,包括 18 个群 132 个种,以及 18 个变种,绝大多数为非致病菌,引起人类疾病的有 20 余种,对人类致病力很低,基本只发生在免疫能力低下个体,常见的致病菌种是烟曲霉菌、黄曲霉菌。曲霉菌可侵犯机体多种器官,所致疾病有直接感染、超敏反应和曲霉毒素中毒等。曲霉菌为条件致病菌,通过吸入曲霉孢子而发病,肺和鼻窦最易受累,也可以通过损伤皮肤使创口感染,主要呈渗出性炎症、脓肿、坏死溃疡及肉芽肿表现,致脏器充血肿大。病菌生长缓慢,仅少数情况下能侵入深部组织,在长期粒细胞减少、T 细胞功能异常时可能发生侵袭性曲霉病。骨骼系统感染最多见的感染途径是直接从肺扩散到邻近的椎骨、椎间盘间隙和肋骨,也可以通过血液传播。GM 已被证实为侵袭性曲霉菌病的替代标志物,适用于曲霉菌感染的特异性诊断[8]。

八、念珠菌

念珠菌属念珠菌属,革兰氏染色阳性,菌体呈圆形或卵圆形,直径 4 ～ 6μm,薄壁,以出芽方式繁殖,在组织内易形成芽生孢子及假菌丝,少数形成厚膜孢子及真菌丝,但光滑念珠菌不形成菌丝。念珠菌为条件致病菌,最常见的为白念珠菌感染,为人体正常菌群之一,消化道带菌率最高,多见于机体菌群失调或抵抗力下降、血液系统恶性肿瘤、长期使用类固醇药物、假体植入、长期应用广谱抗生素等患者。念珠菌可以引起皮肤黏膜、全身及局部深层组织感染[9],正常情况下,人类和动物的胃肠道存在念珠菌,念珠菌的感染一般是内源性的,主要通过消化道播散至全身各部位,其中医源性因素起主要作用。外源性接触性感染较少见,常与职业有关。

骨骼系统发生念珠菌感染主要见于开放性损伤长期应用抗生素者，以急性化脓性炎症表现为主，中心呈凝固性坏死，伴空洞形成、纤维化及肉芽肿。

九、新型隐球菌

新型隐球菌是隐球菌属的一个种，呈圆形或卵圆形，直径 5～20μm，与其他酵母样真菌不同，该菌为芽生繁殖，不产生假菌丝，其外围围绕一层宽厚的多糖荚膜，为主要的毒力因子，可以抑制吞噬细胞吞噬，降低机体抵抗力。用墨汁负染色后镜检，可见黑色背景下圆形、卵圆形的透亮菌体。新型隐球菌在自然界普遍存在，可以从鸽子粪便、水果、土壤，以及健康人类的皮肤、黏膜和粪便中分离出来，尤其在鸽粪中大量存在。对人类而言，新型隐球菌为机会致病菌，婴幼儿可发生先天性或获得性新型隐球菌感染。像许多致病性真菌一样，呼吸道是隐球菌最常见的侵入门户，感染通常从肺部开始，早期可见白色胶冻样病灶，晚期为大小不等的肉芽肿，内有干酪样坏死和小空洞，很少化脓，不形成钙化，无明显包膜。新型隐球菌对中枢神经系统有特殊的亲和力，故临床上常因神经系统受累症状就诊，主要为慢性脑膜炎的表现，90% 的病例都有脑、脊髓（膜）损伤。骨关节感染由血行播散所致，骨髓炎多见，关节受累多由邻近骨髓炎蔓延引起[10]，侵入皮肤可引发皮肤蜂窝织炎。滑膜组织表现为急、慢性滑膜炎，镜下可见多核巨细胞、肉芽肿形成及大量有特殊染色的出芽酵母。

十、球孢子菌

球孢子菌属是双相型真菌，在 37℃组织内为酵母型，28℃培养基上则为菌丝型，可断裂产生分节孢子。球孢子菌病主要发生在美洲的西南部干旱地区[11]，多由于吸入了污染土壤的分节孢子所致。土壤中的球孢子菌以菌丝状态存在，一旦侵入组织，将变成直径为 2～200μm 的非芽生球，内含许多内生孢子，非芽生球破裂释放出的内生孢子通过淋巴或血液传播到身体的其他部位。每个孢子可以再变成非芽生球，并开始一个新的循

环。球孢子菌病同其他真菌性疾病一样，引起的骨骼感染多位于关节，关节感染大多由邻近的骨组织蔓延所致。确诊依靠病原学，镜下检查到孢子囊，即可确诊。

十一、梅毒

梅毒系由梅毒螺旋体引发的一种慢性传染病，可侵犯全身各器官和组织，可通过胎盘传给下一代。菌体长 4～14μm，宽 0.2μm，有 8～14 个排列规则的螺旋，离开人体不易生存。梅毒螺旋体大量存在于皮肤黏膜表面，也可分布于唾液、乳汁、精液、尿液中。可通过被性虐待、亲吻、哺乳等密切接触传染，螺旋体进入人体后，数小时后侵入附近的淋巴结，2～3 天后进入血液循环播散至全身，可通过淋巴、血行感染动脉、骨骼、神经、感觉等器官，晚期甚至累及肝、肾、胃等脏器。早期引发动静脉内膜炎，导致血管内皮细胞肿胀、增生，镜下可见病变区血管壁增厚，血管周围和（或）内皮细胞区域积聚大量螺旋体微生物，可见纤维结缔组织增生及中性粒细胞、淋巴细胞浸润，浆细胞较少，可见单个嗜酸粒细胞[12]。晚期的结节性梅毒疹和树胶样肿可见巨细胞肉芽肿，中心有凝固性坏死。

（李　琦　李　巍）

参 考 文 献

[1] Lattar SM, Tuchscherr LP, Centron D, et al. Molecular finger printing of Staphylococcus aureus isolated from patients with osteomyelitis in Argentina and clonal distribution of the cap5（8）genes and of other selected virulence genes. Eur J Clin Microbiol Infect Dis, 2012, 31（10）: 2559-2566.

[2] Mc Carthy AJ, Lindsay JA. Genetic variation in Staphylococcus aureus surface and immune evasion genes is lineage associated: Implications for vaccine design and hos-pathogen interactions. BMC Microbiol, 2010, 10: 173.

[3] 张玲霞，周先志. 现代传染病学. 第2版. 北京：人民军医出版社，2010.

[4] Adetunji SA, Ramirez G, Foster MJ, et al. A systematic review and meta-analysis of the prevalence of osteoarticular brucellosis. PLoS Negl Trop Dis, 2019, 13（1）: e0007112.

[5] Zheng R, Xie S, Lu X, et al. A systematic review and meta-analysis of epidemiology and clinical manifestations of human brucellosis in China. Bio Med Research International, 2018（1）: 1-10.

[6] De Backer AI, Vanhoenacker FM, Sanghvi DA. Imaging features of extraaxial musculoskeletal tuberculosis. Indian J Radiol Imaging,

2009, 19（3）：176-186.

[7] Nouroallahian M, Bakhshaee M, Afzalzadeh MR, et al. A hydatid cyst in an unusual location-the infratemporal fossa. The Laryngoscope, 2013, 123（2）：407-409.

[8] Melissa DJ, John RP. Fungal infections of the bones and joints. Curr Infect Dis Rep, 2007, 3（5）：450-460.

[9] Chen S, Chen Y, Zhou YQ, et al. Candida glabrata-induced refractory infectious arthritis: a case report and literature review. Mycopathologia, 2019, 184（2）：283-293.

[10] Elias JA, Michael RM, Michael AP. Clinical Mycology. 2nd ed. Amsterdam: Elsevier, 2009, 525-545.

[11] Hung CY, Hsu AP, Holland SM, et al. A review of innate and adaptive immunity to coccidioidomycosis. Med Mycol, 2019, 57（Suppl1）：S85-S92.

[12] 龙福泉, 王千秋. 儿童获得性梅毒. 中华皮肤科杂志, 2012, 45（5）：372-373.

第三节　细菌感染

一、急性化脓性骨髓炎

【概述】

急性化脓性骨髓炎是化脓性细菌经血行或直接侵犯骨骼，累及骨髓、骨质或骨膜，引发的化脓性炎症。最多见于儿童与少年，尤其12岁以下儿童多见，多于血管丰富的长管状骨干骺端发病，以下肢多见，胫骨、腓骨、股骨最易受累[1, 2]。起病急骤，症状重，需尽快做出明确诊断，同时明确有无脓肿形成及其部位、范围，及时进行有效治疗，才能收到良好治疗效果。如延误治疗时机，必将造成不可挽回的骨质破坏和骨质坏死，影响骨骼发育，甚至造成骨骼畸形。

急性化脓性骨髓炎按感染机制可分为血源性及非血源性，多为血源性感染。血源性者化脓菌自化脓感染灶入血而感染至骨，发病诱因有外伤如扭伤等，局部感染如疖肿、扁桃体炎等和全身疾患如上呼吸道感染等，也可无明确诱因而感染。血源性骨髓炎的病原体最多见金黄色葡萄球菌（占72%～85%），还可见溶血性葡萄球菌、化脓性链球菌、大肠埃希菌、肺炎双球菌等。非血源性感染常见于开放性创伤后或邻近软组织感染波及骨质。发病因素除与病原体的种类和毒力大小有关外，还与机体对感染的敏感性及机体的自然抵抗力和局部抵抗力低下有密切关系。

婴幼儿、儿童的急性化脓性骨感染，绝大多数属血源性感染，在临床发病过程、症状、体征、影像表现和预后等方面都有不同特点。这是由于在骨发育过程中，骨髓组织的结构和骨内血运解剖不同。胎儿期骨髓内只有数条粗大的静脉，没有静脉窦。婴幼儿期骨内血运仍然保持这种特点，虽然有初级静脉窦形成，但是数量少，静脉甚是宽阔，静脉周围都是造血组织，脂肪细胞少。因此，骨内一旦发生化脓感染，可以很快扩散至全骨，常引发脓毒败血症，故婴幼儿和儿童的骨髓炎发病急，全身中毒症状重，骨破坏广泛，容易造成软骨或大块的骨坏死、骨生长障碍、干骺端早期闭合和骨发育畸形，并且容易侵犯关节，导致功能障碍。

儿童急性化脓性骨髓炎有其特有的解剖特征，多于干骺端发病，细菌经骨滋养动脉的终末分支，干骺端的毛细血管进入静脉窦，干骺端动静脉末端形成开口向骨干的"U"形血管襻，其内血流缓慢并形成涡流，是细菌繁殖的良好环境，可迅速引起骨髓炎性浸润。炎性浸润进一步发展，破坏了骨内的血运，引起化脓，形成脓肿。骨内脓肿压力增大，可直接向骨干髓腔或干骺端旁的关节腔扩展，也可经骨皮质的哈弗斯管蔓延至骨膜下，形成骨膜下脓肿，破坏骨皮质哈弗斯管内的血管及骨膜，发生溶骨性破坏或大块骨质坏死。骨膜下脓肿可沿骨膜下向远端骨髓腔侵犯，也可穿破骨膜流向软组织，形成软组织脓肿，或侵犯邻近关节[3]。1岁至骨骺干骺端闭合前的儿童期，骺板提供了一个暂时的屏障，血管终止于骺板下，骨骺与干骺血流互不相通，因此儿童骨髓炎骨骺受累少见。病情严重患儿可见干骺端病灶穿破骺板累及骨骺，甚至进一步侵犯骺软骨累及关节腔。修复期，肉芽组织吸收脓液，新生骨增生，以致骨髓硬化，死骨游离。经过药物或手术治疗，或化脓感染得以治愈，或转变为慢性骨髓炎，或因广泛骨质破坏、大块死骨不能吸收而造成终身残疾。

急性血源性骨髓炎全身症状因感染程度不同而异。轻微感染表现为低热，严重感染者则发病突然，表现为急骤性高热，有菌血症、脓毒血症等中毒症状。少数病例还可合并肺脓肿和化脓性心包炎等。婴幼儿骨髓炎，部分患儿全身状况虽轻微，但局部症状、体征较重，部分患儿出现高热、抽搐、皮下出血点、多发脓疱及肺炎等，严重者发生感染性休克、昏迷。局部症状为患肢疼痛，肌肉痉挛，邻近关节屈曲，患儿拒绝肢体活动或被动活动后哭闹[4]，患处有红肿热痛、压痛及波动感。如化脓性病变广泛，将发生严重的骨质破坏，形成大小不等的死骨。此时即使切开引流排脓，也必将转为慢性骨髓炎甚至造成永久性畸形。实验室检查除血生化检查、血细菌培养等常规项目外，可行相关 DNA 的分子检测，提高相应致病菌的检出率[5]。小儿急性骨髓炎通常不需要手术，但如果出现脓肿，则需要手术治疗，若继发化脓性关节炎等严重并发症，必须立即外科手术治疗[6]。临床对于急性化脓性骨髓炎的早期治疗特别强调局部穿刺抽脓引流的重要性，准确判断切开排脓的时间和部位，可以及时确诊，确定致病细菌具体种类，从而选择敏感抗生素，有效控制病情。

【病理生理学】

化脓性骨髓炎由细菌侵入骨内，由炎性浸润、化脓、骨破坏、死骨形成及广泛骨质增生修复组成全部病理过程。根据病理学表现的不同，大体可以分为 4 个阶段。①炎性浸润及脓肿形成：早期为干骺端髓内炎细胞浸润、渗出，骨内压力增高，静脉回流受阻，以后逐渐发展成脓肿，引发骨质破坏。显微镜下脓肿内部为化脓性渗出物和胶质细胞、大量新生血管和中性粒细胞浸润；外周包绕肉芽组织、纤维结缔组织。②脓肿蔓延：脓肿在骨髓腔内蔓延或穿破皮质达骨膜下，形成骨膜下脓肿。③死骨形成：扩大的骨膜下脓肿掀起骨膜，中断了骨干的血运，同时加上血栓性动脉炎对血运的影响，引发骨质坏死，甚至形成死骨。④骨膜增生：骨质破坏的同时，即可出现骨质修复、骨膜新生骨形成，部分可见新生骨形成的骨包壳。部分病例可见窦道形成：脓液侵蚀，穿破骨质及软组织，形成连通骨内及骨外软组织至体外的瘘管。

【影像学表现】

1. X 线

（1）X 线平片：急性期 7～10 天，X 线平片仅能发现病变骨质周围软组织弥漫性肿胀，且范围广泛，表现为患肢增粗，肢体形态异常，但一般不跨越关节。软组织密度相对增高，邻近骨的深部组织首先受累，肌层间脂肪可被推移或消失，逐渐发展至皮下脂肪层水肿增厚、粗糙，出现粗大的网状影，皮下脂肪等软组织与肌肉界线模糊。骨质改变一般在发病后 2 周才能发现，早期于干骺端骨松质中出现局限性的骨质疏松，2 周左右形成多发散在不规则骨质破坏灶，呈虫蚀状、小斑片状，骨小梁不连续，与周围骨质界线不清（图 6-3-1）。病情迅速进展，骨破坏区范围逐渐加大、融合，呈多发条片状低密度影，向骨干蔓延可造成病理性骨折，或破坏骨皮质后出现骨膜下脓肿，进而刺激骨膜而引起骨膜增生（图 6-3-2 和图 6-3-3），初期增生反应轻微，随疾病进展，增生反应愈发明显，表现为与骨干平行的线状、层状的致密新生骨，边缘不整，密度较高，但不均匀。增生

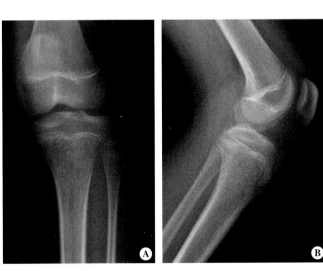

图 6-3-1　左胫骨近端化脓性骨髓炎

DR 示左胫骨近端干骺端骨质疏松，骨松质中多发散在虫蚀状骨质破坏

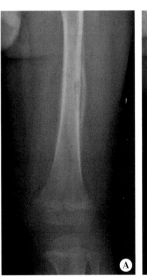
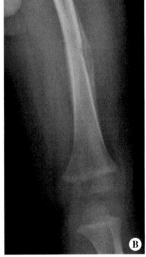

图 6-3-2　左股骨中段化脓性骨髓炎

DR 示左股骨中段局限性骨皮质破坏，骨膜增生，下方可见死骨

的骨膜被下方的脓肿穿破，形成破损，即见Codman三角形成（图6-3-4）。骨膜掀起和血栓性动脉炎造成骨皮质的供血中断，导致骨坏死发生，表现为大小不等的斑片状、条状高密度骨块，边界清晰，病情严重者可见大片状长条形死骨，周围绕以低密度的脓液区及骨质吸收破坏后的疏松骨质，易于发现。骨髓腔内死骨则表现为低密度破坏区内散在的大小不等的致密小骨块影。骨质破坏的同时，增生修复也在进行，表现为骨膜的增生骨化和骨破坏区周围不均匀环形密度增高影。

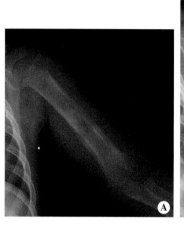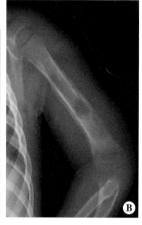

图 6-3-3　左肱骨近端化脓性骨髓炎

DR 示左肱骨干骨质疏松，多发斑片状骨质破坏，骨皮质受累，可见骨膜反应，周围软组织肿胀

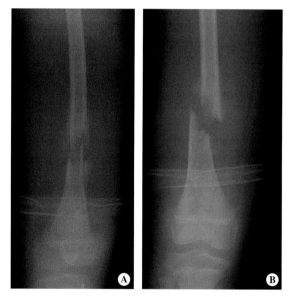

图 6-3-4　左股骨远端化脓性骨髓炎伴病理性骨折

DR 示左股骨远端骨质破坏、中断，骨膜增生，Codman 三角形成

（2）抽脓造影检查（contrast examination by

aspiration of pus）：根据 X 线平片观察，针对疑似脓肿存在的部位和临床查体有压痛、有波动的部位进行穿刺。尽量抽空脓液，再注入等量或稍少于抽取脓液量的水溶性造影剂。注入后，立即摄取正、侧位片，即可显示骨内、骨外脓肿 [7]。

1）骨膜下脓肿（subperiosteal abscess）：造影剂显影的部位为骨膜下脓肿，包绕骨干，紧贴骨膜下骨皮质，与骨无间隙。早期，外缘光滑，稍膨隆，也较局限。发病 5 ～ 6 天后骨膜下脓肿可广泛蔓延，外缘已不光滑，证明骨膜组织已被破坏，发病 7 ～ 8 天后，骨膜下脓肿破裂，造影剂向周围软组织或肌间隙蔓延，此时脓腔的造影剂分布极不规则。如果骨膜下脓肿邻近关节，可侵犯关节囊韧带使关节间隙显影。骨膜下脓肿在脓腔造影时可使骨内显影，因为骨内脓液可以经哈弗斯管蔓延到骨膜下方，骨膜下脓液抽出后，造影剂也可以经哈弗斯管进入骨内。

2）软组织脓肿（soft tissue abscess）：表现为脓腔显影不规则，造影剂分布呈团块状，与骨有一定间隙。深部脓腔显影即使贴近骨，也有一较窄的透亮间隙。如果造影剂已贴近骨皮质，说明该处骨膜遭到破坏，必将发生骨质侵蚀性破坏。

2. CT　较 X 线更易发现早期软组织肿胀，可以更准确地判断软组织密度增高、皮下脂肪层水肿增厚，发现粗大的网状影，肌层间脂肪可被推移或消失。利于发现骨内小的破坏灶，早期干骺端骨松质中出现局限性的骨质疏松，2 周左右形成散在骨质破坏灶，呈虫蚀状、小斑片状，与周围正常骨质界线不清（图6-3-5）。随病情加重，破坏范围逐渐扩大，并向骨干蔓延（图6-3-6），骨皮质破坏后出现骨膜下脓肿（图6-3-7），刺激骨膜而引起骨膜增生，表现为线状、层状的致密新生骨，边缘不整，密度较高，但不均匀，显著的骨膜增生可形成骨包壳样改变（图6-3-8）。增生的骨膜被下方的脓肿穿破，形成Codman三角。骨膜掀起和血栓性动脉炎又可造成骨皮质的供血中断，从而出现骨坏死，表现为大小不等的斑片状、条状高密度骨块，边界清晰，病情严重者可见大片状长条形死骨（图6-3-8），骨髓腔内死骨则表现为低密度破坏区内散在的大小不等的致密小骨块影。

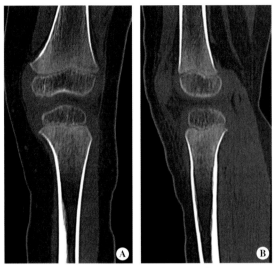
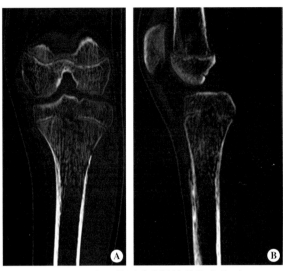

图 6-3-5　左胫骨近端化脓性骨髓炎（1）
CT 冠状位和矢状位重建示左胫骨近端干骺端少量虫蚀状骨质破坏

图 6-3-6　左胫骨近端化脓性骨髓炎（2）
CT 冠状位和矢状位重建示左胫骨近端干骺端骨质疏松，多发虫蚀状骨质破坏，局部皮质受累

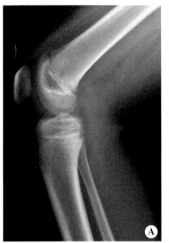
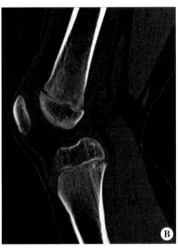
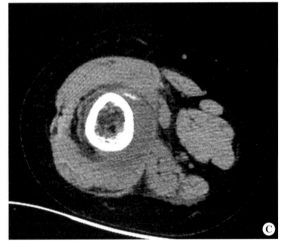

图 6-3-7　右股骨远端骨膜下脓肿
A. DR 侧位片见右股骨远端背侧弧形软组织密度增高影；B. CT 矢状面重建示骨皮质外弧形低密度区，边缘清晰；C. CT 软组织窗示骨皮质外液性密度区，为骨膜下脓肿形成

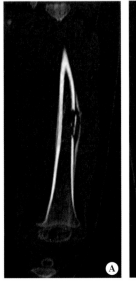
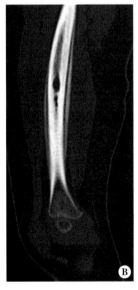

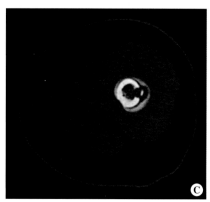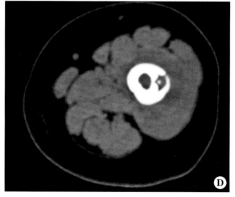

图 6-3-8 左股骨中段化脓性骨髓炎

A、B. CT 骨窗重建示左股骨中段局限性骨皮质破坏，死骨形成，骨膜增生；C. CT 横断位示局限性骨皮质破坏，死骨形成，骨膜增生，骨包壳样改变；D. CT 软组织窗股骨病变处骨膜下呈软组织密度，周围软组织肿胀

骨质破坏的同时，增生修复也在进行，表现为骨膜的增生骨化和骨破坏区周围不均匀环形密度增高影。疾病晚期，CT 在显示骨破坏、小死骨块、骨瘘及软组织窦道，甚至异物、骨内或软组织气体等方面较 X 线平片清晰、准确。

3. MRI 疾病早期（2～3 天）由于骨髓炎症引起渗出、水肿、充血，水分增多，MRI 检查即能发现病变。T_1WI 呈低信号或中等信号，T_2WI 和脂肪抑制序列呈高信号，界线较 T_1WI 清晰。进展期可见多发不规则、大小不等的骨破坏区，T_1WI 呈低信号，T_2WI 和 STIR 序列呈不均匀高信号（图 6-3-9），骨髓内脓腔和骨膜下脓肿 T_2WI 显示为高信号（图 6-3-10）。出现死骨后，T_1WI 和 T_2WI 均呈低信号，骨膜呈"线样"低信号。STIR 序列

在显示脓肿、炎性反应和肌间水肿方面更为清晰，可为外科提供确切的病理解剖图像。增强后可显示脓腔周围的肉芽组织明显强化，脓腔无强化（图 6-3-10）。

4. 核素骨显像 急性化脓性骨髓炎作为一种感染性疾病，早期即可引起血管供血的改变，表现为病变区的高血供。因此，核素骨显像对急性骨髓炎的早期发现非常有意义。骨显像应包括三相骨显像，在血流相、血池相和延迟相都可见局部血流量增加，呈现放射性浓聚（图 6-3-11）。但有时病区也会出现"冷区"，这是由于炎性反应引起组织压升高，导致骨骼发生明显的缺血性损伤所致。

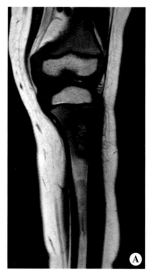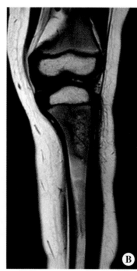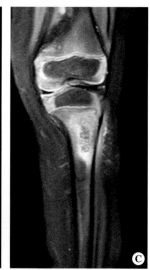

图 6-3-9 左胫骨近端化脓性骨髓炎（3）

左胫骨近端干骺端长圆形骨破坏区。A. MRI T_1WI 呈混杂等 / 低信号；B. T_2WI 呈等 / 稍高信号；C. T_2WI STIR 序列示骨破坏区呈不均匀稍高信号，周围见片状高信号水肿带，骨旁软组织水肿、渗出

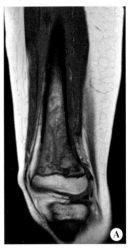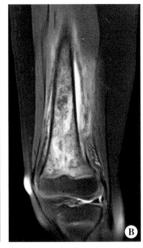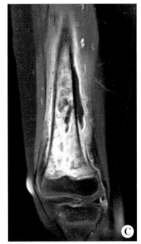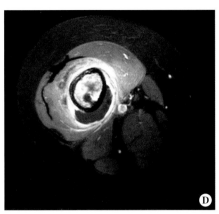

图 6-3-10　右股骨远端化脓性骨髓炎

右股骨远干骺端大范围骨破坏。A. MRI T₁WI 呈不均匀低信号；B. T₂WI STIR 序列呈不均匀高信号，骨旁可见条形高信号，周围软组织水肿；C、D. 增强后骨破坏区呈不均匀明显强化，髓腔内见不规则无强化区，骨旁见无强化脓肿腔，脓腔壁明显强化，并可见骨内窦道形成，周围软组织环绕带状强化

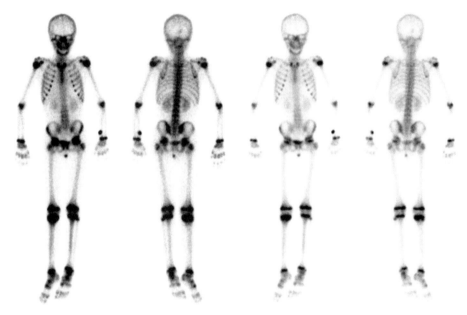

图 6-3-11　右胫骨近端化脓性骨髓炎

右侧胫骨近端放射性浓聚

【诊断要点】

影像表现主要取决于疾病所处的发展阶段，急性化脓性骨髓炎的早期诊断非常重要，X 线片及 CT 检查很难满足诊断需求，MRI 检查对骨髓及软组织炎性改变反应敏感，有很大的临床应用价值。

1. 有明确化脓性细菌感染的病史或外伤史者利于确定诊断。

2. X 线平片显示软组织广泛肿胀，出现粗大的网状影，一般不跨越关节。骨质改变表现为局限性的骨质疏松，继而散在骨质破坏，可见骨膜下脓肿，甚至 Codman 三角形成。严重者可见骨坏死及死骨片。

3. CT 平扫显示软组织弥漫性肿胀，肌层间脂肪消失。发现骨内小的破坏灶，骨内及骨膜下脓肿形成，广泛骨膜增生、破坏后形成 Codman 三角。严重者可见长条形高密度死骨块。骨破坏区周围骨质增生修复形成的不均匀环形密度增高影。

4. MR 扫描显示骨内弥漫性不规则骨破坏区，呈不均匀 T₁WI 低信号，T₂WI 和 STIR 序列不均匀高信号，骨髓内脓腔和骨膜下脓肿 T_2WI 为高信号。死骨于 T_1WI、T_2WI 均呈低信号，增生骨膜呈分层样低信号。增强后可见脓腔壁明显强化，脓腔无强化。

5.起病急，全身中毒症状，患病部位持续疼痛，明显压痛。

6.血生化检查：白细胞明显增多，可以从血液、病变穿刺物的培养中检测到致病菌。

【鉴别诊断】

1. 慢性化脓性骨髓炎　急性骨髓炎病变以骨破坏为主，而慢性骨髓炎病史长，骨质以增生硬化为主，且破坏范围局限，骨髓腔变窄，局部可消失，骨膜增生与骨皮质融合，慢性骨髓炎多存在死腔、死骨。

2. 尤因肉瘤　青少年多见，发病年龄较急性化脓性骨髓炎偏大，好发于长骨骨干，中段多见，多表现为以髓腔为中心的斑片状浸润性骨破坏，破坏区边缘模糊，髓腔可轻微扩张，无死骨形成，常伴有局限性的葱皮状骨膜增生，被肿瘤穿破断裂后表现为 Codman 三角形成，典型者出现细、短的垂直状骨针影，缺少化脓性骨髓炎的骨修复增生硬化特点。病程进展较急性化脓性骨髓炎慢、病程稍长，早期可有较大软组织肿块形成，但较骨破坏区范围小，局部疼痛明显，可多发，转移至其他骨或肺等内脏器官。放射治疗后病变范围可缩小。

3. 嗜酸性肉芽肿　发病年龄相仿，但无全身症状，血常规检查嗜酸粒细胞明显增高。骨干呈囊性溶骨性破坏，骨破坏区局限，边界清晰，极少累及骨骺，皮质膨胀变薄，可伴有层状骨膜增生，范围多大于骨破坏区，但增生的骨膜多完整、局限，无破坏及断裂，周围软组织肿胀表现为局限性。

4. 先天性骨梅毒　长骨多见，双侧长骨对称发病较多见。主要表现为骨皮质出现多发虫蚀状、条状破坏区，骨破坏区内无死骨，且与正常骨界线清晰，多伴有骨膜增生，表现为线状或葱皮状，且增生范围较大，但骨破坏区较局限。骨病变区周围无软组织肿块，无骨质疏松，也无骨骺受累。

【研究现状与进展】

1. DWI　可为急性骨髓炎的诊断和鉴别诊断提供信息，尤其适用于脓肿形成的病例。细菌性脓肿的脓液由多种炎性细胞、细菌、坏死组织和蛋白质的黏稠液体组成，细胞黏滞性增高，对水分子有强烈的吸附作用，水分子扩散明显受限，ADC 值降低，故脓肿多呈高信号；随着脓肿的吸收缩小，中心坏死区缩小消失，结合水减少，水分子弥散不再受限，此时表现为稍高信号、等信号。急性化脓性骨髓炎可用 DWI 序列寻找脓肿有无及其位置，当临床表现和实验室检查不典型时，影像诊断起着重要的作用，DWI 序列可为急性骨髓炎的诊断及良恶性病变的鉴别提供有价值的信息[8]。

2. 增强 MRI　是诊断骨髓炎的一种有用的辅助手段，可提高骨感染及其并发症的诊断能力[9]。骨髓炎累及骺板时只能在钆增强的 T_1WI 序列上看到，而不能在非对比 T_1WI 液体敏感序列上看到，表现为骨骺软骨强化减弱，甚至局部没有强化，否则应均匀增强。因为婴儿期骺板的感染可引发生长障碍，因此对于可疑骨骼感染的婴幼儿，推荐使用钆增强 MRI 检查[10, 11]。

3. 氢质子波谱成像（^{1}H-MRS）　可以作为常规 MRI 的重要补充成像方法。未经治疗的脓腔的特征性表现是 NAA、Cho 及 Cr 峰缺如，氨基酸（AA，0.9ppm）和乳酸（Lac，1.3ppm）的水平升高，伴或不伴有醋酸（1.9ppm）和琥珀酸（2.4ppm）的升高。氨基酸是脓液中多形核白细胞进行蛋白质水解的结果，被认为是化脓性脓肿的特征性标志物。Lac、醋酸和琥珀酸是致病菌糖酵解和发酵的产物，也是化脓性脓肿的重要代谢物。可试用 ^{1}H-MRS 对急性化脓性病灶内成分进行鉴别。

参 考 文 献

[1] Johnston JJ，Murray-Krezan C，Dehority W. Suppurative complications of acute hematogenous osteomyelitis in children. J Pediatric Orthop B，2017，26（6）：491-496.

[2] Keren R，Shah SS，Srivastava R，et al. Comparative effectiveness of intravenous vs oral antibiotics for postdischarge treatment of acute osteomyelitis in children. JAMA Pediatr，2015，169（2）：120-128.

[3] Santiago RC，Giménez CR，McCarthy K. Imaging of osteomyelitis and musculoskeletal soft tissue infections：current concepts. Rheum Dis Clin North Am，2003，29（1）：89-109.

[4] Dodwell E R. Osteomyelitis and septic arthritis in children：current concepts. Curr Opin Pediatr，2013，25（1）：58-63.

[5] Yagupsky P. Microbiological diagnosis of skeletal system infections in children. Curr Pediatr Rev，2019.

[6] Willegger M，Kolb A，Windhager R，et al. Acute haematogenous osteomyelitis in children：diagnostic algorithm and treatment strategies. Orthopade，2017，46（6）：541-556.

[7] 吴振华, 张立军. 小儿骨关节临床影像学. 北京: 人民卫生出版社, 2012.

[8] Douis H, Davies MA, Sian P. The role of diffusion-weighted MRI (DWI) in the differentiation of benign from malignant skeletal lesions of the pelvis. Eur J Radiol, 2016, 85 (12): 2262-2268.

[9] Averill LW, Hernandez A, Gonzalez L, et al. Diagnosis of osteomyelitis in children: utility of fat-suppressed contrast-enhanced MRI. AJR Am J Roentgenol, 2009, 192 (5): 1232-1238.

[10] Pugmire BS, Shailam R, Gee MS. Role of MRI in the diagnosis and treatment of osteomyelitis in pediatric patients. World J Radiol, 2014, 6 (8): 530-537.

[11] Browne LP, Guillerman RP, Orth RC, et al. Community-acquired staphylococcal musculoskeletal infection in infants and young children: necessity of contrast-enhanced MRI for the diagnosis of growth cartilage involvement. AJR Am J Roentgenol, 2012, 198 (1): 194-199.

二、慢性化脓性骨髓炎

【概述】

急性化脓性骨髓炎未获及时治疗，或治疗不彻底、引流不通畅，则会在骨内残留感染病灶、死骨或脓肿，即转为慢性化脓性骨髓炎[1,2]。因小儿不能良好地表述病情，不易发现，多就诊不及时，使得小儿慢性化脓性骨髓炎的病情更加复杂，尤其是开放性骨创伤或外科术后的患儿，不仅病程较长，治疗的失败率和复发率也较高，给患儿及家庭生活带来极大的影响。慢性化脓性骨髓炎在发达国家的发病率明显低于发展中国家，3岁以下儿童发病率高于3岁以上儿童。

慢性化脓性骨髓炎常为多种细菌混合感染，但金黄色葡萄球菌仍是小儿慢性化脓性骨髓炎的主要致病菌，其次为铜绿假单胞菌，其他病原体有肠杆菌属、溶血性葡萄球菌、化脓性链球菌、肺炎双球菌等，还可有嗜血流感杆菌。近年来，越来越多的报道显示，耐甲氧西林金黄色葡萄球菌流行存在明显的地域差异[2]。

慢性化脓性骨髓炎可因急性化脓性骨髓炎治疗期选用的药品对致病菌不敏感，或药量不够大、用药疗程不足，或是在发病早期或每次复发时不能及时、彻底治疗，造成慢性骨髓炎[3]。临床表现多不典型，主要表现有局部骨、关节疼痛，皮肤红肿、隆起，以及窦道渗出、流脓，时轻时重，可迁延数年，甚至数十年，反复发作，久治不愈。若骨内残留病灶处于相对稳定状态，患儿多无明显发热，全身症状轻微，仅表现为局部肿胀、轻度疼痛。一旦机体抵抗力下降，炎症就可能再发展，引起骨髓炎急性发作。病情循环往复，可形成不愈合的窦道，长期间断性流脓、流液。由于其病程长、易复发，容易发生严重骨缺损、骨不连，甚至畸形愈合等并发症，而且化脓感染还可侵犯骺板软骨，慢性期骺板受侵可导致成骨障碍，骨骺、骺板损害将严重影响骨骼发育，导致严重后遗畸形，造成患儿残疾[2]。

小儿慢性化脓性骨髓炎的临床诊断主要包括患儿临床表现、实验室检查、微生物学检测及影像学检查。诊断方法各有价值，尽可能多渠道获取标本进行病原体培养，包括窦道分泌物、脓液及累及的软组织，甚至是骨骼病变区刮取物，尤其是骨病变区周围及髓腔内分泌物的培养是最有价值的[4]。慢性骨髓炎的影像学检查是唯一有可能寻找到全部残留活动性病灶的方法，且为无创性方法，因此影像诊断医生要着重检查患儿图像有无如下征象，尤其要详查病情迁延不愈的患儿：①病变区有无软组织肿胀；②软组织肿胀部位有无骨膜反应；③骨增生硬化区有无骨纹理结构；④骨硬化区内有无破坏区；⑤破坏区内有无死骨影像[5]。

小儿慢性化脓性骨髓炎的临床治疗有较大难度，病情易反复，当新形成的骨壳及纤维组织将感染的组织及死骨包裹起来之后，临床症状可得到缓解，但病情终将复发（长达数年），严重者导致骨折不愈合、骨缺损等并发症，甚至造成患肢缩短畸形或功能丧失，所以小儿慢性骨髓炎的及时、彻底治疗尤为重要。慢性骨髓炎治疗原则是彻底清除病灶、去除死骨，尽可能清除增生的瘢痕和肉芽组织，消灭死腔，改善局部血液循环，为愈合创造条件，所以影像检查中确定有死骨、死腔、窦道流脓表现，或有充分新骨形成包壳者，均应手术治疗。死骨、死腔的消失是慢性骨髓炎治愈的标志，但高密度的骨质硬化、骨膜增生的遮挡，不易发现小的残留死腔、死骨，需从以下方面仔细寻找死腔、死骨：骨硬化区内的破坏区，骨膜增生附近的骨破坏区，软组织肿胀明显或破溃瘘附近，骨内无骨纹结构区，必要时用术中C形臂或CT检查来寻找。

【病理生理学】

在慢性炎症长期存在并反复刺激下，骨质增生硬化、新骨形成和纤维化，骨组织缺血、缺氧，甚至死腔形成、髓腔闭塞，严重阻碍了骨的血液循环，从而加重了骨的抵抗力低下，导致进一步骨坏死和骨吸收，形成死骨片和局部脓肿。急性期发作时以溶骨性破坏为主，骨破坏区边缘模糊，还可见骨膜反应。急性炎症消退后以修复为主，骨质增生硬化后不均匀增粗、变形。均匀无骨小梁结构的骨硬化，范围较广，髓腔变窄，严重者可致髓腔闭塞，可合并广泛骨膜增生；相反，有骨小梁结构的骨硬化，反映新生骨在改建中。同时因部分死骨无法排出，周围骨质增生形成死腔，并将死骨块包裹形成骨外包壳，包壳被脓液侵蚀，形成瘘孔，脓肿通过瘘管流出，侵蚀骨的周围软组织，反复刺激下形成纤维瘢痕。这种持续性的感染导致慢性病变并形成恶性循环——死骨使感染不易清除。

【影像学表现】

1. X 线 在慢性化脓性骨髓炎诊断中有较高的价值。常见 X 线征象：软组织肿胀、局限性溶骨性骨质破坏、局部或弥漫性骨质增生硬化、骨膜增生、骨包壳和死骨形成。

（1）软组织改变：慢性化脓性骨髓炎急性发作时，软组织以渗出为主，局限性肿胀，皮下脂肪可出现网纹状影像。慢性期软组织则以增生修复为主，在骨膜增生伴破裂严重部位，骨膜下脓肿吸收后，形成局限性软组织肿块，边缘较清晰，随病情控制，软组织肿块逐渐缩小，部分病例可出现缺损或形成瘘管。病变部位因反复感染导致肌肉等软组织缺血、变性、坏死、纤维化，密度增高（图 6-3-12）。

（2）骨质改变：急性发作期以溶骨性骨破坏为主，骨密度减低，骨破坏区边缘模糊，还可见骨膜反应，慢性期以修复为主，由于骨内、外膜在炎症刺激因子作用下反应性成骨，骨破坏区内有粗乱的新生骨小梁，骨髓腔内密度增高，骨质硬化（图 6-3-12），表现为密度均匀或不均匀增高，骨质形态不均匀增粗，明显变形，这是慢性化脓性骨髓炎修复过程中的必然反应。X 线表现为均匀高密度影，无骨纹理结构，这种新生骨的中心常存在活动性病灶。病变治愈后，增生的骨组织可完全吸收，髓腔重新沟通。

1）死腔与死骨：慢性化脓性骨髓炎骨内常出现大小不等的溶骨性破坏区，称为死腔，表现为边缘较清楚的低密度区，内可形成脓肿，是慢性骨髓炎骨内残留的活动性病灶。由于慢性骨髓炎有较广泛的骨增生硬化，致死腔显示不清，不易发现。部分死腔内可见大小不等的高密度骨块影，称为死骨（图 6-3-13），慢性骨髓炎死腔内常有死骨存在，此为慢性骨髓炎的特异性征象。死骨的产生是由于骨膜被脓液掀起或血栓性动脉炎使骨质内的血液供应发生障碍，引起骨质的缺血坏死。死骨易为脓液或纤维肉芽组织所包绕，也可能随渗出物和脓液进入周围软组织中，故死骨可分布于骨内、骨内外或骨外肿胀的软组织中。死骨大小不一，小者仅米粒大小，可经窦道排出体外，也可被肉芽组织吸收，如果患骨伴有大范围的骨膜破坏，坏死的骨干即成为裸露的大块死骨。在

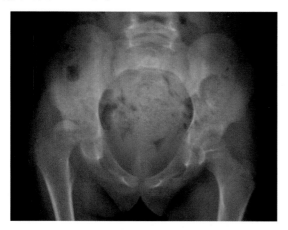

图 6-3-12 右股骨慢性骨髓炎
DR 示右髋关节软组织局限性肿胀、密度增高，股骨头骨骺变小、密度高，股骨干骺端变形，内多发小囊状骨破坏，破坏区边缘轻度硬化

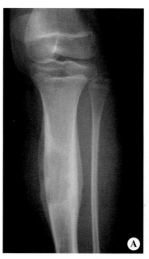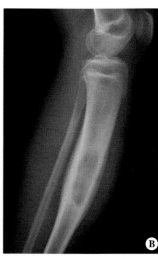

图 6-3-13 左胫骨中段慢性骨髓炎
DR 示左胫骨中段长卵圆形溶骨性破坏，边缘清楚，周围广泛骨硬化，骨膜层状增生，死腔内见小骨块，周围软组织肿胀、密度增高

X线上表现为中央区点状、类圆形或条片状高密度影，死骨周围多有炎性渗出或肉芽组织增生，呈环形低密度影。

2）骨膜反应、骨包壳：骨膜反应与骨包壳都是由于骨破坏和骨坏死引发的骨膜新生骨。骨膜反应是在存活的骨皮质外面形成的，常较广泛，呈多层状、断续不整，甚至包壳状，增生的骨膜往往与骨干皮质相融合，使患骨密度增高，增粗变形（图6-3-14）。在治疗过程中，骨膜反应可逐渐吸收消失。而骨包壳则是在大块死骨干的周围被剥离的骨膜形成的，只要死骨存在，骨包壳即增生。死骨清除或吸收后，骨包壳经过改建和塑型，可代替坏死的骨干，形成接近正常的骨皮质。

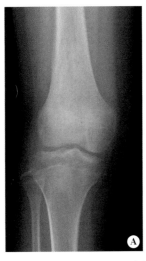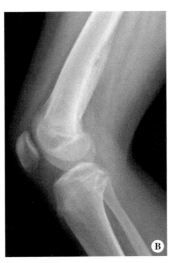

图 6-3-14　右股骨远端慢性骨髓炎
DR 示右股骨远端后外侧皮质不规则变薄，伴多层状骨膜增生，两端与骨干皮质相融合，骨干增粗变形

3）窦道：骨内形成脓肿后，沿骨哈弗斯系统蔓延至骨膜下，形成骨膜下脓肿，导致骨膜反应性增生。骨膜下脓肿向骨干侧蔓延，穿破骨膜进入骨周围软组织，导致软组织脓肿形成。软组织脓肿可进一步穿破皮肤形成窦道。窦道形成后，骨髓腔脓肿、骨膜下腔隙与骨旁软组织及体外相通，骨内渗出物或脓液可沿此通道流至体外。

慢性化脓性骨髓炎可并发化脓性关节炎，如果治疗不及时、不彻底，可能发生骨性关节强直。

2. CT　与 X 线表现相似，在骨质硬化、髓腔变窄、骨膜增生及皮质增厚等方面显示更清晰，更利于准确判定病变累及的范围，对显示骨质破坏、死骨和脓液、气体比 X 线平片更为准确，更易于发现小的死骨、死腔。溶骨性骨破坏致骨密度减低，破坏区边缘略模糊，可伴骨硬化及骨膜反应（图 6-3-15A），修复时见低密度骨破坏区内有粗乱的新生骨小梁，髓腔密度增高，表现为密度均匀或不均匀增高，骨形态不均匀增粗，明显变形。骨内部分低密度腔内可见大小不等的高密度死骨块影（图 6-3-15B，图 6-3-15E），可分布于骨内、骨内外或骨外肿胀的软组织中（图 6-3-15C）。部分骨皮质外面形成较广泛、多层状高密度影，断续不整，甚至包壳状增生的骨膜往往与骨皮质相融合，使患骨密度增高，增粗变形（图 6-3-15B，图 6-3-15E）。骨内低密度区经骨膜断裂处与骨周围软组织相通形成窦道（图 6-3-15D），部分可与皮肤表面相通，呈密度相近的条状低密度影。增强扫描骨内低密度区及周围软组织可见中等程度或明显强化，环绕病变骨，边界不清。多层螺旋 CT 能够应用其超薄的图像及多种后重建技术进行多角度重建，硬化区是否有骨纹结构，以及骨破坏、硬化与骨膜反应的关系（图 6-3-15D，图 6-3-15E，图 6-3-16）。

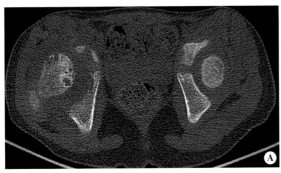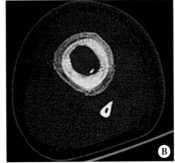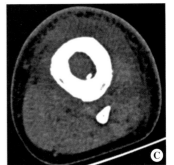

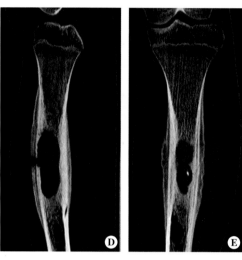

图 6-3-15　慢性骨髓炎

A. CT 横断位骨窗示右股骨干骺端多发镂空样骨破坏，累及骨表面，部分骨破坏灶伴硬化缘，髋臼骨质受累，髋关节间隙增宽；B. 骨窗示左胫骨内溶骨性骨破坏，见层状包壳样骨膜增生，髓腔破坏区内未见骨小梁影像，见点状小骨块；C. 软组织窗见骨破坏区内呈均匀低密度，周围软组织肿胀，皮下脂肪内见网格影；D、E. 骨窗重建示左胫骨髓腔破坏区边界清，周围伴骨硬化，并见骨膜增生、骨干增粗变形，腔内见小死骨块，髓腔破坏区经骨皮质、骨膜断裂处向骨旁软组织内形成窦道

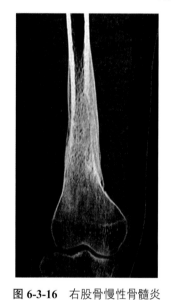

图 6-3-16　右股骨慢性骨髓炎

CT 骨窗冠状面重建示右股骨远端骨皮质不规则变薄、缺损，伴层状骨膜增生，两端与正常骨皮质相融合，骨干增粗变形，髓腔密度不均匀增高，局部与皮质界线不清

3. MRI　软组织分辨率高，用途广，可区分骨膜炎、软组织炎性反应和骨骺病变，X 线检查则很难分辨。

（1）软组织肿胀：慢性化脓性骨髓炎急性发作时组织水肿、炎性反应区、肉芽组织和脓液 T_1WI 均为低信号，在 T_2WI 上为高信号，T_2WI STIR 序列病灶呈高信号。

（2）骨质破坏及增生硬化：骨质破坏多呈类圆形，在 T_1WI 表现为低信号，在 T_2WI 表现为以低信号为主的混杂信号，周围见低信号硬化边，边界较清（图 6-3-17）。不均匀增厚的骨皮质在 T_1WI 及 T_2WI 均为低信号。骨包壳表现为细条状长 T_1 短 T_2 信号。

（3）死骨及死腔：死骨的信号变化依其含骨髓的多少而定，死骨周围常有渗出性改变或肉芽组织增生。因此，死骨的信号可多样，在 T_1WI 上

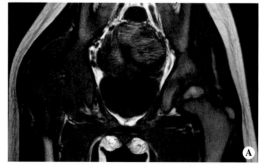
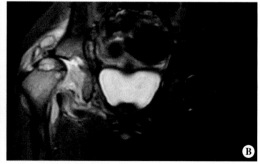

图 6-3-17　右股骨慢性骨髓炎、右髋化脓性关节炎

A. T_1WI 示右髋关节骨质呈不均匀长 T_1 信号，关节肿胀；B. T_2WI 脂肪抑制序列示右髋关节骨质多发圆形高信号破坏灶，股骨干骺端病灶见低信号硬化边，骨破坏区周围见片状高信号水肿带，骨骺变扁，右髋关节间隙增宽、滑膜增生，周围软组织广泛水肿，伴高信号小脓肿

呈低、等信号或高信号，在 T_2WI 上呈高信号或低信号。死腔在 T_1WI 为低信号，在 T_2WI 为高信号。

（4）窦道：表现为骨皮质及软组织局部缺损，髓腔内外沟通，一般呈等 T_1 长 T_2 信号（图6-3-18）。

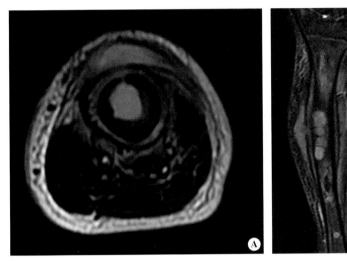

图 6-3-18　左胫骨慢性骨髓炎窦道形成

A. MRI T_2WI 示左胫骨圆形均匀高信号影，皮质内见线状稍高信号，腹侧皮质局部裂隙样窦道，致骨皮质内外脓腔相通；B. T_2WI 脂肪抑制序列示胫骨中上段多发高信号，可见低信号分隔，腹侧可见管状高信号窦道连通骨外、骨膜下及髓腔内脓肿，周围软组织广泛肿胀、渗出

（5）增强后肉芽组织强化明显，脓肿壁呈环状强化，坏死和脓液不强化，呈低信号，但 MRI 不能准确区分反应性骨髓水肿和骨髓炎导致的骨髓水肿（图6-3-19），两者信号相同。MRI 及增强检查对慢性化脓性骨髓炎中的活动性病灶或残留炎性病变显示最佳，还能清晰显示骨性瘘孔和软组织窦道。同时显示骨髓炎的累及范围，为外科手术中清除病灶的范围提供重要参考[6, 7]。

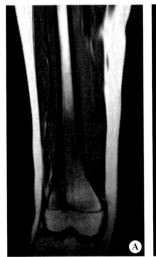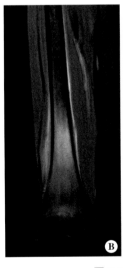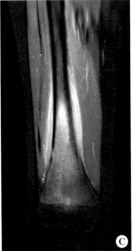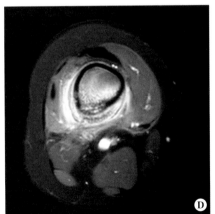

图 6-3-19　右股骨远端骨髓炎

A. MRI 冠状面 T_1WI 示右股骨远端片状不均匀长 T_1 信号区，界线不清；B. 冠状面 T_2WI 脂肪抑制序列示右股骨远端片状不均匀高信号区，界线不清，骨外软组织肿胀；C. 冠状面 T_1WI 脂肪抑制序列增强扫描示右股骨远端片状强化区，骨旁软组织可见条形强化；D. 横断位 T_1WI 脂肪抑制序列增强扫描示右股骨远端片状强化区，伴背侧骨皮质局限性破坏，可见骨膜反应，骨膜外围绕软组织强化带

4. 放射性核素显像　进行 ^{99m}Tc-MDP 骨显像时，慢性化脓性骨髓炎由于炎性反应部位血供丰富和骨破坏后成骨活性增强，将某些放射性示踪剂注入人体血液循环后易聚集于病变处骨骼，形成浓聚的"热区"（图6-3-20）。放射性核素显像虽然敏感性较高，但特异性较低。

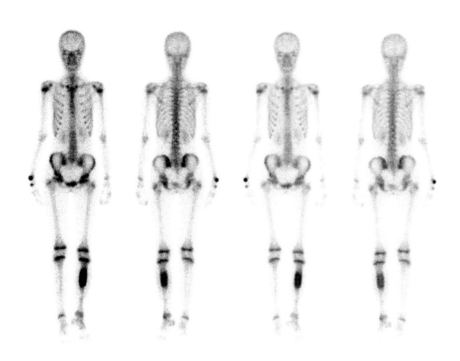

图 6-3-20 左胫骨上段慢性骨髓炎
左胫骨上段不均匀放射性浓聚，中心部较浅淡

【诊断要点】

寻找慢性化脓性骨髓炎中的残留病灶是影像诊断的主要目标。CT 检查对显示死骨敏感。MRI 检查在显示残留病灶方面最有价值。X 线片及 CT 检查则很难完全满足临床需求，MRI 检查对骨髓及软组织炎性改变反应很敏感，在慢性骨髓炎全面诊断方面有很大的临床应用价值。

1. 有急性化脓性细菌感染的病史或外伤史、手术史者利于确定诊断。

2. X 线平片可见软组织局限性肿胀，骨质改变表现为局限性的骨密度减低，骨皮质旁弧形密度增高影，严重者可见骨坏死及死骨片。

3. CT 平扫可见软组织肿胀，或窄条状低密度窦道影，骨密度增高，广泛骨膜增生硬化，骨明显变形，骨内小破坏灶及小脓肿形成，严重者可见死骨及死腔。

4. MRI 扫描表现为骨内破坏区 T_1WI 呈低信号，T_2WI 和 STIR 序列不均匀高信号，骨内脓腔 T_2WI 显示为高信号，窦道 T_2WI 显示为窄条状高信号。死骨在 T_1WI 和 T_2WI 均呈低信号，增生骨膜呈层样低信号。周围软组织呈不规则片状 T_2WI 高信号，增强后可见脓腔壁、窦道壁强化。

5. 起病隐匿，患病部位持续疼痛，明显压痛。

6. 实验室检查：可以从瘘、病变穿刺物培养中检测到致病菌。

【鉴别诊断】

1. 慢性硬化性骨髓炎 无急性骨髓炎病史，多认为是低毒性骨感染，无全身症状，可有外伤史，骨增生硬化相对慢性化脓性骨髓炎局限，骨外形较规整，无死腔、死骨，增生骨膜较光滑整齐，无断裂，一般不累及周围软组织，无窦道形成。

2. 尤因肉瘤 好发于长骨骨干中段，多表现为以髓腔为中心的斑片状浸润性骨破坏，破坏区边缘模糊，髓腔可轻微扩张，无死骨形成，常伴有局限性的葱皮状骨膜增生，被肿瘤穿破断裂后表现为 Codman 三角形成，典型者出现细、短的垂直状骨针影，缺少化脓性骨髓炎的骨修复增生硬化特点。病程进展较急性化脓性骨髓炎慢，病程稍长，早期可有较大软组织肿块形成，但较骨破坏区范围小，局部疼痛明显，可多发，或转移至其他骨或肺等内脏器官。放射治疗后病变范围可缩小。

3. 成骨型骨肉瘤 发病年龄偏大，无死骨、死腔，骨旁可见放射状或垂直状肿瘤骨，多有半球形、卵圆形软组织肿块，边界较清，内可伴有肿瘤骨或肿瘤软骨。

4. 后天性骨梅毒　长骨多见，可多骨发病，长骨或双侧长骨对称发病。主要表现为骨干皮质大范围的层状、花边状骨膜增生，骨皮质肥厚粗大，骨松质及髓腔内可出现增生硬化，无急性炎症症状，骨内无明显骨破坏区，无死腔、死骨，骨病变区周围无软组织异常改变，无瘘管，也无骨骺受累。

【研究现状与进展】

1. ^{1}H-MRS　可作为常规 MRI 的补充成像方法。氨基酸是脓液中多形核白细胞进行蛋白质水解的结果，Lac、醋酸和琥珀酸是致病菌糖酵解和发酵的产物，是化脓性脓肿的重要代谢物。

2. 白细胞骨显像　白细胞是免疫系统的重要组成部分，由于中性粒细胞占白细胞的 60%～70%，因此该显像方法对由中性粒细胞介导的炎性反应较为敏感。寻找白细胞的体内标记方式是目前研究的热点，血流相反映血流速度与灌注浓度，血池相反映血管通透性，延迟相则反映骨组织的代谢情况。但白细胞骨显像存在标记过程复杂、易发生交叉感染、费用高等缺陷，限制了其推广和应用。

3. PET/CT　将功能与解剖成像有效结合，是目前诊断骨感染最前沿的影像学技术之一，从分子代谢水平及功能状态上反映病变性质。^{18}F-FDG 通过炎性反应组织的葡萄糖摄取来反映其代谢变化，反映炎性反应细胞的能量需求水平。FDG 是小分子，可快速进入灌注区域，因此 1～2 小时内可完成检查。PET/CT 诊断慢性化脓性骨髓炎有较高的准确性，Termaat 等报道 PET/CT 诊断慢性骨髓炎的敏感性和特异性分别高达 96% 和 91%。Wang 等统计了 1980～2010 年的 23 项关于可疑骨髓炎的研究，结果表明，FDG/PET 具有最高的敏感性和特异性，但也会因为骨修复的干扰而影响结果 [8, 9]。

参 考 文 献

[1] Leclair N, Thörmer G, Sorge I, et al. Whole-body diffusion-weighted imaging in chronic recurrent multifocal osteomyelitis in children. PLoS One, 2016, 11 (1): e0147523.

[2] Dartnell J, Ramachandran M, Katchburian M. Haematogenous acute and subacute paediatric osteomyelitis: a systematic review of the literature. J Bone Joint Surg Br, 2012, 94 (5): 584-595.

[3] Gigante A, Coppa V, Marinelli M, et al. Acute osteomyelitis and septic arthritis in children: a systematic review of systematic reviews.

Eur Rev Med Pharmacol Sci, 2019, 23 (2 Suppl): 145-158.

[4] Ceroni D, Cherkaoui A, Ferey S, et al. Kingella kingae osteoarticular infections in young children: clinical features and contribution of a new specific real-time PCR assay to the diagnosis. J Pediatr Orthop, 2010, 30 (3): 301-304.

[5] 吴振华, 张立军. 小儿骨关节临床影像学. 北京: 人民卫生出版社, 2012.

[6] Browne LP, Guillerman RP, Orth RC, et al. Community-acquired staphylococcal musculoskeletal infection in infants and young children: necessity of contrast-enhanced MRI for the diagnosis of growth cartilage involvement. Am J Roentgenol, 2012, 198 (1): 194-199.

[7] Merlini L, Anooshiravani M, Ceroni D. Concomitant septic arthritis and osteomyelitis of the hip in young children: a new pathophysiological hypothesis suggested by MRI enhancement pattern. BMC Med Imaging, 2015, 15: 17.

[8] Warmann SW, Dittmann H, Seitz G, et al. Follow-up of acute osteomyelitis in children: the possible role of PET/CT in selected cases. Pediatr Surg, 2011, 46 (8): 1550-1556.

[9] Horger M, Eschmann SM, Pfannenberg C, et al. The value of SPET/CT in chronic osteomyelitis. Eur J Nucl Med Mol Imaging, 2003, 30 (12): 1665-1673.

三、慢性骨脓肿

【概述】

骨内存在的局限性化脓性病变称为慢性骨脓肿，又称为 Brodie 脓肿，实为慢性骨髓炎的一种特殊类型，是一种少见的亚急性或慢性局限性骨内化脓性炎症，最早于 1832 年由英国医生 Brodie 描述 [1, 2]。Brodie 脓肿以儿童、青年多见，男性多见，多局限于长管状骨骨松质的局部，胫骨、股骨、肱骨的干骺区多见 [3]。

致病菌以金黄色葡萄球菌及链球菌多见，感染的发生是低毒化脓菌经血流进入骨内，由于致病菌毒力较低而患儿自身抵抗力较强，病灶未能蔓延，而变得局限；或者在急性感染阶段使用抗生素暂时性控制病情，使病变未继续向骨膜下或骨干的髓腔扩展，在病变区内形成局限性骨质破坏和骨脓肿 [4]。若机体抵抗力较强，炎症病灶可长时间被局限在小范围内，随患儿身体抵抗力波动而反复发作。

Brodie 脓肿一般病灶比较小，直径 1～3cm，呈圆形或分叶状骨质破坏。病灶多局限于四肢长管状骨骨松质的局部或干骺端，由于干骺端微小终末动脉与毛细血管弯曲成血管襻，使得该处血流缓慢，细菌更容易在该区域滞留形成病灶。Brodie 脓肿累及骺板相当少见，由于骨骺板具有屏障作用，多发生在胫骨两端、股骨远端或桡骨远端，发生于长骨骨干的脓肿较少见[5,6]。Brodie脓肿周围有完整包膜，内为脓液，为急性期表现；或是病变周围有不同程度的新生骨包绕，内为肉芽组织和脓液，为慢性期表现[2]。

本病起病缓慢，可能因局部外伤或全身血液播散引起，低毒性化脓菌经血液循环进入骨内，并停留于局部，繁殖成感染灶。病程长且缺乏特异性临床症状，多无化脓性骨髓炎的全身症状，症状一般较轻微，仅患骨局部疼痛及压痛，可伴有邻近关节的肿胀、疼痛[7]。疼痛多呈阵发性，持续时间较短，可夜间加重。经抗生素治疗后病情多可缓解，可避免手术损伤，病变好转后，脓肿经肉芽组织吸收，骨破坏区缩小，直至消失。

【病理生理学】

发病早期骨破坏区内为脓性液体，并逐渐被肉芽组织取代，肉芽组织周围发生胶原化而形成纤维囊壁，肉芽组织内可逐渐出现纤维组织，纤维组织也可被骨组织取代而痊愈，骨破坏区周围骨质逐渐增生硬化，包绕脓腔。

病理表现为骨细胞坏死，骨小梁残缺，炎性细胞浸润及多核细胞反应、纤维性及脓性渗出物，肉芽组织增生。脓肿内部除炎性渗出物及肉芽组织外，部分可见碎屑样坏死骨。由于反复的炎性刺激，周围正常骨质出现反应性增生硬化，部分还可见骨膜反应。

【影像学表现】

1.X线 一般病灶较小，直径多为1～3cm，呈圆形、卵圆形或分叶状透亮区，以单囊性病灶多见，偶可见多发者。多位于长管状骨干骺端中央或略偏的区域，呈局限性溶骨性骨质破坏，早期破坏区边缘较模糊，随着病变进展，周边逐渐形成清晰、较光滑的硬化环，周围可有反应性骨硬化，并逐渐移行入正常骨质中，脓腔内偶可见细颗粒状死骨。若脓肿位于骨边缘，则可见局限性皮质增厚和骨膜反应。邻近软组织基本正常，或仅见轻微局限性肿胀。若病变累及骺板，可跨越骺板，很少局限在骺板内（图6-3-21）。

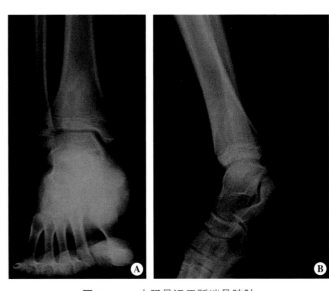

图 6-3-21　右胫骨远干骺端骨脓肿
右踝正、侧位像可见右胫骨远干骺端局限性溶骨性破坏，伴光滑的硬化缘，周围有反应性骨硬化，病变跨越骺板累及骨骺

2.CT 对小的破坏区及内部的细小死骨显示更清晰，可见圆形或椭圆形溶骨性骨质破坏区，边缘清晰，周围环绕骨质硬化带，边界清楚。骨破坏区内部为较均匀的液体密度（图6-3-22）。

少部分病例可见细颗粒样死骨及轻微的骨膜反应。不典型病例的骨质破坏区可由两个或多个透亮区融合而成，呈分叶状，病灶周围软组织可伴有轻微、局限性肿胀（图6-3-23）。

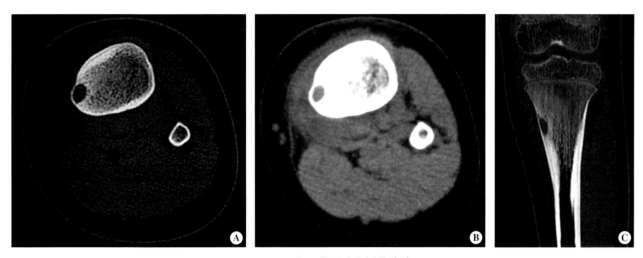

图 6-3-22　左胫骨近端内侧骨脓肿

A. CT 骨窗示左胫骨近端内侧卵圆形骨质破坏，边缘清晰；B. 软组织窗示骨破坏区内部为较均匀的液性密度，周围软组织伴有轻微、局限性肿胀；
C. 骨窗冠状面重建示骨破坏区邻近皮质薄、边界清，周围骨质轻度硬化，移行入正常骨髓

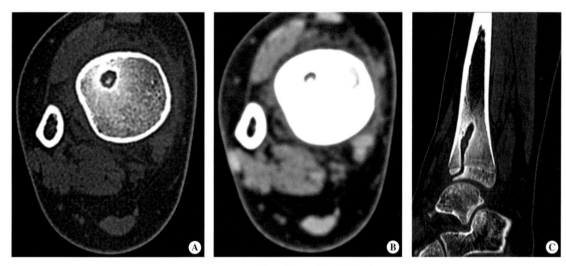

图 6-3-23　右胫骨远干骺端骨脓肿

A. CT 骨窗示右胫骨远端圆形骨质破坏，边缘清晰，伴硬化缘、内部见细小死骨；B. 软组织窗示骨质破坏区密度减低，周围软组织未见肿胀；C. 右
胫骨远干骺端条形溶骨性破坏，伴光滑的硬化缘，周围有反应性骨硬化，病变穿破骺板累及骨骺，并穿破骨髓，内见细颗粒样死骨

3. MRI　对于 Brodie 脓肿具有重要诊断价值，特征性表现为长管状骨干骺端髓腔内的"晕征"，可见 4 层同心圆：①中心区，主要为坏死脓液，在 T_1WI 呈低信号，T_2WI 呈高信号，脂肪抑制序列呈明显高信号；②脓肿壁，脓腔旁环绕一薄层稍短 T_1 长 T_2 信号环，代表血管丰富的肉芽组织，称为内晕环；③硬化带，内晕环外较厚的长 T_1 短 T_2 信号区，代表纤维结缔组织和骨内膜反应性增生，称为外晕环；④骨髓水肿带，病灶周围骨质出现程度不同的弥漫性长 T_1 长 T_2 信号区（图 6-3-24，图 6-3-25）。病灶周围软组织可有不同程度的炎性水肿改变，呈略长 T_1 长 T_2 信号[8]。

4. SPECT　对骨骼的炎性病变具有较高的敏感性，炎性病变区的血流量增多及骨质代谢异常活跃均可导致显像剂浓聚（图 6-3-26）。融合图像显示骨质破坏区呈明显"晕轮"样放射性核素异常浓聚，以病灶周围骨硬化区浓聚影较浓，中央破坏区浓聚影较浅。

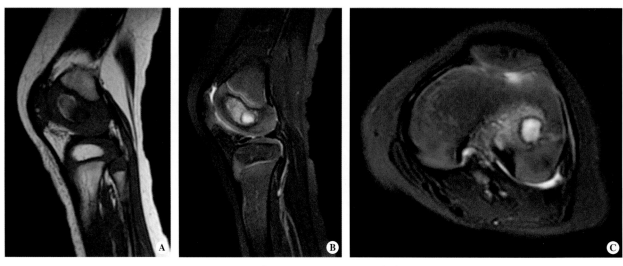

图 6-3-24　右股骨远端骨骺内脓肿

A. MRI T₁WI示右股骨远端骨骺内圆形长 T₁信号灶,周围见环形更低信号影;B. T₂WI脂肪抑制序列见病灶中心部呈明显高信号,周围绕以稍高信号影,再外层为较薄的短 T₂信号晕环;C. 病灶晕环周围骨髓内见稍高信号水肿区

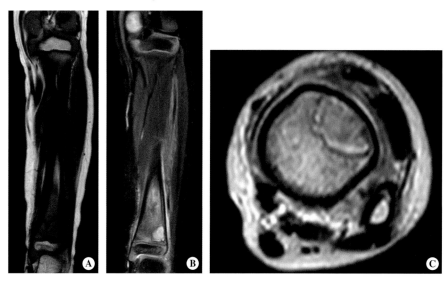

图 6-3-25　左胫骨远干骺端骨脓肿（1）

A. MRI T₁WI示左胫骨远干骺端内圆形长 T₁信号灶,周围见环形稍短 T₁信号,绕以薄层更长 T₁信号影;B. T₂WI脂肪抑制序列示病灶中心部呈高信号,周围绕以薄的低信号环,周围骨髓内伴片状稍高信号水肿区;C. 病灶中心部呈稍长 T₂信号,周围绕以长 T₂信号带,再外层为较薄的短 T₂信号环

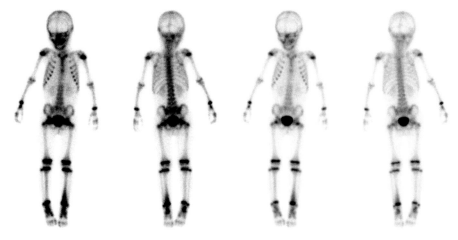

图 6-3-26　左胫骨远干骺端骨脓肿（2）

左胫骨远干骺端放射性浓聚

【诊断要点】

1. 起病隐匿，进展缓慢，症状不典型，疼痛程度较轻。

2. 长管状骨干骺端为好发部位，位于中央或略偏一侧。

3. X线平片可见病灶呈类圆形低密度灶，边缘可见硬化缘，边界清楚。

4. CT平扫可见脓腔呈低密度，脓肿壁呈等或稍高密度，边缘可见反应性增生硬化。

5. MR平扫可见脓液 T_1WI 呈低信号，T_2WI 呈高信号，脓肿壁 T_2WI 呈等或稍低信号，病灶周围伴骨髓水肿。

【鉴别诊断】

1. 骨囊肿　多数病例于干骺端见不规则囊样透亮区，内可有少许纤细条状间隔，局部皮质变薄，周围硬化边菲薄，无骨膜增生与软组织肿胀，易发生病理性骨折。而Brodie脓肿的骨质硬化显著，而且病史越长硬化越明显。

2. 骨嗜酸性肉芽肿　10岁以下儿童多见，单发或多发，单发者多见于颅骨及股骨，多发者常见于椎体，长骨病变多累及干骺端和骨干，表现为单发不规则骨质破坏区，多位于髓腔，呈膨胀性生长，边缘清楚、锐利，破坏区内有时可见小片状致密性骨硬化，常伴有层状骨膜反应及骨质增生硬化，周围可有软组织肿块，但骨膜增生较Brodie脓肿少见，可结合实验室检查嗜酸粒细胞增多进行诊断。

3. 骨样骨瘤　多见于30岁以下青少年，起病缓慢，患处以疼痛为主，夜间加重，服用水杨酸类药物可缓解。属于良性成骨性肿瘤，由新生骨样组织构成，呈放射网状排列，瘤周由增生致密的反应性骨质包绕，该病影像表现为病灶内圆形或卵圆形透亮区，较小，一般小于1.5cm，瘤巢内可见不规则钙化和骨化影，周围有明显增生硬化环、骨皮质增厚及骨膜反应。MRI上肿瘤未钙化的部分在 T_1WI 上呈低到中等信号、T_2WI 呈高信号，钙化部分均呈低信号，肿瘤增强后强化明显。瘤巢周围骨质硬化呈低信号。肿瘤周围骨髓和软组织常充血，呈长 T_1 长 T_2 信号。

4. 非骨化性纤维瘤　青少年好发，8～20岁最多见，多位于四肢长骨距骺板3～4cm的干骺部，以胫骨、股骨及腓骨多见，为骨结缔组织源性良性肿瘤，无成骨活动。病灶位于长骨干骺部或骨端时在骨内呈中心性膨胀性生长的单发或多发囊状透光区，可侵犯骨横径的大部或全部，密度均匀，有硬化边，边缘为硬化骨组织的薄壳，有向外生长的趋势，增生硬化不如Brodie脓肿显著。

【研究现状与进展】

1. CT具有较高的软组织分辨率，无影像重叠，观察结构复杂部位的病变优于X线平片。尤其是薄层三维CT能够清楚显示骨脓肿病灶与周围组织的关系，对脓腔内死骨的显示最敏感，对于不典型病例或广泛增生硬化者，CT检查能进一步显示病变内部情况。

2. MRI检查由于多序列、多方位成像，对于Brodie脓肿诊断具有重要应用价值，对早期骨质破坏较X线平片及CT敏感，可发现更早期的骨膜反应及软组织肿胀。DWI成像对病灶内脓肿的检出有很高的临床应用价值。

（赵　衡　李　巍）

参 考 文 献

[1] Foster CE, Taylor M, Schallert EK, et al. Brodie abscess in children: a 10-year single institution retrospective review. Pediatr Infect Dis J, 2019, 38（2）: 32-34.

[2] van der Naald N, Smeeing DPJ, Houwert RM. Brodie's abscess: a systematic review of reported cases. J Bone Jt Infect, 2019, 4（1）: 33-39.

[3] Abdulhadi MA, White AM, Pollock AN. Brodie abscess. Pediatr Emerg Care, 2012, 28（11）: 1249-1251.

[4] Qi R, Colmegna I. Brodie abscess. CMAJ, 2017, 189（3）: 117.

[5] 张衡，程飞，乐意，等. Brodie脓肿累及骺板一例. 中华医学杂志，2018, 98（17）: 1366-1367.

[6] Hourston GJ, Kankam HK, Mitchell PD, et al. Brodie abscess of the femoral capital epiphysis in a 2-year-old child caused by *Kingella kingae*. BMJ Case Rep, 2017, pii: bcr2016217663.

[7] Ogbonna OH, Paul Y, Nabhani H, et al. Brodie's abscess in a patient presenting with sickle cell vasoocclusive crisis. Case Rep Med, 2015, 429876.

[8] Dangman BC, Hoffer FA, Rand FF, et al. Osteomyelitis in children: gadolinium-enhanced MR imaging. Radiology, 1992, 182（3）: 743-747.

第四节　真 菌 感 染

【概述】

真菌感染临床表现隐匿，易导致误诊及延迟诊断，造成严重后果。儿童骨骼系统真菌感染极其少见，但是曲霉菌、芽生菌等菌种也可累及骨骼系统。真菌种类繁多，主要致病菌包括球孢子菌属、念珠菌属、曲霉属、新型隐球菌，以及其他较稀有的真菌，如镰刀菌、马尔尼菲蓝状菌等[1]。目前几种主要机会致病性真菌感染的年发病率已分别达（72～228）/ 百万（念珠菌属）、（30～66）/ 百万（隐球菌）和（12～34）/ 百万（曲霉菌属）。念珠菌属、曲霉菌是儿童真菌感染最常见的两大病原体，患有慢性肉芽肿性病变的儿童、新生儿最易感染。儿童念珠菌血症发病率为（10～47）/10 万，1 岁以下为 37/10 万，新生儿为 466/10 万。随着新生儿出生体重下降，念珠菌血症发生率逐渐增高，超低体重儿感染率高达 12%～15%；儿童总体病死率为 40%～71%。儿童曲霉菌感染率与成人类似，占所有真菌感染的 5.9%～12%，儿童曲霉菌感染病死率与成人类似，为 50% 以上。真菌感染多见于免疫水平低下的患儿，另外，中心静脉置管、过度或不当使用抗生素、激素，以及创伤、骨关节术后、关节穿刺等均可增加骨关节真菌感染的风险。骨关节系统真菌感染最常见的原因是由原发感染灶经血行播散至骨关节所致[2]。

侵袭性真菌可分为真性致病菌和条件致病菌两大类。这些感染可以单独发生或作为多器官受累的全身性感染的一部分发生，一般为血行播散的结果，任何骨骼或关节都可能是感染部位，最常涉及大的承重关节和骨骼，骨骼或关节的真菌感染可由于临近组织感染后直接蔓延所致[3]。真菌性骨髓炎和关节炎大多数是一个慢性、隐匿的过程，疾病早期常无明显症状。真菌性关节炎通常发生在单关节，常见于髋、膝、腕、肘等关节。最常见的临床症状是患肢的局部疼痛、肿胀、活动受限，部分严重病例可出现红斑、关节肿胀，关节积液可伴波动感，局部压痛明显，以上炎症迹象是最常见的症状和体征[4]。晚期导致病理性骨折。慢性感染如球孢子菌病或芽生菌病可出现软组织冷脓肿及窦道，此时易合并其他细菌感染，亦可伴有不同程度的全身性症状，如发热、乏力、食欲不振、体重减轻等。真菌性败血症可引起全身播散，常是致死的原因。

骨关节真菌感染诊断的金标准是组织培养出病原体，诊断可能需要组织活检。滑膜组织培养、血液培养、骨髓检查和培养、抗体试验（如血清球孢子菌抗体或组织胞质抗体）、检测体液中的真菌抗原（如血清隐球菌抗原、尿液组织胞质抗原）均具有一定的辅助诊断价值[5]。GM[6] 已被证实为侵袭性曲霉菌病的替代标志物，EIA 检测 GM 是曲霉菌感染的特异性诊断。

【病理生理学】

真菌性肌肉骨骼感染的基本病理生理学类似于常见的细菌感染，但真菌的致病力一般较弱，当机体抵抗力降低时侵入组织并大量繁殖致病。真菌病原体到达滑膜后形成肉芽肿（如球孢子菌病）[7] 或微脓肿（如念珠菌病、曲霉菌病等），随后在滑膜内增殖，引发的炎症反应产生渗出性关节积液，同时释放胶原酶和其他蛋白水解酶，损害关节表面。在慢性肉芽肿性滑膜炎的病例中，如球孢子菌病，其关节肿胀的主要原因是滑膜增厚而非关节积液，由此产生的血管炎可能侵蚀关节软骨甚至关节下骨[2]。

真菌感染病理改变缺乏特异性，致病性真菌不产生任何毒素，主要引起变态反应，不同病原体引起的变态反应不同。常见的基本病理病变：①轻度非特异性炎症，病灶中仅有少数的淋巴细胞及单核细胞浸润；②化脓性炎症，大量中性粒细胞浸润形成脓肿，主要见于感染真菌数量多、宿主反应较强烈时；③坏死性炎症，大小不等的坏死灶，伴有出血，炎性细胞较少；④肉芽肿性炎，常与化脓性病变同时存在。但同一病原体的不同时期，其组织反应也不同，如球孢子菌病可以引起坏死性炎症和化脓性、肉芽肿性炎。

【影像学表现】

骨关节真菌感染影像学缺乏特异性，全身骨骼均可受累，不同病原体累及部位具有一定的差异性，如孢子丝菌病常累及膝关节，手、腕关节、肘关节和肩关节，而骨放线菌病通常继发于周围软组织感染，下颌骨最常受累。目前尚无较大样本的真菌感染影像学表现的总结。

1. X 线及 CT

（1）真菌性骨髓炎好发于管状骨干骺端，病变进展缓慢，骨质多为点状侵蚀破坏，点状破坏可融合成大的破坏灶，边缘清楚。

（2）早期无新生骨形成，骨膜反应轻，多无死骨及骨增生硬化表现，邻近骨质水肿不明显，可有骨旁脓肿形成，周围无软组织肿块。

（3）关节发病者早期关节间隙可正常，随着病变发展，出现关节间隙狭窄[1]，伴关节积液或滑膜增厚，肉芽组织增生，关节周围软组织肿胀。增强扫描可见厚薄不均的强化。

（4）脊椎发病者可累及椎体及附件，出现髓内、外脓肿及椎旁脓肿，常破坏椎体前部和椎间盘，曲霉菌性骨髓炎多由肺部病变直接侵及邻近椎体、椎间盘或邻近肋骨[2]。

2. MRI　能够较早发现骨及周围软组织病变的异常信号，如骨髓水肿等炎性改变，T_2WI 序列及脂肪抑制序列呈稍高信号；关节积液及增厚的滑膜组织，T_1WI 图像上表现为中、低信号，与肌肉信号相近，T_2WI 和 STIR 序列呈高信号；肌肉组织受累表现为肌间隙模糊不清，T_1WI 呈稍低信号，T_2WI 信号弥漫性增高，增强后肌肉呈轻中度强化，可不连续。关节炎早期以渗出、充血、水肿为特异性改变，关节周围软组织肿胀，边界不清。

【诊断要点】

1. 好发于免疫缺陷患儿。

2. 好发于管状骨干骺端，局限性的点状溶骨性骨质破坏，边缘清楚，可伴周围脓肿形成。

3. 早期无新生骨形成，很少或没有骨膜反应，一般无死骨。

4. 关节发病者可见关节间隙变窄、关节积液、滑膜增厚。

5. 组织学培养出真菌病原体为金标准；真菌抗体、抗原试验可以辅助诊断。

【鉴别诊断】

1. 化脓性骨髓炎及关节炎所致骨髓或关节的化脓性炎症　多发于免疫功能正常人群，临床发病急，局部红、肿、热、痛，病变发展快，8～10天即可出现骨质破坏，周围不规则骨质硬化，以承重面显著，关节间隙狭窄，易合并关节脱位。真菌性关节炎常发生于免疫缺陷患者，长期使用激素及术后患儿，进展缓慢、隐匿，影像学骨质破坏边界清，少硬化。

2. 骨纤维异常增殖症　单骨型、四肢骨发生者以股骨近端多见，典型表现为髓腔内囊状膨胀性骨质破坏，伴有清楚的硬化边，含磨玻璃样密度和絮状骨化影。

3. 骨关节结核　两者影像学上均表现为溶骨性骨质破坏，边缘一般无硬化缘，关节积液、滑膜增厚，并且都可以伴周围软组织肿胀，长骨骨骺、干骺端的结核常累及软骨引起关节间隙变窄。结核骨质破坏区内可见死骨，真菌感染则相对少见。鉴别困难病例需结合临床症状、体征及实验室检查，结核菌素试验及 T-SPOT 试验阳性有助于辅助诊断结核。

4. 尤因肉瘤　多发于长骨干骺端，骨皮质内缘侵袭破坏，骨皮质尚完整，周围可见明显的葱皮样骨膜增生及软组织肿块，病变进展后骨质破坏区边缘模糊不清。真菌性骨髓炎骨质破坏区边缘通常清楚，骨膜反应亦较尤因肉瘤轻。

【研究现状与进展】

^{18}F-FDG PET/CT 是目前公认的一种能够反映病变的功能与代谢的影像学方法，近年来越来越多地应用在炎症性疾病诊断中。^{18}F-FDG PET/CT 可以早期发现先于形态学的功能性改变，并且骨关节真菌感染常为全身感染的一部分，PET/CT 可以显示全身各个系统的累及情况，如是否合并肺、肝、脾及其他器官的隐匿性受累。Leroy-Freschini 等研究结果显示，^{18}F-FDG PET/CT 对机会侵袭性真菌感染的诊断和治疗具有较高的敏感性（93%）和准确率（90%）。Leroy-Freschini 等的研究结果还表明，^{18}F-FDG 摄取强度的变化与感染的临床过程之间存在相关性，可用于真菌感染的治疗监测与疗效评价，帮助临床医生在治疗过程中进行相应的治疗优化[8]。

（李俊林　李　巍）

参　考　文　献

[1] Taj-Aldeen SJ, Rammaert B, Gamaletsou M. et al. Osteoarticular infections caused by non-aspergillus filamentous fungi in adult and pediatric patients: a systematic review. Medicine（Baltimore），2015，94（50）：e2078.

[2] Dotis J, Roilides E. Osteomyelitis due to Aspergillus species in chronic granulomatous disease: an update of the literature. Mycoses, 2011, 54（6）：e686-696.

[3] Henry MW, Miller AO, Walsh TJ, et al. Fungal musculoskeletal infections. Infect Dis Clin North Am, 2017, 31（2）：353-368.

[4] Taj-Aldeen SJ, Gamaletsou MN, Rammaert B, et al. Bone and joint infections caused by mucormycetes: A challenging osteoarticular mycosis of the twenty-first century. Med Mycol, 2017, 55（7）：691-704.

[5] Caro AK, Stanley CD. Fungal infection of bone and joint. Infect, 2018, 3（2）：525-545.

[6] Davies G, Rolle AM, Maurer A, et al. Towards translational immune PET/MR imaging of invasive pulmonary aspergillosis: the humanised monoclonal antibody detects aspergillus lung infections in vivo. Theranostics, 2017, 7 (14): 3398-3414.

[7] Belthur MV, Blair JE, Shrader MW, et al. Musculoskeletal coccidioidomycosis. Current Orthopaedic Practice, 2018, 29 (4): 400-406.

[8] Leroy-Freschini B, Treglia G, Argemi X, et al. ^{18}F-FDG PET/CT for invasive fungal infection in immunocompromised patients. QJM, 2018, 111 (9): 613-622.

第五节 骨 梅 毒

骨梅毒是由梅毒螺旋体引起的特殊感染，因感染途径和发病时间不同，分为2种：①母体血液中的梅毒螺旋体经血行通过胎盘传入胎儿体内，导致相应骨骼感染，称为先天性骨梅毒，感染多在妊娠4个月后发生；②小儿因输入梅毒患者的血液或被性虐待、亲吻等亲密接触、咀嚼食物喂养等方式接触梅毒螺旋体而感染发病者，称为后天性骨梅毒。

梅毒是全球性公共卫生问题，其发病率是衡量一个国家公共卫生水平的重要指标之一，各个国家都在积极进行流行病学监测，研究管理措施[1, 2]。我国梅毒发病率呈逐年上升趋势，成为仅次于病毒性肝炎、肺结核的第3位传染性疾病。尤其育龄女性的发病加大了母婴传播的可能。

一、先天性骨梅毒

先天性骨梅毒（congenital syphilis of bone）又称胎传梅毒，可在新生儿期、婴儿期、儿童前期发病，按发病时间不同可分为早发型和晚发型。早发型指初生至4岁发病者，4岁以后发病者为晚发型。轻者，生后2～3周即可出现症状，如皮肤黏膜肿胀，梅毒性皮疹[3]，烦躁哭啼，间质性肺炎，肝脾大，全身各部位淋巴结肿大，四肢可出现假性瘫痪，严重的先天性梅毒胎儿可发生流产或生后死亡[1]。

骨骼是梅毒最常累及的组织之一，并非所有先天性梅毒均有骨改变，骨骼受侵约占90%。若孕妇为梅毒患者，母体血液中的梅毒螺旋体可直接穿过胎盘进入胎儿骨与软骨中。因为胎儿软骨

内有血管，软骨膜、骨膜、软骨与骨均可被感染。特别是胎儿软骨内成骨的部位，如四肢长短管状骨的干骺端、肋骨端、扁骨和椎体骨化中心更易发梅毒性骨破坏，且位置比较表浅的骨质更容易受累[3]。

（一）早发型先天性骨梅毒

【概述】

梅毒螺旋体在骨内形成梅毒性肉芽肿，并引起非特异性炎症，使干骺端发生破坏并严重损害软骨的骨化过程。临床症状一般在出生后2～3周内出现，如肢端、掌趾脱皮，大疱性皮损，皮疹，肝脾大，受累关节肿胀，肢体不能自主活动等。被动活动时婴儿啼哭，呈"假性痉挛性瘫痪"。血清梅毒VDRL、USR、RPR试验多为阳性。如诊断明确，需尽快行系统抗梅毒治疗。合并多器官并发症或病情严重者，需辅以保护肝、肾等重要脏器相应治疗和及时对症处理。先天性梅毒如不早期治疗，死亡率高达25%～30%。

【病理生理学】

胎儿、婴儿先天性梅毒可侵犯全身任何组织，如出生前感染本病，病变分布更为广泛，典型的变化是内脏器官的纤维化。骨改变为形成梅毒性肉芽肿，并引起非特异性炎症，使干骺端发生破坏并严重损害软骨的骨化过程。镜下可见病变区血管壁增厚，血管周围和（或）内皮细胞区域积聚大量螺旋体，可见纤维结缔组织增生及中性粒细胞、淋巴细胞浸润，浆细胞较少，可见单个嗜酸粒细胞[4]。

【影像学表现】

骨异常主要包括干骺端炎、骨膜炎和骨髓炎[3]，以干骺端炎最重要，实际上中、重度先天性骨梅毒患儿，上述3种骨改变多合并发生，很难区分。尺骨、桡骨远端和胫骨、肱骨近端为最常受累部位，骨骺很少受累。部分患儿骨骼改变与临床症状可不相符，在出生后6个月内虽出现广泛性骨改变，但临床症状却可能不明显或仅有轻微皮疹。

1. 干骺端炎 多对称发病，为骨质最早受侵的部位，一般在出生后3～6个月内出现，早期因软骨化骨过程障碍，致早期钙化带增宽、增浓，约3mm，早期钙化带下方出现一层不规则的横贯干骺端的骨质稀疏区，其内成分为肉芽组

织、纤维组织和骨样组织，表现为横行透亮带（图6-5-1A，图6-5-1B）。病情进展后，干骺端可出现深入骺软骨内的锯齿状突起，为局限不规则钙化。随病变进展，干骺端发生严重的破坏、碎裂，边缘不整，胫骨近端的破坏区几乎全在内侧，若双侧对称出现，则称为Wimberger征（图6-5-1C），颇具特征性。部分病例可并发病理性骨折，或骺板、骨骺移位。

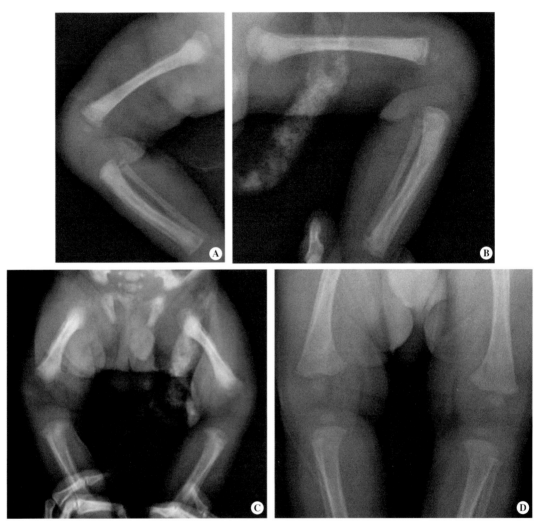

图6-5-1　先天性骨梅毒

A～C.双下肢长骨对称发病，骨膜层状增生，干骺端密度不均，先期钙化带增宽、增浓，并在下方出现薄层透光区，干骺端可出现深入骺软骨内的锯齿状突起；胫骨近端内侧出现不规则破坏区（Wimberger征）；D.治疗后复查，骨膜增生明显减轻，干骺端密度均匀，骨破坏区修复

2. 骨髓炎和骨膜炎　可单独发生，但多对称发病，多见于长骨，大多随着干骺端炎的进展而出现。

（1）骨髓炎：表现与化脓性病变相似，多因干骺端炎症向骨干蔓延所致，早期表现为骨干斑点状、虫蚀状骨破坏，骨质疏松，骨质破坏区边缘较清楚，是早发型先天性骨梅毒较特征性的改变。随着病变进展表现为骨内较广泛的破坏和硬化，但死骨出现较少。

（2）骨膜炎：是早发型先天性梅毒最常见的骨质异常，一般范围比较广泛，可累及骨干长度的1/2以上。最初数月内呈平行于骨干的"线条状"或"葱皮状"（图6-5-2），晚期部分层状增厚的新骨膜与骨干融合使骨干增粗（图6-5-1D，图6-5-3）。

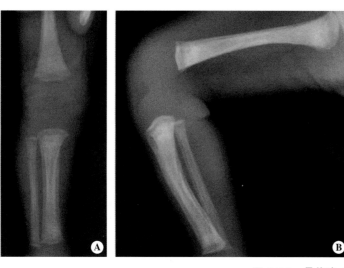
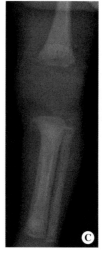
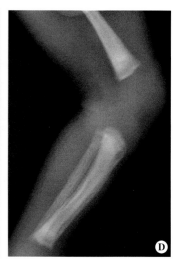

图6-5-2 骨梅毒（1）

双下肢长管状骨对称发病，骨干骨质疏松，斑点状骨破坏，广泛线条状骨膜增生，累及骨干长度的1/2以上

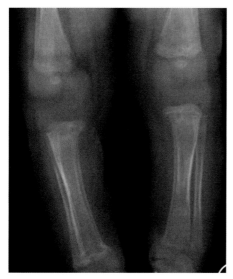

图6-5-3 骨梅毒（2）

部分层状增厚的新骨膜与骨干融合使骨干增粗

【诊断要点】

1. 对称性多发骨病灶，干骺端最早受累。

2. 长管状骨早期钙化带增宽、增浓，出现Wimberger征。

3. 常有骨膜炎、骨髓炎。

4. 严重病例也可无骨骺受累。

【鉴别诊断】

1. 坏血病 维生素C缺乏引起，多发生在1岁以内的人工喂养婴儿，普遍性的骨质疏松，无骨质破坏，骨骺有边缘致密的"指环"征，而梅毒骨骺正常，骨密度无改变。

2. 化脓性骨髓炎 全身中毒症状明显，起病急，多单骨发病，骨破坏进展迅速，累及范围广，易引起大面积骨破坏及大块死骨，少见全身多骨受累和对称发生。

3. 婴儿骨皮质增生症 一般在3～6个月内发病，只有骨膜增厚，而无骨干炎和骨髓炎表现，骨骺及干骺端不受累，软组织肿胀、触痛。可多骨相继发病，无对称性发病倾向。

4. 骨结核 骨质呈囊性破坏，轻度膨胀，伴有层状骨膜增生，很少有骨质增生，骨破坏区内可见沙砾状死骨。周围软组织呈梭形肿胀，虽时有多发，但无对称性发病倾向。

（二）晚发型先天性骨梅毒

【概述】

晚发型先天性骨梅毒少数骨骼发病，多发于胫骨，可能由于胎儿骨内潜在的梅毒感染再活动所致。多见于幼儿、儿童或少年，临床症状发生在4岁以后，5～15岁多见，患儿体质发育障碍，智力低下，贫血，常见角膜炎、神经性耳聋、郝氏齿、马鞍鼻、军刀腿和间歇性骨痛，甚至关节肿胀，行走困难。疾病不能自愈，往往遗留骨关节畸形[5]。

【病理生理学】

病理改变主要是骨膜炎和骨髓炎，特点为弥漫性或局限性骨膜下皮质增厚，可伴有树胶肿。

【影像学表现】

1. 骨膜炎 多见于幼年患者，骨膜呈层状，与骨干平行。在年龄较大的儿童，仅侵及少数骨骼，尤以胫骨多见，且局限于胫骨前面，致胫骨干增粗前凸，髓腔减小，致胫骨军刀状变形，称为军刀腿。

2. 骨髓炎　长骨受累时以胫骨最常见，病变先侵犯骨干，范围较局限，由树胶肿引起的不规则骨破坏伴轻度硬化；弥漫性发病者，在骨硬化区内见较小的斑点状或条片状骨破坏，骨小梁致密而不规则，死骨不常见。

【诊断要点】

1. 受累肢体疼痛，休息时加重。

2. 多骨对称性病灶，胫骨最常见。

3. X线表现为骨膜炎、骨髓炎和骨硬化，胫骨干前面骨膜增生形成典型军刀腿。

【鉴别诊断】

硬化性骨髓炎常有炎症病史，疼痛较重，主要表现为骨膜增生、骨皮质增厚、髓腔狭窄或闭塞，且骨硬化增生常围绕骨干。骨破坏区内一般无或有极轻微的不规则骨破坏，无对称性发病倾向。梅毒血清试验有助于鉴别诊断。

二、后天性骨梅毒

【概述】

从 19 世纪中期至 20 世纪中期，儿童后天性梅毒在国外有较多报道，之后报道有所减少，但近几十年均有散发病例报道。中国 1995 年以后才有儿童后天性梅毒的报道，近年来报道逐渐增多。据初步统计，在 1995 ～ 2010 年共计报道 40 余例，详细的流行病学资料尚不清楚，男童与女童比例约为 3 ∶ 1。由于儿童梅毒基本上都来自于成人，只要成人梅毒的发病率持续增长，儿童梅毒无论是先天性还是后天性，发病率也会相应增长。尤其是成人隐性梅毒，病史常不明确，潜在的传染性更高，危害更大，增加了儿童后天性梅毒的发病风险。近年来，随着国内性开放和老龄化的加快，不止青年人梅毒发病率在增长，高年龄组人群发病率也在增长。忙于工作的年轻夫妇，多为老人帮忙抚育儿童，若老人存在梅毒感染，双方的亲密接触无疑增加了儿童后天性梅毒的感染风险[6, 7]。

后天性骨梅毒于接触感染后 1 ～ 2 个月发生螺旋体败血症，螺旋体进入骨膜血管引起血管周围炎。早期最常见的是梅毒性骨膜炎，以胫骨、锁骨最常见，其他骨骼如颅骨、肋骨、胸骨、股骨、腓骨及手足诸骨均可受侵。当螺旋体扩散到骨皮质哈弗斯管和骨髓，引起骨髓感染，骨皮质破坏，骨膜增生。因此，梅毒性骨髓炎、骨膜炎经常是混合存在的。后天性梅毒临床分为 3 期，Ⅰ 期为下疳期，无骨关节改变；Ⅱ、Ⅲ 期患者可出现长管状骨受累，病变常多发，易侵犯长骨骨干，梅毒螺旋体在骨膜下形成梅毒性肉芽肿，掀起骨膜，引起反应性新骨增生，表现为骨膜炎，典型表现为胫骨呈军刀状。也可引起骨髓炎，树胶肿不止可侵蚀骨质形成破坏区，破坏区内少见死骨，还可突破皮肤形成溃疡。

骨梅毒潜伏期可达十数年至数十年。临床特点为受累肢体疼痛，休息或睡眠时加重，活动后症状减轻。临床症状与 X 线表现的轻重程度常不相符。

【病理生理学】

病理分为树胶肿样和非树胶肿样炎症，内为坏死组织。镜下所见为梅毒性肉芽组织，有大量新生血管，结缔组织伸入其中，中心为干酪样坏死，周围有淋巴细胞及上皮样细胞浸润和朗格汉斯巨细胞[8]。

【影像学表现】

病变常多发，好侵犯长骨骨干，较少累及干骺端及关节。

1. 骨膜炎好发于胫骨和锁骨，表现为层状骨膜增生。

2. 骨髓炎多见于 Ⅱ 期梅毒，主要表现：①长骨广泛性骨质增生、骨硬化，骨皮质增厚致密，骨干粗大变形，部分病例伴有髓腔消失。髓腔内偶可见透亮骨破坏区，一般无死骨。②树胶肿引起的局限性骨破坏，多位于增厚的骨膜下层或致密的皮质内，也可见于髓腔内，周围伴有骨质硬化、骨膜增生。四肢骨干发生的梅毒性树胶样肿，常见局限性骨皮质破坏、缺损，髓腔硬化，骨膜增生，皮质增厚，骨干增粗，特别是胫骨改变局限于前面，骨干增粗前凸，呈军刀状形变，称为军刀腿。

病变较少侵犯脊柱、颅骨、关节。颅骨受侵可发生于额骨、顶骨和枕骨，多侵及外板，内板则较少累及，表现为多发大小不等的斑片状或筛孔样骨质破坏，伴骨质硬化，部分破坏区内可见死骨，也可有树胶肿所致骨破坏。脊柱受侵多累及椎体，可见椎体内局限性骨破坏，伴骨质增生硬化及韧带骨化，部分病例可见椎体半脱位。锁骨受侵则双侧锁骨胸骨端均见对称性骨皮质破坏，或胸骨端骨髓腔溶骨性破坏，周围软组织肿胀，骨外膜增生致骨干增粗，髓腔变窄，并可侵犯胸锁关节、胸骨柄。肋骨受侵常表现为双侧多发肋骨骨端斑点状破坏及广泛骨膜增生。跖骨、趾骨梅毒性骨髓炎活动期，整个跖骨、趾骨及跗骨关节可发生广泛溶骨性破坏及死骨形成。

【诊断要点】

1. 双侧对称性的长骨骨膜增生，呈层状或花边状增生。

2. 皮质增厚，骨干增粗，特别是胫骨向前弓形弯曲，形成典型的军刀征。

3. 很少累及干骺端及关节。

4. 局限性骨质破坏、缺损，周围伴硬化，软组织肿胀。

5. 有密切接触梅毒螺旋体感染者病史。

【鉴别诊断】

1. 硬化性骨髓炎 常有炎症病史，疼痛较重，主要表现为骨膜增生，骨皮质增厚，髓腔狭窄或闭塞，且骨硬化增生常围绕骨干。骨破坏区内一般无或有极轻微的不规则骨破坏，无对称性发病倾向。梅毒血清试验有助于鉴别诊断。

2. 骨结核 多发于长骨干骺端，骨质疏松。骨质呈囊性破坏，轻度膨胀，伴有层状骨膜增生，很少有骨质增生，骨破坏区内可见沙砾状死骨。周围软组织呈梭形肿胀，时有多发，无对称性发病倾向。后天性骨梅毒发生于长骨骨干，骨硬化较骨质疏松明显。

【研究现状与进展】

FDG PET/CT 在脑、肺、胃肠道、肾上腺、直肠和肛门等梅毒病变中的应用均有报道，罕有骨梅毒的病例报道，且报道多为成人病例，小儿病例少有应用。梅毒致孤立性溶骨性改变容易与肿瘤等其他疾病混淆，PET/CT 还可以发现肺门及皮下组织等部位的反应性淋巴结，FDG 摄取增加，在检出病灶及确定活检部位方面有更大的优势。PET/CT 还有助于大动脉炎、神经结构受累的发现，有助于确定疾病累及范围，评估淋巴结受累程度，对治疗方案的跟踪和评估有重要意义[9-12]。

参 考 文 献

[1] Marinho de Souza J, Giuffrida R, et al. Mother-to-child transmission and gestational syphilis: spatial-temporal epidemiology and demographics in a Brazilian region. PLoS Negl Trop Dis, 2019, 13（2）: e0007122.

[2] Simms I, Tookey PA, Goh BT, et al. The incidence of congenital syphilis in the United Kingdom: February 2010 to January 2015. BJOG, 2017, 124（1）: 72-77.

[3] Liang X, Liu T, Yuan C, et al. The disappearance of femoral head and neck resulting from extensive bone defect caused by secondary syphilis: a case report and literature review. BMC Musculoskelet Disord, 2018, 19（1）: 251.

[4] 龙福泉, 王千秋. 儿童获得性梅毒. 中华皮肤科杂志. 2012, 45（5）: 372-373.

[5] Greenall J, Kumar N, Abdelmagid E. Early congenital syphilis in a premature baby. Eur J Pediatr, 2011, 170（5）: 667-669.

[6] 李军, 李世泰, 马东来, 等. 小儿后天梅毒一例. 中华皮肤科杂志, 2003, 36（5）: 280.

[7] 周晴, 施和建, 邵敏华, 等. 咀嚼食物喂养致婴儿获得性梅毒1例. 中华儿科杂志, 2010, 48（9）: 679.

[8] 张玲霞, 周先志. 现代传染病学. 第2版. 北京: 人民军医出版社, 2010.

[9] Wang LJ, Wu HB, Zhou WL, et al. Gummatous syphilis mimicking malignant bone tumor on FDG PET/CT. Clin Nucl Med, 2019, 44（4）: 313-316.

[10] Gameiro VS, Labronici PJ, Rosa IMA. Congenital syphilis with bone lesion: case report. Rev Bras Ortop, 2017, 52（6）: 740-742.

[11] Chen JH, Zheng X, Liu XQ. Usefulness of positron emission tomography in patients with syphilis: systematic review of observational studies. Chin Med J, 2017, 130（9）: 1100-1112.

[12] Kim JM, Lee SM, Bae SB, et al. The role of PET/CT in diagnosing generalized lymphadenopathy in asymptomatic secondary syphilis. Hell J Nucl Med, 2016, 19（1）: 60-62.

第六节 化脓性关节炎

【概述】

化脓性关节炎系指由化脓性菌感染滑膜导致的关节化脓性炎症，致病菌主要有金黄色葡萄球菌、流感杆菌、链球菌、铜绿假单胞菌、脑膜炎球菌等，其中以金黄色葡萄球菌最常见，真菌或分枝杆菌也可导致化脓性关节炎的发生。化脓性关节炎通常是单一致病菌感染，多重病原体混合感染较少见。

化脓性关节炎可发生于任何年龄，以2岁以下婴幼儿最多见，极易引起脓毒败血症。小儿易感因素：关节开放性或穿通伤、皮肤感染、呼吸道感染、肠源性感染疾患等。任何关节均可发病，但承重的大关节更好发病，以髋关节、膝关节更常见。髋关节是人体最大的承重关节，是化脓性关节炎最好发的部位，其关节囊宽阔且活动度大，股骨头、股骨颈很长一段游离于关节囊内，血管进入关节内，沿着股骨颈滑膜下行走，分布到股骨头内，髋关节化脓性感染后产生的脓液极易破坏关节囊，导致病理性脱位。化脓性关节炎以单关节发病较多，偶可见多关节同时患病，多关节化脓性关节炎最常见于类风湿关节炎或其他全身性结缔组织病患儿，以及重度脓毒症患儿。

感染途径与急性骨髓炎相同，化脓菌经血流直接侵犯关节滑膜组织、邻近骨及软组织感染灶向关节侵犯及关节开放性外伤后直接感染。原发于小儿关节附近骨干骺端的化脓性骨髓炎，脓液可直接破坏骨皮质侵入关节，或直接穿破骺板，侵入关节软骨下骨，再从关节囊附着处扩展到关节腔。相反，有学者观察1岁以下关节腔积液的婴儿，如果发现在 T_1WI 脂肪抑制序列增强显示股骨头骨骺灌注减少，很可能发展成干骺端急性血源性骨髓炎，而在1岁以后的儿童中，没有观察到此征象，发生急性血源性骨髓炎的可能性更小[1]。对于小儿，MRI检查发现的急性骨髓炎与化脓性关节炎同时发生的情况比临床怀疑的病例更为多见，因为细菌可以经血管从干骺端蔓延至邻近关节内，因此对于关节积液的患儿要及早诊治，避免引发后遗症[2]。要高度重视小儿化脓性关节炎的早期诊断、早期治疗，关节清创必须彻底清除细菌定植及繁殖的居所——炎性滑膜，保护关节发育及维持功能，如不早期清除病灶，整个骨、关节结构均会遭到不同程度破坏，导致关节功能障碍。

临床症状主要取决于病变的部位、范围及病原体的类型。常急性起病，患病关节肿胀，周围软组织出现红、肿、热、痛等急性炎症表现，也可出现寒战、发热及白细胞增多等全身中毒症状，关节活动受限，容易合并关节脱位。实验室检查可见白细胞计数、中性粒细胞及C反应蛋白升高，红细胞沉降率加快。化脓性关节炎可通过血细菌培养、关节液细菌培养和组织学病理辅助诊断，对于易获得标本的关节或骨，可直接穿刺抽吸，对于踝关节、髋关节等难以操作的关节，组织标本可通过影像介导获得，可在关节囊内、骨膜下、骨髓腔等疑似部位分层穿刺[2-4]。

【病理生理学】

1. 早期　也称浆液性渗出期，致病菌进入关节首先引起滑膜充血、水肿、白细胞浸润和关节腔内浆液性渗出液聚集。滑膜组织没有基底膜作为屏障，致病菌可以很快进入滑液，加速化脓性关节炎进程。

2. 进展期　为浆液纤维素性渗出期。发生于感染后约1周，关节腔内渗液为脓性。滑膜细胞明显增生，软骨表层可见炎性细胞浸润，白细胞分解释放出的大量蛋白酶、细胞因子，降解软骨、溶解破坏软骨下骨质，并抑制软骨生成，出现不同程度的关节软骨损伤，甚至毁损。感染时软骨基质中的蛋白多糖丢失，软骨的机械强度减低，功能的完整性遭到破坏。软骨的改变一般从关节囊附着处开始，随着病情进展，范围逐渐扩大，软骨细胞变性、坏死，部分软骨脱落，表层和中层软骨细胞逐渐坏死，但深层软骨细胞大部分仍存活。

部分病例关节下骨可见中性粒细胞浸润，可发展为骨内脓肿。软组织伴发感染后，可在深层肌肉等组织内形成巨大脓肿。

3. 晚期　为脓性物渗出期，关节软骨受到破坏，进一步导致软骨下骨感染、坏死，若关节腔内存在剥脱的软骨或骨碎片，可刺激滑膜渗出加重，加速关节囊纤维化、瘢痕形成进程，关节腔内形成肉芽组织。病变好转或痊愈后发生纤维化和骨化，形成关节纤维性强直或骨性强直[5]。

特殊踝关节、腕关节化脓性关节炎病理特点[6]：①踝关节化脓性关节炎分为胫骨下端骨髓炎向下侵犯关节或跟、距骨骨髓炎向上侵犯关节，或滑膜感染直接形成脓性关节炎。踝关节周围韧带多，前踝有伸肌腱腱鞘通过，胫骨内踝后面有胫骨后肌腱，趾长和踇长屈肌腱通过，外踝有腓长、腓短肌腱通过。踝关节和距下关节后部仅有一薄层纤维膜相隔，因此踝部化脓性病变易累及上述结构，破坏相应肌腱和腱鞘。另外，踝部软组织薄，化脓性病变易穿破关节囊，在皮下形成脓肿。②腕关节由多骨组成，肌腱、腱鞘多，关节软骨面多，脓液侵入肌腱内，沿腱鞘蔓延，将破坏周围肌腱和腱鞘，造成不可挽回的关节粘连或骨性融合。脓液破坏关节囊、掌背侧韧带、尺桡侧副韧带、腕骨的骨间韧带，出现腕骨分离、松散。破坏关节囊的血管，腕骨失去血运，形成骨坏死。

【影像学表现】

化脓性关节炎的软组织肿胀提示患儿已出现

非常严重的病理改变，不是普通的炎性反应及水肿，而是关节内化脓和脓液的蔓延及软组织脓肿的形成，以及蔓延的脓液对邻近结构，如韧带、关节囊、血管等的破坏。

1. X 线

（1）早期：大多无明显异常改变。可见关节囊肿胀、密度增高，感染后 2 ～ 3 天内关节腔即

可见脓液，病变关节周围软组织弥漫性水肿，边界不清，密度增高（图 6-6-1A），皮下脂肪层可伴随粗大的条状及网状间隔影，肌间隙脂肪移位或模糊不清（图 6-6-1B）；关节大量积液表现为关节囊影明显增大，推挤脂肪垫移位；关节间隙因积液而增宽，病情严重患儿可出现关节半脱位（图 6-6-1A）。

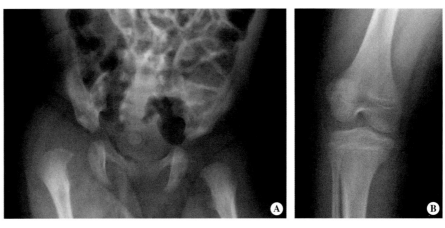

图 6-6-1 化脓性关节炎（早期）

A. 骨盆 DR 示右髋关节囊弥漫性肿胀、密度增高，肌间隙模糊不清，关节间隙增宽，伴关节半脱位；B. 关节周围软组织弥漫性水肿，边界不清，密度增高，皮下脂肪层伴粗大的网状间隔影，肌间隙脂肪移位、模糊不清

（2）进展期：关节软骨被破坏，脓液逐渐侵及软骨下骨，骨关节面内出现模糊、糜烂破坏，由最初的小透亮区逐渐扩大，以关节承重面表现最明显（图 6-6-2A），病情进展则出现大块骨质破坏和死骨，1 ～ 2 周后关节间隙变窄。感染严重时可出现骨骺炎、骨膜炎及干骺端骨髓炎（图 6-6-2B），还可引起骺板破坏、骨骺分离，继发病理性脱位。在骨质破坏的同时开始出现骨质修复，表现为破坏

区周边局部出现不规则增生硬化。少数患者关节内脓液可穿破滑膜、关节囊、皮下组织及皮肤，形成窦道，长期不愈合。如髋关节化脓性病变可穿破髋臼底，进入盆腔内，脓液沿着闭孔内肌蔓延，出现闭孔内肌征；在髋臼下方沿着闭孔外肌蔓延，形成闭孔外肌征；脓液破坏关节囊后外溢，于腹股沟及盆腔内形成流注脓肿。如果发现骨骺密度减低，表明血运未遭到破坏，预后较好。

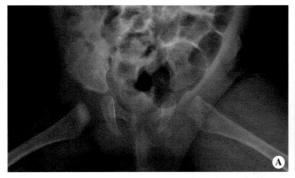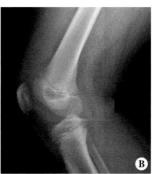

图 6-6-2 化脓性关节炎（进展期）

A. DR 示左髋关节囊肿胀，密度增高，左股骨干骺端密度减低，骨关节面模糊、糜烂破坏，骨膜增生；B. DR 示髌上囊肿胀，密度增高，股骨干骺端局限性密度减低，皮质破坏

（3）恢复期：骨质局限性密度减低，骨破坏区边缘不规则，伴有骨质硬化。病情严重者遗留不同程度的畸形，表现为骨外形异常，干骺端失去正常形态，骨结构缺损或膨大，结构紊乱，密度不均匀（图6-6-3），周围软组织可发生钙化。病变严重时可出现骨性强直。

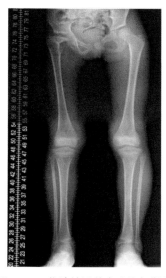

图 6-6-3　化脓性关节炎（恢复期）
双下肢全长 DR 示右髋关节化脓性关节炎致双下肢不等长，右股骨近干骺端变形，骨质边缘不规则，明显增生硬化骨化不均，下方骨结构紊乱，骨骺结构缺损，髋臼面骨质硬化

2. CT　优于普通 X 线检查，尤其适合复杂关节病变的检查，如髋、肩及踝、腕关节等，在急性期可显示关节内、关节旁脓肿，显示软组织肿胀、骨质破坏和脓肿侵犯的范围较平片准确。

软组织肿胀表现为病变关节周围肌肉肥厚，但密度减低，肌间脂肪间隙密度增高、模糊或消失，皮下脂肪内条索状或网格状高密度影；关节积液表现为关节腔及周围软组织内局限性液性密度区，密度低于正常肌肉（图 6-6-4A）；骨质破坏表现为关节面不光整，骨皮质变薄、边缘模糊，关节面下骨质见片状低密度透光区，骨小梁中断、消失（图 6-6-5），骨质增生硬化，小的死骨表现为位于脓腔内的密度增高影（图 6-6-4B，图 6-6-4C），与周围骨组织完全分离，大的死骨密度增高，其内无骨小梁结构，关节周围骨质疏松；滑膜及肉芽组织增生表现为关节腔内有软组织密度影混杂于关节液之中。严重病例可见关节间隙狭窄及关节半脱位、脱位。

3. MRI　对化脓性关节炎的病理解剖细节显示明显优于 X 线和 CT，尤其是 MRI 增强能够早期发现病变，具有较高的诊断价值，可以全面评价滑膜炎、软骨或骨破坏、骨髓水肿、肌炎、蜂

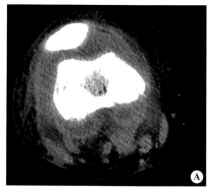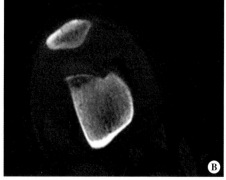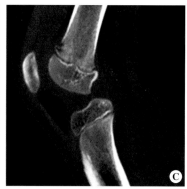

图 6-6-4　右膝关节化脓性关节炎
A. CT 软组织窗示膝关节周围肌间脂肪密度增高，皮下脂肪内条索状高密度影，关节腔及周围组织内局限性液性密度区；B、C. CT 骨窗示右股骨干骺端局限性骨质破坏，骨小梁消失，骨皮质变薄、边缘模糊，隐见小的死骨

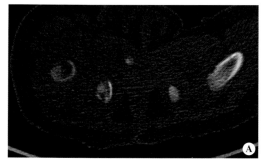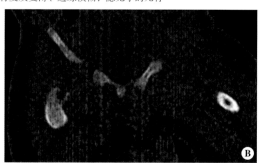

图 6-6-5　右髋关节化脓性关节炎
A. CT 横断面示右股骨干骺端卵圆形骨质破坏，骨小梁消失，周围骨质密度轻度减低；B. CT 冠状面重建示骨破坏区累及关节面，骨皮质变薄、边缘模糊

窝织炎、肉芽组织、脓肿、瘘管、纤维化等改变，尤其在评价早期关节软骨、骨骺、干骺端、骨髓和滑膜等结构的异常改变方面更敏感，还能估计受累软组织范围，为临床医生提供手术参考，已作为该病的推荐检查方式[7,8]。

发病早期关节肿胀，范围较广泛，正常肌肉脂肪间隙消失，肌肉层次不清，呈 T_1WI 低信号、T_2WI 高信号，脂肪抑制序列显示更清晰；关节腔积液检出率高达 100%，表现为关节腔内 T_2WI 高信号影；滑膜充血水肿、增厚、关节腔渗液、关节囊肿胀，在 T_2WI 脂肪抑制序列上表现为关节腔内混杂信号影（图 6-6-6）；骨骺及干骺端内部信号不均，骨骺形态失常，骨质破坏区表现为极低信号的骨皮质内出现斑点状、斑片状或横穿骨皮质的线状、斑片状 T_1WI 低信号、T_2WI 高信号（图 6-6-7）；累及骺板者表现为穿越骺板的 T_2WI 条形高信号影，累及骨骺软骨者表现为骺软骨薄厚不均、信号异常，关节软骨与骨骺分界不清、信号

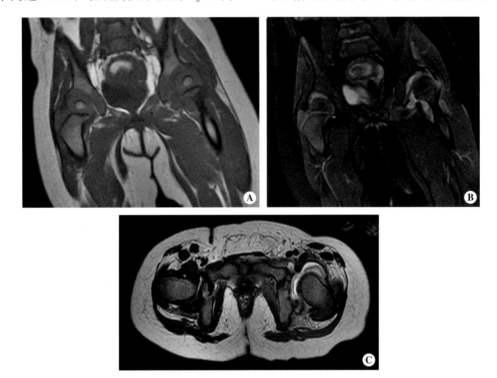

图 6-6-6　左髋关节化脓性关节炎

A、B. MRI 示关节软组织肿胀，肌肉脂肪间隙消失，肌肉层次不清，T_2WI 脂肪抑制序列呈高信号，关节腔积液，干骺端内部信号不均；C. 横断位 T_2WI 示关节间隙轻度增宽，间隙积液、滑膜增生

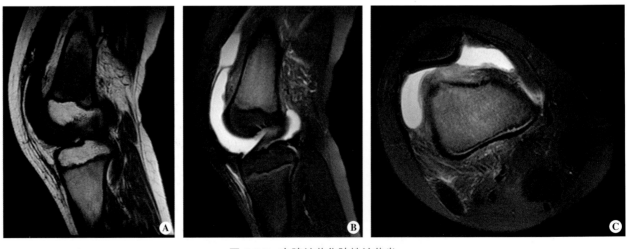

图 6-6-7　右膝关节化脓性关节炎

A、B. MRI 矢状位示关节腔积液，局限性滑膜增生，股骨干骺端大片状长 T_1 信号，脂肪抑制序列呈高信号；C. 股骨干骺端髌股关节面局部皮质变薄，下方骨质局限性稍高信号

异常、软骨表面不规则和缺损，关节软骨坏死。晚期骨性关节面模糊、中断、破坏消失，并发生软骨下囊状破坏。少数患者关节内脓液穿破滑膜、关节囊、皮肤，形成 T_2WI 高信号窦道（图 6-6-8），

长期不能愈合。MRI 还可显示骨髓的炎症反应，表现为 T_1WI 低信号、T_2WI 高信号影，对于骨髓水肿与骨髓炎，需要随诊复查。

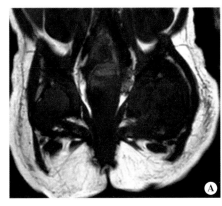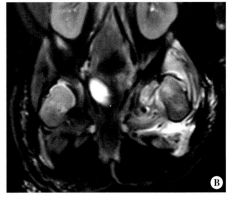

图 6-6-8 左髋关节化脓性关节炎

MRI 示左髋关节软组织广泛肿胀，肌肉脂肪间隙消失，肌肉层次不清，T_1WI 呈低信号，T_2WI STIR 序列呈高信号，关节腔积液，滑膜增生；骨骺软骨变形、骨骺软骨及干骺端信号不均，邻近干骺端、髋臼骨髓 T_2WI STIR 序列呈高信号；左髋关节脱位、股骨头圆韧带变直、信号不均；关节脓液穿破关节囊，形成高信号窦道

Gd-DTPA 增强检查，因关节囊肥厚、滑膜增生，可有大量的新生血管，明显强化。若增强检查时见骨骺强化弱，说明患区血液灌注减少[1]，此为化脓性关节炎的特征性表现，具有诊断及鉴别诊断意义。

4. 关节穿刺抽液造影 是化脓性关节炎早期诊断最准确的方法。发病 3～5 天内关节穿刺，如果抽出脓液，立即确诊。尽可能抽出大部分脓液，然后在关节腔内注入等量的碘水造影剂，进行 X 线照片。关节抽液造影还可显示关节囊破裂的部位，可显示脓液蔓延的范围。如果化脓病变侵入骨质、骨骺，造影剂还可进入骨（骺）内显影，X 线片可见造影剂环绕骨质关节囊附着处、关节结构周围和间隙内。如关节囊被脓液穿破，造影剂同步蔓延至关节周围软组织内。

【诊断要点】

1. 起病急，有全身中毒症状及局部急性炎症症状，大关节为好发部位，单关节发病，患处有明显肿胀及压痛。

2. X 线显示关节及周围软组织广泛肿胀，中期可见关节间隙增宽、关节面模糊、中断，关节面下透光区，周围不同程度增生硬化，后期可见关节形态异常、骨性强直等。

3. CT 平扫表现为关节积液、积脓，周围软组织肿胀。部分可见小的骨破坏区和关节腔内死骨，严重者出现关节半脱位。

4. MRI 显示滑膜增厚，关节腔积液、积脓，可伴有关节囊、韧带、软骨等关节结构破坏，T_2WI 脂肪抑制序列显示更清晰。

5. 白细胞计数、中性粒细胞及 C 反应蛋白增多，红细胞沉降率加快。

6. 关节内抽出脓性液体，经镜检、革兰氏染色及细菌培养可确定诊断。

【鉴别诊断】

1. 滑膜型关节结核 关节结核起病缓慢，病程较长，有低热、盗汗等结核中毒症状，血淋巴细胞升高，关节周围软组织局限性梭形肿胀，邻近肌肉萎缩；骨质疏松出现较晚，关节间隙变窄及非承重侧关节面骨质破坏。而化脓性关节炎起病急，进展迅速，患儿高热，关节周围大范围弥漫肿胀，白细胞及 C 反应蛋白升高，骨质疏松出现早，无明显肌肉萎缩，关节间隙短期内即可变窄，承重关节面骨质破坏。结核性关节炎关节面侵蚀破坏多局限，呈囊状，较少累及深部骨髓，而化脓性关节炎易合并骨髓炎、骨髓水肿。

2. 类风湿关节炎 是一种全身结缔组织疾病，起病缓慢，多以年计算，多关节损害，一般多侵犯小关节，呈对称性发病，如手、踝等，常多关

节发病。病变始于滑膜，在关节软骨面形成血管翳，逐渐破坏并吸收关节软骨，关节边缘部骨侵蚀或囊状骨缺损，但其边缘常锐利清晰，有别于化脓性关节炎骨侵蚀的模糊边界，肌腱与韧带附着处出现羽毛状滑膜增生或与骨干平行的层状骨膜增生。病变继续发展，可出现骨质疏松、关节软骨下囊变，关节间隙狭窄，骨性关节面骨皮质边缘欠规整，骨性关节面下可出现小的囊状骨质破坏区，晚期可出现普遍性骨质疏松，关节半脱位，手指偏向尺侧，增强后，血管翳和肉芽组织明显强化。关节积液量一般少于化脓性关节炎。

3. 血友病性关节积血　关节肿胀，间隙增宽，常合并骨质疏松，骨骺增大，关节面较平，结合家族史及实验室检查可鉴别。

【研究现状与进展】

1. PET/CT 结合功能成像和解剖成像，为临床分子成像开辟了新的领域。它在肿瘤学成像中的作用已经得到很好的证实，在骨肌系统各种感染中的应用也正在研究中。FDG、^{18}F-NaF、FDG 标记的白细胞和^{68}Ga 枸橼酸盐等均可用于感染显像，FDG PET/CT 不仅用于各种骨骼和关节感染的影像学检查，也用于各种影响肌肉和神经的炎性疾病的评价、诊断。此外，PET/MR 成像能够提供软骨、肌肉和神经的更精细的细节，有望成为骨肌系统感染病变成像的领先者，但在小儿患者中的应用受到较大限制。

2. MRI 不仅能够显示骨质及软组织改变，还可以显示平片及 CT 不能显示的滑膜、关节软骨和骨髓的异常变化。用 MRI 检查来尽早评定关节软骨的改变，对诊断及治疗早期化脓性关节炎至关重要。静态增强扫描后对关节积液和腱鞘积液进行鉴别诊断非常有价值[9]，DCE-MRI 利用组织血管形成差异，根据增强模式和其他定量衍生的生物标志物来鉴别关节病变中滑膜受累的原因，有助于了解不同类型关节炎复杂的病理生理过程[10]。部分研究结果证实，T_1-se-cor-water-fil、T_1-flash-3d-water-cor、T_2-me3d-cor 和 T_2-me2d-cor 在关节软骨显示、缺损程度及内部信号等方面均优于常规 MRI 序列[11]。

（李　巍）

参 考 文 献

[1] Merlini L, Anooshiravani M, Ceroni D. Concomitant septic arthritis and osteomyelitis of the hip in young children: a new pathophysiological hypothesis suggested by MRI enhancement pattern. BMC Med Imaging, 2015, 15: 17.

[2] Manz N, Krieg AH, Heininger U, et al. Evaluation of the current use of imaging modalities and pathogen detection in children with acute osteomyelitis and septic arthritis. Eur J Pediatr, 2018, 177（7）: 1071-1080.

[3] Dodwell ER. Osteomyelitis and septic arthritis in children: current concepts. Curr Opin Pediatr, 2013, 25（1）: 58-63.

[4] Ben-Zvi L, Sebag D, Izhaki G. Diagnosis and management of infectious arthritis in children. Curr Infect Dis Rep, 2019, 21（7）: 23.

[5] 郭启勇. 实用放射学. 第 3 版. 北京：人民卫生出版社，2007.

[6] 吴振华，张立军. 小儿骨关节临床影像学. 北京：人民卫生出版社，2012.

[7] Pineda C, Espinosa R, Pena A. Radiographic imaging in osteomyelitis: the role of plain radiography, computed tomography, ultrasonography, magnetic resonance imaging, and scintigraphy. Semin Plast Surg, 2009, 23（2）: 80-89.

[8] Goto H, Iwama Y, Fujii M, et al. A preliminary study of the T_1 rho values of normal knee cartilage using 3T-MRI. Eur J Radiol, 2012, 81（7）: e796-803.

[9] 殷玉明，潘诗农. MR 关节造影的临床应用. 中华放射学杂志，2012，46（3）：197-202.

[10] Martín Noguerol T, Luna A, Gómez Cabrera M, et al. Clinical applications of advanced magnetic resonance imaging techniques for arthritis evaluation. World J Orthop, 2017, 8（9）: 660-673.

[11] Crema MD, Roemer FW, Marra MD, et al. Articular cartilage in the knee: current MR imaging techniques and applications in clinical practice and research. Radiographics, 2011, 31（1）: 37-61.

第七节　婴儿骨髓炎

【概述】

婴儿骨髓炎（infantile osteomyelitis）是儿童骨髓炎的特殊类型，是致病菌引发的非特异性骨感染，多为血源性感染，好发于婴儿的四肢长骨干骺端，以胫骨、肱骨干骺端多见。多继发于呼吸道、皮肤感染，尤其是脐部的化脓性感染，具有较高骨感染的危险。早产低体重儿和进行监护的高危婴儿具有较高的骨感染危险性，特别要注意脐静脉插管和反复静脉输液时的无菌操作，预防本病的发生。新生儿期和婴儿期，金黄色葡萄球菌、B 组链球菌和大肠埃希菌是骨感染病灶最常见的分离菌。

婴儿长骨干骺端、骨骺及骺板有其特殊的血液供应：干骺端血液供应来源于滋养动脉及软骨膜血管，在干骺端形成毛细血管襻，骨骺血液供应来源于骨骺血管（软骨管）及干骺端血管，骺板血液供应则来自骨骺血管、干骺端血管和Ranvier区软骨膜血管，故婴儿期骨骺与干骺端血管相通[1,2]。

出生18个月后骺板成熟、血运屏障形成后，骺板的血管闭塞、消失，骨骺与干骺端血管则不相通，骨骺及干骺端各有其独立的血液循环。因此，婴儿长骨干骺端的感染常波及骨骺、邻近关节腔，可导致骨骺、骺板损伤及形成化脓性关节炎[3]。同时，由于髋关节、肩关节、踝关节部分干骺端、骨骺位于关节内，脓液穿破软骨或干骺端无骨膜区后可直接蔓延至关节腔内，并发化脓性关节炎，继而关节囊破坏，出现病理性脱位，是本病常见的并发症，所以婴儿化脓性关节炎多数是由骨髓炎造成的。

婴儿骨髓炎早期即可形成大量骨膜新生骨及骨膜下脓肿，与婴儿的骨骼发育特点密切相关，由于婴儿骨骼富于骨松质，皮质薄而不致密，血供十分丰富，骨膜富于细胞且松弛地附着于骨皮质，因而骨髓腔与骨膜下间隙易于沟通，致病菌早期易穿破骨皮质形成骨膜下脓肿，同时刺激骨外膜大量增生[4]。但婴儿期成骨细胞与破骨细胞丰富，正处于原始骨向成熟骨转化时期，具有较强的修复与塑造能力，一般不会进展成慢性骨髓炎，故死骨少见。

与儿童和成年人骨髓炎临床表现不同，婴儿骨髓炎一般临床症状轻微，表现为低热、局部红肿。因为生理方面，新生儿、婴儿期体液免疫和细胞免疫功能均未发育成熟，机体抵抗力低，细菌入血易发生败血症，同时局部对感染的反应能力也较儿童弱。患肢和邻近关节疼痛是突出的症状，疼痛是由于病灶炎性渗出使骨髓腔内压力增高所致，通常不能被患儿描述，导致新生儿及婴儿的骨髓炎更易被漏诊，婴儿不会讲话，仅表现为精神萎靡、烦躁不安、易激惹、拒乳、拒绝活动。仔细查体可发现近关节处软组织肿胀、红斑、压痛、活动受限，查体时患儿哭闹。

在急性期小患儿中，红细胞沉降率及C反应蛋白多无明显加快和升高。而在慢性骨髓炎患儿中，只有65%患儿的红细胞沉降率和C反应蛋白有变化，白细胞计数水平一般都在正常范围内，

故病原体培养结果仍然是诊断骨骺、骨髓炎的金标准之一。婴儿急性骨骺骨髓炎由于就诊较晚，一些病例曾应用抗生素，所以血培养的阳性率很低，培养标本采集不规范或术前抗生素的应用也可影响培养结果。单纯创面分泌物的培养对诊断来说是不够的，应于术中取更多的标本进行培养，包括窦道分泌物、脓液、软组织及骨刮取物，尤其是骨组织周围及髓腔内分泌物的培养是十分必要的。

发育期婴儿在骨骺骨化之前，骨骺软骨内有丰富的软骨管，且与全身血循环相通，软骨管系供应骨骺软骨的血运，也是提供成软骨细胞的基地，也是次级骨化中心的发源地。细菌进入软骨管之后形成炎症，破坏成软骨细胞始基，导致次级骨化中心紊乱，甚而完全损坏[5,6]。

软骨管内血管形成炎性血栓，造成骨骺供血不良，尤其在近骺板部位，常导致静止细胞层的损伤而发生骺板发育障碍，从而产生一系列的骨骺、骺板的损害，可造成严重的后遗畸形，且难以治疗，常造成终身残疾。如股骨近端急性骨髓炎导致股骨头骨骺和股骨颈部分破坏，甚至消失，引起股骨头和股骨颈生长障碍，造成不同程度的肢体短缩，以及髋关节功能障碍，尤其是髋臼严重破坏导致的病理性髋关节脱位是严重后遗症，预后极差，可造成患儿残疾。因此新生儿、婴儿骨髓炎的治疗关键是早期发现和早期干预治疗，炎症早期即应使用广谱抗生素，直到得出细菌培养结果后调整用药，一旦临床确诊即应考虑手术开窗减压，避免感染进一步波及骨骺，甚至关节囊[7]。

【病理生理学】

病理学改变与细菌的入侵有直接关系，细菌到达骨组织局部后，早期可使机体产生急性炎症反应，髓腔内毛细血管因各类炎症因子刺激而扩张，造成髓腔组织充血、渗出水肿及大量中性粒细胞浸润，导致髓腔内压增高。病程进展，干骺端骨松质局部骨小梁吸收，可伴有坏死物积聚，形成脓肿，干骺端渗出物沿哈弗斯系统蔓延至骨膜下，并最终形成骨膜下脓肿，导致骨膜反应性增生。骨膜下脓肿可进一步向骨干侧蔓延并再经哈弗斯管进入骨干髓腔。干骺端骨松质细菌和坏死物亦可直接向骨干髓腔蔓延。骨膜下脓肿也可

穿透骨膜进入周围软组织，导致软组织炎和（或）脓肿形成。后者可穿破皮肤形成窦道。

【影像学表现】

婴儿长骨干骺端富于骨松质，其内血供丰富、血流缓慢，因此，血行感染的细菌进入营养血管后多停留在干骺端的骨松质区引起干骺端感染。干骺端感染灶扩展方向不同，则可引发不同位置的炎症。婴幼儿的骨骺与干骺端间存在的丰富的沟通血管是病菌入侵骨骺，甚至关节的重要桥梁，小于1岁的婴儿骨髓炎易向骨骺侧发展，导致关节炎症，在稍大年龄的儿童中，骨髓炎更易向骨干进展[1]。

1. 干骺型骨髓炎 早期干骺端炎症以髓腔内充血、水肿和渗出为主，炎症经哈弗斯管系统蔓延则可导致骨皮质破坏，形成骨膜下脓肿、层状骨膜反应及软组织脓肿，可能与婴儿血供丰富，骨外膜与皮质附着较疏松有关。MRI具有良好的软组织分辨率，易于区分髓腔内的炎性浸润，T_1WI呈稍低信号，T_2WI和STIR呈稍高信号，边界模糊（图6-7-1A）；髓腔内脓肿形成后T_1WI呈低信号，T_2WI和STIR呈高信号（图6-7-1B）；受累骨皮质呈模糊毛糙的低信号，骨皮质旁常见骨膜下脓肿、骨膜反应及软组织脓肿，T_1WI呈等或稍低信号，T_2WI呈高信号[8]。

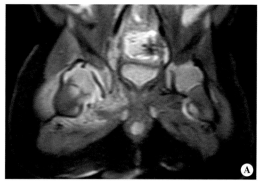
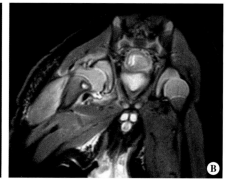

图 6-7-1 右股骨近干骺端骨髓炎

A. MRI示右股骨近干骺端髓腔内的炎性浸润，STIR呈稍高信号，边界模糊；B. 同一患儿复查，右股骨近干骺端病灶形成小脓肿，STIR序列中心部呈高信号，周围伴环形稍低信号，可见轻度髋脱位，髋关节周围组织水肿加重，呈片状高信号

2. 骨骺干骺型骨髓炎 长骨干骺端病灶累及骨骺、骺板及关节，X线及CT可见骨质内低密度病灶，边缘模糊（图6-7-2A），严重病例可见骨骺分离、移位。长骨干骺端骨皮质模糊、毛糙，严重病例骨皮质旁可见层状骨膜反应及软组织肿胀。MRI主要表现为骨骺内次级骨化中心稍长T_1稍长T_2信号，骺软骨及骺板病灶T_1WI呈等或稍低信号，T_2WI和

STIR序列呈高信号，边缘模糊或清晰，部分病灶突破骺软骨与关节腔相通。骨内感染灶蔓延至关节腔后可导致滑膜充血、水肿和白细胞浸润，关节腔内渗出液聚积，主要表现为关节腔扩张、关节积液及滑膜增厚，增厚滑膜T_1WI呈等信号、T_2WI呈稍高信号（图6-7-2B），增强扫描可见增厚滑膜明显强化，宽度<2mm，边缘规整[7,9-11]。

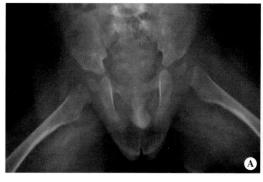
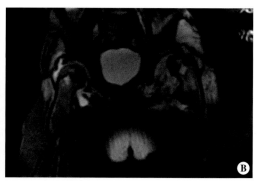

图 6-7-2 双股骨近端骨骺干骺型骨髓炎

A. 蛙式位DR示双股骨近端骨骺及干骺端骨质内卵圆形低密度影，边缘模糊，股骨干骺端骨质密度略减低，髋关节周围软组织密度增高；B. T_2WI STIR序列示双股骨近端骨骺及干骺端骨质内可见不规则长T_2信号影，穿破骺板相通，周围骨质呈稍长T_2信号，髋关节内见滑膜增生、积液，髋关节周围组织水肿较重，呈片状高信号，左髋关节为著，伴有关节半脱位

3. 骨干型骨髓炎　主要为干骺端炎症向髓腔方向扩展或骨膜下炎症再经骨皮质进入远侧的骨髓腔内引起。X线及CT可见骨干广泛骨质破坏及层状、花边状骨膜反应（图6-7-3～图6-7-5A），MRI表现为骨干髓腔内广泛稍长 T_1 稍长 T_2 信号，骨皮质模糊、毛糙，骨干缘见大量层状骨膜反应；周围软组织肿胀，T_1WI 呈等或稍低信号，T_2WI 呈高信号[12]（图6-7-5B，图6-7-5C，图6-7-6）。

【诊断要点】

1. 好发于四肢长骨，尤其是胫骨、股骨及肱骨。

2. 早期可见软组织肿胀，大量的骨膜新生骨及骨膜下脓肿。

3. 死骨少见。

4. 易累及骨骺并侵入邻近关节，形成化脓性关节炎。

5. 有时可见病理性骨折、关节脱位，病骨可增长或缩短，也可发生明显畸形。

【鉴别诊断】

1. 骨骺干骺端结核　早期局部骨质疏松，进而出现斑点状、圆形或卵圆形骨质破坏，边缘清晰，骨质破坏区内可见碎屑状死骨，骨膜反应少见，软组织肿胀较轻，但有明显骨质疏松；而婴儿骨骺干骺型骨髓炎骨膜反应及软组织肿胀明显，较少形成死骨。

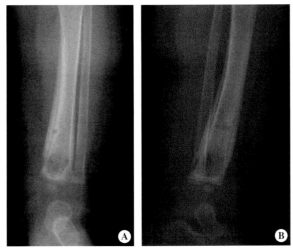

图 6-7-3　左胫骨骨干型骨髓炎（1）
左胫骨骨干远段虫蚀状骨质破坏，干骺端密度减低，骨干广泛层状骨膜反应

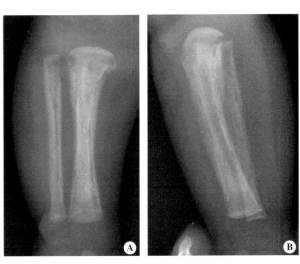

图 6-7-4　右胫骨骨干型骨髓炎
右胫骨骨干多发虫蚀状骨质破坏，骨密度明显不均匀，骨干广泛层状骨膜反应

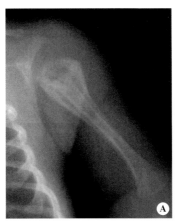
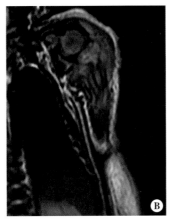
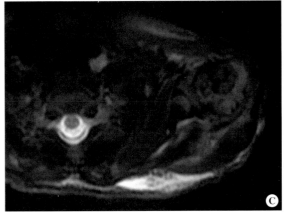

图 6-7-5　左肱骨骨干型骨髓炎
A. DR 示左肱骨干骺端及骨干多发不规则骨质破坏，骨密度明显不均匀，髓腔密度不均匀减低，广泛层状骨膜反应，周围软组织肿胀、密度增高；B. MRI T_2WI 示左肱骨骨干及近干骺端形态不整，呈不均匀稍长 T_2 信号，周围软组织呈片状长 T_2 信号；C. T_2WI 示左肱骨信号不均匀增高，骨皮质毛糙，周围软组织呈片状不均匀长 T_2 信号

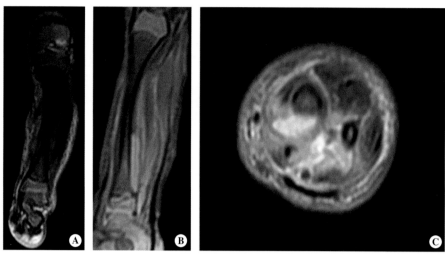

图 6-7-6 左胫骨骨干型骨髓炎（2）

A. MRI T$_1$WI 示左胫骨骨干呈稍长 T$_1$ 信号，周围软组织呈不均匀长 T$_1$ 信号；B. 矢状面 T$_2$WI 示左胫骨信号不均匀增高，下段骨旁见条形长 T$_2$ 信号，周围软组织呈片状不均匀长 T$_2$ 信号；C. 横断位 T$_2$WI 脂肪抑制序列示左胫骨信号不均匀增高，皮质薄厚不均，骨旁见片状长 T$_2$ 信号，周围软组织呈片状不均匀高信号

2. 婴儿骨皮质增生症 病变有自限性，新骨形成于受累骨邻近肿胀的软组织之中，密度进行性增高，大量沉积的骨质与骨组织融合，骨髓腔变窄。

3. 尤因肉瘤 好发于 10～15 岁儿童和青少年长骨，浸润性溶骨改变伴葱皮样、垂直放射状及袖口状骨膜反应是其特征性表现。发病年龄较大，长骨骨干中段多见，多表现为以髓腔为中心的斑片状浸润性骨破坏，无死骨形成，常伴有 Codman 三角形成，典型者出现细、短的垂直状骨针影。病程进展较急性骨髓炎慢，早期可有较大软组织肿块形成，但较骨破坏区范围小。放射治疗后病变范围可缩小。

【研究现状与进展】

增强 MRI 是诊断骨髓炎的一种有用的辅助手段，可提高骨感染及其并发症的诊断能力。骨髓炎累及骺板时只能在钆增强的 T$_1$WI 序列上看到，而不能在非对比 T$_1$WI 和液体敏感序列上看到，表现为骨骺软骨强化减弱，甚至局部没有强化，否则应均匀增强。因为婴儿期骺板的感染可引发生长障碍，因此对于可疑骨骺感染的婴幼儿，推荐使用钆增强 MRI 检查[13, 14]。

（李俊林 李 巍）

参考文献

[1] Ogden JA. Pediatric osteomyelitis and septic arthritis: the pathology of neonatal disease. Yale J Biol Med, 1979, 52（5）: 423-448.

[2] Kaye JJ, Winchester PH, Freiberger RH. Neonatal septic "dislocation" of the hip: true dislocation or pathological epiphyseal separation. Radiology, 1975, 114: 671-674.

[3] Ogden JA, Light TR. Pediatric osteomyelitis: III. anaerobic microorganisms. Clin Orthop Relat Res, 1979, （145）: 230-236.

[4] Allwright SJ, Miller JH, Gilsanz V. Subperiosteal abscess in children: scintigraphic appearance. Radiology, 1991, 179（3）: 725-729.

[5] Offiah AC. Acute osteomyelitis, septic arthritis and discitis: differences between neonates and older children. Eur J Radiol, 2006, 60（2）: 221-232.

[6] Sheikh HQ, Aqil A, Kirby A, et al. Panton-Valentine leukocidin osteomyelitis in children: a growing threat. Br J Hosp Med（Lond）, 2015, 76（1）: 18-24.

[7] El Houmami N, Minodier P, Bouvier C, et al. Primary subacute epiphyseal osteomyelitis caused by Mycobacterium species in young children: a modern diagnostic approach. Eur J Clin Microbiol Infect Dis, 2017, 36（5）: 771-777.

[8] Agarwal A, Gupta N, Mishra M, et al. Primary epiphyseal and metaepiphyseal tubercular osteomyelitis in children a series of 8 case. Acta Orthop Belg, 2016, 82（4）: 797-805.

[9] Green NE, Beauchamp RD, Griffin PP, et al. Primary subacute epiphyseal osteomyelitis. J Bone Joint Surg Am, 1981, 63（1）: 107-114.

[10] Hara H, Akisue T, Kawamoto T, et al. Sequential MR images and radiographs of epiphyseal osteomyelitis in the distal femur of an infant. Case Rep Radiol, 2013: 672-681.

[11] Sorensen TS, Hedeboe J, Christensen ER, et al. Primary epiphyseal osteomyelitis in children. Report of three cases and review of the literature. J Bone Joint Surg Br, 1988, 70（5）: 818-820.

[12] Kim BK，Dan J，Lee YS，et al. Salmonella osteomyelitis of the femoral diaphysis in a healthy individual. Am J Orthop（Belle Mead NJ），2014，43（10）：E237-E239.

[13] Pugmire BS，Shailam R，Gee MS. Role of MRI in the diagnosis and treatment of osteomyelitis in pediatric patients. World J Radiol，2014，6（8）：530-537.

[14] Browne LP，Guillerman RP，Orth RC，et al. Community-acquired staphylococcal musculoskeletal infection in infants and young children：necessity of contrast-enhanced MRI for the diagnosis of growth cartilage involvement. AJR Am J Roentgenol，2012，198（1）：194-199.

第七章 艾滋病并发骨骼肌肉疾病

HIV 感染 /AIDS 患者较易出现一系列骨骼肌肉系统并发症，其临床表现与非 AIDS 患者相似。不同的是，HIV 感染 /AIDS 患者可表现为受累部位不典型、关节炎不完全表现和（或）不常见器官受累。由于反转录治疗有效，AIDS 患者生存期延长，其骨骼肌肉系统疾病发病率升高，因此，AIDS 相关肌肉骨骼疾病的流行正越来越多地涉及非 AIDS 确定的合并症。

骨骼肌肉系统的并发症包括感染、炎症、肿瘤等。其中以感染最为常见。多种因素可能导致骨骼肌肉系统并发症的发生，包括患者处于免疫抑制状态、病毒自身及其他免疫、环境及基因等方面因素。HIV 感染将使 T 淋巴细胞反应障碍，从而减弱身体防御机制，后者将导致患者对各种机会性感染、免疫相关性肿瘤及炎性病变易感。

软组织感染包括浅表和深部蜂窝织炎、坏死性和非坏死性筋膜炎、软组织脓肿及化脓性肌炎。骨关节感染则可引起骨髓炎和化脓性关节炎。最常见的病原体为金黄色葡萄球菌，但其他病原体也有报道。

HIV 感染 /AIDS 患者肌肉骨骼疾病的影像诊断与其他感染、关节疾病或肿瘤患者的常规影像表现相同。因可能威胁 HIV 感染 /AIDS 患者生命，其鉴别诊断需进行延展，尤其感染方面。

X 线平片是怀疑 HIV 感染 /AIDS 患者骨骼肌肉疾病最初的影像检查手段。可疑感染时，X 线平片可显示软组织肿胀、积气及骨皮质模糊和（或）破坏。由于急性骨髓炎 X 线征象可迟于临床表现 2 周，因此需要及时进行 CT 检查。X 线平片虽然对于筋膜炎和肌肉感染的敏感性有限，但可显示水肿和软组织层模糊，并可显示一些病例的软组织气体影。化脓性关节炎 X 线平片常表现为软组织肿胀和关节积液，或不伴侵蚀及软骨缺失。真菌或结核分枝杆菌侵犯关节时，积液和关节周围骨质疏松在 X 线平片上不易被发现和诊断。

CT 有助于显示钙化、多发溶骨性病变、软组织气体和脓肿，以及区分活动性慢性骨髓炎的死骨。其优势在于方便、可行且可在紧急情况下快速检查，还有助于计划和引导穿刺引流。

MRI 虽然在紧急情况下可能不如 CT 可行，但在肌肉、关节结构、肿瘤和骨髓成像中可提供更好的软组织对比度。怀疑肿瘤或感染时，CT 或 MRI 增强扫描可以更加清晰地显示病变，包括瘘管、液体聚集和软组织侵犯的范围。MRI 增强扫描还有助于血管失活和（或）坏死组织的辨别。注入造影剂后包膜和假膜显示得更加清楚，可较好地显示脓肿、滑囊炎和筋膜炎。

第一节 骨 髓 炎

【概述】

AIDS 患者的骨髓炎一般由出血、损伤、邻近软组织感染而引起，尽管 AIDS 患者免疫系统受到损害，但机会性致病菌并不是 AIDS 合并骨髓炎的主要致病菌。金黄色葡萄球菌是最常见的致病菌，并且有部分患者是多种微生物感染[1]，如可与新型隐球菌、星形诺卡菌等联合致病。王青等[2] 报道 1 例嗜沫嗜血杆菌和厌氧菌 2 种机会性致病菌感染的病例。也有学者认为，HIV 感染者常易并发结核分枝杆菌感染，因此结核分枝杆菌是 AIDS 并发骨髓炎的最常见致病菌[3]。手腕、胫骨、股骨、胸廓和脊柱的胸腰段等是最常受累的部位。

患者起病突然，急性期可有高热、寒战等全身症状。局部患肢剧痛，检查可见皮肤红、肿、热、痛，压痛显著，活动受限。

【病理生理学】

1. 骨膜下脓肿前期　发病后第 2～3 天，骨髓内出现广泛炎性浸润，静脉窦被破坏，有少量脓血。

2. 骨膜下脓肿期　发病后第 3～4 天，骨髓腔内形成较多的脓液，经骨皮质哈弗斯管达骨膜下，形成骨膜下脓肿。骨膜被剥离，骨膜血管进入骨内的分支完全中断。

3. 骨膜破坏期　发病后第 5～6 天，骨膜破裂，脓液蔓延。此时不仅可发生广泛的骨与软组织坏死，还极易引起脓毒败血症。

【影像学表现】

1. X 线　发病 2 周内，急性化脓性骨髓炎 X 线检查可无明显异常表现。发病 10～14 天后，细胞溶解酶引起明显骨膜反应时可出现骨改变[4]。早期皮质有细微裂隙，呈绒毛状改变，系由骨髓水肿、静脉淤滞、破骨活动等引起。后期病变表现与普通骨髓炎差异不大，可见骨质破坏及硬化、死骨形成、骨膜增生等改变（图 7-1-1）。

2. CT　能很好地显示病变，尤其是显示早期病变。CT 表现包括骨膜反应、骨髓密度改变、局部骨皮质破坏、骨小梁增粗、死骨形成和软组织肿胀等。

3. MRI　是软组织及骨髓病变最佳的影像学检查方法。常规序列包括 T_1WI、T_2WI 和 STIR。

MRI 可以明确显示骨内炎性浸润和水肿范围，在 T_1WI 呈低信号，T_2WI 呈高信号。在显示骨内和骨膜下脓肿及软组织脓肿方面，MRI 优于 CT，T_1WI 增强序列上脓肿为低信号，周围有强化环；

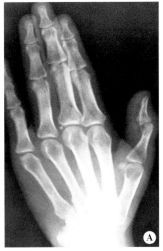
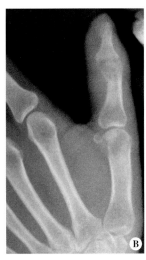

图 7-1-1　艾滋病相关性骨髓炎（1）

X 线平片示拇指指间关节周围软组织肿胀、关节周围骨质疏松、关节间隙模糊、关节面呈虫蚀样改变、多发小囊性低密度区

水肿和纤维组织低信号，肉芽肿、血管翳呈高信号（图 7-1-2）。增强扫描可提高对骨和软组织感染范围的评估。此外，MRI 的 SESS 和 FSE 序列可形成正常与病变组织的明显对比；IR 序列则通过抑制骨髓内的脂肪组织，有助于显示因炎症引起的脂肪、水或骨髓的一些轻微变化。

【诊断要点】

1. 临床出现发热、寒战、患肢疼痛、肿胀，压痛明显。

2. 影像可见不同程度的骨质破坏，骨膜新生骨形成和死骨，受累骨周围继发溃疡、瘘管、蜂窝织炎和脓肿。

3. 实验室检查白细胞总数升高。

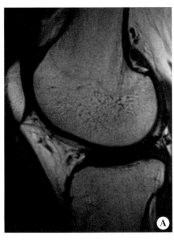
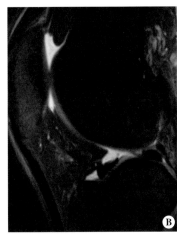
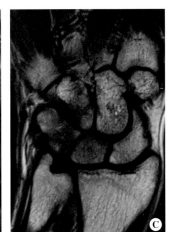

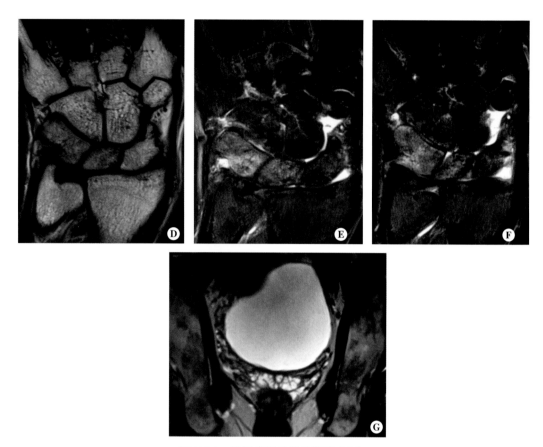

图 7-1-2 艾滋病相关性骨髓炎（2）

A、B. MRI 示双膝关节腔内带状长 T_1 长 T_2 信号；C～F. 右腕月骨及三角骨骨髓在 T_1WI 信号减低，T_2WI 脂肪抑制序列呈高信号，骨皮质完整，右侧腕小多角骨、头状骨及手舟骨间关节可见带状长 T_1 长 T_2 信号。桡舟关节间隙可见带状长 T_1 长 T_2 信号；G. 骨盆双侧广泛虫蚀状骨质破坏

【鉴别诊断】

骨髓炎需与骨肉瘤鉴别。骨肉瘤以骨质破坏、肿块及瘤骨为主要表现，由于侵袭性及破坏性较强，肿瘤常穿破骨膜向外生长，形成 Codman 三角。骨髓炎即使骨皮质破坏较小，亦常出现较广泛的骨膜增生，以层状骨膜反应为主。虽然也以骨破坏为主，但修复与骨质增生几乎同时进行，骨质破坏周围骨密度增高是其重要特点。

【研究现状与进展】

对于感染范围的分期，以及监测软组织和骨感染的发展，MRI 是很重要的技术。应采集 T_1WI 和 T_2WI 脂肪抑制或者 STIR 等液体敏感序列的横断面、冠状面和矢状面图像。因为所有的感染过程都会导致血流增加，所以钆剂增强很少作为诊断性手段使用。

（齐 石 赵 晶）

参 考 文 献

[1] Zalavras CG, Gupta N, Patzakis MJ, et al. Microbiology of osteomyelitis in patients infected with the human immunodeficiency virus. Clin Orthop Relat Res，2005，439：97-100.

[2] 王青，朱文科，陆普选，等. 艾滋病合并右胫骨上段骨髓炎一例. 放射学实践，2012，27（2）：63.

[3] 江松峰，刘晋新，陈碧华，等. 艾滋病并发软组织骨骼感染的 X 线和 CT 表现. 中华放射学杂志，2011，45（12）：1162-1165.

[4] Restrepo CS, Lemos DF, Gordillo H, et al. Imaging findings in musculoskeletal complications of AIDS. Radiographics, 2004, 24(4): 1029-1049.

第二节　杆菌性血管瘤病

【概述】

杆菌性血管瘤病（bacillary angiomatosis，BA）是由巴尔通体感染引起的一种特殊类型的骨髓炎，多发生在免疫抑制人群，特别是 AIDS 患者。AIDS 并发 BA 的病例报道最早见于 20 世纪 80 年代初，与葡萄球菌性骨髓炎相比较，BA 较少见。

巴尔通体（*Bartonella*）是一群革兰氏染色阴性、营养条件要求苛刻、兼性细胞内寄生的需氧杆菌，主要以哺乳动物为自然宿主，以节肢动物为传播媒介，可引起多种人畜共患传染病[1]。目前已经被确认的巴尔通体种及亚种多达 40 余种，其中 10 余种被公认为新出现的人畜共患病病原体，在动物和人群中造成危及生命的感染，如赛巴尔通体（*B. henselae*）可引起猫抓病、BA、杆菌性紫癜、心内膜炎、视神经炎和菌血症；五日热巴尔通体（*B. quintana*）可引起战壕热、BA、杆菌性紫癜和心内膜炎。

赛巴尔通体和五日热巴尔通体是 BA 的主要致病菌，当其寄生在人类的红细胞内时，可引起长期的血行感染，并引发大量内皮细胞增生，导致血管瘤样改变[2,3]。Koehler 等[4]研究发现，虽然赛巴尔通体和五日热巴尔通体都可能导致皮肤和深部组织的 BA，引起 AIDS 患者血管增生病变，但五日热巴尔通体主要引起皮肤感染和骨骼病变，而赛巴尔通体主要导致杆菌性紫癜和淋巴结病变。反映了尽管两种致病菌具有高度一致的遗传物质，但存在组织特异性及病原学差异。

局灶性血管增生是 BA 的特点，可侵犯皮肤、气管、黏膜、内脏器官、骨和脑。临床表现为发热、贫血、肝脾大、多发淡红色丘疹，以及血管内皮损伤。皮肤和皮下病变最为常见，其病变类似卡波西肉瘤（KS）。骨骼 BA 约占 AIDS 并发 BA 的 35%。约 25% 的 BA 表现为溶骨性病变，多不伴有硬化。诊断可以由巴尔通体的血清学检查明确，明确诊断需要活组织检查，Warthin-Starry 染色阳性是组织学检查金标准。

【病理生理学】

皮肤和皮下病变特征性表现为丰富的类上皮样内皮细胞构成的小叶状血管增生。病灶中含有密集的中性粒细胞及周围聚集的内含杆菌的嗜酸性颗粒物质，Warthin-Starry 染色阳性[5]。

【影像学表现】

特征性的溶骨性改变是 BA 最常见的影像表现，从边界清楚的溶骨性病灶到边界模糊的广泛皮质破坏、髓质渗透和骨膜反应均可见[6,7]。CT 和 MRI 均可清晰地显示溶骨性病变，MRI 呈长 T_1 长 T_2 信号。也可见血管化软组织肿块。放射性核素扫描显示感染部位的聚集增加。

发生于皮肤的 BA，由于病变含有丰富的血管结构，CT 增强扫描可清楚显示皮肤及皮下组织明显的结节样强化灶。软组织内病灶也呈明显强化[7]。血管造影能够显示病变中明显的新生血管形成，MRI 可显示肌肉间隔的浸润，T_2WI 表现为明显高信号肿块影和肿块内多发流空血管影[8]。

【诊断要点】

1. 可疑动物接触史，发热、贫血、肝脾大、多发淡红色丘疹等临床表现。

2. 影像检查可见溶骨性病变，且不伴有硬化。

3. Warthin-Starry 染色阳性可确定诊断。

【鉴别诊断】

1. KS　影像学上出现的溶骨性病变对于 BA 与 KS 的鉴别具有重要作用。

2. 骨髓炎　嗜血分枝杆菌感染引起的骨髓炎也是 AIDS 患者溶骨性病变的原因之一，但其常伴有皮肤溃疡。

【研究现状与进展】

在目前已确认的 40 余种巴尔通体种及亚种中，14 种被公认为新出现的人畜共患病病原体[9]，其中 9 种致病性巴尔通体在我国均有分布。2002 年在我国云南发现新种 *B. yunnannensish*，2015 年在黑龙江发现新种 *B. heixiaziensis* 和 *B. fuyuanensis*，这 3 个新种均从鼠群中发现。

（李　莉　赵　晶）

参 考 文 献

[1] Billeter SA，Levy MG，Chomel BB，et al. Vector transmission of Bartonella species with emphasis on the potential for tick transmission. Med Vet Entomol，2008，22（1）：1-15.

[2] Dehio C. Bartonella-host-cell interactions and vascular tumour formation. Nat Rev Microbiol，2005，3（8）：621-631.

[3] Seubert A，Schulein R，Dehio C，et al. Bacterial persistence within erythrocytes：a unique pathogenic strategy of Bartonella spp. Int J Med Microbiol，2001，291（6-7）：555-560.

[4] Koehler JE，Quinn FD，Berger TG，et al. Isolation of Rochalimaea species from cutaneous and osseous lesions of bacillary angiomatosis. N Engl J Med，1992，327（10）：1625-1631.

[5] 赵大伟，李宏军. AIDS 并发杆菌性血管瘤病的临床及影像学表现. 放射学实践，2009，24（10）：1072-1074.

[6] Baron AL，Steinbach LS，Leboit PE，et al. Osteolytic lesions and bacillary angiomatosis in HIV infection：radiologic differentiation from AIDS-related Kaposi sarcoma. Radiology，1990，177（1）：77-81.

[7] Herts BA，Rafii M，Spiegel G，et al. Soft-tissue and osseous lesions

caused by bacillary angiomatosis：unusual manifestations of cat-scratch fever in patients with AIDS. AJR，1991，157（6）：1249-1251.

[8] Moore EH，Russell LA，Klein JS，et al. Bacillary angiomatosis in patients with AIDS：multiorgan imaging findings. Radiology，1995，197（1）：67-72.

[9] Breitschwerdt EB. Bartonellosis，One Health and all creatures great and small. Vet Dermatol，2017，28（1）：96-e21.

第三节　化脓性关节炎

【概述】

化脓性关节炎即脓毒性关节炎，是 HIV 感染者最普遍的肌肉骨骼感染[1]，常见于静脉毒品注射者。关节感染可通过血行播散、邻近骨骼或软组织感染直接蔓延引起。金黄色葡萄球菌是最常见的致病菌，分枝杆菌、肺炎球菌、链球菌、沙门菌等均可致病。化脓性关节炎常发生于单侧下肢负重关节，如膝关节、髋关节，静脉毒品注射者的骶髂关节和肩锁关节易受感染。临床表现有发热、疼痛、红斑、软组织肿胀和关节活动受限等[1-3]。临床处理包括针吸关节积液培养确定致病菌，以及抗生素治疗。如果未得到治疗，化脓性关节炎可导致关节迅速破坏，最终出现关节强直。

【病理生理学】

化脓性关节炎早期为滑膜炎症，滑膜充血、水肿，炎性细胞浸润及关节腔内渗出积液，随着渗出及脓液增多，关节囊撕裂并形成关节囊周围脓肿，脓液破坏关节软骨及侵蚀关节软骨下的骨质，晚期关节软骨破坏导致关节间隙狭窄，关节软骨下骨质的侵蚀破坏及纤维肉芽组织增生，最终导致关节纤维性强直及骨性强直。

【影像学表现】

1. X 线　对早期化脓性关节炎不敏感，可无异常发现。随着病变进展，可出现软组织肿胀，关节积液，关节周围的骨质疏松，骨皮质侵蚀和硬化。虫蚀样或斑片状溶骨性骨质破坏亦可见。根据相应的软骨破坏和积液的程度，关节间隙可正常、狭窄或增宽。

2. CT　可作为化脓性关节炎的主要检查手段。可见关节腔积液，虫蚀样或斑片状骨质破坏、骨皮质不连，关节周围软组织肿胀、脂肪间隙浑浊等改变。

3. MRI　对化脓性关节炎的早期诊断更加敏感，可显示骨髓和软组织的异常信号强度，二者都具有水肿样的信号特点，即 T_1WI 低信号和脂肪抑制序列高信号。脓毒性滑囊炎也可发生于鹰嘴、髌前囊和三角肌下囊部位。感染从关节腔向周围囊腔的蔓延易于被 MRI 识别。

【诊断要点】

化脓性关节炎的诊断需要结合临床症状和影像表现，关节积液是其特征性表现，关节穿刺液培养阳性是诊断的金标准。

【鉴别诊断】

化脓性关节炎主要与结核性关节炎鉴别。结核性关节炎起病缓慢、症状轻，常数月后才有明显改变；骨质疏松明显，骨质破坏发展缓慢，常常从非承重的骨边缘开始；无或极少有反应性骨质增生及骨膜增生；关节周围脓肿形成时可见强化的脓肿壁薄且光整。

【研究现状与进展】

研究现状与进展见第四章第八节。

（齐　石）

参 考 文 献

[1] Tehranzadeh J，Ter-Oganesyan RR，Steinbaeh LS. Musculoskeletal disorders associated with HIV infection and AIDS. Part I：infectious musculoskeletal eonditions. Skeletal Radiol，2004，33（5）：249-259.

[2] Restrepo CS，Lemos DF，Gordillo MD，et al. Imaging findings in musculoskeletal complications of AIDS. Radiographics，2004，24（4）：1029-1049.

[3] Plate AM，Boyle BA. Musculoskeletal manifestations of HIV infection. AIDS Read，2003，13（2）：62，69-70，72，76.

第四节　软组织感染

一、蜂窝织炎

【概述】

蜂窝织炎是发生在皮下、筋膜下、肌间隙或深部蜂窝组织的弥漫性、化脓性感染。好发于下肢，与正常皮肤常界线不清。致病菌主要是金黄色葡萄球菌属，包括耐甲氧西林金黄色葡萄球菌（MRSA）。其他致病菌包括假单胞菌种、化脓性链球菌和分枝杆菌属。螺旋杆菌可致多病灶蜂窝织炎和菌血症，约40%的病例存在多种微生物感染。

临床表现以肿胀、红斑、发热、局部疼痛为特点。MRSA菌株可引起急性进展和剧烈疼痛的化脓性感染，患者常见主诉为蜘蛛咬样疼痛。蜂窝织炎可呈渐进性野火样播散，也可通过淋巴管播散，在炎性淋巴管区域产生红色线条或痕迹。引流区域可见反应性淋巴结。

【病理生理学】

由于溶血性链球菌感染后可释放溶血素、链激酶和透明质酸酶等，炎症不易局限，与正常组织分界不清、扩散迅速，在短期内可引起广泛的皮下组织炎症、渗出、水肿，导致全身炎症反应综合征和内毒素血症，血培养常为阴性。若是金黄色葡萄球菌引起者，则因细菌产生的凝固酶作用而病变较为局限。

【影像学表现】

1. CT

（1）浅层蜂窝织炎：为软组织的浅层炎症。CT表现为细网状的软组织密度影，与低密度的皮下脂肪影形成对比。皮肤因水肿而增厚，与肌束之间脂肪层和筋膜间隙的界线消失。此外，还可见皮下脂肪分隔和浅筋膜增厚。

（2）深部蜂窝织炎：为深部软组织感染的早期表现。CT表现为边界模糊的软组织肿块，以及周围结构的移位。肌肉束和皮下脂肪间的界线消失，被蓬松毛发状的软组织密度影所代替。病灶内可含有小气泡。

2. MRI　病变组织表现为 T_1WI 低信号，T_2WI 高信号，STIR序列高信号。增粗的淋巴管在MRI T_1WI 上表现为散在的边界模糊的低信号，T_2WI 表现为网状高信号。增强扫描表现为弥漫的中等强化。

【诊断要点】

蜂窝织炎的诊断主要依靠病变的临床特征、病变组织抽吸物或血培养，以及影像表现。

【鉴别诊断】

蜂窝织炎需要与软组织脓肿等鉴别。

二、软组织脓肿

【概述】

软组织脓肿也是HIV感染者/AIDS患者常见的并发症，主要发生于静脉毒品注射者，多为使用不洁净针头所致。其他原因包括血行播散或直接蔓延（邻近骨髓炎或化脓性关节炎等）。多数是由细菌引发的感染，较为局限。常见致病菌有金黄色葡萄球菌、化脓性链球菌、沙门菌和结核分枝杆菌等。脓肿的范围和进展取决于患者的免疫状态。临床主要表现为发热和局部疼痛。脓肿的治疗可采用针抽吸术、皮下引流术和抗生素治疗。

【病理生理学】

软组织脓肿常常有边界明确的液体积聚，脓肿壁较厚，且周围软组织有炎性反应。

【影像学表现】

影像检查对于确定脓肿部位和范围、脓肿穿刺活检和引流起着重要指导作用。

1. CT　典型表现为病灶中心低密度的脓腔，出血或含蛋白质成分时密度可增加，脓肿壁由炎性肉芽组织及纤维组织构成，表现为脓腔周围高密度环形影。增强扫描，脓肿壁增厚并呈环形强化，窦道壁也可强化，因而可清晰显示软组织窦道及其与周围组织的关系。软组织内气体密度影是脓肿的重要表现，呈数个散在的小气泡，或积聚成大的气泡影，位于低密度网状影之间。CT检查可以准确定位深部软组织脓肿的部位，便于穿刺引流。

2. MRI　边界清楚的脓肿灶，T_1WI 呈低或中等信号，T_2WI 呈高信号，信号强度因脓肿内蛋白和坏死碎屑含量不同而有轻微的变化。周围软组织水肿呈界线不清的羽毛状高信号。所有的序列均可见病变周围的低信号假性囊样改变及增强后的环形强化等。MRI对于确定脓肿范围，尤其是骨与神经、血管结构之间的关系方面效果较好，T_2WI FATSAT或STIR的显示能力明显优于其他序列，而在脓肿壁和分隔的整体勾画和结构细节显示方面则以增强扫描最佳[1-3]。

【诊断要点】

肌肉组织肿胀，影像检查病灶中心呈低密度或长 T_1 长 T_2 信号，环形强化，结合临床表现可确定诊断。

【鉴别诊断】

1. 软组织血肿　软组织脓肿和软组织血肿的CT表现相似，但后者多有外伤史，随着血肿的演变，不同时期的血肿信号各不相同，以短 T_1 长 T_2 信号最多见。

2. 结核性脓肿 常合并明确的椎体破坏，且常为多发。

三、化脓性肌炎

【概述】

化脓性肌炎（pyomyositis）又称细菌性肌炎，是累及横纹肌的原发性细菌感染。因其流行于温暖和潮湿的环境中，又称为热带脓性肌炎。近年来温带地区报道逐渐增多，因而又有非热带化脓性肌炎、感染性肌炎等不同名称。本病均为骨骼肌的原发性细菌感染，不包括肌间脓肿、邻近组织如骨及皮下组织感染蔓延所致脓肿和继发于败血症的脓肿[4, 5]。

化脓性肌炎是 AIDS 常见的骨骼肌肉系统并发症之一，多发生于 CD4 T 淋巴细胞低于 200cells/μl 者，与静脉注射药物滥用、横纹肌溶解和反复外伤的发生率高有关。化脓性肌炎也可见于糖尿病、营养不良或其他全身性疾病。金黄色葡萄球菌为本病的主要致病菌，90% 的病例为金黄色葡萄球菌感染所致，其他病原体包括肺炎链球菌、沙门菌、新型隐球菌和结核分枝杆菌等。

本病发病机制尚不清楚。文献报道，20%～50% 的患者曾有病变肌肉组织的钝伤或运动伤史，因此认为局部创伤是一项重要因素，且创伤后肌红蛋白内大量的铁是细菌繁殖必不可少的物质，导致细菌大量生长而致病[6, 7]。

化脓性肌炎以肌肉多发化脓性感染为特征，感染易发生于大腿或臀部大肌群，尤其是股四头肌和下肢末端，顺肌肉长轴发展。表现为固定的抽筋样疼痛、局部压痛和强直（木头样硬化），伴发热、白细胞增多和全身性症状。皮肤和皮下组织相对未受累。最初为炎症性肌炎，随后出现肌肉坏死和脓肿形成。晚期病变可累及邻近关节和骨质，少数可发展为败血症，导致休克和死亡，死亡率为 1%～20%。早期应用抗生素有效。20%～50% 的患者血培养阳性。治疗为手术引流和合适的抗生素长期治疗。

【病理生理学】

早期肌肉充血、水肿，继而局部坏死、溶解，最后形成充满脓液的腔，产气菌感染时腔内可有气泡，脓肿壁由肉芽组织和纤维组织构成。

外周肌间隔多有水肿或积脓，严重时向邻近肌肉蔓延。

有学者[8]认为，化脓性肌炎为骨骼肌急性化脓性炎症过程，如机体抵抗力低下或治疗不彻底，可转成亚急性或慢性化脓性肌炎，或发展形成以脓腔为主的典型肌肉脓肿。因此认为，化脓性肌炎与肌肉脓肿二者之间无绝对界限。此外，脓肿的形成与病原体的种类有较大关系，金黄色葡萄球菌感染较易形成脓肿。

【影像学表现】

CT 和 MRI 有助于界定感染的范围和指导感染区引流。

1. CT 因肌肉水肿和肿胀，CT 表现为低密度，边缘模糊；肌肉内积液显示清晰。增强扫描可鉴别肌肉组织的坏死和脓肿，坏死的肌肉组织缺乏强化，脓肿表现为边界清晰的环形强化。

2. MRI 是化脓性肌炎最有效的影像检查方法，从弥漫性炎性反应到脓肿形成均非常敏感。早期，T_1WI 常为等或稍低、稍高信号；充血水肿而增大的肌肉在 T_2WI 和 STIR 上分别呈大片模糊高信号和明显高信号，常为整块肌肉受累。由于炎症发展不均一，表现为程度不同的高信号，肌束间组织疏松，因而信号更高，邻近肌间隙亦为高信号。炎症发展形成硬结或肿块时，T_2WI 上为范围相对局限的高信号，周边围绕相对较低的线状信号，内部分隔也为线状信号，肿块周围为模糊水肿信号；T_1WI 表现为边界不清的等、稍低或稍高信号。化脓期可见本病的特征性 MRI 表现，即单个或多个大小不一的脓腔，边界欠清楚。T_1WI 上脓液为低信号，脓肿壁为环形较高信号，间隔为相对低信号；T_2WI 和 STIR 上脓腔为更高信号，脓肿壁为相对较低信号（图 7-4-1）。T_1WI 增强，水肿及炎性变的肌肉呈明显的弥漫性不均匀强化，坏死区和脓腔无强化，脓肿壁呈明显环形强化。AIDS 患者肌坏死时可出现气体，常由非梭状芽孢杆菌引起，特别是静脉毒品注射者。CT 和 MRI 容易识别坏死组织中的异常气体。

【诊断要点】

1. AIDS 患者，局部肌肉疼痛、压痛、硬化并伴有发热。

2. CT 和 MRI 可见肌肉水肿，增强扫描可见肌肉内积液和（或）脓肿，MRI 还可见微脓肿。

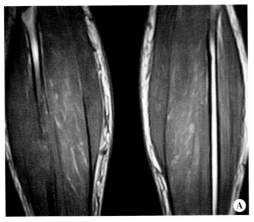
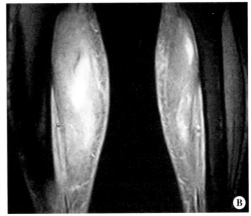

图 7-4-1 艾滋病相关性化脓性肌炎

MRI 示小腿后群病变肌肉弥漫性肿胀，其内可见带状长 T_1 长 T_2 信号

【鉴别诊断】

1. 软组织恶性肿瘤 以局部肿块为主，病变常为等 T_1 混杂长 T_2 信号，相对较局限，不沿肌肉长轴发展，不以肌间隙为界，肿瘤坏死液化周围无包膜。

2. 肌肉血肿 有外伤史，血肿信号随时间而变化，有时可见液 – 液平面，周围无包膜，随时间延长局部症状逐渐好转，一般无全身症状。

3. 糖尿病肌肉梗死 严重疼痛是糖尿病肌肉梗死的特征性表现。MRI 表现为等或长 T_1 长 T_2 信号，增强扫描明显强化，梗死肌肉内坏死液化区无强化，周围环形强化，类似肌炎脓肿形成。若 MRI 发现大腿或小腿多发肌肉水肿或肿胀，应考虑本病的可能。此外，糖尿病肌肉梗死在 T_1WI 上可见高信号的梗死后出血点，而化脓性肌炎无此表现。

4. 肌肉脓肿 化脓性肌炎病变组织密度不均匀，周边强化，但不形成典型的环形强化；肌肉脓肿可见脓肿壁环形强化，且内部呈较均匀低密度。

【研究现状与进展】

Unal 等[9] 认为，DWI 高信号诊断软组织脓肿的敏感性和特异性分别为 92% 及 80%。DWI 可作为 MRI 评价软组织感染是否形成脓腔的重要辅助序列，尤其对于 MRI 造影剂禁忌者。另有学者认为，因软组织脓肿所处时期、治疗经过、伴发感染的初始液体性质不同，以及脓液的蛋白或其他大分子物质分布不均等均可能引起脓腔内水分子弥散状态及其分布迥异[10]。

参 考 文 献

[1] Turecki MB，Taljanovic MS，Stubbs AY，et al. Imaging of musculoskeletal soft tissue infection. Skeletal Radiol，2010，39（10）：957-971.

[2] Sepahdari AR，Aakalu VK，Kapur R，et al. MRI of orbital cellulitis and orbital abscess：the role of diffusion-weighted imaging. AJR Am J Roentgenol，2009，193（3）：W244-W250.

[3] 张禹，骆祥伟，李大圣，等 . 扩散加权成像检测软组织感染脓腔 . 中国医学影像技术，2011，27（5）：1030-1034.

[4] Chauhan S，Jain S，Varma S，et al. Tropical pyomyositis（myositis tropicans）：current perspective. Postgrad Med J，2004，80（943）：267-270.

[5] Ovadia D，Ezra E，Ben-sira L，et al. Primary pyomyositis in children：a retrospective analysis of 11 cases. J Pediatr Orthop B，2007，16（2）：153-159.

[6] Amar T，Vilhekar K，Gupta S. Primary pyomyositis in a child. Int J Infect Dis，2009，13（4）：e149-e151.

[7] Huang HJ，Yc H，Lin CL，et al. Primary pyomyositis complicated by bilateral pyelonephritis in a healthy adolescent boy. J Emerg Crit Care Med，2009，20（1）：22-26.

[8] 郭景涛，陆毅，宋国勇，等 . 臀肌化脓性感染的 MRI 诊断及其临床意义 . 白求恩军医学院学报，2009，7（2）：65-67.

[9] Unal O，Koparan HI，Avcu S，et al. The diagnostic value of diffusion-weighted magnetic resonance imaging in soft tissue abscesses. Eur J Radiol，2011，77（3）：490-494.

[10] Herneth AM，Ringl H，Memarsadeghi M，et al. Diffusion weighted imaging in osteoradiology. Top Magn Reson Imaging，2007，18（3）：203-212.

第五节 坏死性筋膜炎

【概述】

坏死性筋膜炎（necrotizing fasciitis，NF）是致病菌入侵机体引起的以深筋膜、浅筋膜、皮肤及皮下组织进行性感染、坏死为特征的软组织病。

好发于静脉药物注射、酗酒、糖尿病、HIV 携带者 /AIDS 患者和白血病患者等。

NF 通常是革兰氏阳性菌、革兰氏阴性菌、需氧菌或厌氧菌等多种致病菌混合感染的结果，因可导致快速组织破坏，又称为食肉病。细菌感染与易感因素相关，如梭状芽孢杆菌与外伤，金黄色葡萄球菌与糖尿病，假单胞菌、大肠埃希菌与免疫抑制、恶性肿瘤等有关。NF 可累及全身各部位软组织，以会阴生殖器、臀部、四肢末端多见，胸腹部等躯干部位少见。

NF 的临床表现可在 24 ～ 48 小时内快速进展。发热和疼痛是 NF 的早期表现，还可出现皮肤破损，皮温升高，软组织肿胀、触痛，扪及软组织硬结等。约 80% 的患者最初仅表现为蜂窝织炎的症状[1]。多数患者出现超出临床体征的剧烈疼痛感。进展期表现为弥漫性肿胀、红斑、水疱形成、皮肤坏疽，全身症状包括脓毒性休克、多器官衰竭等，且常与局部改变不成比例，其黑暗皮肤区域较皮下组织、筋膜感染区域小，皮肤亦可完整。当组织坏死发生时，疼痛进展直到感觉丧失。皮肤血疱和触诊捻发音为皮下组织彻底坏死的表现，NF 临床表现可从轻微的皮肤变化到全层的皮肤坏死。这些症状及体征可能快速进展到更为典型的临床表现，如瘀斑、水疱或大疱、捻发音和皮肤坏死。此外，在原 NF 部位可再发感染。本病死亡率高达 30% ～ 70%，死亡原因包括脓毒血症、呼吸衰竭、肾衰竭、多器官衰竭等。

NF 是一种需要立即进行清创的外科急症，彻底的外科手术和清创术是本病治疗的关键，并需加用抗生素控制感染。但 AIDS 并发 NF 者抗生素治疗非常困难，病情进展迅速，可造成脓毒血症及全身多器官衰竭，即使手术也难以恢复，是临床非常棘手的问题。

【病理生理学】

NF 的特征是感染沿深、浅筋膜播散，随病情进展，可累及皮肤和肌肉。皮下小动脉、小静脉纤维蛋白样血栓形成是 NF 的病理学标志。皮下组织、筋膜炎性水肿、坏死，炎性细胞、细菌浸润，恶臭脓性分泌物覆盖于坏死筋膜、肌肉，伴邻近腔隙积液、积脓。

【影像学表现】

NF 的 X 线和 CT 影像特征是软组织内气泡影。

1. X 线 NF 的 X 线表现与蜂窝织炎相似，表现为病变处软组织肿胀、模糊。深筋膜的气体很少显示，直到感染和坏死到一定程度才可显示。NF 的 X 线改变为非特异性，因此对早期诊断的价值有限。

2. CT 深筋膜内积液和软组织中气体密度影是 NF 的特征性表现[2]。广泛积气被认为是 NF 的标志，但与感染的细菌种类有关，积气沿筋膜面呈连续性分布，肌肉等软组织中未见孤立气体积聚。筋膜增厚、强化也是 NF 较为特征性的改变，浅筋膜均可受累，深筋膜的浅、中、深层不同程度受累。早期肌肉常不受累，继之邻近肌肉不同程度受累，出现增厚、破坏等改变。此外，还可见皮肤、皮下组织弥漫性水肿增厚，皮下脂肪条索状、网状强化等改变。

3. MRI 坏死组织液化和炎性水肿共同引起筋膜的液体含量增加，可导致 T_2WI 信号增高和 T_1WI 上沿着增厚的深筋膜层面的高信号。筋膜增厚、积液时 T_2WI 多表现为边界清晰的圆顶状高信号区，如深筋膜 T_2WI 有巨块状高信号，即可诊断为 NF。脂肪抑制的 T_2WI 在显示炎性病变时强于钆剂增强的 T_1WI。气体表现为 T_1WI 和 T_2WI 的局灶性信号缺失[3]。皮下组织受累时，T_2WI 呈网状高信号，并可见强化。T_2WI 显示肌肉信号轻度弥漫性增高，增强扫描显示肌肉不连续强化，因水肿所致，肌肉强化程度较筋膜轻。

与手术对照，MRI 显示感染范围常过大，即高估深部软组织的受累范围，一些无坏死深筋膜 T_2WI 呈轻至中度信号增高，系邻近感染性坏死区筋膜的非感染性水肿所致，但深部筋膜受累的出现依然预示 NF 的诊断。非坏死性筋膜炎也可使用 MRI 进行动态观察，以评估可能出现的 NF。

【诊断要点】

1. AIDS 或糖尿病等具有相关患病因素和危险因素者，出现软组织疼痛、触痛、皮肤红斑、发热、明显的捻发音。

2. 影像显示软组织积气，筋膜水肿、积液、增厚，皮下脂肪条索状、网状强化。

3. 组织活检和组织培养有助于诊断。

【鉴别诊断】

1. 蜂窝织炎 只累及皮下组织，筋膜正常。影像显示皮下组织增厚，脂肪密度增高，伴条索状不规则强化，伴或不伴皮下和浅筋膜积液，深部结构正常。多数病例抗生素即可治愈。

2. 肌炎　显著肌肉受累是肌炎的特征，临床特点为疼痛、感觉过敏、全身中毒表现。影像表现为肌肉增厚，伴或不伴非均质强化。化脓性肌炎或皮下脓肿显示肌肉或皮下纺锤状或圆形边界清楚的高信号区。

3. 筋膜炎-脂膜炎综合征　即嗜酸性筋膜炎，多见于肘、膝等关节邻近的肌肉筋膜，常对称性出现，临床表现类似硬皮病。MRI T_1WI 显示表浅筋膜对称性增厚和强化，而深层筋膜较少累及。本病为一种特异性的结缔组织病，予以激素和免疫抑制剂治疗，疗效较好。

【研究现状与进展】

实验室指标危险预测（laboratory risk indicator for necrotizing fasciitis，LRINEC）评分系统中，应用 C 反应蛋白、白细胞、血红蛋白、血清 Na 浓度、肌酐和血糖等实验室风险指标对 NF 筛查诊断价值较大，总分 ≥ 6 分时有可能发生 NF，总分 ≥ 8 分时极可能发生 NF。血清乳酸被认为是 NF 的诊断新工具，Murphy 等[4]研究显示，乳酸水平 ≥ 2 时诊断 NF 的敏感性为 100%，阳性预测值 82%。Weng 等[5]研究表明，红细胞分布宽度升高是 NF 患者住院死亡率的独立预测指标。

（李　莉　赵　晶）

参 考 文 献

[1] Hussein QA，Anaya DA. Necrotizing soft tissue infections. Crit Care Clin，2013，29（4）：795-806.

[2] Fugitt JB，Puckett ML，Quigley MM，et al. Necrotizing fasciitis. Radiographics，2004，24（5）：1472-1476.

[3] Struk D，Munk P，Lee M，et al. Imaging of soft tissue infections. Radiol Clin North Am，2001，39（2）：277-301.

[4] Murphy G. Raised serum lactate：a marker of necrotizing fasciitis. J Plast Reconstr Aesthet Surg，2013，66（12）：1712-1716.

[5] Weng CL. Red cell distribution width is an independent predictor of mortality in necrotizing fasciitis. Am J Emerg Med，2014，32（10）：1259-1262.

第六节　骨质疏松症

【概述】

骨质疏松症是一种以骨量减少，骨质量受损，导致骨脆性增加、易发生骨折为特征的全身性代谢性骨病。因 HIV 感染可导致骨密度降低，约 50%HIV 感染者患有骨质疏松。1，25- 二羟维生素 D_3 缺乏是 AIDS 患者骨代谢异常的关键机制。

Arnsten 等[1]对 328 例 HIV 感染者与 231 例无 HIV 感染者进行的对照性研究发现，HIV 感染组人群骨密度降低，骨折的风险升高，差异具有显著的统计学意义。因此认为，无论是否接受高效抗反转录病毒治疗（HAART），HIV 感染者均普遍出现骨密度下降，故认为 HIV 感染本身就可能是骨代谢异常的危险因素。可能的机制包括 HIV 感染导致持续慢性炎症反应，并常伴有某些炎症因子如肿瘤坏死因子 -α、白细胞介素 -6 等水平升高。这些炎症因子可刺激破骨细胞活性增加、提高骨保护素水平或降低 1，25- 二羟维生素 D_3 水平[2]。

Tebas 等[3]报道，应用抗病毒药物的 HIV 感染者骨量减低和骨质疏松的风险升高。有研究认为，初次应用抗病毒药物后的 24 ～ 48 个月，HIV 感染者的骨量明显发生丢失，部分研究显示，丢失量可达 2% ～ 6%[4]，用药组是对照组的 2.5 倍。

Kinai 等[5]对日本 184 例 HIV 感染男性应用双能 X 线研究发现，骨量降低和骨质疏松的发生率，腰椎为 46% 和 10%，股骨颈为 54% 和 12%，回归分析及相关性分析发现，骨密度降低主要与蛋白酶抑制剂的应用相关，间断应用蛋白酶抑制剂的 HIV 感染者腰椎骨密度显著低于持续应用组，但股骨颈无明显改变，抗病毒药物的应用时间与骨密度的降低显著相关。

骨质疏松症的早期患者并无临床症状和体征，中、晚期患者可相继出现多种症状。疼痛是最常见、最主要的症状，包括肌肉疼痛和骨痛。骨痛可发生在全身各部位，最常见为腰背痛。此外，骨质疏松症患者易发生骨折，有时甚至是患者的首诊原因。随着疾病的发展，患者身材变矮，出现驼背，并伴活动受限。

【病理生理学】

骨质疏松的组织学变化是骨皮质变薄、哈弗斯管和穿通管扩大，骨小梁减少、变细甚至消失。

【影像学表现】

1. X 线　只有在骨量丢失超过 30% 时 X 线平片才会出现骨质疏松征象，但已是骨质疏松症的晚期表现。X 线片主要表现为骨密度减低。长骨骨小梁变细、数量减少、间隙增宽、骨皮质变薄和出现分层现象。严重者骨密度与周围组织相仿，骨小梁几乎完全消失，骨皮质薄如细线样。在脊柱，皮质变薄，横行骨小梁减少或消失，纵行骨小梁相对明显，多呈不规则纵行排列。严重时，椎体内结构消失，椎体变扁，其上下缘内凹，椎间隙增宽，呈双凸状，椎体呈双凹状，且常因轻微外伤而压缩呈楔状。

2. 双能 X 线吸收法（dual energy X-ray absorptiometry，DEXA） 较早应用于临床，WHO 将其定为诊断骨质疏松症及追踪骨质疏松症疗效的金标准。腰椎、股骨颈和腕部通常为观察部位。30 岁的健康人（T 值）与患者同年龄组（Z 值）的骨质比较，正常：> -1，骨量减少：$-2.5 \sim -1$，骨质疏松症：< -2.5。

【诊断要点】

根据 WHO 的诊断标准，骨质疏松症的诊断主要是根据 DEXA 测量骨密度。与同性别、同种族健康成人的骨峰值相比，骨密度值不降低或降低 < 1 个标准差属正常；降低 $1 \sim 2.5$ 个标准差为骨量减少；降低 > 2.5 个标准差为骨质疏松；在骨密度降低程度符合骨质疏松诊断标准的同时还伴有一处或多处骨折者为严重骨质疏松[6]。

【鉴别诊断】

1. 多发性骨髓瘤 发病年龄较大，典型者 X 线表现为多发圆形穿凿样溶骨性骨质破坏；肿瘤细胞侵及肋骨、锁骨、胸骨连接处时，可见串珠样改变；骨内扇贝样花边状改变可见于弥漫性多发骨髓瘤。

2. 转移性骨肿瘤 多见于老年人，病灶大小不一，发展迅速，呈完全性骨质破坏，可见软组织肿块，并有原发灶。骨质疏松症多数仅表现为骨量的减少，无骨质的完全破坏，病灶发展较慢，短期内复查没有明显改变。

3. 骨血管瘤 单发多见，椎体血管瘤在 X 线片上以垂直的条纹或多发的小腔状溶骨性病灶为其特点，明显强化。

【研究现状与进展】

1. 定量 CT（quantitative computed tomography，QCT） 是目前唯一可以分别测量骨松质和骨皮质密度的方法，为骨质疏松的早期诊断、骨质疏松不同致病原因的分析和疗效监测提供了新途径。

2007 年国际临床骨测量学会（ISCD）专家建议，QCT 测量椎体骨密度可用于诊断骨质疏松症，其诊断标准为骨量减低，骨密度阈值为 120mg/cm³（相当于 DXAT 值 -1.0），骨质疏松骨密度阈值为 80mg/cm³（相当于 DXAT 值 -2.5）[7]。

2. ¹H-MRS 腰椎 MRS 利用化学位移作用及磁共振现象进行特定原子核及化合物定量分析，是目前唯一能够无创性测定活体组织代谢和生化指标的方法。常用骨质疏松症骨髓脂肪含量的评估参数包括脂水比（lipid water ratio，LWR）和脂肪分数（fat fraction，FF）[8]。

3. DWI 在腰椎 DWI 检查中，骨质疏松症骨髓脂肪细胞堆积可导致相应细胞外间隙降低，限制水分子扩散，DWI 可以从水分子微观运动角度反映骨髓成分的动态变化，为骨质疏松症研究提供了一个新视角。

4. DCE-MRI 可以通过观察骨质疏松症骨髓血流灌注情况，从另一个角度了解骨髓微环境，有望在骨质疏松症治疗靶点或疗效早期评估中发挥作用[9]。

5. PET/CT 通过监测骨髓对示踪剂的摄取量间接判断骨髓血流变化及成骨细胞的改变。相同时间内示踪剂峰值越高，示踪剂代谢越快，表示骨髓血流量越丰富，骨代谢越活跃，因而 PET 可从代谢角度评估骨质疏松症疗效的动态变化[10]。

（李　莉）

参 考 文 献

[1] Arnsten JH, Freeman R, Howard AA, et al. Decreased bone mineral density and increased fracture risk in aging men with or at risk for HIV infection. AIDS, 2007, 21（5）: 617-623.

[2] Kwan TS, Padrines M, Theoleyre S, et al. IL-6, RANKL, TNF-alpha/IL-1: interrelations in bone resorption pathophysiology. Cytokine Growth FR, 2004, 15（1）: 49-60.

[3] Tebas P, Powderly WG, Claxton S, et al. Accelerated bone mineral loss in HIV-infected patients receiving potent antiretroviral therapy. AIDS, 2000, 14（4）: 63-67.

[4] Brown TT, Qaqish RB. Antiretroviral therapy and the prevalence of osteopenia and osteoporosis: a meta-analytic review. AIDS, 2006, 20（17）: 2165-2174.

[5] Kinai E, Nishijima T, Mizushima D, et al. Long-term use of protease inhibitors is associated with bone mineral density loss. AIDS Res Hum Retroviruses, 2014, 30（6）: 553-559.

[6] Huang JS, Hughes MD, Riddler SA, et al. Bone mineral density effects of randomized regimen and nucleoside reverse transcriptase

inhibitor selection from ACTG A5142. HIV Clin Trials, 2013, 14（5）: 224-234.

[7] Engelke K, Adams JE, Armbrecht G, et al. Clinical use of quantitative computed tomography and peripheral quantitative computed tomography in the management of osteoporosis in adults: the 2007 ISCD official positions. J Clin Derisitom, 2008, 11（1）: 123-162.

[8] Qiu Y, Yao J, Wu X, et al. Longitudinal assessment of oxytocin efficacy on bone and bone marrow fat masses in a rabbit osteoporosis model through 3. 0-T magnetic resonance spectroscopy and micro-CT. Osteoporos Int, 2015, 26（3）: 1081-1092.

[9] 诸静其, 汤光宇. 定量动态增强 MRI 在骨质疏松中的研究进展. 国际医学放射学杂志, 2014, 37（4）: 347-350.

[10] Dyke JP, Aaron RK. Noninvasive methods of measuring bone blood perfusion. Ann NY Acad Sci, 2010, 1192（1）: 95-102.

第七节　血友病性关节病

【概述】

血友病（hemophilia）是由凝血因子缺乏或功能障碍引起的遗传性、出血性疾病，关节损伤是本病的标志。关节内反复出血，导致关节退行性改变，即血友病性关节病（hemophilic arthropathy, HA）。出血好发于膝关节、肘关节、踝关节等负重关节，以膝关节最常见。关节内出血致滑膜含铁血黄素沉积（synovial hemosiderin deposition, SHD）是 HA 发病的重要原因。

血友病患者可因输注受污染的凝血因子而感染 HIV。据报道，一些国家血友病合并 HIV 感染者已达到 70% ～ 85%。HA 临床主要表现为出血。黏膜出血以鼻出血、牙龈出血多见；关节内出血时则出现关节肿胀、疼痛、功能障碍等。晚期可继发骨性关节病或遗留关节强直、畸形。

【病理生理学】

根据患者病程可分为急性期、亚急性期和慢性期 3 期[1]，3 期的主要区别是关节积血时间长短、关节损害程度及炎症反应轻重。

1. 急性期（早期，关节内积血期）　滑膜出血进入关节腔，导致关节内积血，关节内压力升高，引起滑膜和关节囊肿胀，关节间隙增宽，关节结构基本保持正常。

2. 亚急性期（中期，全关节炎期）　关节内反复长期出血而无法及时吸收，导致滑膜增生，大量新生肉芽组织，血肿机化，含铁血黄素沉着，进而造成关节软骨侵蚀、吸收，关节面粗糙硬化，关节软骨下囊变，关节间隙狭窄和关节囊肥厚。

3. 慢性期（晚期，修复期）　关节内积血逐渐吸收、机化，骨质破坏，周围骨增生硬化，关节内大量纤维结缔组织增生，关节活动受限，轻者关节功能逐渐恢复，重者继发骨性关节病或遗留关节强直、畸形。

其他病理改变：骨内大量出血、液化坏死，可导致骨质囊状或地图样破坏，形成血友病性假瘤。

【影像学表现】

X 线平片是最早和最基础的用于 HA 的检查方法，但只能明确显示晚期关节骨质破坏，对 HA 的早期病变显示较局限。CT 除对评价轻微骨侵蚀有价值外，能进一步明确假瘤的大小与范围、病灶内的钙化与气体，以及肌肉受累情况。MRI 对软骨病变的显示具有独特优势，能够检出软骨的早期侵蚀，尤其是 MRI 的一些特殊序列能够在关节软骨形态改变之前显示软骨成分的变化。

1. X 线、CT　急性期表现为关节肿胀、密度增高，少数伴有关节间隙增宽。亚急性期在关节内反复积血的基础上并发关节结构损害，出现骨质疏松（图 7-7-1），软骨下骨质破坏囊变及骨端增大变方，股骨髁间凹增宽变深，方形髌骨等 HA 的特征性改变，X 线和 CT 能较好显示。慢性期表现为骨性关节面增生硬化（图 7-7-2），骨赘形成，关节内游离体，软组织钙化，严重者关节变形、脱位，关节强直。

2. MRI　急性期仅为关节内积血，由于出血时间较短，表现为 T_1WI 为低信号或等信号，T_2WI 为高信号；滑膜增厚，关节囊及周围软组织肿胀。亚急性期关节内反复出血、出血范围扩大、程度加重，关节腔、骨骼或周围肌肉内积聚不同时期的血肿，T_1WI 表现为略高信号或混杂信号，T_2WI 表现为高信号或混杂信号；关节间隙狭窄，股骨髁间凹增宽、加深等。慢性期出血减少，血肿逐渐吸收，因关节囊滑膜有含铁血黄素，T_1WI、T_2WI 均表现为以低信号为主的混杂信号或低信号；关节囊、肌肉和韧带肿胀程度减低，甚至萎缩、退变，继发骨性关节病或遗留关节强直、畸形[2]。

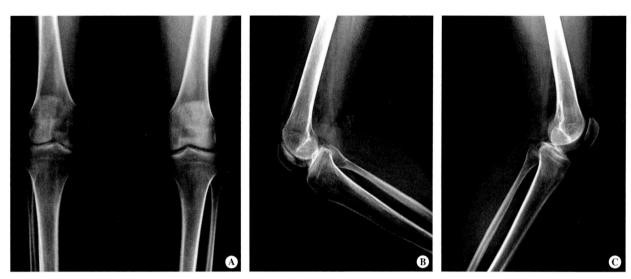

图 7-7-1 艾滋病相关 HA（1）
X 线示双侧膝关节骨小梁稀疏，骨密度降低，骨皮质变薄

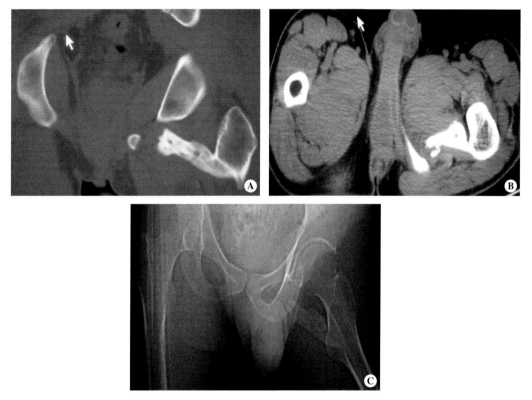

图 7-7-2 艾滋病相关 HA（2）
A、B.CT 示左侧股骨转子间与耻骨联合有带状骨化斑相连，形成骨桥；C.X 线示左侧股骨转子间与耻骨联合形成骨桥

【诊断要点】

1. HA 的诊断主要依靠临床表现、家族遗传病史和实验室检查。

2. 实验室检查发现凝血因子Ⅷ、Ⅸ缺乏可以明确诊断。

3. X 线和 MRI 可见骨骺增大变方、股骨髁间凹增宽变深、方形髌骨等 HA 的特征性改变。

【鉴别诊断】

1. 化脓性骨关节炎 累及一个或少数关节，局部持续出现红、肿、热、痛的炎症表现，有全身中毒症状。

2. 类风湿关节炎 长期、慢性病史，常累及四肢小关节，双侧关节对称发病，无出血史。实验室检查出现抗"O"、类风湿因子阳性，红细胞沉降率加快。

3. 退行性骨关节病　年龄较大，骨质增生明显。

4. 关节结核　病程较长，可有结核病史，膝、髋关节较多见。病变关节肿胀，冷脓肿形成，影像可见关节滑膜边缘环形强化。骨性关节面的边缘和非承重面可出现小的骨质侵蚀破坏，邻近骨骼骨质疏松明显。

【研究现状与进展】

1. MR 评分　为了判断 HA 的严重程度，需对其进行量化研究。目前最常见的是 Denver 评分[3]、欧洲评分[4]及进展和附加征象相配伍的 MR 评分[5]。Denver 评分根据关节病变的进展性改变进行评估，每项根据病情的轻重排列依次从 1 分到 10 分，以关节病变进展的最严重级别为最高分 10 分，且能对关节早期的滑膜和软骨改变进行半定量评价，显示早期的关节积液、滑膜增生等病变的严重程度，因此应用较广泛。Denver 评分 6 分显示严重滑膜增生，7 分显示骨质改变，因而认为 6 分是区别血友病性关节病轻度与严重病变的界限值。Denver 评分在 6 分以下的关节，评分最严重的征象为重度滑膜增生 / 含铁血黄素沉积，而评分在 7 分以上的关节中包含软骨下骨及软骨的改变，但仍存在关节积液 / 积血、软组织肿胀、滑膜增生 / 含铁血黄素沉积等征象，即 Denver 评分与关节病程和总出血次数有显著相关性。病程越长、出血次数越多，关节的 Denver 评分越高，MRI 表现破坏越严重[6]。

2. T_2 mapping　能够敏感地发现 HA 关节软骨的早期损伤，T_2 弛豫时间随着软骨缺损等级的增加而增加[7]。

3. DWI　有研究表明，HA 软骨的 ADC 值高于正常健康志愿者，随着关节软骨损伤分级的增加，软骨 ADC 值增加，提示 DWI 对 HA 关节软骨病变具有诊断价值，是诊断关节软骨早期变性的一种较为可靠的新方法。

4. SWI　由于 SWI 序列比常规序列对含铁血黄素沉积更敏感，特别是对于常规序列无法检测出的少量甚至微量含铁血黄素沉积有明显优势，因此对 HA 含铁血黄素沉积的准确评估具有重要

意义，有助于临床对 HA 进行准确评估。

5. Sodium（钠）MRI 技术　主要是通过钠显像来显示蛋白聚糖耗尽区域。正常软骨内存在高浓度钠聚集，病变处软骨内钠聚集浓度减低，因此对骨关节炎软骨早期蛋白聚糖浓集减少很敏感[8-10]，并可以作为检测 HA 早期病理改变的新方法。

6. 能谱 CT　HA 反复关节出血并逐渐加重的主要原因是滑膜炎症伴大量滑膜含铁血黄素沉积，能谱 CT 的铁基（水）图可定量测定感兴取区（ROI）的铁浓度，伪彩色图像可标记铁物质沉积区，因此通过能谱 CT 检查中的 CT 值和 FeC 可更直观地评估滑膜含铁血黄素沉积[11]。

（齐　石）

参 考 文 献

[1] 李景学，孙鼎元．骨关节线诊断学．北京：人民卫生出版社，1993.

[2] 陈平有，陈学强，周选民，等．血友病性关节病的 MRI 分析．放射学实践，2017，22（7）：731-733.

[3] Nuss R，Kilcoyne RF，Geraghty S，et al. MRI findings in haemophilic joints treated with radiosynoviorthesis with development of an MRI scale of joint damage. Haemophilia，2000，6（3）：162-169.

[4] Lundin B，Pettersson H，Ljung R. A new magnetic resonance imaging scoring method for assessment of haemophilic arthropathy. Haemophilia，2004，10（4）：383-389.

[5] Lundin B，Babyn P，Doria AS，et al. Compatible scales for progressive and additive MRI assessments of haemophilic arthropathy. Haemophilia，2005，11（2）：109-115.

[6] 李美霞，葛英辉，张玉霞，等．血友病性关节病的 MRI 表现及其与出血和病程的相关性．中国医学影像学杂志，2012，20（11）：817-818，822.

[7] Melchiorre D，Milia AF，Linari S，et al. RANK-RANKL-OPG in hemophilic arthropathy：from clinical and imaging diagnosis to histopathology. The Journal of Rheumatology，2012，39（8）：167-168.

[8] Madelin G，Poidevin F，Makrymallis A，et al. Classification of sodium MRI data of cartilage using machine learning. Magn Reson Med，2015，74（5）：1435-1448.

[9] Zbyn S，Brix MO，Juras V，et al. Sodium magnetic resonance imaging of ankle joint in cadaver specimens，volunteers，and patients after different cartilage repair techniques at 7T：initial results. Invest Radiol，2015，50（4）：246-254.

[10] Zbyn S，Mlynarik V，Juras V，et al. Evaluation of cartilage repair and osteoarthritis with sodium MRI. NMR Biomed，2016，29（2）：206-215.

[11] 卫淑芳，孙明华，高菲菲，等．CT 能谱成像评估血友病性关节病患者膝关节滑膜含铁血黄素沉积．中国医学影像技术，2018，34（6）：924-928.

第八章 软组织感染

第一节 细菌感染

一、先天畸形伴感染：瘘管及窦道

瘘管（fistula）是指各种原因引起的连接体外与空腔脏器或两个空腔脏器之间的病理性管道，前者称为外瘘，有外口和内口，通常有两个或两个以上开口，如肠瘘、肛瘘等；后者称为内瘘，仅有内口，如直肠膀胱瘘、胃结肠瘘等。瘘管的特点是经久不愈或时好时坏，通道形态多样，瘘管溢出物因其相连的器官不同而各异，可为消化液、胆汁、尿、脓液或其他分泌物[1]。

窦道（sinus）是由人体深部组织通向体表的管道，是一种只有外口而无内口相通的病理性盲管，古人形象地称其为"漏"。窦道是深部组织感染、坏死后形成的开口于黏膜或皮肤的盲性管道，可发生于软组织、脂肪、肌肉甚至骨质等。窦道可短可长，亦可变细或中断，它只有一个开口，不与体内空腔脏器相通，如慢性骨髓炎形成的窦道等。发生在腰骶部皮肤的窦道，将皮肤与神经组织相连，可通往颅腔或椎管，常引起反复发作性硬脊膜炎，因此一定要重视。窦道感染有一定的自愈倾向，但不是所有的窦道感染都能够自愈，严重的窦道感染可使人长期昏迷，甚至可以导致死亡[2]。

由于多数情况下瘘管与窦道感染都是因为软组织受到病菌感染而导致的，所以瘘管与窦道感染与软组织的病菌感染十分相似。在窦道感染的初期阶段，窦口周围皮肤可出现肿胀、发红的表现，时有明显疼痛。进一步发展，表皮出现圆形或锥形隆起，几乎是感染发生后数天即可见明显坏死，此即瘘管或窦道形成的时间。随着病情进展，坏死进一步加重，皮肤表面形成的隆起逐渐演化为

一个小脓头，表现为窦道外口红肿，常可见脓性分泌物流出，异味明显，可伴有发热等全身症状，尤其易发生在血液流量比较丰富的部位[3]。经抗生素治疗后多数好转，病情可反复发作，而演变为慢性炎症。实验室检查，外周血白细胞计数多升高，中性粒细胞增高，细菌学检查包括取创口分泌物做涂片及细菌培养，还可行药敏试验，根据结果及时制定及调整治疗方案。

影像学检查可对瘘管和窦道的位置、形态、内容物、范围、血运情况及其与周围组织的解剖关系做进一步的分析，为临床诊治提供重要的依据，并可与其他类似囊性病变相鉴别，同时有助于手术路径的选择。瘘管和窦道 X 线造影既能明确诊断，又可了解管道的走行，但对周围组织的改变及解剖关系显示欠佳。超声是常用的检查项目，方便、可重复性强，对于观察窦瘘的走行及其与邻近组织的关系及治疗前后的随访都有较大价值，不足是与操作者的技术水平有关。CT 多平面重建可较直观地显示窦瘘形态、走行及邻近组织合并感染情况。MRI 对软组织具有高分辨率，可清晰展现窦瘘及周围组织合并感染的情况，多序列、多方位成像可辨别病变内容物成分，对于合并脓肿感染的诊断优于超声及 CT 检查，且无须注入造影剂就能判断瘘管、窦道与邻近组织的关系，诊断具有独特的优势。

在感染的急性期，病变组织发生溶解坏死，主要以脓肿形成为主，外形规则，囊腔内充满脓液，囊壁完整，主要由坏死的炎性组织及纤维肉芽组织构成，伴有大量毛细血管和增生的结缔组织。炎症没有得到控制，进一步蔓延，可形成窦道及瘘管，通道形态多样，多细而狭长，瘘管及窦道的管腔内充满不健康的肉芽组织，其周围纤维结缔组织在慢性炎症、脓肿或异物的刺激下，逐渐

增生、肥厚。镜下表现为纤维组织增生、炎细胞浸润和异物巨细胞反应。窦瘘外口呈现突出的暗红色肉芽，合并少量分泌物溢出。有时瘘管及窦道外口也可暂时性闭合，但在间隔一段时间后，如果瘘管及窦道清除不彻底，导致残留的异物或坏死组织反复积聚，可使其经久不愈或反复发作。窦道、瘘管可在局部囊性扩大形成囊肿，因腔内容物的不同而分为表皮样囊肿及皮样囊肿。

窦道及瘘管可分为先天性和继发性，先天性瘘管出生时就存在，而继发性窦道、瘘管的形成主要是反复感染的囊肿、多种原因所致的伤口感染未得到及时有效的治疗，可与特异性、医源性感染有关。先天畸形是指胎儿期发育异常而导致组织、器官的大小、形态或结构上的异常。本节内容主要描述先天畸形伴感染所致的瘘管及窦道，主要阐述下述几种常见畸形并感染。

（一）甲状舌管囊肿

【概述】

甲状舌管囊肿（thyroglossal cyst）是颈部最常见的先天畸形之一，为甲状腺发生过程中，甲状舌管未退化或未完全退化消失而产生的，其占颈部先天性肿物的70%。甲状舌管囊肿可发生于自舌盲孔至胸骨上切迹之间的任何部位，以舌骨附近最为常见，张口伸舌时自觉肿块回缩上提，因其常位于颈中线上，故又称颈中线囊肿[4]。本病以男性居多，好发于小儿和青年，以舌骨上、下部位常见。临床上约1/3甲状舌管囊肿可并发感染，多由邻近咽部感染诱发形成。囊肿内常有上皮分泌物聚积，其破溃或感染切开引流后形成颈部皮下和舌底相通的瘘管，即甲状舌管瘘（thyroglossal fistula），经瘘管外口注入亚甲蓝，喉镜下见舌底处有蓝色液体溢出。瘘管局部表现为红、肿、触痛，瘘口可有分泌物（脓性）外溢，脓液进入呼吸道则可诱发肺脓肿[5]。

【影像学表现】

1. X线 颈部X线检查，通过向瘘管内引入阳性造影剂，管腔内有高密度造影剂显影有助于本病诊断。

2. 超声 可很好地显示内侧瘘口位置，对甲状舌管囊肿诊断的准确率可高达94%以上，并可进行术前穿刺检查引导。囊肿表现为颈前舌骨平面下囊性无回声液性暗区，多为单发囊肿，极少数可见薄壁分隔，囊肿后方回声增强。伴有感染时边界模糊，病灶内回声不均，为囊性、实性或囊实性，囊内可见不均匀高回声漂浮光点。形成瘘管则表现为条索状、管状走行的结构，走行可迂曲，不规则，沿管道走行可探及其与舌骨相连，超声表现为低或无回声暗区，管腔内见细弱点状回声，局部软组织增厚、回声增强，亦可见代表炎性渗出的网状低回声带，合并气体表现为高回声的反射伪影。

3. CT 囊肿表现为颈前部正中自舌盲孔至胸骨颈静脉切迹之间的囊性占位，可发生在任何部位，囊壁较薄，边缘光整，囊内容物密度较低。并发感染时囊壁增厚、毛糙，内容物密度不均，部分病灶内可见甲状腺组织密度影。瘘管形成表现为条状、管状软组织密度灶，管腔内坏死组织可呈更低密度区，病灶周围组织水肿，皮下脂肪层增厚，表现为片状模糊高密度影，或呈粗大条网状结构。增强扫描可显示管壁及周围组织有明显强化，经外瘘口注入造影剂后行CT检查可见瘘管内高密度影，更有助于明确诊断。

4. MRI 常规MRI平扫可显示囊肿内呈长T_1长T_2信号改变，囊肿合并感染时囊壁增厚、毛糙，形态不规则。局部脓肿形成，脓腔呈T_1WI低信号，T_2WI高信号，脓肿壁呈T_2WI等或稍低信号，增强扫描脓肿壁明显强化，DWI脓腔呈明显高信号。瘘管为条状、管状软组织信号灶，MRI可较清晰地显示瘘管内口及外口，并可显示脓液的流注方向及范围。瘘口周围软组织增厚水肿，皮下脂肪间隙模糊、消失，表现为交织成网状或斑片状异常的信号影，呈稍长T_1稍长T_2信号（图8-1-1），增强扫描时合并感染的囊肿壁及管壁明显强化。

【诊断要点】

1. 颈前近正中囊性包块，囊肿自发破溃或感染切开引流而形成瘘管，沿颈部皮下和舌底方向可触及索状物，好发于小儿和青年。

2. 瘘管外口注入亚甲蓝，喉镜下舌底处有蓝色液体溢出。

3. 超声表现为管状低或无回声暗区，走行迂曲，管腔内细弱点状回声，局部软组织增厚、回声增强，炎性渗出的网状低回声带，合并气体高回声的反射伪影。

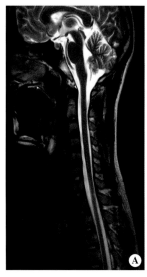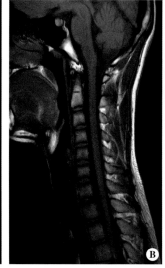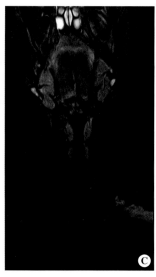

图 8-1-1 甲状舌管瘘伴感染

MRI 矢状面和冠状面示舌骨前方至皮下管状影，局部皮肤连续性中断，周围皮下组织呈不规则斑片状长 T_1 长 T_2 信号，T_2WI 脂肪抑制序列瘘管呈高信号

4. 颈部 CT 及 MRI 可见颈部正中囊性病变，合并感染时囊壁增厚、毛糙，形态不规则。瘘管表现为条状、管状软组织密度（信号）灶，其内合并坏死及脓液组织而致其密度（信号）不均匀，增强扫描显示囊壁及管壁有明显强化，病灶周围组织水肿，皮下脂肪层增厚，表现为炎性渗出改变，形成脓肿，DWI 上脓腔呈明显高信号。

5. 经外瘘口注入造影剂可清晰显示瘘管形态、走行，有助于明确诊断。

【鉴别诊断】

1. 颈部结核性瘘 多为纵隔淋巴结结核蔓延破溃导致，瘘口多位于胸骨上窝，既往可有颈胸部肿块的破溃史，排出物为干酪样物质而非脓性液体。胸部影像学检查可见结核浸润灶，临床病史及实验室检查等可与之鉴别。

2. 颈正中裂畸形 先天性颈正中裂也可表现为颈前侧中线的瘘管，临床较罕见，该病出生时已存在，长 3～5cm，宽 2～5cm，但因其外观隐匿，常被忽视，主要临床表现是发生于颈前中线的纵行方向皮肤畸形，多数在下端，偶见上端合并囊肿或瘘管，与舌骨无关，皮下软组织无皮肤附件而呈纤维化改变 [6,7] 可与本病相鉴别。

（二）鳃裂囊肿及瘘管

【概述】

鳃裂囊肿及瘘管（branchial cyst and fistula）是先天性胚胎发育异常所形成的颈侧部囊性肿块，多数学者认为系胚胎发育过程中鳃弓和鳃裂未能正常融合或闭锁不全所致，可发生于颈部的任何区域，范围广，部位深，结构复杂。根据鳃裂来源可将一侧颈部分为上、中、下 3 部分，其中以第 2 鳃裂发育异常多见（95%）[8]。第 3 鳃裂瘘管是由胚胎早期未完全退化的第三咽囊遗迹所形成，占 2%～8%，解剖学上，起自位于梨状窝基部（头端）的内口，穿过甲状舌骨膜，走行于喉上神经上方，最后止于甲状腺或其周围组织，主要表现为窦道和瘘管，外口位于胸锁乳突肌前缘下部。当无内外开口时即为囊肿，若外开口或内开口有一侧消失则为不完全瘘管，如内外相通，即为完全性瘘管。临床上多表现为无痛性颈部包块，生长缓慢，可发生于任何年龄，常见于儿童，无明显性别差异，多为单侧发病，当机体免疫力低下时，合并细菌感染的肿块可迅速增大并伴疼痛，炎症沿瘘管蔓延，造成周围局部组织反复感染或脓肿形成，甚至破溃流脓 [9]。

【影像学表现】

1. X 线 颈部 X 线检查、食管钡餐造影检查有助于诊断，此方法简便有效。X 线显示一侧颈部软组织内气液平面，是该病的特异性表现。

2. 超声 先天性鳃裂囊肿位于颈前皮下，多为形态规则的圆形、类圆形囊性无回声病灶，边界清，囊壁较薄，内部回声可呈多样性，不同表现与病史和囊壁的内衬上皮类型有关，内衬鳞状上皮的囊肿因迁延反复感染导致脱落上皮增多，使囊内声影呈密集、粗细不等、亮暗不均表现；中心分泌物为豆渣样或干酪样时则可表现为实性回声[9]；若病灶内出现黄色干酪样分泌物则可表现为囊实性回声。合并感染可见病灶内点状回声漂浮，肿物质地较软，加压时可变形，点状回声随肿物变形而移动，局部见不均匀结节伴强回声，与其他炎性病变不易鉴别。如肿物内出现气体强回声，则高度提示本病。鳃裂瘘管根据起源不同，常表现为条状、管状、大片状及不规则低回声或合并点状、气体样强回声，似"蝌蚪征"[10]。

3. CT 鳃裂囊肿表现为颈侧囊状占位影，边界清晰，周围组织可受压移位，囊肿合并感染时囊壁增厚，边缘不光滑，囊内容物密度增高且不均匀，周围脂肪组织模糊，增强扫描囊壁呈明显强化。瘘管为管状、条状软组织影，外口周围的软组织呈炎性改变，表现为皮肤增厚、皮下脂肪见网状高密度影。甲状腺受累时表现为边界模糊

不清，软组织内合并气体密度影，为特征性表现[11]。增强扫描瘘管管壁及周围软组织呈轻度或中度强化，脓肿病灶表现为软组织内圆形或类圆形分叶状块影，边界较清楚，病灶中央可见低密度坏死区，CT值为10～20HU，增强扫描脓肿壁明显强化，中央坏死灶无强化，并可见气液平面。CT瘘管造影经后处理重建对瘘管的走行、路径和范围显示更为清晰，有助于术前评估。

4. MRI 鳃裂囊肿表现为圆形、卵圆形或欠规则形囊性肿物，囊内信号视内容物成分而不同。当囊内液体清亮、较稀薄时呈长 T_1 长 T_2 信号，薄壁，少数病灶可见分隔；当囊内容物为黏液或胶冻样物时，T_1WI 为稍高或高信号，T_2WI 呈等、稍高或高信号；囊肿合并感染可形成继发性瘘管，囊壁增厚、毛糙，增强扫描囊壁及周围炎性病变可有不规则明显强化。鳃裂瘘管在 MRI 上显示为条状、大片状或不规则长 T_1 长 T_2 信号影，管腔内信号不均，T_2WI 脂肪抑制序列显示病变更为清晰（图8-1-2），增强扫描可见管壁明显强化。

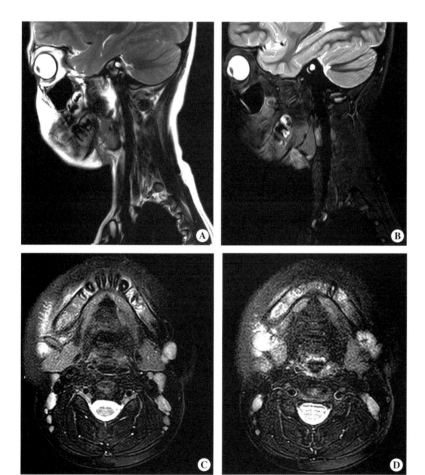

图 8-1-2 右鳃裂囊肿伴感染瘘管形成

MRI 矢状面及横断位示右侧颌下一囊状包块，呈长 T_1 信号影，T_2WI 脂肪抑制序列呈高信号，边界较清晰，可见管状影与皮下相连，局部皮下组织增厚，T_2WI 脂肪抑制序列网状高信号；病理考虑皮下炎性肉芽组织及坏死

【诊断要点】

1. 典型的好发部位：鳃裂囊肿多位于颈前三角区，胸锁乳突肌前方或深面，颈动脉鞘前方，上方达下颌角水平，下方可至甲状软骨水平[12]。

2. 临床表现为无痛性颈部包块，生长缓慢，常见于儿童。合并感染时肿块可迅速增大，伴有疼痛，周围局部组织可反复感染、破溃。

3. 影像表现：鳃裂囊肿一般为长轴纵向的椭圆形囊性或囊实性肿物，边界清晰。合并感染时囊壁增厚、毛糙，增强扫描囊壁及周围炎性病变不规则明显强化。

4. 囊肿合并感染形成继发性瘘管，为管状、条状软组织影，超声表现为无回声液性暗区，CT 为低密度灶，MRI 表现为长 T_1 长 T_2 信号病变，管腔内部回声、密度、信号增高且不均匀，病变与周围组织结构界线欠清，增强扫描管壁呈明显强化。

【鉴别诊断】

1. 囊性淋巴管瘤　多见于 2 岁以下儿童，颈部囊性淋巴管瘤常见于胸锁乳突肌后、颈外侧部或锁骨上窝，影像检查可表现为多房或单房的囊性病灶，常呈浸润性生长，无明显边界，无明显强化。

2. 颈部蜂窝织炎及脓肿　颈部蜂窝织炎是皮肤及皮下组织的急性、弥漫性化脓性感染，局限于真皮、皮下组织和浅筋膜，多由皮肤或软组织损伤后、溃疡及异物残留引起感染，病原体多为溶血性链球菌、金黄色葡萄球菌，也可由无芽孢厌氧菌等引起，病灶直接蔓延或经由血液、淋巴循环传播而发生。当炎症局限形成脓肿时，影像检查可显示为叶状的肿块影，部分病变内部可见气体影，病变迁延可形成窦道，依据临床及影像学表现可与本病相鉴别。

3. 急性化脓性甲状腺炎　由于甲状腺血液及淋巴供应丰富，有较厚且完整的纤维包膜，不易发生感染。急性化脓性甲状腺炎易发生在儿童、老年人及免疫力低下者，临床多见新生儿期颈部进行性增大的炎性肿块，可伴发脓肿及瘘管形成。当发生在一侧颈部、经常复发时，与鳃裂囊肿及瘘管合并感染鉴别有一定困难，主要依靠临床表现及影像学检查区别，鳃裂囊肿及瘘管甲状腺组织常受压、受侵，而非甲状腺本身病变。

4. 神经鞘瘤　颈部神经鞘瘤是来自神经髓鞘施万细胞的良性肿瘤，好发年龄为 20～30 岁，位于颈椎旁，影像学表现为囊变组织伴少量的实性部分，增强扫描病变内实性部分明显强化，其典型表现为与肿瘤一端或两端相连的低回声神经干，本病瘘管呈软组织影及管腔内有坏死及脓液等成分可与之鉴别。

5. 颈部结核性瘘管　淋巴结结核伴坏死液化时，其囊壁较厚，内壁不规则，边缘可模糊，增强扫描囊壁强化明显，呈厚壁环状强化。既往可有颈胸部肿块的破溃史，排出物为干酪样物质，胸部影像学检查可见结核浸润灶，临床病史及实验室检查等可鉴别。

6. 皮样囊肿及表皮样囊肿　皮样囊肿部位特定，多位于口底正中，其内常含脂肪成分，CT 或 MRI 在密度或信号上具有特征性改变。表皮样囊肿青少年好发，为紧贴皮肤层的病变，病灶通常较小，囊内密度(信号)混杂，增强扫描囊壁可有轻度强化。

（三）皮毛窦

皮毛窦（dermal sinus）是由上皮内衬、开口于中线皮肤的管道，由于胚胎早期神经管与表面嵌入的皮肤未能分开所致，常合并脊柱裂及脊髓纵裂，小儿多见。脊髓纵裂畸形（split cord malformation，SCM）是指胚胎发生学来源相同的双干脊髓，即脊髓或终丝矢状裂开，最近的学说认为早期胚胎外胚层与内胚层粘连，形成副神经－源肠管，间充质填充包绕将脊索分离成左右两个部分，最终形成了分裂的脊髓。分隔脊髓的间隔为骨性、软骨性或纤维性，间隔向后贯穿脊髓甚至可达椎板。脊髓纵裂畸形分为 2 型，Ⅰ型是指双半侧脊髓位于各自独立的硬膜管内，中间有软骨或骨性间隔；Ⅱ型是指双半侧脊髓位于同一硬膜管内，被软的纤维性间隔分开，此型伴有典型的背部浓密毛发、累及椎管和脊髓的皮毛窦。

小儿皮毛窦系后背中线枕部及腰骶部窦道，皮毛窦一般由窦口、窦道和囊肿 3 部分组成。窦道外口常见于背、腰、骶部及顶、枕部中线，窦道的内外口可处于不同水平面，有时可相差 2～5 个椎体水平，窦道内口可因压力而扩张为一个或多个皮样或上皮样囊肿而形成盲端，盲端多位于硬膜内及脑脊髓膜外，少数位于鞘内或硬膜外。约 50% 窦道终端可伴有皮样囊肿，皮样囊肿富含皮脂腺和毛囊，极易受到细菌感染，感染后可并发窦口周围脓肿，通过窦道蔓延使感染进一步扩散，发生椎管内感染甚至化脓性脑膜炎。皮毛窦的预后与有无中枢神经系统感染相关，研究表明，合并神经系统感染患者的预后比仅反复皮肤感染患者的预后差[13]。皮毛窦患者是否会合并神经系统感染需综合评判，一旦确诊，应尽早手术治疗。

【影像学表现】

1. X 线　脊柱平片可提示隐性脊柱裂，椎管造影可显示椎管内占位性病变。

2. 超声　窦道呈低回声，粗细及长短不一，椎管外的窦道常垂直走行，进入椎管后则纵向走行。在椎管外软组织、硬膜外脂肪及硬膜高回声的衬托下，窦道的形态、走行较易分辨。上皮样或皮样囊肿多呈椭圆形，囊壁呈等或稍高回声，囊内呈低回声，可均匀或不均匀。当合并椎管内感染时，由于感染和粘连，解剖关系模糊，难以分辨病变与脊髓的关系。

3. CT　相对于 MRI 检查，CT 可明确定位及定性椎管内的皮样囊肿，表现为边界较清楚的圆形或卵圆形低密度肿块，由于含有脂肪成分，CT值通常为 $-80 \sim -20$ HU，有时可合并钙化，增强扫描无明显强化。CT 平扫显示窦道为管状影，部分常显示不清，注入造影剂后扫描可显示窦道全貌，通过三维后处理技术可清晰显示脊柱裂形态及脊髓纵裂情况。

4. MRI　作为皮毛窦的主要检查手段，椎管内囊肿 T_1WI 序列高信号，T_2WI 为不均匀混杂高信号，脂肪抑制序列囊内脂肪信号消失。窦道显示为管状或条状 T_1WI 低信号，T_2WI 等低信号影（图 8-1-3），当窦道中有脓液时 T_2WI 呈高信号，增强扫描脓肿壁及炎性组织明显强化，DWI 脓腔呈明显高信号，具有特征性改变。矢状面扫描可显示窦道全貌。脊髓纵裂表现为脊髓内纵向走行的异常信号影，T_1WI 低信号，T_2WI 高信号，横断位可显示脊髓左右分离成两个半髓，中间纤维间隔呈 T_1WI、T_2WI 低信号，向远端走行可重新融合。皮毛窦合并中枢神经系统感染时，如并发脑脓肿、脑梗死、脑积水等改变，MRI 检查亦可明确诊断。

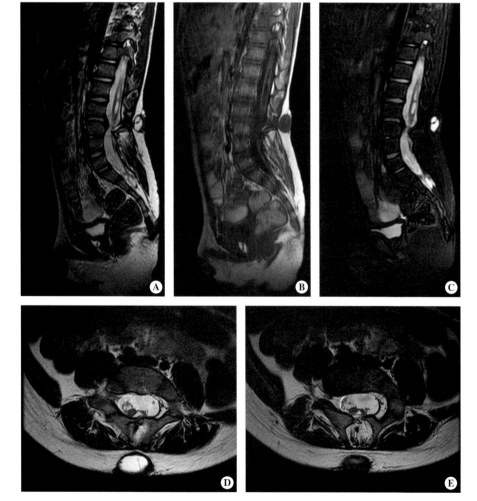

图 8-1-3　脊髓纵裂畸形并腰背部皮毛窦

MRI 矢状面及横断位示 $L_3 \sim L_5$ 椎管增宽，后方椎板分离，脊髓中央见纤维间隔影。后背中线皮肤见一囊性病变，呈稍长 T_1 长 T_2 信号影，一端开口于皮肤，另一端可见条状窦道与硬膜内相连

【诊断要点】

1. 后背中线枕部及腰髓部开口于皮肤的管道，一般由窦口、窦道和囊肿 3 部分组成，约 50% 窦道终端可伴皮样囊肿，常合并脊柱裂及脊髓纵裂。

2. 本病主要依靠影像学检查诊断，脊柱 X 线平片和 CT 扫描后重建可提示隐性脊柱裂存在。皮样囊肿含有脂肪成分，CT 及 MRI 检查均有特征性改变。

3. 脊柱 MRI 是本病最有效的检查方法。MRI 的多平面扫描可清晰显示脊髓形态、圆锥位置、皮肤窦道及窦道和囊肿的关系，合并脓肿时，DWI 序列脓腔呈明显高信号。

4. 合并感染，窦口周围脓肿形成，易并发椎管内感染甚至引起化脓性脑膜炎，腰穿有可能引起感染及脓肿扩散，需在影像学定位后进行。

【鉴别诊断】

1. 化脓性脑膜炎 临床上典型化脓性脑膜炎起病急，伴有全身中毒症状，不伴有背部皮肤炎性改变，亦不合并脊柱畸形等病变。

2. 结核性脑膜炎 患者有其他部位结核病史，多呈急性或亚急性起病，脑脊液外观无色透明或微黄。本病引起的脑膜炎常为隐匿发病，病程迁延反复且多无全身症状，脑脊液浑浊，临床查体发现背部较隐匿的窦道外口应考虑本病，影像学检查可证实皮毛窦的存在。

3. 皮脂腺囊肿 与本病窦道终端合并皮样囊肿时相鉴别，前者是皮脂分泌物潴留淤积性疾病，青年人多见。以病损部的黑头粉刺和囊肿感染为主要表现，多发于面、前胸及背部，其表面与皮脂腺紧密粘连，但与深层组织不粘接，囊内可见皮脂腺碎片，不伴有中枢神经系统感染症状。

4. 脊膜膨出 新生儿严重先天脊髓畸形，见于颈部至腰骶部脊柱的任何区域，为背部中线的囊性包块，大小不等，基底宽窄不一，与脊膜囊相连，表面皮肤正常，无合并局部感染等可与本病相鉴别。

（宋继业 苏 娜）

参 考 文 献

[1] Jaswal A, Jana AK, Sikder B, et al. Simultaneous complete branchial and thyroglossal fistula-a rare presentation. Indian J Otolaryngol Head Neck Surg, 2008, 60（1）: 94-96.

[2] Lee CS. Congenital dermal sinuses: an clinical analysis of 20 cases. J Korean Neurosurg Soc, 2005, 37（1）: 29-33.

[3] 王永灵, 黄纲, 阙华发, 等. 中医外治疗法治疗体表窦道及瘘管. 中医外治杂志, 2011, 20（6）: 41-43.

[4] Ren W, Zhi K, Zhao L, et al. Presentations and management of thyroglossal duct cyst in children versus adults: a review of 106 cases. Oral Surg Oral Med Oral Pathol Oral Radiol Endod, 2011, 111（2）: 51-56.

[5] Ranga U, Aiyappan SK, Veeraiyan S. Computed tomography fistulography demonstrating thyroglossal fistula: a case report. Oral Surg Oral Med Oral Pathol Oral Radiol, 2012, 114（3）: 48-50.

[6] 赵利敏, 李晓艳. 先天性颈正中裂 1 例. 中国耳鼻咽喉头颈外科, 2012, 19（4）: 224.

[7] Thottam PJ, Bathula SS, Poulik JM, et al. Complete second branchial cleft anomaly presenting as a fistula and a tonsillar cyst: an interesting congenital anomaly. Ear Nose Throat J, 2014, 93（10/11）: 466-468.

[8] Bajaj Y, Ifeacho S, Tweedie D, et al. Brachial anomalies in children. Int J Pediatr Otorhinolaryngol, 2011, 75（9）: 1020-1023.

[9] 胡麦果. 高频超声诊断儿童鳃裂囊肿和鳃裂瘘管. 中国医疗器械信息, 2018, 24（22）: 101-103.

[10] 张波, 杨筱, 姜玉新, 等. 鳃裂囊肿和鳃裂瘘管的超声成像特征. 协和医学杂志, 2014, 5（3）: 312-317.

[11] Thomas B, Shroff M, Forte V, et al. Revisiting imaging features and the embryologic basis of third and fourth branchial anomalies. AJNR Am J Neuroradiol, 2010, 31（4）: 755-760.

[12] Chauhan NS, Sharma YP, Bhagra T, et al. Branchial fistula arising from pyriform fossa: CT diagnosis of a case and discussion of radiological features. Clin Imaging, 2012, 36（5）: 591-594.

[13] 向寰宇, 唐汉钧, 阙华发, 等. 祛腐生肌法为主治疗复杂性窦瘘 103 例. 上海中医药杂志, 2005, 39（4）: 34-36.

二、脂膜炎

【概述】

脂膜炎（panniculitis）是原发于皮下脂肪组织的非化脓性的炎症性疾病，以 30 ～ 50 岁女性多见，该病病因不明确，发病可能与感染、外伤、缺血和自身免疫反应等有关，在血管炎、风湿病、肉芽肿疾病及恶性肿瘤患者中发病率较高[1]。全身脂肪组织均可受累，以皮下脂肪层及腹腔脂肪多见。主要特征为皮下结节、发热及内脏损害，此外临床上还有反复出现的全身不适、咳嗽、关节痛、腹痛等症状，皮下结节常多发、对称及成群分布，结节多有疼痛感及触痛。本病多为慢性病程，病变痊愈后皮肤可留有色素沉着及程度不等的凹陷性萎缩。由于其临床表现及实验室检查尚缺乏特异性，因此容易造成临床误诊。

根据发病部位、累及脂肪范围的不同，脂膜炎分为皮肤型和系统型，前者病变仅累及皮下脂肪组织，系统型主要合并内脏受累，呈多脏器损害，最常见的受累脏器是肝和肾，主要原因是脂肪组织异常代谢及免疫损伤，其他受累系统包括肺、心脏等，合并有内脏受累的脂膜炎患者预后较差。本章节主要阐述皮肤型脂膜炎，即皮下脂膜炎[2]。

几种特殊类型的脂膜炎：

（1）特发性小叶性脂膜炎（Weber-Christian综合征）：是原发于脂肪小叶的异质性炎症。

（2）寒冷性脂膜炎：是一种物理性脂膜炎，寒冷环境为直接致病因素[3]。

（3）新生儿皮下脂肪坏死：多见于足月新生儿，表现为局限性，硬度如橡皮的红色、紫红色或暗紫色皮下结节，好发于面颊、臀部、大腿外侧及肩背部，本病有自限性[4]，一般无瘢痕形成。

（4）皮脂类固醇激素后脂膜炎：多见于儿童肾炎、白血病、风湿热等需使用皮质类固醇激素治疗的患者，发生在停服或服药量骤然减少后，好发于面颊、肩背部及臀部，增量或再应用皮质类固醇激素后可自行消退。

（5）外伤性脂膜炎：常有明确的外伤史，病变部位脂肪细胞受到外伤后发生坏死，局部形成水肿、炎症及红斑，可触及皮下结节，结合病理检查可诊断，本病为自限性疾病，如形成纤维团块或较大结节可选择手术切除。

【病理生理学】

皮下脂肪层由脂肪细胞所构成的小叶及小叶间的结缔组织间隔组成。因病理改变不同，皮下脂膜炎可分为结节型脂膜炎、液化型脂膜炎、钙化型脂膜炎。结节型脂膜炎表现为皮下大小不等的结节，多小于2cm，亦可为较大结节，病理表现为小叶内脂肪细胞变性、坏死，随着病程的延续，结节型脂膜炎部分结节可自行破溃，发展为液化型脂膜炎。病变后期呈纤维化改变，血管壁及内膜的增厚，导致皮下脂肪组织的血供相对减少，发生营养不良，出现转移性钙盐沉积。

脂膜炎病理分期对该病早期诊断有重要价值，按病理进展过程分为三期[5]：第一期为急性炎症期，以充血、水肿为主，表现为脂肪变性及炎性细胞浸润；第二期为吞噬期，本期在水肿基础上出现变性坏死，伴明显纤维化、硬化及粘连，组织细胞吞噬大量坏死组织成为巨噬细胞，周围可见少量淋巴细胞和浆细胞浸润及成纤维细胞增生，形成脂质肉芽肿；第三期为纤维化期，脂肪组织萎缩、

纤维化和钙盐沉着。早期组织活检，切除足够量的标本行病理切片检查对本病明确诊断尤为重要[6]。

【影像学表现】

影像学检查结合临床资料对本病有一定的诊断价值，但最终确诊仍需依靠病理学检查。普通X线检查对钙化型脂膜炎有一定诊断价值，对结节型、液化型脂膜炎诊断意义不大。超声检查费用低，方便快捷，可行床旁及多次检查，且无辐射，能清晰显示皮下组织内病变的范围、形态，病灶内回声情况，临床应用广泛。多平面CT重建能较好地显示病变的范围及形态。MRI具有较高的软组织分辨率，可较清晰显示脂肪、软组织成分及周围组织受累情况。

1. 超声

（1）结节型脂膜炎：正常皮肤组织呈均匀的低回声，皮肤内可见少量间隔回声，表皮与真皮层结构界线清晰，较平整。结节型脂膜炎皮下脂肪组织增厚，回声增强、不均匀，呈大片状高回声，其内可见网格样、条样低回声带，边界不清，结节呈高回声或混合回声，CDFI病变区可见点状血流信号或未见明显血流信号。

（2）液化型脂膜炎：表现为单个或多个不规则低回声区，病变呈结节状、片状，边界较清晰，周围脂肪组织显示模糊，CDFI未探及血流信号。

（3）钙化型脂膜炎：表现为条形或不规则强回声光团，后方伴声影。

2. CT

（1）结节型脂膜炎：病灶仅位于皮下脂肪组织内，部分与皮肤关系密切，局部皮下组织肿胀、增厚，可见结节状、斑片状高密度影，呈簇状、对称性分布，边界清晰，周围脂肪组织呈粗大的条网状结构，病变未侵及肌层组织，增强扫描多无明显强化，CT多平面重建可清晰显示病变累及范围（图8-1-4）。

（2）液化型脂膜炎：皮下脂肪组织增厚、密度增高，内可见结节灶及稍高密度斑条状影、网格影，病变形态不规则，密度不均，边缘模糊，增强扫描病变内坏死区无强化。

（3）钙化型脂膜炎：皮下脂肪层内多发、大小不等的结节状及条网状高密度影，合并不均匀钙化，与邻近脂肪组织分界清晰，增强扫描多无明显强化。

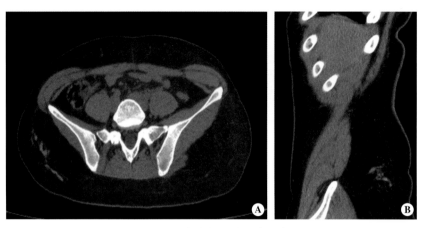

图 8-1-4　右髂部结节型脂膜炎
CT 横断位和矢状面示右髂部皮下脂肪层内结节状、斑片状高密度影，簇状分布，边界尚清晰，病变周围脂肪组织呈条网状结构，病变未侵及肌层组织

3. MRI

（1）结节型脂膜炎：皮下脂肪组织内见多发斑片状、结节状异常信号，亦可表现为类圆形肿块，与表皮组织粘连明显，部分为对称性改变。在急性炎症期，T_1WI 序列呈低信号，T_2WI 脂肪抑制序列呈稍高信号，边界不清，皮下脂肪模糊，呈网格样改变，邻近肌肉组织未见明显异常信号，增强扫描轻度或无明显强化；病变进程至纤维化期，T_1WI 及 T_2WI 呈略低信号，或 T_2WI 呈絮状稍高信号，与正常脂肪组织境界清晰。

（2）液化型脂膜炎：表现为皮下脂肪组织内不均匀异常信号，呈多发结节状、斑片状影，T_1WI 为低信号，T_2WI 脂肪抑制序列呈中心高信号、周围低信号影，边缘模糊，与邻近组织分界欠清，皮下脂肪呈网格样稍高信号，增强扫描病变内坏死区无明显强化。

（3）钙化型脂膜炎：MRI 显示为 T_1WI 及 T_2WI 低信号灶，本型行 MRI 检查易漏诊，可结合 CT 及 X 线检查明确。

【诊断要点】

1. 本病是累及皮下脂肪组织的非化脓性炎症，是一种少见疾病，以 30～50 岁女性多见。全身脂肪组织均可受累，以皮下脂肪层及腹腔脂肪多见[7]。

2. 皮肤型脂膜炎仅累及皮下脂肪组织，不侵及深层的筋膜及肌肉组织，临床表现为皮下结节，伴有全身不适、发热等症状。

3. 主要病理改变为各种原因导致的皮下脂肪组织损伤、变性坏死，而继发炎性改变，病理类型分为结节型脂膜炎、液化型脂膜炎、钙化型脂膜炎。

4. 病灶位于皮下脂肪层内，与皮肤关系密切，呈结节状、斑片状影，多簇状、对称性分布，边界清晰，周围脂肪组织呈粗大的条网状结构，CT 表现为稍高密度影，MRI 显示为 T_1WI 稍低、T_2WI 稍高信号灶，增强扫描多无明显强化。CT 对钙化型脂膜炎显示清晰，敏感性高。

【鉴别诊断】

1. **其他型脂膜炎**　硬红斑表现为慢性的皮下结节伴溃疡、萎缩性瘢痕性皮损，且久治不愈，取中晚期皮损且深度足够的组织做病理活检可鉴别[8]；结节性红斑以反复发作与成批出现的皮下结节为特征，结节消退后局部皮肤出现程度不等的凹陷和色素沉着，结节每隔数周或数月反复发作，结合临床可与本病相鉴别。

2. **皮下脂膜样 T 细胞淋巴瘤（SPTCL）**　是一种罕见的以皮下组织浸润为主的外周 T 细胞淋巴瘤[9, 10]，多见于 20～50 岁人群，肿瘤常迁延数年，皮肤损害好发于肢体，常导致脂肪广泛坏死，该病发病早期无特异性的临床特征，与结节型脂膜炎不易鉴别，二者同样表现为高热、全血细胞减少、出血倾向及肝脾大，多发的皮下结节或肿块，可无压痛，但 SPTCL 脂肪组织中有肿瘤细胞浸润，组织病理学可与脂膜炎鉴别。

3. 皮下蜂窝织炎　蜂窝织炎可见病变区的组织弥漫性增厚、水肿，皮下脂肪层呈片状模糊影或粗大条网状结构，皮下脂肪与肌肉界线模糊，肌束间脂肪层移位、模糊或消失，注入造影剂后病变组织可呈明显持续强化，合并积液时可见皮下组织与肌肉之间较均匀的液体密度影。结节型脂膜炎病变相对局限，仅限于皮下组织，未侵及肌肉层，病变呈结节或斑片影，边界较清晰，病变皮肤可显示正常。

4. 皮脂腺囊肿　与液化型脂膜炎鉴别，是皮脂分泌物潴留淤积性疾病，青年人多见，多为单发，圆形囊性密度（信号）影，表面光滑，皮肤颜色可正常，无血流信号。皮脂腺囊肿存在于皮内，其表面与皮脂腺紧密粘连，而很少侵入皮下与深层组织粘连，囊内因混杂皮脂腺碎片而密度（信号）不均匀，可与本病相鉴别。

参 考 文 献

[1] Odom RB，James WD，Berger TG. 安德鲁斯临床皮肤病学. 第9版. 徐世等译. 北京：科学出版社，2004.

[2] 刘元军，李晓明. 脂膜炎的临床研究进展. 西南军医，2012，14（1）：111-113.

[3] Badri T，Kenani N，Benmously R，et al. Isolated genital annular lichen planus. Acta Dermatovenerol Alp Pannonica Adriat，2011，20（1）：31-33.

[4] Kuboi T，Kusaka T，Okazaki K，et al. Subcutaneous fat necrosis after selective head cooling in an infant. Pediatr Int，2013，55（2）：23-24.

[5] Kralj D，Ceroved M，Anic B. Etiology of erythema nodosum in rheumatology outpatient clinic. Lijec Vjesn，2011，133（12）：370-376.

[6] Kisacik B，Onat AM，Pelilivan Y. Multiclinical experiences in erythema nodosum：rheumatology clinics versus dermatology and infection disease clinics. Rheumatol Int，2013，33（2）：315-318.

[7] Mert A，Ozaras R，Tabak F，et al. Primary tuberculosis cases presenting with erythema nodosum. J Dermatol，2004，31（1）：66-68.

[8] 赵辨. 中国临床皮肤病学. 第3版. 南京：江苏科学技术出版社，2010.

[9] 熊绪峰，刘立新. 皮下脂膜炎样T细胞淋巴瘤28例临床病理特征. 中国医药科学，2013，3（5）：141-142.

[10] Risulo M，Rubegni P，Sbano P，et al. Subcutaneous panniculitis lymphoma：erythema nodosum-like. Clin Lymphoma Myeloma，2006，7（6）：239-241.

三、蜂窝织炎

【概述】

蜂窝织炎（cellulitis）是皮肤及皮下组织的急性弥漫性化脓性感染，局限于真皮、皮下组织和浅筋膜，不累及深层筋膜和肌肉，多为皮肤或软组织损伤后、溃疡及异物残留引起感染，原发感染病灶直接蔓延或经由血液、淋巴循环传播而发生。常见的危险因素包括血管功能不全、糖尿病患者及免疫抑制患者，亦可继发于手术、既往血栓性静脉炎、既往创伤或右心衰导致的静脉或淋巴损害。本病可于任何年龄发病，某些患者可复发，成人好发于四肢及颜面部，儿童好发于颜面部及肛周。它可以由各种微生物引起，主要病原体多为溶血性链球菌、金黄色葡萄球菌，也可由无芽孢厌氧菌等引起，其中化脓性链球菌和金黄色葡萄球菌是最常见的致病菌[1]。

根据感染的部位蜂窝织炎分为2类：①表浅的蜂窝织炎，表现为局部皮肤明显红肿，并迅速向周围扩大，中央区呈暗红色，边缘稍淡，红肿皮肤与周围正常皮肤组织无明显的界线，压痛明显。②深部急性蜂窝织炎，局部皮肤红肿虽不明显，但有患处肿胀和深压痛，出现寒战、高热、头痛等明显的全身症状，如病情未能及时控制，血管血栓形成，组织坏死向更深层扩展可进一步形成坏死性筋膜炎。有个别低毒性致病菌引起的软组织肿胀，病史不典型，病程长，缺乏较典型的临床征象，有时很难与肿瘤相鉴别。临床上下述2种特殊部位的蜂窝织炎要格外重视。①眼眶蜂窝织炎：是一种严重的蜂窝织炎，可引起永久性视力丧失，并可蔓延至颅内，引起败血症，危及生命[3,5]。②颌下、口底蜂窝织炎：局部感染使颈部皮下组织弥漫性肿胀，易导致声带及喉头水肿，患者出现声音嘶哑，可有喘鸣音，严重者压迫气管阻碍通气造成呼吸困难，病情危急，当非手术疗法无效时，更应及早切开减压以防窒息。

实验室检查有助于本病的诊断。①外周血化验：白细胞总数升高，中性粒细胞增多，C反应蛋白升高和红细胞沉降率加快。②病原学检查能明确病原体，从而进一步进行针对性治疗。快速抗原检测试验具有较高的特异性，可快速得到结果，易于临床推广，但敏感性较细菌培养略低。

【病理生理学】

单纯急性蜂窝织炎病变广泛，没有边界，向四周迅速扩散，表现为局部组织明显的充血、水肿，与正常组织界线不清，基于主要致病菌溶血性链球菌分泌的透明质酸酶能降解疏松结缔组织的透明质酸，分泌的链激酶能溶解纤维素，使得各种细菌易于通过组织间隙和淋巴管，并进一步扩散；局部的淋巴水肿导致细菌在此停滞，并成为其生长的优良培养基。显微镜下可见大量中性粒细胞弥漫性浸润，与周围组织界线不清。此类蜂窝织炎一般不发生明显的组织坏死和溶解，痊愈后一般不留痕迹。

晚期病例或受强毒性感染者，蜂窝织炎可表现为以积气和脓肿形成为特点的坏死性蜂窝织炎：①厌氧菌或产气杆菌感染引起的炎症，可在组织中产生气体，显微镜下可见中性粒细胞浸润，病变可能发展为组织坏死和溶解。②细菌毒性强、抗生素使用不恰当。细菌产生的毒素使局部组织坏死，主要是金黄色葡萄球菌引起，其所具有的凝血酶使渗出的纤维蛋白原转化成纤维素，坏死的炎性组织经过酶的溶解形成脓液，周围未坏死的炎性组织有大量纤维素渗出形成腔壁，脓腔壁有大量毛细血管和增生的结缔组织。一旦脓肿形成，需立即排脓引流，否则脓液容易沿筋膜间隙蔓延和扩散，形成多间隙脓肿，亦可沿淋巴道、血行播散，容易引起脓毒血症[2]。

【影像学表现】

X线平片对软组织病变的评价非常有限，当病变可疑累及骨关节组织时，或合并钙化、积气，或需要除外金属异物时应用。超声是一种方便和可移动的成像技术，可以在患者的床边进行检查，适用于浅表或小病灶的检查和随访，因为无电离辐射，对于儿童和孕妇可作为首选检查方法，但超声对操作者依赖性强、检查结果的非特异性使其有一定的局限性。CT对软组织异物和气体及深部病变、含钙化病变都有较高敏感性，CT具有各向同质性，其多平面的软组织重建可较好地显示、评价各种感染性病变，骨重建还可观察邻近骨质的改变及病变内钙化灶。CT引导下经皮针吸活组织检查可帮助进一步明确诊断。MRI可利用不同序列，观察组织信号的改变，尤其是 T_1WI 增强检查对蜂窝织炎充血、组织水肿显示清晰，能明确感染的范围，以及有无深层筋膜、肌肉的受累，较X线平片和CT更为敏感，其较高的软组织分辨率及无电离辐射等特点成为临床主要应用的检查方法。

通常炎症的不同类型及病理改变的各阶段所对应的影像表现亦有不同，本节就单纯蜂窝织炎，以及以积气和脓肿形成为特点的坏死性蜂窝织炎

的影像表现分述如下。

1. X线

（1）单纯蜂窝织炎：病变局限性或弥漫性肿胀，皮下组织与肌肉之间界线模糊不清，发生于肢体病变，可见患肢明显肿胀增粗，脂肪间隙模糊、消失，病变区出现条索样或网状密度增高影，边界不清，组织层次模糊。

（2）合并脓肿形成：边界相对较清楚，密度高低不等，邻近肌肉束可受压移位。

（3）产气性皮下蜂窝织炎：皮下软组织或肌束间串珠样小气泡或条带状透亮影，气泡大小不一致，可相互融合。

2. 超声

（1）单纯蜂窝织炎：声像图可见病变区软组织肿胀，皮下组织弥漫性回声增强，其间可混杂代表炎性渗出的网状低回声带，病变边界不清，追踪探查可见病变组织与正常皮下组织逐渐相移行，彩色多普勒显示病变区周围散在少许血流信号。

（2）合并脓肿形成：脓肿的病变区与正常周围组织有较清晰的界线，触诊有波动感，声像图表现为皮下软组织内边界较清楚的圆形、椭圆形或不规则的无回声区。超声在显示液性病灶方面具有很好的敏感性，能引导穿刺针的进针方向进行病灶的抽吸。

（3）产气性皮下蜂窝织炎：弥漫肿胀组织中可发现区域性小气泡，表现为高回声的反射伪影。

3. CT

（1）单纯蜂窝织炎：可见病变区域的组织增厚和水肿，皮下脂肪层增厚，CT平扫表现为片状模糊稍高密度影，或呈粗大的条网状结构，皮下脂肪与肌肉界面模糊，肌束间脂肪层移位、模糊或消失。增强扫描病变组织呈较明显的网状、斑片状持续强化。合并积液时可见皮下组织与肌肉之间较均匀的液体密度影（图8-1-5）。

（2）合并脓肿形成：脓肿多位于皮下较表浅处，可于肿胀的软组织内见圆形或类圆形的团块状影，大小不等，边界比较清楚，密度不均匀，病灶中央可见低密度坏死区，CT值10～20HU。增强扫描病变组织强化不均匀，脓肿壁厚薄较均匀，增强后呈明显环状强化，中央坏死灶无异常强化。部分病变可沿肌间隔蔓延，形成流注脓肿[6,7]。CT可用于定位引导下的穿刺或切开排脓。

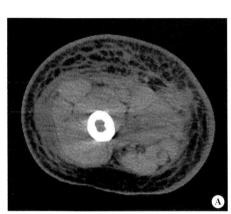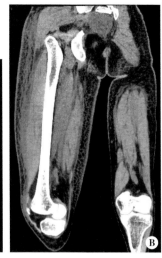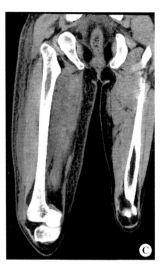

图 8-1-5　右大腿皮下蜂窝织炎
A. CT 横断位示患肢明显增粗肿胀、皮下脂肪增厚、可见粗大条网及斑片状影、病变累及肢体前部和两侧、外侧皮下与肌肉组织间见局限性积液；
B、C. 多平面重建清晰显示病变累及范围

（3）产气性皮下蜂窝织炎：CT 平扫可以明确辨别病变组织内是否含气，以及积气量的多少，建议调用肺窗观察气体，检出率较高。主要表现为软组织肿胀增厚，其内见圆形、类圆形或不规则气体样密度影，CT 值小于 −150HU，边界清楚（图 8-1-6），当气体进入肌肉之间时，气体沿肌束长轴分布，使肌间隙增宽。

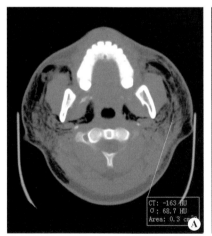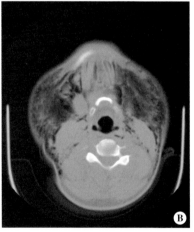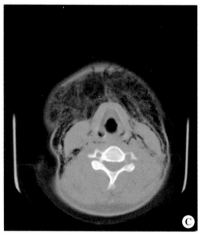

图 8-1-6　颌下及颈部广泛蜂窝织炎
男性，15 岁，面颊部感染蔓延至颌下及颈部。CT 示皮下组织弥漫性增厚、水肿，脂肪层密度增高，呈粗大网状影，其内合并多发不规则气体影

4. MRI　主要选用 T_1WI 及 T_2WI、脂肪抑制序列及 T_1WI 增强扫描，DWI 序列可用于脓肿的诊断。通常情况下，自旋回波和快速自旋回波序列最适合识别和显示软组织的异常，T_1WI 对解剖结构显示清楚，T_2WI 对病变组织信号的差异有助于定位、定性诊断，并有助于发现感染向深部组织的蔓延，因为炎症组织以间质水肿和黏液分泌增多为特征，其含"水"量较高，使 T_2 值延长，所以 T_2WI 序列更利于病变检出。

（1）单纯蜂窝织炎：病变组织弥漫性增厚水肿，在 T_1WI 上表现为高信号的脂肪组织内局限性条带状低信号灶，T_2WI 序列相应病变部位表现为高信号，可呈斑片状或羽毛状，境界不清，T_2WI 脂肪抑制序列显示病变更为清晰，表现为病变与脂肪组织交织成网状异常信号（图 8-1-7），增强扫描呈斑片状或网格样持续强化。合并积液时可见皮下组织与肌肉之间的弧形长 T_1 长 T_2 信号影，增强扫描无明显强化。

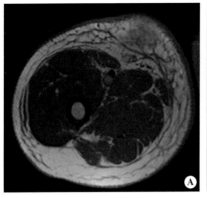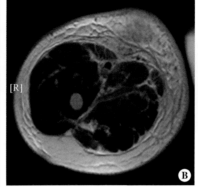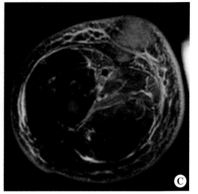

图 8-1-7 蜂窝织炎
右大腿皮下组织弥漫性增厚水肿，呈网格状及线状影，境界不清。A. 横断位 T_1WI 表现为低信号；B、C. T_2WI 和 T_2WI 脂肪抑制序列呈高信号

（2）合并脓肿形成：病变继续发展，一部分炎症局限形成脓肿。脓肿表现为圆形或分叶状的肿块影，脓液 T_1WI 呈低信号，T_2WI 呈高信号，脓肿壁主要由纤维成分构成包膜，其厚薄比较均匀，T_2WI 呈等或稍低信号，边界较光整，此可与肿瘤性病变相鉴别[8]。脓肿外周可见水肿带，程度轻重不一，T_2WI 为高信号。在增强 T_1WI 上，脓肿壁呈明显环形强化，中心坏死区无强化，如有窦道形成，可清晰显示其流注方向及范围。因脓肿内水分子扩散运动受限，DWI 显示脓腔呈明显高信号，具有特征性改变。

（3）产气性皮下蜂窝织炎：气体在 T_1WI 和 T_2WI 上均为极低信号影[9]，显示不及以上几种检查方法。

【诊断要点】

1. 皮肤的急性感染，局限于皮下组织、真皮和浅筋膜，特征包括红斑、弥漫性肿胀，压痛明显，边界模糊，可伴有淋巴结肿大。

2. 晚期病例或受强毒感染者，蜂窝织炎表现为以积气和脓肿形成为特点的坏死性蜂窝织炎。

3. 主要致病菌为溶血性链球菌和金黄色葡萄球菌。

4. 影像表现为皮下组织肿胀增厚，超声呈弥漫性回声增强，可见混杂网状低回声带。CT 表现为皮下脂肪内线条状及斑片状模糊高密度影，增强扫描呈持续强化，合并积气可见极低密度气泡或条带状影。脓肿形成时，CT 可用于定位引导下的穿刺或切开排脓。

5. MRI 具有良好的软组织分辨率，表现为弥漫的线状、网格状影，T_1WI 呈低信号，T_2WI 呈高信号，增强扫描呈持续网格样、斑片状强化。合并脓肿形成时，脓肿壁呈环形强化，DWI 序列显示脓腔呈明显高信号。

【鉴别诊断】

1. 非坏死性筋膜炎 是以软组织炎症和筋膜增厚为特征的一组疾病，通常表现为皮肤增厚，软组织水肿，筋膜增厚，合并皮下网状异常信号，邻近肌肉可无异常改变。与蜂窝织炎主要鉴别点为病变主要以筋膜为中心，T_2WI 脂肪抑制序列筋膜增厚，呈稍高信号，增强扫描筋膜明显均匀强化。

2. 非炎症性软组织水肿 充血性心力衰竭、糖尿病血管病变、淋巴回流受阻等都可以表现为软组织肿胀、疼痛，如合并感染则很难与蜂窝织炎鉴别。临床病史及表现很重要，影像改变上，当组织发生水肿时病变范围更大，CT 与 MRI 均可显示皮下脂肪信号存在，因没有合并充血，在对比增强中单纯水肿是不强化的，而蜂窝织炎可明显强化，蜂窝织炎区域可存在气体，邻近皮肤有缺损区或坏死区[10,11]。

3. 下肢深静脉血栓形成 引起的局部皮肤软组织改变及发热等全身症状与蜂窝织炎有相似之处，超声及下肢 CTV 检查发现血管内血栓，同时合并血管病变的肌肉组织可出现缺血、硬化及坏死改变，上述特征可与蜂窝织炎相鉴别。

4. 放射治疗后软组织改变 放射疗法引起相应部位皮肤增厚、红斑和肿胀，皮下呈网格状水肿，类似蜂窝织炎改变，放射治疗通常也可导致相应部位肌肉广泛水肿，增强扫描对二者也可起到一定鉴别作用，放疗后软组织无明显强化，而蜂窝织炎则明显持续强化。

【研究现状与进展】

1. DWI　是一种功能成像，主要反映组织内水分子扩散运动。当水分子扩散运动受到一定程度的限制时即扩散受限，其受限程度与周围组织环境有关。近年来，DWI 在肌肉及软组织病变的鉴别诊断中应用较多，当蜂窝织炎合并脓肿时，水分子扩散运动受限，脓液即呈高信号，因而有利于明确诊断及鉴别诊断。

2. PET/CT　近年来放射性核素技术在软组织感染中的使用较为广泛，感染特异性成像剂也是目前核医学的研究热点。核医学用于软组织感染成像是基于急性炎症组织的局部病理变化，其变化往往出现在形态学改变之前。FDG 是通过葡萄糖转运蛋白转运到细胞中的葡萄糖类似物，与葡萄糖转运数量的增加有关，在炎症和感染时其摄取增加，^{18}F-FDG 可用于有效地检测和反映感染的特点，在感染治疗效果的评价方面具有意义。

参 考 文 献

[1] Aldape MJ，Bryant AE，Stevens DL．Clostridium sordellii infection：epidemiology，clinical findings，and current perspectives on diagnosis and treatment．Clin Infect Dis，2006，43（6）：1436-1446.

[2] 李玉林．病理学．第 9 版．北京：人民卫生出版社，2018.

[3] 钟晖，陈凌燕，方旺，等．儿童重症眼眶蜂窝织炎病因分析．临床眼科杂志，2013，21（3）：281-283.

[4] Georgakopoulos CD，Eliopoulou MI，Stasinos S，et al．Periorbital and orbital cellulitis：a 10 year review of hospitalized children．Eur J Ophthalmol，2010，20（6）：1066-1072.

[5] 王英，张明，麻少辉．MRI 在眼眶蜂窝组织炎诊断中的应用价值．现代医用影像学杂志，2015，24（3）：313-316.

[6] Lope LA，Hutcheson KA，Khademian ZP．Magnetic resonance imaging in the analysis of pediatric orbital tumors：utility of diffusion-weighted imaging．J AAPOS，2010，14（3）：257-262.

[7] Norrby-Teglund A，Muller MP，McGeer A，et al．Successful management of severe group A streptococcal soft tissue infections using an aggressive medical regimen including intravenous polyspecific immunoglobulin together with a conservative surgical approach Scand．Infect Dis，2005，37（8）：166-172.

[8] Lemke AJ，Kazi I，Felix R，et al．Magnetic resonance imaging of orbital tumors．European Radiology，2006，16（10）：2207-2219.

[9] Fischer M，Bhatnagar J，Guarner J，et al．Fatal toxic shock syndrome associated with Clostridium sordellii after medical abortion．N Engl Med，2005，35（3）：2352-2360.

[10] Lee MC，Rios AM，Aten MF，et al．Management and outcome of children with skin and soft tissue abscesses caused by community-acquired methicillin-resistant Staphylococcus aureus．Pediatr Infect Dis，2004，23（5）：123-127.

[11] Stevens DL，Bisno AL，Chambers HF，et al．Practice guidelines for the diagnosis and management of skin and soft-tissue infections．Clin Infect Dis，2005，41（6）：1373-1406.

四、坏死性筋膜炎

【概述】

坏死性筋膜炎（necrotizing fasciitis，NF）是一种广泛而迅速的以皮下组织和筋膜坏死为特征的软组织感染，常伴有全身中毒性休克，不累及感染部位的肌肉组织是本病的重要特征。如果病情没有得到及时控制，感染将进一步向深处扩散累及骨骼，可导致气肿性骨髓炎。本病诊断和治疗不及时，死亡率高达 52%[1]。NF 没有明确病因，通常是细菌从皮肤表面直接感染深层软组织，多由注射（毒品注射）、手术、憩室炎、疖肿、轻微外伤、毒虫蜇伤等因素导致。患者多年龄较大，男性发病率高于女性，且多合并基础性疾病，糖尿病是本病最主要的危险因素[2, 3]，其他相关因素包括慢性消耗性疾病（慢性肾衰竭、免疫抑制、酒精中毒、肥胖）、周围血管性疾病等。本病最常见于四肢，约占一半，其次是会阴、躯干和头颈部，当累及男性阴囊时则命名为 Fournier 坏疽[4]。

NF 根据感染菌群的不同分为 4 型[5]，Ⅰ 型为多种细菌混合感染，包括革兰氏阳性球菌、革兰氏阴性杆菌及厌氧菌，此型最多，约占 75%，NF 通常被认为是需氧菌和厌氧菌协同作用的结果[6]；Ⅱ 型为 β 溶血性链球菌 A 感染[7]，可单独或与葡萄球菌混合存在，此型感染有一定侵袭性，常发生于四肢；Ⅲ 型为涉及梭状芽孢菌或革兰氏阴性菌的单一微生物感染；Ⅳ 型为真菌感染，主要是念珠菌和结合菌，此类患者的感染通常在创伤后发生，疾病进展迅速广泛。NF 临床表现包括局部皮肤改变及全身症状：①局部皮肤表现可不明显，如果存在皮肤表现，类似于蜂窝织炎的疼痛、水肿和红斑，通常剧烈疼痛与皮肤受累程度不成正比。病变进展迅速，可有一系列皮肤改变，24 小时内可波及整个肢体，包括皮肤变黑、小疱、大疱、点片状瘀斑或局部溃疡坏死，溃疡周围皮肤有广泛潜行；合并皮下气体时有捻发音，可伴有奇臭的血性渗液。②全身系统反应明显，但局部皮肤表现不典型是本病的主要特征。病程早期患者可伴有畏寒、高热、低血压、贫血、器官衰竭等严重的全身性中毒症状，若未及时救治，可出现弥散性血管内凝血和中毒性休克等。实验室检查：

血白细胞计数升高，细菌学检查对诊断具有重要意义，培养取材最好采自进展性病变的边缘和水疱液，进行涂片并分别行需氧菌和厌氧菌培养；当培养阴性时，使用 PCR 技术检测链球菌等致热外毒素 B 基因，或血清抗体检测血中有无链球菌诱导产生的抗体有助于病原体诊断；在可疑病变早期，冷冻切片软组织活检可以提供明确且挽救生命的诊断。

【病理生理学】

NF 常伴有全身和局部组织的免疫功能损害及小血管病变，是累及深筋膜、具有感染特性的炎性病变。根据病理学表现的不同及局部病变的发展将其分为 3 个阶段：①蜂窝织炎期，往往是发病早期（1～3 天），由于细菌的快速增殖并释放毒素，导致局部组织损伤，表现为皮下组织及浅深筋膜炎性水肿、坏死，镜下为大量中性粒细胞弥漫性浸润，与周围组织界线不清。合并产气菌感染可导致皮下气体产生，形成软组织内积液和积气。感染和软组织破坏快速进展，尤其在四肢和躯干，因为这些部位皮下组织和筋膜之间没有较多纤维组织限制感染蔓延。②筋膜坏死期，即病程晚期，皮下脂肪及浅深筋膜呈进行性破坏，表皮可完整，由浅筋膜的坏死、深筋膜炎性细胞浸润，继而呈浅深筋膜广泛坏死为特点。主要是细菌产生的毒素可使筋膜小静脉、小动脉内纤维蛋白样血栓形成，导致组织缺血坏死，镜下特点为死亡细胞完全被消化，局部组织快速被溶解。血栓形成被认为是 NF 的病理学标志，它既可见于影像检查明显病变区域，亦可见于周围炎性反应的未形成坏死组织。随着感染进一步加重，坏死筋膜组织邻近腔隙伴有积液、积脓，可进一步累及肌肉，同时产毒生物可引起全身中毒性休克症状。③修复期，可见局部创面肉芽组织形成，显微镜下见大量新生血管及中性粒细胞。疾病的发生发展是一个连续的过程，上述改变不能截然分期，可有相互重叠的部分。

【影像学表现】

本病病程进展迅速，临床表现不固定，感染通常迅速传播并可导致多器官功能衰竭及成人呼吸窘迫综合征和死亡[8]。如能早期确诊，可明显提高患者生存率，虽然手指试验即手术室做皮肤小切口进行手指皮下探查被认为是诊断 NF 的最佳方法[6]，但影像学检查对于该病的早期诊断仍具有重大意义。应用高分辨率超声（HRUS）、CT 及 MRI 检查可显示皮下软组织结构紊乱并确定有无气体形成，可确定病变范围及软组织内的积液情况，以及筋膜有无坏死改变，从而帮助临床医生了解病变进展情况。值得注意的是，增强检查在部分合并肾衰竭患者中应慎用或禁忌。

1. X 线 对 NF 诊断价值有限，早期结果多为阴性，直到病情进展至晚期，表现为软组织肿胀增厚，患肢增粗，皮下组织与肌肉之间界线模糊不清，病变区出现条索样或网状密度增高影，部分病例可显示软组织内的小气泡或条带状气体密度影。

2. 超声 是一种简便易行的检查方式，可在床边多次快速观察病变进展变化情况，也可作为术中引导，明确清创范围，以免遗漏。尤其特殊患者如儿童、睾丸病变患者，可作为首选检查方法。以皮下组织炎症为主要表现，软组织肿胀呈弥漫性回声增强、杂乱，边界不清；合并积液、积脓时表现为界线模糊或局限的无回声液性暗区；合并积气时表现为弥漫肿胀组织中高回声反射伪影。超声检查对筋膜增厚及坏死改变的显示无明显特征性。

3. CT 可显示病变早期的筋膜炎症及坏死，尤其合并积气征象时检出特异性高，进一步通过多平面重建可更直观显示坏死范围。

（1）蜂窝织炎期：表现为患部皮下组织弥漫性肿胀、增厚，皮下脂肪内见粗大条网状影或模糊斑片状影，增强扫描呈明显强化；皮下软组织内合并积气积液，表现为小气泡影及液体密度影，气体 CT 值小于 −150HU，边界清楚，气体亦可分布于深、浅筋膜间隙，为特征性改变；病变也可较局限，形成脓肿，表现为圆形或类圆形的分叶状块影，病灶中央可见低密度坏死区，增强扫描脓肿壁明显强化，中央坏死灶无强化。

（2）筋膜坏死期：病变区筋膜呈局限性、非对称性增厚，其与周围软组织分界不清，增强扫描坏死筋膜组织无强化，而未受累筋膜显示明显强化，可作为主要诊断依据。病变进一步扩展，沿筋膜走行方向蔓延，当病变区域出现广泛气体影时提示合并气性坏疽[9]，临床应予以重视。病变深部的肌肉组织常不受累，无明显的肿胀及强化表现。

病变愈合后可形成继发性钙化，CT因对显示钙化敏感性高，可用于恢复期诊断。

4. MRI 因较高的软组织分辨率被认为是NF的首选影像学检查方法，但重症或紧急情况下不推荐使用。T_2WI脂肪抑制序列显示病变更为清晰。有研究显示，MRI倾向于过度评估深部组织受累的程度[10]。

（1）蜂窝织炎期：皮下组织增厚水肿，在T_1WI上表现为高信号的脂肪组织内局限性条带状低信号灶，T_2WI脂肪抑制序列表现为病变与脂肪组织交织成网状异常信号，增强扫描病变区呈轻度或中度的较缓慢、持续的强化。合并积液时可见皮下组织、浅深筋膜之间长T_1长T_2信号影；积气显示为T_1WI及T_2WI上极低信号影；部分炎症局限形成脓肿，表现为圆形或分叶状的肿块影，脓液T_1WI上呈低信号，T_2WI上呈高信号，在增强T_1WI上，脓肿壁呈明显环形强化，DWI显示脓腔呈明显高信号。

（2）筋膜坏死期：短期内（几个小时）病变进一步扩大蔓延，表现：①累及范围广泛，深筋膜的外周及深肌间筋膜均可受累，表现为沿深筋膜分布的弥漫性T_2WI高信号，尤其是深肌间筋膜，出现包裹性或层状积液；②病变筋膜增厚，通常厚度≥3mm；③单个肢体中累及≥3个肌间隔室；④增强扫描深筋膜异常明显强化，夹杂或环绕着未强化的区域（坏死），DWI序列呈高或低信号，无特征性改变；⑤深部肌肉组织无明显受累，增强扫描未见明显强化，部分重症病例合并有原纤维的水肿、积气。

【诊断要点】

1. 以皮下组织及筋膜广泛迅速坏死为特征的软组织感染，坏死未累及肌肉组织。

2. 感染的病原体较多，主要为革兰氏阳性球菌、革兰氏阴性杆菌及厌氧菌协同作用的结果。

3. 早期症状为严重疼痛及皮肤改变，病情迅速进展，出现全身中毒症状伴神志改变，可致多器官功能衰竭而死亡。

4. 影像学检查（CT、MRI）对于病变确诊有重要参考价值，表现为皮下组织的增厚水肿，CT最具特征性的改变为皮下软组织内多发积气。T_2WI脂肪抑制序列显示沿着深筋膜分布的弥漫性高信号影为MRI主要征象。

5. 增强扫描深筋膜异常明显强化，坏死的筋膜组织夹杂其间，无强化。

【鉴别诊断】

1. 蜂窝织炎 两者之间鉴别主要基于临床表现，NF可具有蜂窝织炎及皮下感染的各种表现，其病情进展更为迅速，全身中毒症状重，呈快速恶化改变；影像表现主要鉴别点为蜂窝织炎未见沿深筋膜分布的弥漫性T_2WI高信号灶；增强扫描有助于鉴别坏死性及单纯感染性筋膜炎，前者表现为明显强化的筋膜组织内无强化区（坏死）。

2. 气性坏疽 常侵及深部或受污染的伤口，早期即有肌肉组织受累，表现为迅速坏死改变，局部疼痛明显，呈"胀裂样"剧痛，伤口周围有"握雪感"，全身中毒症状亦较重，常伴有中枢神经系统改变。而NF不累及肌肉组织，细菌学检查有利于二者鉴别。

3. 感染性肌炎 NF通常不累及肌肉组织，部分可引起邻近肌肉的炎性反应，表现为不均匀肌肉水肿。感染性肌炎除合并筋膜改变外，尚显示肌肉组织普遍肿胀增大，CT表现为密度减低区，MRI显示T_2WI高信号，同时合并肌肉内脓肿形成，实验室检查血清肌酸磷酸激酶升高可与NF相鉴别。

4. 新生儿皮下坏疽 多发生于腰骶部、臀部等受压部位，常出生后1周左右发病，病变部位表浅，多能早期发现并及时治疗。NF发生在新生儿时以腹壁及四肢多见，病变部位较深，以筋膜坏死为特征，进展快，2～3周发病，发病时多已非常严重，死亡率较高。

【研究现状与进展】

1. CE-MRI 坏死的筋膜组织在钆磁共振增强扫描中不强化，以此可明确鉴别非坏死性感染性筋膜炎，CE-MRI可以较好地评价不强化的坏死筋膜范围，被认为是特征性改变，敏感性较高。

2. PET/CT 近年来放射性核素技术在软组织感染中的使用较为广泛，其往往出现在形态学改变之前。早期诊断NF对临床治疗意义重大，放射性核素显像如出现异常增加的放射性核素摄取，表明局部筋膜组织充血水肿，临床早期干预可防止病变进一步发展。

参考文献

[1] 韩志杰. 坏死性筋膜炎诊治的研究进展. 石家庄：河北医科大学, 2018.

[2] Karkas A, Chahine K, Schmerber S, et al. Optimal treatment of cervical necrotizing fasciitis associated with descending necrotizing mediastinitis. Br J Surg, 2010, 97 (4): 609-615.

[3] 罗妮娅, 张力辉. 坏死性筋膜炎合并糖尿病的研究进展. 医学综述, 2017, 23 (24): 4921-4925.

[4] Uluğ M, Gedik E, Girgin S, et al. The evaluation of microbiology and Fournier's gangrene severity index in 27 patients. Int J Infect Dis, 2009, 13 (6): 424-430.

[5] 肖恩华, 李锦清. 坏死性筋膜炎临床和影像学表现. 临床放射学杂志, 2002, 21 (5): 400-402.

[6] Kuncir EJ, Tillou A, St Hill CR, et al. Necrotizing soft-tissue infections. Emerg Med Clin North Am, 2003, 21 (4): 1075-1087.

[7] Yahav D. Monomicrobial necrotizing fasciitis in a single center: the emergence of Gram-negative bacteria as a common pathogen. Int J Infect Dis, 2014, 28 (1): 13-16.

[8] Lancerotto L, Tocco I, Salmaso R, et al. Necrotizing fasciitis: classification, diagnosis, and management. J Trauma Acute Care Surg, 2012, 72 (3): 560-566.

[9] Schulze M, Overkamp D, Joanoviciu S, et al. CT findings of necrotizing fasciitis. Radiological Practice, 2008, 23 (11): 1290-1291.

[10] Goh T, Goh LG, Ang CH, et al. Early diagnosis of necrotizing fasciitis. Br J Surg, 2013, 101 (1): 119-125.

五、新生儿皮下坏疽

【概述】

新生儿皮下坏疽（neonatal infectious gangrene of subcutaneous tissue）是新生儿期特有的一种皮下组织急性化脓性感染，多在出生后6～10天发病，偶可出生后24小时内发病[1]。本病起病急，发病后皮下组织发生广泛坏死，病情进展迅速，蔓延快，如不及时进行积极治疗，可并发脓毒血症、支气管炎和肺脓肿等，死亡率较高，文献报道死亡率可达5%～8%[1]。多好发于新生儿容易受压的背部或腰骶部，偶发于枕部、肩、腿和会阴部，冬春季多见。主要致病菌为金黄色葡萄球菌，偶为铜绿假单胞菌、草绿色链球菌、变形杆菌等。近年来随着医疗条件的改善及人们生活水平的提升，本病发病率有明显下降趋势，如能早期明确诊断、及时治疗，可减少并发症，降低死亡率[2]。

病因：新生儿皮肤屏障功能差，长期处于卧位，背部、臀部局部营养障碍，被服摩擦、大小便浸渍或哭闹躁动等均可引起皮肤损伤，导致细菌侵入皮下而感染，少数由邻近部位感染蔓延而引起。

对于出生后24小时内发病的患儿，多与宫内感染、缺氧、局部血运障碍等有较密切的关系[3]。临床表现：①局部症状，起病初期，局部皮肤温度升高，呈红色，稍有肿胀、质硬、界线不清，指压部位变白。数小时内病变迅速扩展，1天内可扩散至大部分或全背部，皮肤变软，中心区的颜色转为暗红，皮下组织坏死液化，皮肤与皮下组织分离，触诊有漂浮感，但很少出现波动感。部分患儿局部皮肤出现多个水疱，并逐渐融合，内容物转为血性液体，中央部皮肤变黑，可出现逐渐增大的坏死区。坏死组织脱落形成大片溃疡，并分泌少许脓液。②全身症状表现为高热、哭闹、拒乳，或有呕吐、腹泻，可并发脓毒血症、肺炎，重症出现中毒性休克而致死[4]。实验室检查：外周血象白细胞计数多升高，中性粒细胞升高；细菌学检查包括涂片及细菌培养，并发脓毒血症时，血培养可得阳性结果[5]。

【病理生理学】

新生儿皮下坏疽根据临床病理分型可分为坏疽型、蜂窝织炎型、坏死型、脓肿型[6,7]。初期病变皮肤及皮下组织呈广泛性充血肿胀、边界模糊，与正常组织界线不清，呈蜂窝织炎改变，显微镜下可见大量中性粒细胞弥漫性浸润，病变进一步发展引起变质、坏死。细菌感染导致血管内血栓形成，皮下组织出现坏死，多为凝固性坏死和液化性坏死的混合物，与周围组织分界清楚。坏死组织因水分减少呈灰黄或灰白、干燥、质实的状态，镜下可见组织结构轮廓，但细胞微细结构消失。坏死区周围形成充血、出血和炎症反应带[8]。坏死的炎性组织经过酶的溶解形成脓液，金黄色葡萄球菌所具有的凝血酶使渗出的纤维蛋白原转为纤维素，纤维素在坏死组织周围形成脓腔壁，病变局限形成脓肿，脓肿壁有大量毛细血管和增生的结缔组织。脓液容易沿筋膜间隙蔓延和扩散，形成多间隙脓肿或沿淋巴道及血行播散，引起脓毒血症[9,10]，因此脓肿形成后立即排脓引流极为必要。

【影像学表现】

X线检查不能提供有价值的诊断信息，影像学主要应用超声、CT及MRI检查，CT及MRI检查可以帮助确定病变侵及范围、是否累及更深层的肌肉组织。特征表现为蜂窝织炎及脓肿影像改变。当患儿病情较重，合并严重感染时，应积极治疗，影像检查作为辅助诊断；新生儿肾功能不健全，不适宜进行 CT 及 MRI 增强检查。

1. 超声 蜂窝织炎声像图表现为皮下组织弥漫性回声增强，其间可混杂网状的低回声带，病变与正常皮下组织边界不清，逐渐移行，彩色多普勒显示病变区周围散在少许血流信号。脓肿形成后，与周围正常组织有较清晰的界线，表现为边界较清楚的呈圆形、椭圆形或不规则的无回声区。超声在显示液性病灶方面具有很好的敏感性，但合并皮肤溃疡时不适于进行超声检查。

2. CT 蜂窝织炎表现为皮下脂肪层增厚，呈片状模糊高密度影，或呈粗大的条网状结构，脂肪与肌肉界线模糊，合并积液时可见皮下组织与肌肉之间较均匀的液体密度影。脓肿形成后，可见多个呈圆形或类圆形的分叶状块影，大小不等，边界比较清楚，密度不均匀，病灶中央可见低密度坏死区，CT 值 10～20HU，脓肿壁厚较均匀。

3. MRI 相比于以上 2 种检查方法，MRI 更适于软组织病变的诊断及鉴别诊断。

蜂窝织炎表现为病变组织弥漫性增厚水肿，在 T_1WI 上高信号的脂肪组织内局限性条带状低信号灶，T_2WI 序列相应病变部位表现为高信号，可呈片状或羽毛状，境界不清，T_2WI 脂肪抑制序列显示病变更为清晰，病变与脂肪组织交织成网状异常信号，合并积液时可见皮下组织与肌肉之间呈长 T_1 长 T_2 信号影。部分炎症局限形成脓肿，表现为圆形或分叶状的肿块影，脓液 T_1WI 上呈低信号，T_2WI 上呈高信号，脓肿壁厚薄比较均匀，T_2WI 呈等或稍低信号，边界较光整，外周为 T_2WI 高信号水肿区，DWI 脓腔呈明显高信号，具有特征性改变。

【诊断要点】

1. 新生儿生后 1 周左右，出现不明原因的发热、哭闹、拒乳、呕吐、腹泻或昏睡等症状，全身中毒症状重。

2. 发病急、快、重为本病主要特征，皮肤改变可于数小时内迅速蔓延，皮下组织呈广泛坏死，触之有漂浮感，少数疱疹变为黑色焦痂，皮下产生深部溃疡，并融合成大片坏疽。

3. 病变多发生在背部或腰骶部等经常受压部位。

4. 病原体多为金黄色葡萄球菌，血培养可得

阳性结果。

5. 影像表现为病变组织呈弥漫性增厚水肿，境界不清，MRI 检查 T_1WI 低信号，T_2WI 脂肪抑制序列表现为高信号，呈网格状异常信号，若脓肿形成，则 DWI 序列脓腔呈明显高信号。

【鉴别诊断】

1. 尿布疹 多发于婴儿，好发于会阴、臀部、大腿外侧，皮肤发红，可有红色斑点样疹，继续发展可能出现渗出液，表皮脱落形成溃疡。不同于新生儿皮下坏疽的是本病多夏季湿热季节发病，皮肤发红但无明显肿胀。

2. 硬肿症 多发于冬春季节，寒冷损伤是主要病因，以皮下脂肪硬化及水肿为特征，严重病例出现弥散性血管内凝血和肺出血。皮肤有肿硬，但不发红，多以双下肢僵硬为主，无明显感染等全身症状，体温不高等可与新生儿皮下坏疽相鉴别。

3. 丹毒 病变区域皮肤呈明显肿胀，广泛红斑，为明亮的红色，稍高出周围皮肤表面，与正常组织之间无明显界线，多合并淋巴结受累，病变主要发生在下肢，幼儿和老年人常见，皮下组织无漂浮感，极少发生于新生儿[11, 12]。

（杨军妍 宋继业）

参 考 文 献

[1] 杨星海，丁峰，刘先苞，等. 新生儿皮下坏疽 153 例. 临床小儿外科杂志，2007，6（5）：41-42.

[2] 张雪萍. 1 例新生儿皮下坏疽的护理. 中华全科护理杂志，2018，16（20）：2550-2551.

[3] Quirke M，Saunders J，O'Sullivan R，et al. A pilot cross sectional study of patients presenting with cellulitis to emergency departments. Ir Med J，2014，107（10）：316-318.

[4] 邵肖梅，叶鸿瑁，丘小汕. 实用新生儿学. 第 4 版. 北京：人民卫生出版社，2011.

[5] 张金哲，潘少川，黄澄如. 实用小儿外科学. 北京：人民卫生出版社，2005.

[6] Chira S，Miller LG. Staphylococcus aureus is the most common identified cause of cellulitis：a systematic review. Epidemiol Infect，2010，138（3）：313-317.

[7] 李玉林. 病理学. 第 9 版. 北京：人民卫生出版社，2018.

[8] 叶玉兰. 新生儿皮下坏疽 2 例. 新生儿科杂志，2002，17（4）：176-177.

[9] Kulshrestha S，Kulshrestha M. Ischaemic gangrene of the scalp in the neonate. BJOG，2005，112（5）：1334-1335.

[10] 孙树林，罗爱芳. 高压氧治疗新生儿皮下坏疽的临床疗效评价. 黑龙江医药，2005，18（6）：460-461.

[11] 石建华，周雪鸿，单振潮. 新生儿皮下坏疽诊治体会. 宁夏医学

杂志，2009，31（1）：81-82.

[12] 董明武，张晓军. 新生儿急性坏死性筋膜炎. 小儿急救医学，2005，12（2）：147-148.

第二节 真菌感染

【概述】

真菌在自然界中广泛存在，种类繁多，以腐生或寄生方式生存，按有性或无性方式繁殖，目前被确认和描述的真菌已有1万个属、10万余种，其中绝大多数真菌对人类有益，少数对人类有害[1]，由真菌所致的皮肤及深层组织的感染称为真菌软组织感染（fungus soft tissue infections）。近些年，由于抗生素、抗肿瘤药物、免疫抑制剂等滥用，器官移植、介入、插管等诊治技术的开展，AIDS、糖尿病、恶性肿瘤、肺结核等基础疾病的增多，引起机体免疫功能低下，导致真菌感染的发病率呈明显上升趋势[2]。真菌软组织感染可通过直接引入（如静脉注射毒品、创伤、手术或留置异物等）或经血源扩散传播，本病感染男性多于女性，尤其是老年男性居多，小儿真菌感染有逐年增多趋势。

真菌是一类独立的生物类群，400余种与医学有关，常见的有50～100种。真菌的形态多种多样，大小不一，依据其形态、结构不同分为单细胞真菌和多细胞真菌2类。①单细胞真菌数量较少，呈圆形或椭圆形，如酵母型和类酵母型真菌；②多细胞真菌数量较多，由菌丝和孢子两大基本结构组成[3]。真菌对干燥、阳光、紫外线及一般的消毒剂有较强的抵抗力，但不耐热。研究显示，许多医学领域的重要真菌，包括念珠菌、曲霉菌、隐球菌及球孢子菌等形成生物膜，降低了抗真菌治疗的功效并可能导致难治性感染[4, 5]。

真菌感染多由致病性真菌和机会致病性真菌引起。根据真菌侵犯人体部位的不同分为浅部真菌病和深部真菌病。①浅部真菌病主要侵犯含角质的组织，如皮肤、毛发及指甲等处，主要表现为头癣、体股癣、手足癣及甲真菌病等各种癣病。②深部真菌病又称侵袭性真菌病，主要侵犯真皮、皮下组织、肌肉、各内脏器官及骨关节系统等部位，危害较大。深部感染的常见致病菌有假丝酵母菌、着色真菌、孢子丝菌、隐球菌、曲霉菌、镰刀菌、毛霉等，其中以假丝酵母菌为主，占80%以上。假丝酵母菌能形成假菌丝，延长为芽管，不易被吞噬细胞吞噬，致病性强，易引起感染[6]。深部软组织感染可分为特异性及非特异性感染，特异性感染可由骨或椎体真菌感染直接蔓延引起；非特异性者可因局部软组织感染未能及时控制而形成，也可由全身疾患、机体免疫功能低下所致。深部软组织感染依据累及范围不同分为皮下蜂窝织炎、筋膜炎、化脓性肌炎及软组织脓肿[7, 8]，如深层肌炎、软组织脓肿没有得到及时控制，可进一步蔓延邻近骨与关节，引起更严重的机体损伤，因此及时明确诊断尤为重要。

真菌软组织感染临床表现多种多样，缺乏特异性表现，深部真菌病的发生与免疫受损、免疫功能低下等因素有关，真菌感染病程较长，常规治疗效果差，AIDS合并真菌感染症状最为严重[9]。主要临床表现为皮肤损伤较局限，局部可出现结节、化脓、溃疡、瘘管或肉芽肿，其中皮肤溃疡居多，占57.14%[10]。真菌性骨关节炎、肌炎可为全身感染的唯一表现，病情变化快慢不一，多数患者起病隐匿、进展缓慢或仅有局部疼痛及肿胀，晚期重者可引发全身性播散性感染。真菌病的实验室诊断主要依靠组织病理及真菌学检验，近年来，血清学检查已成为深部真菌感染的实验室检查方法，组织病理仍是目前诊断的金标准[11]。

【病理生理学】

真菌进入机体后，易被单核-巨噬细胞和中性粒细胞吞噬，但被吞噬的真菌孢子并不能被完全杀灭，可在细胞内繁殖，刺激组织增生，引起细胞浸润形成肉芽肿，也可被吞噬细胞带到深部组织器官中增殖引起病变。

皮肤深部真菌病可见到多种组织反应，可有化脓性反应、嗜酸粒细胞反应、坏死性病变、血管炎、皮肤假上皮瘤样增生及肉芽肿性反应等。早期病变组织可正常，没有明显反应，镜下病灶中见少许单核细胞及淋巴细胞浸润；病变进一步发展可伴有不同程度的坏死和脓疡形成，病灶内的坏死灶多伴有出血灶及增生的血管。脓肿一般较局限，可向四周穿破而形成窦道，蔓延力极强，可侵犯邻近组织。真菌感染最具特征性的病理表现为慢性肉芽肿性炎症反应[11]，显微镜下显示为中性粒细胞形成的小脓肿灶位于病灶中央，真菌孢子多位于小脓肿中，孢子荚膜见芽生状突起，外周是放射状排列的上皮细胞及少许淋巴细胞，最外层由浆细胞、淋巴细胞及纤维细胞环绕，形成境界清楚的结节[12]，上述病变可单独存在，也可同时存在。

【影像学表现】

X 线检查简便易行，但软组织对比度差，敏感性不高。CT 检查具有较高的空间分辨率，通过调节窗宽、窗位及测量 CT 值的差异来观察不同组织的病变及相同组织内出现的异常病变，尤其对钙化病变能明确诊断。MRI 检查具有较高的软组织分辨率，可以进行多参数、多序列、多方位成像，常规扫描序列包括 T_1WI 序列、T_2WI 序列、脂肪抑制序列、DWI 序列和增强扫描序列等，可用于软组织脓肿诊断及鉴别诊断。超声检查是软组织感染的常规检查方法，也可用于引导诊断性穿刺。

浅部真菌病主要是各种癣病，真菌感染皮肤部位较表浅，一般不需要进行影像学检查，根据临床表现及实验室检查即可诊断。本节主要描述深部真菌感染影像改变。

1. 蜂窝织炎及筋膜炎

（1）X 线：主要表现为局部软组织肿胀、密度增高，脂肪间隙模糊不清，病变进展出现条索样或网状密度增高影，部分病例可显示软组织内的小气泡或条带状气体密度影。

（2）CT：早期主要为软组织炎性充血、水肿，表现为局部软组织肿胀，周围脂肪间隙密度增高，局部出现条索影及网格影，呈蜂窝状改变；可伴有积气及积液改变，表现为不规则小气泡及沿间隙分布的液体密度影，气体 CT 值小于 −150HU，边界清楚；病变区筋膜呈局限性、非对称性增厚，表现为片状高密度影，其与周围软组织分界不清，增强扫描坏死筋膜组织无强化，而未受累筋膜显示明显强化。炎症进一步发展形成软组织肿块，肿块内密度不均匀，边界模糊，可出现液化及钙化灶，增强扫描病变区呈不均匀强化或斑条状强化。

（3）MRI：蜂窝织炎表现为病变组织弥漫性增厚水肿，在 T_1WI 上表现为高信号的脂肪组织内局限性条带状低信号灶，T_2WI 脂肪抑制序列表现为病变与脂肪组织交织成网状异常信号，增强扫描病变区可见强化。合并积液时

可见皮下组织与肌肉之间长 T_1 长 T_2 信号影；积气显示为 T_1WI 和 T_2WI 上极低信号影；病变范围进一步扩展累及筋膜组织，深筋膜及深肌间筋膜均可受累，表现为筋膜增厚，通常厚度 ≥ 3mm，T_2WI 脂肪抑制序列显示病变的深筋膜呈条状高信号，增强扫描如无明显强化提示局部坏死，病变深层出现包裹性或层状积液。DWI 序列显示高或低信号，无明显特征性改变。

（4）超声：表现为软组织弥漫性肿胀，回声增强，与周围组织界线不清，局部可见血流信号，增生的血管是局部炎症的非特异性表现，病灶内出现渗出性炎症，应用追踪探查可见病变组织与正常皮下组织逐渐移行，感染性的渗出液回声普遍增强。合并积液积脓时表现为界线模糊或局限的无回声液性暗区；合并积气时表现为弥漫肿胀组织中高回声小气泡改变。但超声对筋膜增厚及坏死改变显示无明显特征性。

2. 软组织脓肿

（1）X 线：局部软组织肿胀更明显，脂肪间隙模糊、密度增高，形成脓肿时周围肌肉受挤压移位，密度增高区见不规则稍低密度影，边缘尚清晰，局部触之有波动感。

（2）CT：坏死组织局限，形成脓肿时，病变边界比较清楚，中央低密度区提示坏死、液化，周围是等或稍高密度的脓肿壁，内壁较光滑（图 8-2-1A），增强扫描后脓肿壁呈明显强化，中心坏死区无强化。脓肿可沿肌间隙蔓延，形成流注脓肿。

（3）MRI：炎症局限或进一步发展成软组织肿块或脓肿，脓肿呈类圆形或梭形，范围较局限，与周围组织界线清晰，T_1WI 呈不均匀低信号，脓肿壁稍高于脓液信号（图 8-2-1B）；T_2WI 序列脓肿壁呈等或稍低信号，脓液呈高信号，信号均匀或不均匀，其内可有分隔（图 8-2-1C，图 8-2-1D），增强扫描脓肿壁或分隔可强化，脓液无强化，DWI 序列上脓液呈明显高信号。脓肿可沿关节间隙、肌间隙或椎间隙形成流注。位于椎旁的脓肿可突入椎管内形成椎管内硬膜外脓肿，硬膜囊可有不同程度受压，邻近脊髓或神经根亦可受压，表现为椎管内硬膜外梭形或条形异常信号。感染迁延不愈，局部软组织形成窦道，窦道可粗细不一，窦道腔内常伴脓性分泌物，表现为信号不均匀。

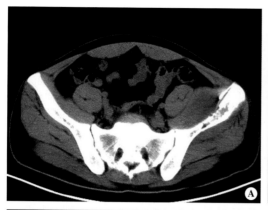
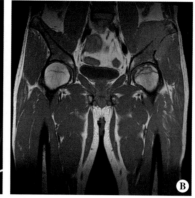
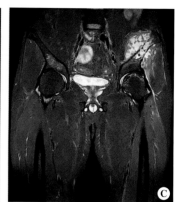
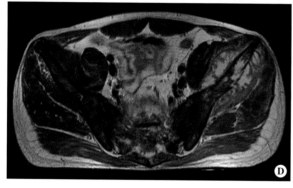

图 8-2-1 骨盆脓肿（马尔尼菲蓝状菌感染）

左侧髂骨内外侧不规则软组织肿块。A. CT 平扫病灶中央密度减低，周围呈稍高密度；B. MRI T₁WI 冠状面平扫病变呈低信号，周围髂肌、臀肌受累，分界不清；C、D. T₂WI 脂肪抑制序列冠状面及横断位示病变内多个分隔、蜂房状，分隔及脓肿壁呈低信号，脓液呈明显高信号（图片由上海交通大学医学院附属瑞金医院唐永华提供，特此感谢）

（4）超声：形成脓肿时，触诊有波动感，脓肿边界较清晰，表现为皮下软组织内边界较清楚的圆形、椭圆形或不规则的无回声液性暗区。

3. 化脓性肌炎和骨关节周围炎 感染进一步向深层蔓延，可侵及肌肉、骨关节系统及周围的软组织，引发骨关节周围炎，出现发热、局部软组织疼痛及软组织肿胀、肿块等症状和体征，晚期可合并骨关节功能障碍及骨关节畸形[13, 14]。

（1）X 线：早期真菌性骨关节软组织炎无明显特异性，骨关节间隙正常或增宽，病程进一步发展可出现关节周围软组织肿胀，软组织密度增高，关节囊增厚、关节腔积液，关节软骨破坏及关节间隙狭窄，骨质破坏多为溶骨性，周边骨质硬化及成骨现象少见，骨膜反应亦少见。

（2）CT：累及骨关节的周围炎症应进行软组织重建和骨重建，通过多平面重组等 CT 图像后处理技术能够更好地显示骨关节与软组织的关系。病变肌肉组织由于水肿体积弥漫性增大，边界不清，密度不均，中央可见低密度液体聚集，增强扫描可有不同程度强化，合并无强化的液化坏死区；可合并肌组织内积气，表现为极低密度

小气泡及条状气体征象。炎症可累及邻近骨关节，骨质呈囊状破坏，骨髓炎等改变，关节囊增厚，关节腔积液。关节周围软组织肿胀，密度增高，边界欠清晰，增强扫描呈斑条状强化。病变累及椎体时可出现椎体、椎间盘破坏及椎管内硬膜外脓肿。

（3）MRI：能够较早发现骨关节周围软组织病变及脊柱、骨关节的异常信号变化。肌肉组织受累表现为肌肉纤维的水肿、肌间隙模糊不清，T₁WI 呈稍低信号，T₂WI 信号弥漫性增高，T₁WI 增强扫描肌肉可不均匀轻中度强化（图 8-2-2），部分病例合并积气征象。骨关节软组织炎早期以渗出、充血、水肿为特异性改变，表现为骨关节周围软组织肿胀、边界不清，炎症可沿肌腱或肌肉向周围蔓延，骨关节可合并骨质水肿、破坏等改变，出现骨髓水肿信号，T₂WI 序列及脂肪抑制序列呈稍高信号，增强扫描可见病变组织呈轻度强化。

（4）超声：对深部椎旁软组织炎及骨关节系统受侵特异性不高，关节旁软组织炎改变同上所见。

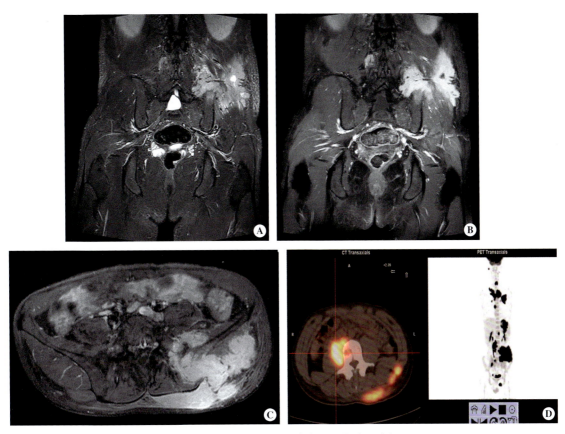

图 8-2-2　播散性球孢子菌病（肉芽肿形成）

左侧腰背部皮下、臀肌、竖脊肌内多发团块影。A. MRI 冠状面 T_2WI 脂肪抑制序列所示病变肌肉组织肿胀、肌间隙模糊不清，呈弥漫性高信号；B、C. MRI 冠状面及横断位 T_1WI 增强扫描示受累肌肉明显不均匀强化；D. PET/CT 示全身多处显像剂浓聚，摄取增加（图片由上海交通大学医学院附属瑞金医院唐永华提供，特此感谢）

【诊断要点】

1. 易感人群　真菌性软组织感染多发生在免疫系统受损人群或免疫功能低下人群，如自身免疫性疾病，器官移植，严重烧伤、创伤，长期应用抗生素及糖皮质激素，AIDS，严重的基础性疾病，老年人及幼儿等。

2. 临床表现　浅部真菌病多表现为各种癣病；深部真菌病多起病隐匿，病程较长，可造成多器官损伤。真菌性软组织炎可出现皮下软组织结节、化脓、溃疡、窦道或肉芽肿等改变，其中皮肤溃疡表现居多。

3. 实验室检查　主要进行真菌形态学检查（直接镜检、真菌培养）及血清学检查，组织病理检查是明确诊断的金标准，必要时应用分子生物学检测核酸。

4. 影像所见依累及软组织范围深度　主要表现为蜂窝织炎、筋膜炎、肌肉受累及骨关节周围炎等，临床为亚急性及慢性过程，增强扫描病变区呈不均匀轻中度强化。病灶内可合并积液及脓肿形成，感染迁延不愈局部形成窦道。骨关节周围炎合并局部骨质改变。CT 对合并积气及钙化改变敏感性高；MRI 能够更早发现软组织受累及脓肿形成情况，明确炎症及脓肿范围，脓液于 DWI 序列呈高信号，特异性较高。

【鉴别诊断】

1. 化脓性软组织炎　真菌感染引起化脓性炎时极易被误诊为细菌感染，因应用大量抗生素及激素治疗，使诊断较为困难，而延误治疗，甚至导致患者死亡，因此对于二者的鉴别诊断极为重要。细菌感染多由金黄色葡萄球菌和溶血性链球菌引起，表现为起病急，病变范围广泛，发展迅速，局部皮肤明显红肿，并迅速向周围扩大，中央区呈暗红色，边缘稍淡，红肿皮肤与周围正常皮肤组织无明显界线，压痛明显，伴有寒战、高热、头痛等全身症状。影像表现是早期即有局部软组织弥漫性肿胀，边界模糊，可伴有淋巴结肿大，感染可沿肌间束广泛蔓延，增强扫描病变组织的急性炎症呈明显强化，可合并积气、积液及脓肿形成。真菌感染病程多较长，呈亚急性至慢性过程，红、肿、热、痛等临床表现较轻，多合并皮肤溃疡，局部病灶增强扫描呈不均匀、轻中度强化。

2. 肉芽肿性炎

（1）布鲁氏菌病：有明确的流行病学接触史，生活在畜牧区的居民或是相关职业人群，饮用过未经消毒灭菌达标的乳制品或有生食牛羊肉史的人群等，临床表现为发热、乏力、多汗、肌肉和关节酸痛，肝脾、淋巴结和睾丸肿大等，试管凝集试验（SAT）阳性，血培养或分离出细菌可明确诊断。其软组织受累多发于胸、腰椎及髋关节、膝关节等承重大关节周围，多为相邻椎体受累，骨质破坏与骨质增生、硬化可同时存在，骨关节周围表现为软组织肿胀，周围脂肪间隙较清晰。病变进一步发展形成骨关节旁脓肿，范围较局限，与周围组织界线较清晰，周围软组织、肌肉受挤压移位，发生在脊柱旁的脓肿通常不超过病变椎体长度。

（2）结核性肉芽肿：多有肺结核、肠道结核等相关病史，有乏力、盗汗、午后低热等结核中毒症状，结核菌素试验阳性及红细胞沉降率加快。病变处骨组织以骨质破坏及骨质疏松改变为主，骨破坏多呈"跳跃性"，其内可见死骨和钙化灶，晚期可出现关节间隙狭窄、融合消失，可伴有不同程度的骨关节畸形，合并脓肿时多为冷脓肿，与周围组织边缘清晰，发生在脊柱旁，多形成腰大肌脓肿，脓肿壁薄而光滑，常伴邻近椎体终板、椎间盘破坏，脓肿范围常超过病变椎体长度，脓肿可有流注，脓肿内可见死骨或钙化。发生在关节旁的软组织炎，关节囊增厚，周围软组织肿胀，增强扫描关节囊和脓肿壁呈均匀强化，关节内抽出脓性液体，经镜检及细菌培养可确定诊断[11, 15]。

上述两种肉芽肿性炎的典型临床病史及影像表现可与本病相鉴别。

3. 软组织肿瘤 发生在深部软组织的炎性肿块影，即类软组织肿块与软组织来源的肿瘤相鉴别。炎性肿块呈弥漫性且不规则改变，临床上有发热、周身不适等感染症状，软组织肿瘤常可触及局部肿块，恶性者可短期内迅速增大。发生在骨组织旁的炎性肿块与滑膜肉瘤、骨组织来源肿瘤等相鉴别，一般炎性肿块邻近骨质呈硬化改变而非骨破坏为主，炎性病变 T_2WI 脂肪抑制骨髓腔呈广泛高信号，骨质及炎性肿块周围呈较为广泛

的水肿改变，肿瘤病变相对较局限。

【研究现状与进展】

真菌性软组织炎的临床表现不一，可以从隐匿症状进展为快速的组织结构破坏。诊断隐匿性真菌感染较为困难，由于宿主对真菌感染应答反应较为迟钝，无明显的临床表现可供医生参考。对有真菌性骨关节炎及软组织炎的患者，系统性的炎症指标等仅有轻度升高，或者完全正常，因此，患者的详细病史和体格检查对诊断非常重要。影像学不能作为诊断真菌病原体的依据，但是软组织炎及骨关节炎的影像表现可以作为间接诊断的依据。

1. DWI 应用 MRI 多参数、多序列及多方位成像特点，可以更早期发现软组织炎的异常信号，对于软组织感染范围及诊疗有积极意义。DWI 已经广泛应用于临床，并根据 ADC 值（表观弥散系数）的不同，在诊断及鉴别炎性肿块、脓肿与肿瘤性病变中有重要价值。

2. MRS 可以检测、分析骨骼肌中磷脂代谢、能量代谢的代谢产物，以及细胞内 pH 变化，是唯一可在活体上观察肌肉组织能量代谢的非创伤性方法。在磷谱上可观察的物质包括 PCr、Pi，当炎性病变累及肌肉组织时，其新陈代谢率异常改变可通过磷谱变化体现，多见 PCr 的峰值减低而 Pi 的峰值升高，而细胞质的 pH 显著升高，依此可以判断肌肉组织受累情况。

3. 核医学和 PET/CT 近年来放射性核素技术在软组织感染中的使用较为广泛，软组织感染的核医学成像基于炎症组织的局部病理变化，其往往出现在形态学改变之前。包括感染特异性成像剂的快速发展为核医学的研究热点，标记的白细胞在软组织感染早期阶段起到了诊断和定位的重要作用，并且可进一步发现隐匿性病灶。机体在感染状态下，[18]F-FDG 摄取增加，PET/CT 检查可提供早期炎性病灶如骨关节炎、软组织炎、硬膜外脓肿等病变信息，对于炎性病灶及脓肿形成的检出效果较好，可通过对 FDG 摄取的差异来鉴别是否为感染性病变，但对于感染何种病原体，诊断的特异性较差。PET/CT 在感染的治疗效果评价方面也具有意义。

（杨军妍 张 鹏）

参考文献

[1] Köhler JR, Casadevall A, Perfect J. The spectrum of fungi that infects humans. Cold Spring Harb Perspect Med, 2015, 5（1）: 192-197.

[2] Enoch DA, Ludlam HA, Brown NM. Invasive fungal infection: a review of epidemiology and management options. J Med Microbiol, 2006, 55（7）: 809-818.

[3] 李凡, 徐志凯. 医学微生物学. 第9版. 北京: 人民卫生出版社, 2018.

[4] Tribble DR, Rodriguez CJ. Invasive fungal wound infection associated with combat. Chur Fungal Infect Rep, 2014, 8（4）: 277-286.

[5] Benedict K, Park BJ. Invasive fungal infections after natural disasters. Emerg Infect Dis, 2014, 20（3）: 349-355.

[6] Park YW, Kim DY, Yoon SY, et al. "Clues" for the histological diagnosis of tinea: how reliable are they? Ann Dermatol, 2014, 26（2）: 286-288.

[7] Schram AM, Kim B, Carlos C, et al. Primary cutaneous Candida tropicalis infection in a patient with B-cell lymphoma. Cutis, 2014, 93（3）: 204-206.

[8] Buchanan P J, Mast BA, Lottenberg L, et al. Candida albicans necrotizing soft tissue infection: a case report and literature review of fungal necrotizing soft tissue infections. Ann Plast Surg, 2013, 70（6）: 739-741.

[9] 陈萍, 周亚彬, 李东明. 念珠菌所致深部皮肤软组织感染的回顾性分析. 中国真菌学杂志, 2018, 13（4）: 217-222.

[10] Demiraslan H, Alabay S, Kilic AU, et al. Cutaneous candidiasis caused by Candida glabrata in a HIV/AIDS patient. Int J STD AIDS, 2013, 24（9）: 753-754.

[11] 王端礼. 医学真菌学——实验室检验指南. 北京: 人民卫生出版社, 2005.

[12] 魏经国. 影像诊断病理学. 西安: 第四军医大学出版社, 2007.

[13] Gamaletsou MN, Rammaert B, Bueno MA, et al. Aspergillus osteomyelitis: epidemiology, clinical manifestations, management and outcome. J Infect, 2014, 68（5）: 478-493.

[14] Gamaletsou MN, Kontoyiannis DP, Sipsas NV, et al. Candida osteomyelitis: anus-207 cases of children and adults（1970-2011）. Clin Infect Dis, 2012, 55（10）: 1338-1351.

[15] 程春, 曾勇, 杨超, 等. 脊柱结核的MRI表现特点及诊断价值分析. 磁共振成像, 2016, 7（5）: 371-375.

第三节　布鲁氏菌感染

【概述】

布鲁氏菌病又称地中海热或波状热等，是由布鲁氏菌引起的人畜共患变态反应性疾病，在《中华人民共和国传染病防治法》中被规定为乙类传染病[1]。患病的羊、牛、犬等动物是布鲁氏菌病的主要传染源，人群普遍易感，直接接触病畜等职业人群或进食未煮熟牛羊肉的人群是感染该病的高危人群。布鲁氏菌分为6个种19个生物型，近年来，英国、德国和捷克科学家相继发现了新的布鲁氏菌种属。

布鲁氏菌一般不易在外界环境中消亡，在干燥和低温环境中有很强的抵抗力，在寒冷的环境中仍然可以存活，但对湿热环境敏感，在高温环境中、紫外线照射及使用消毒剂的情况下很难存活，对四环素、链霉素等抗生素的抵抗力较弱[1,2]。

布鲁氏菌病临床症状常轻重不一，呈波状改变，易复发、慢性化，常侵犯肝、脾等组织器官，以及神经系统和骨关节系统等[2]。临床分为急性期、亚急性期和慢性期，慢性期又分为活动型和相对稳定型。骨关节损害位置较固定，表现为关节肿大、关节炎，多见于髋关节、膝关节等大关节，骨骼肌肉持续性酸痛或钝痛。慢性期稳定型症状较稳定，劳累过度或长期抑郁可加重症状，可有免疫力低下，体弱，出现贫血、营养不良等症状。实验室检查中试管凝集试验滴度达1：100及以上为阳性，血培养、分离出细菌是确诊布鲁氏菌病的金标准[3]。

【病理生理学】

布鲁氏菌主要通过皮肤、消化道及呼吸道黏膜进入人体，眼结膜接触病菌也可导致感染。布鲁氏菌侵入宿主后，主要感染巨噬细胞、胎盘滋养层细胞及树突状细胞，如未被巨噬细胞杀灭，可以在宿主细胞内生长繁殖，在淋巴结形成原发灶。根据机体免疫力的强弱、体内细菌含量的多少及抗生素的使用情况不同，可引起急、慢性变态反应，形成炎性渗出、肉芽肿、纤维组织增生等急、慢性病变。

布鲁氏菌病病理变化广泛，可造成多脏器损伤，主要的病理变化：①渗出、变性、坏死改变，以浆液性炎性渗出为主，夹杂少许坏死细胞，多发生于肝、脾、淋巴结及心、肾等处。②增生性改变，多呈弥漫性改变，随后病灶可出现纤维细胞增殖。③肉芽肿形成，病灶内可出现由巨噬细胞、淋巴细胞、浆细胞及上皮样细胞组成的肉芽肿，肉芽肿可进一步发生纤维化，造成组织器官硬化。

布鲁氏菌引起的软组织炎，按照炎症的发生、发展可分3个阶段，即软组织炎性渗出水肿、软组织肿块及脓肿形成，上述病变多继发于椎体炎、椎间盘炎及大关节炎。其发生和发展是一个连续的过程，可循其病理变化由急性期向慢性期依次交替发生和发展。急性期以炎性充血、水肿、坏死，同时伴小静脉炎性栓塞改变为主，引起软组织肿胀；亚急性期与慢性期炎症继续扩散形成肿块样病变，进而中心坏死区进一步发展形成脓腔，周围脓肿壁由大量炎性细胞及纤维肉芽组织构成，显微镜下可见病变区组织细胞增生，增殖性结节及肉芽肿形成[2,4]。

【影像学表现】

X线检查简便易行，主要用于观察布鲁氏菌病后期骨骼及关节的改变，因为其为重叠图像，又缺乏良好的软组织对比，病变检出的敏感性较差。CT为本病的重要检查手段，大范围扫描及多方位重建可清晰显示软组织感染性病变，合并脓肿形成时，结合增强检查可很好地显示脓肿的范围、形态及其与周围组织的关系。对椎管内病变显示不佳，对难以确诊病变可行CT引导下活检明确。MRI有很高的软组织分辨率，对组织内水、蛋白质含量改变非常敏感，能更清晰地显示软组织受累情况及脓肿形成情况，同时MRI能较早发现脊柱、关节的异常信号变化。与CT相比，MRI能更早、更清晰地发现软组织病变及病变范围，常用于诊断及鉴别急、慢性病变。常规扫描序列包括：T_1WI序列、T_2WI序列、脂肪抑制序列、T_1WI增强扫描序列。此外，DWI可用于脓肿诊断及鉴别诊断[5]。对于特殊类型病变如椎管内硬膜外脓肿，MRI可以更好地发现脓肿，以及脊髓的受累情况，同时MRI具有多方位、多功能、多序列成像及无电离辐射等优点，被公认为评估软组织感染的首选影像学检查方法[6,7]。核素骨扫描主要反映病变的血运及局部代谢障碍情况，敏感性高，特异性差。

1. 椎旁软组织炎　可发生于颈、胸、腰段椎体周围软组织，以腰椎椎旁软组织炎最为常见。

（1）X线：急性期可无明显特异性，慢性期可见脊柱旁韧带钙化，以下腰椎多见，表现为沿韧带走行的索条状钙化，各椎间隙变窄、椎体骨桥形成，椎旁软组织或腰大肌阴影模糊、增宽。

（2）CT：椎旁软组织感染由于病情轻重及病程的不同其CT表现不同，影像检查能明确各时期表现，对临床治疗有十分重要的意义。

1）椎旁软组织肿胀或肿块：椎旁软组织有不同程度的增厚、肿胀，范围较局限，周围脂肪间隙较清晰，密度较均匀一致，不合并钙化，形成肉芽组织肿块时常呈匍匐状，沿韧带下蔓延，推压周围组织，增强扫描病变区呈明显强化，与周围组织边界清晰。

2）椎旁脓肿：形成后通常与相应椎体破坏区相通，脓肿大小、形态不一，分布不规则，多呈梭形、类圆形及条片状等，脓肿与周围组织边界较清晰，CT值有明显差异，其内合并死骨及钙化灶少见，多个脓肿或较大脓肿可推压邻近的腰大肌，椎体与腰大肌间距明显增宽，较少合并腰大肌脓肿，可存在脓肿沿韧带下流注现象。脓肿多呈较小、多发、厚壁改变，增强扫描囊壁呈环形强化。病变侵犯椎管时，椎管内见不规则软组织密度影，邻近神经根、硬膜囊有不同程度受压。

（3）MRI

1）椎旁软组织肿胀或肿块：是椎旁软组织受累的早期表现，椎旁软组织信号以炎性渗出为特征性改变，受累部位多位于椎体前方及两侧，表现为椎体周缘旁增厚的软组织影，呈斑条状或梭形包绕椎体，T_1WI上呈稍低信号，T_2WI呈等或稍高信号，病变可沿韧带下方广泛蔓延，边界尚清晰。病变向椎体后方侵犯，突入椎管内，压迫硬脊膜囊。增强扫描病变组织呈条片状强化；病变进一步发展，信号呈不均匀改变，增强扫描亦不均匀强化[8-10]（图8-3-1）。

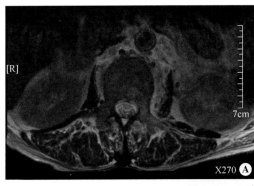 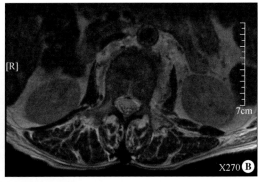

图 8-3-1　腰椎旁软组织肿胀

MRI横断位T_2WI示椎体前缘、双侧呈梭形稍高信号影，包绕椎体，边界较清楚，椎体与腰大肌间隙增宽

2）椎旁脓肿：椎旁软组织炎进一步发展，发生变性、坏死，形成椎旁脓肿。脓肿较局限，病变范围一般不超过邻近病变椎体长度，信号不均匀，T_1WI 呈低信号，低信号区内可出现更低信号影，T_2WI 呈稍高信号，脂肪抑制序列亦呈高信号，脓肿壁呈等或稍低信号，脓腔在 DWI 序列呈明显高信号[11]。增强扫描脓肿边缘明显强化，其壁较厚且不规则，与周围组织界线清楚（图 8-3-2，图 8-3-3）。特殊类型脓肿：①椎管内硬膜外脓肿，脓肿突入椎管内，可见边界不清的异常信号，T_1WI 呈稍低信号，T_2WI 呈高信号，脂肪抑制序列呈不均匀高信号，增强扫描脓肿壁明显强化，硬脊膜囊、神经根可有不同程度受压（图 8-3-4）。②椎旁广泛脓肿，布鲁氏菌感染时间越长，未经

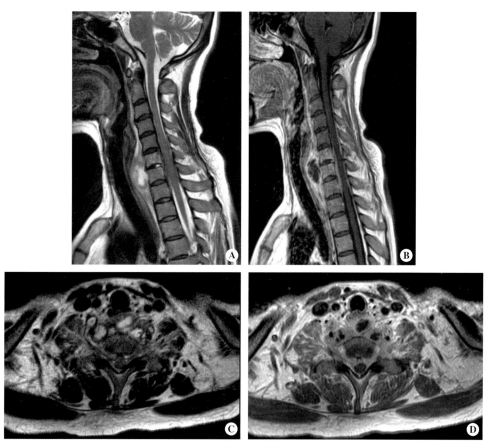

图 8-3-2 颈椎旁多发小脓肿

颈 C_6～C_7 前纵韧带下方多发小的、厚壁脓肿。A、C. MRI T_2WI 脓液呈高信号，脓肿壁呈低信号；B、D. T_1WI 增强扫描示脓肿壁呈明显环形强化，内壁较光整，周围组织受压

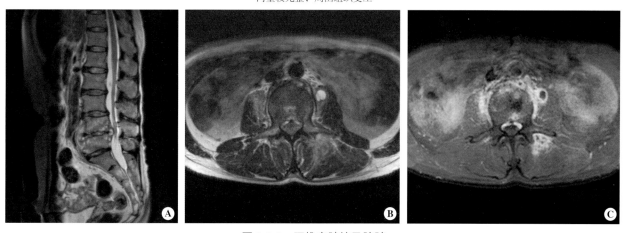

图 8-3-3 腰椎旁肿块及脓肿

L_4～L_5 椎体双侧、前方软组织影及小脓肿。A、B. MRI T_2WI 软组织肿块呈稍高信号，左侧脓腔呈明显高信号；C. T_1WI 增强扫描示脓肿壁及椎旁软组织明显强化，左侧横突后椎小关节周围亦见强化软组织影

系统规范化治疗，病情可能延误发展成椎旁广泛脓肿，表现为病变范围较大，沿椎旁、韧带下方及组织间隙形成流注脓肿，长度超过 3 个椎体，似椎体结核病的冷脓肿[12]，有学者亦称此病为"假性结核病"。此类脓肿往往需经手术切除（图 8-3-5）。

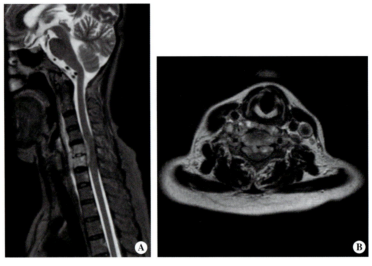

图 8-3-4　颈椎管内硬膜外脓肿

A. 矢状面 T_2WI 脂肪抑制序列示病变椎体前后缘梭形稍高信号，沿韧带下方蔓延；B. 横断位 T_2WI 示脓肿突入椎管内，形成椎管内硬膜外脓肿，硬脊膜囊及两侧神经根受压

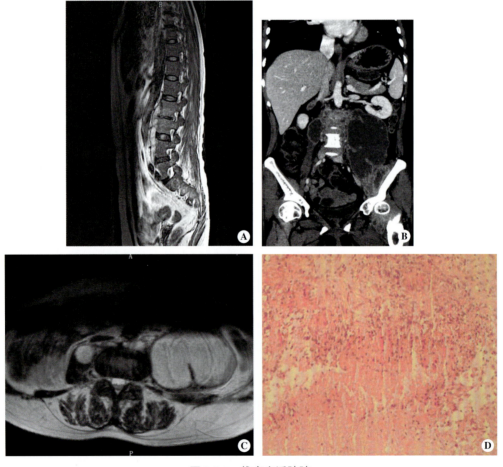

图 8-3-5　椎旁广泛脓肿

椎旁广泛脓肿，布鲁氏菌凝集试验 1：200 阳性，病变范围较广，形成流注，超过 3 个椎体长度。A、C. MRI 矢状面及横断位 T_2WI 示脓腔呈明显高信号；B. CT 增强示脓肿壁明显强化，囊壁厚薄不均，左侧较大脓腔呈多个分隔；D. 病理检查，镜下见病变区组织细胞增生，可见大量炎性细胞及纤维肉芽组织

2. 关节周围炎　多发生于髋关节、膝关节、骶髂关节等大关节周围软组织，急性期疼痛位置不固定，呈游走性疼痛，慢性期关节损害位置较固定，甚至可出现骨性强直。

（1）X线：由于缺乏良好的软组织对比，仅能了解病变大致部位和骨骼改变，很难满足临床诊断需求。急性期X线仅表现为关节周围软组织肿胀、密度增高，关节间隙略增宽；慢性期多侵及髋关节、膝关节等大关节，软组织肿胀不明显，

关节间隙狭窄，以致消失，甚至产生骨性强直。

（2）CT：发生在髋关节及膝关节等大关节周围时，关节囊明显增厚，关节周围见稍低的软组织密度影，沿着关节周围间隙蔓延呈梭形、不规则形，关节腔内少到中等量积液；病情进一步发展可形成关节腔内脓肿，呈多发、小脓肿、囊壁较厚，脓腔呈低密度，脓肿壁呈等或稍高密度，增强扫描脓肿边缘明显强化，坏死区无强化（图8-3-6）。

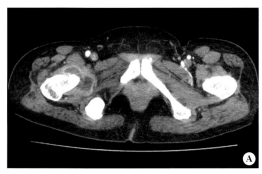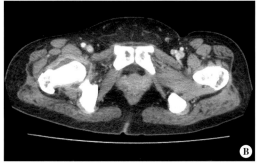

图 8-3-6　右侧髋关节腔内脓肿形成
CT增强示右侧髋关节肿胀，股骨头周围间隙见多发小脓肿，囊壁较厚，呈明显强化

（3）MRI：急性期以炎性渗出、水肿为特异性改变，表现为关节囊增厚，关节腔积液，关节周围软组织肿胀，组织间隙模糊不清，T₂WI序列呈稍高信号改变，脂肪抑制序列及DWI序列亦呈稍高信号，增强扫描可见病变组织呈斑片、条片样强化（图8-3-7，图8-3-8）；关节周围软组织炎进一步发展成脓肿，可有波动感，脓肿范围较为局限，与周围组织、骨关节界线清晰，脓肿可沿关节间

隙形成流注。增强扫描脓肿壁明显强化，薄厚不均匀，中心坏死区无强化。周围骨关节可合并水肿、破坏等改变，亦可无明显改变[13]（图8-3-9）。

【诊断要点】

1. 有明确的流行病学接触史，发病前与家畜、畜产品或布鲁氏菌培养物有密切接触者，生活在疫区的居民，饮用过未经消毒灭菌达标的乳制品或食用过不熟牛羊肉的人群等。

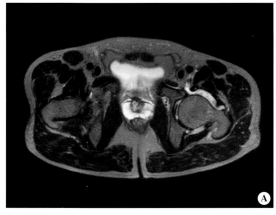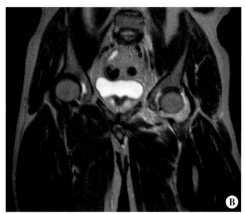

图 8-3-7　左侧髋关节腔炎性渗出灶
MRI示左侧髋关节间隙软组织影包绕股骨头，呈稍长T₂信号，邻近骨质无明显破坏

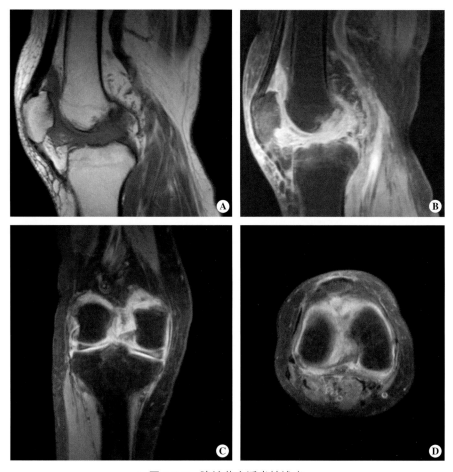

图 8-3-8　膝关节广泛炎性渗出

膝关节囊明显肿胀，滑膜增厚，关节腔见广泛渗出软组织影。A. MRI 矢状面 T_1WI 呈稍低信号；B、D. MRI 矢状面及横断位 T_2WI 脂肪抑制序列呈稍高信号；C. MRI 冠状面 T_2WI 脂肪抑制序列呈稍高信号

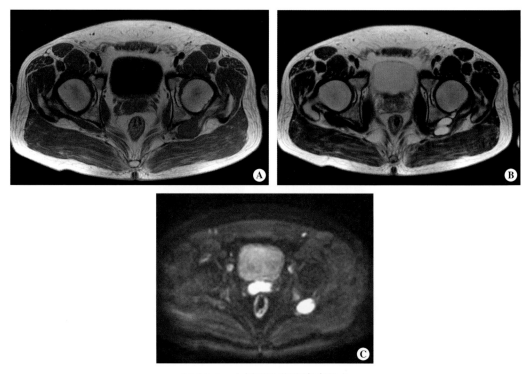

图 8-3-9　左侧髋关节腔脓肿形成

关节腔内多个小脓肿形成。A. MRI T_1WI 呈低信号；B. T_2WI 脓肿壁呈低信号，脓腔呈明显高信号；C. DWI 呈明显高信号

2. 临床表现多为发热、乏力、多汗、肌肉和关节酸痛，肝脾、淋巴结和睾丸肿大等，持续数日乃至数周。

3. 实验室检查试管凝集试验滴度达 1∶100 及以上为阳性，血培养分离出细菌是确诊布鲁氏菌病的金标准。

4. 布鲁氏菌病软组织感染常继发于椎体炎及大关节炎，病变多见于椎旁及骨关节周围。影像表现为梭形或不规则形软组织肿块影，椎旁病变可沿韧带下方广泛蔓延。CT 平扫呈等及稍低密度影，MRI 平扫 T_1WI 呈稍低信号，T_2WI 及脂肪抑制序列呈稍高信号，增强扫描病变区明显强化。

5. 脓肿形成后病变与周围组织界线清楚，囊壁较厚且不规则，T_1WI 及 T_2WI 序列呈低信号，囊腔呈 T_1WI 低信号、T_2WI 高信号，增强扫描脓肿壁呈环形强化，DWI 序列脓液呈明显高信号。

【鉴别诊断】

1. 椎体及关节结核侵及周围软组织 多有肺结核、肠道结核等相关病史，有午后低热、乏力、盗汗等结核中毒症状，结核菌素试验阳性及红细胞沉降率加快。以骨质跳跃性破坏和骨质疏松为主，病变区骨质增生硬化不显著。合并脓肿为冷脓肿，壁薄而光滑，与本病脓肿不同的是其内可见死骨或钙化影，结核脓肿位于脊柱旁时，范围常超过病变椎体长度，易合并腰大肌脓肿，伴有邻近椎体终板、椎间盘破坏，椎间隙变窄、融合消失，脓肿亦可沿椎旁间隙形成流注。椎管内硬膜外脓肿多压迫脊髓或神经产生相关症状，成分多为坏死的椎间盘组织和死骨。发生在关节周围，形成冷脓肿，关节内抽出脓性液体经镜检及细菌培养可确立诊断，与本病鉴别[14]。

2. 化脓性骨关节炎并周围软组织炎 多见血行感染，少数为外伤、手术等感染所致，致病菌多为金黄色葡萄球菌，起病急，伴有高热、寒战等全身中毒症状。病变范围广泛，发展迅速并向周围扩大，红肿皮肤与周围正常皮肤组织无明显界线，白细胞总数明显升高。发生在脊椎旁的软组织炎，二者均可表现为椎旁软组织受累，范围较局限，不超过病变椎体范围，不同的是，化脓性病变椎旁软组织呈弥漫性肿胀，边界模糊，病灶内可见气泡影，在 T_1WI、T_2WI 序列上呈低信号改变，合并椎旁脓肿者少见。发生在关节旁的软

组织炎、化脓性病变周围软组织肿胀明显，可伴有淋巴结肿大，少数可出现气体影，关节外感染多不规则，关节腔积液（脓），脓肿壁厚薄均匀，囊腔呈类圆形及分叶状，多房囊腔彼此相连，脓液细菌培养可进一步鉴别诊断。

3. 骨及周围软组织转移瘤 多见于老年人，有原发病灶，骨关节周围见不规则软组织肿块，边界较清晰，邻近骨关节呈多发骨质破坏改变，肿块呈软组织密度（信号），很少形成脓肿。布鲁氏菌引起的软组织肿块呈梭形或斑片状，沿关节间隙蔓延，形状不规则，常合并小脓肿，使病变的密度（信号）不均匀。

4. 其他病原体感染所致骨关节周围炎 X线、CT 表现缺乏特异性，MRI 可发现局部软组织肿胀及脓肿形成，可通过询问流行病学接触史、临床表现、病原体分离和血培养，以及诊断性穿刺予以鉴别。

【研究现状与进展】

1. DWI 已在临床及科研中广泛应用，可以更早期发现软组织炎的异常信号，对于软组织感染范围及诊疗有积极意义，还可通过 ADC 值定量评价扩散变化。炎性渗出期水分子扩散无明显受限，DWI 呈等信号；脓肿形成期，由于脓液由多种炎性细胞、细菌、坏死组织和蛋白质的黏稠液体组成，细胞黏滞性增高，水分子扩散明显受限，DWI 呈高信号，ADC 值降低，在炎性肿块与肿瘤性病变中 ADC 值区间范围不同，因而在诊断及鉴别中有重要价值。当临床表现和实验室检查不典型时，DWI 起着重要的作用[15]。

2. 动态增强磁共振（DCE-MRI） 是近些年的研究热点，DCE-MRI 通过病灶微血管变化程度，在微循环水平上反映病灶形态学及生理学特性，对病变组织做出定量分析，为鉴别诊断提供依据。DCE-MRI 较常规增强 MRI 能更客观地反映病变的强化特征，从而为布鲁氏菌病的分期提供重要信息[16]。

3. 磁共振波谱成像（MRS） 作为常规 MRI 和 DWI 的重要补充成像方法，MRS 可以检测活体器官组织代谢物的化学成分和含量，随着磁共振技术的发展，在体 MRS 已经由氢谱分析进一步扩展为磷谱、碳谱、氟谱、钾谱和钠谱等，可检测、分析骨骼肌中磷脂代谢、能量代谢的代谢

产物，以及细胞内 pH 变化。通过对病变骨组织成分进行分析，可以大致评判出邻近受累软组织的病变性质，进而为本病诊断提供依据。

4. PET/CT 及核医学 由于炎性病变 FDG 摄取增加，PET/CT 检查可提供布鲁氏菌病早期病灶如椎旁软组织受累、关节炎、器官肿大和硬膜外肿块等病变信息，对于较早检出病灶效果好，对合并脓肿定位非常有帮助，诊断特异性较差 [17, 18]。核素骨显像可以从分子水平反映布鲁氏菌病引起的骨骼肌受损程度，有助于更早期发现及检出病灶。

参 考 文 献

[1] 卫生部疾病预防控制局. 布鲁氏菌病防治手册. 北京：卫生部，2008.
[2] 李宏军. 实用传染病影像学. 北京：人民卫生出版社，2014.
[3] Nielsen K, Yu WL. Serological diagnosis of brucellosis. Prilozi, 2010, 31（1）：65-89.
[4] Christopher S, Umapathy BL, Ravikumar KL. Brucellosis: review on the recent trends in pathogenicity and laboratory diagnosis. Lab Physicians 2010, 2（2）：55-60.
[5] Oztekin O, Calli C, Adibelli Z, et al. Brucellar spondylodiscitis: magnetic resonance imaging features with conventional sequences and diffusion-weighted imaging. Radiol Med, 2010, 115（5）：794-803.
[6] 赵鹏飞，高阳，牛广明. 布氏杆菌性脊柱炎磁共振的研究进展. 磁共振成像，2016，7（8）：625-629.
[7] Hadush A, Pal M. Brucellosis-an infectious re-emerging Bacterial zoonosis of global importance. IJLR, 2013, 3（1）：28-34.
[8] Bozgeyik Z, Aglamis S, Bozdag PG, et al. Magnetic resonance imaging findings of musculoskeletal brucellosis. Clin Imaging, 2014, 38（5）：719-723.
[9] Hao PF, Gao Y, Niu GM. The research progress of MR diagnosis of spondylitis caused by brulles infection Chin. Magn Reson Imaging, 2016, 7（8）：625-629.
[10] Niu H, Niu GM. Quantitative dynamic contrast-enhanced MRI in spinal tumor. Trans Med, 2015, 4（5）：302-305.
[11] Chelli Bouaziz M, Ladeb MF, Chakroun M, et al. Spinal brucellosis: a review. Skeletal Radiol, 2008, 37：785-790.
[12] Koubaa M, Maaloul I, Marrakchi C, et al. Spinal brucellosis in South of Tunisia: review of 32 cases. Spine J, 2014, 14（8）：1538-1544.
[13] Sourbron SP, Buckley DL. Classic models for dynamic contrast enhanced MRI. NMR Biomed, 2013, 26（8）：1004-1027.
[14] Çelik Ak, Aypak A, Aypak C. Comparative analysis of tuberculous and brucellar spondylodiscitis. Trop Doct, 2011, 41（3）：172-174.
[15] Choi HS, Kim AH, Ahn SS, et al. Glioma grading capability: comparisons among parameters from dynamic contrast-enhanced MRI and ADC value on DWI. Korean Radiol, 2013, 14（3）：487-492.
[16] 乔鹏飞，牛广明. 动态增强磁共振定量分析对布氏杆菌性脊柱炎分期的价值. 磁共振成像，2017，8（12）：908-911.
[17] Ioannou S, Chatziioannou S, Pneumaticos SG, et al. Fluorine-18 fluoro-2 deoxy D glucose positron emission tomography, computed tomography scan contributes to the diagnosis and management of brucellar spondylodiskitis. BMC Infect Dis, 2017, 7（13）：73-76.
[18] Arslan F, Karagoz E, Arslan BY, et al. Spinal brucellosis diagnosed with positron emission tomography combined with computed tomography（PET/CT）. Spine J, 2016, 16（6）：381-382.

第四节　棘球蚴感染

【概述】

棘球蚴病又称包虫病，是棘球绦虫的幼虫寄生在人体内引起的人畜共患性寄生虫病，属于自然疫源性疾病，《中华人民共和国传染病防治法》中规定为丙类传染病。家犬、牛、狼、狐等动物是主要的传染源和终宿主，其排泄物中含有虫卵，人与感染的动物密切接触或共饮同一水源均可引起感染，在干旱多风地区，虫卵也可经呼吸道感染。棘球蚴病呈全球性分布，主要流行于畜牧业发达的国家和地区。对人致病的棘球绦虫有 4 种类型：细粒棘球绦虫、多房棘球绦虫、少节绦虫和福氏棘球绦虫 [1]。我国有 2 种类型的棘球蚴病，即细粒棘球蚴虫引起的囊型棘球蚴病和多房棘球绦虫引起的泡状棘球蚴病，其中细粒棘球蚴绦虫临床最常见，约占 98%[1]，主要分布在西北的农牧区，以肝最为常见（占 70%），其次为肺（占 20%～30%），骨及软组织棘球蚴病占全部棘球蚴病的 0.5%～1%[2]，可单独发病，多常伴发肝、肺棘球蚴病。泡状棘球蚴病分布范围稍小，多呈散发性，致死性较高。

各器官组织的感染发生率与其血流量有关，与六钩蚴随血循环经过组织的先后次序亦有直接关系，按其发病率由高到低依次为肝、肺、腹腔、盆腔、脾、肾、脑、骨骼、肌肉及皮下组织等，引起相应部位囊型棘球蚴病 [3]。多房棘球绦虫与细粒棘球绦虫相似，但虫体更小，幼虫主要寄生在肝、肺、脑等部位亦可见，1～2 年被寄生的器官几乎全部被大小囊泡占据，酷似恶性肿瘤，有"虫癌"之称。

本病潜伏期长，发展极为缓慢，感染常发生于儿童期，而在成年后才出现症状。软组织棘球蚴病按受累部位分为原发性棘球蚴病及继发性棘球蚴病 [4]。原发性软组织棘球蚴病少见，可见于肌肉组织，也可见于肌腱、筋膜、骨外膜，甚至皮下脂肪组织。继发性软组织棘球蚴病早期无自觉症状，多数患者因软组织包块就诊，常无明显全身症状，病情进一步发展，可出现软组织肿胀、肿块、疼痛、麻木、无力、活动受限、局部肌肉萎缩及功能障碍等症状。近年来，肌肉棘球蚴感染有增多趋势，由于肌肉收缩和乳酸的存在，横纹肌中的寄生囊肿生长受到抑制[5]。脊柱及神经系统受累可出现相应的临床症状，甚至出现病理性骨折。棘球蚴发病机制主要是机械性压迫，其次是棘球蚴囊破坏引起异蛋白过敏反应，囊肿破裂可造成周围组织感染及相关并发症。以诊断为目的的经皮活检或穿刺可能导致囊液外漏、头节扩散，并可引起严重过敏反应，临床应慎用此项操作。目前棘球蚴病治疗主要以外科手术切除为主，但术后复发率仍为 2% ～ 10%[6]。

【病理生理学】

棘球蚴病因特殊的病理学基础，并依其发生、演变、转归的过程可分为单纯囊型、多子囊型、钙化型。病变组织切面可见坏死组织和空腔，镜下为大小不等且形状不规则的囊泡，囊泡周围炎性肉芽组织形成，有嗜酸粒细胞、淋巴细胞与浆细胞等多种炎细胞浸润。坏死纤维囊壁组织局部见异物巨细胞反应，巨细胞间见残存虫体、虫卵组织，囊壁可有钙盐沉积，呈颗粒状无定形钙化。

继发性软组织棘球蚴病多由脊椎及骨的棘球蚴感染引起，病变穿破骨皮质在周围软组织及肌肉内形成棘球蚴囊肿。以骨盆、腰椎多见，主要通过血液循环引起感染，病变通常发生在血供丰富、生长旺盛的骨松质及长骨干骺端或骨髓腔，沿着骨松质或骨髓腔边界生长，形成单房或多房囊肿，病变骨质呈囊状、膨胀性溶骨性骨质破坏，周围无纤维包膜，随着囊肿逐渐长大，病理变化主要呈囊性占位性生长，压迫邻近器官所引起，周围软组织呈萎缩、变性或坏死等改变。

【影像学表现】

X 线检查简便易行，多用于肺及骨骼病变的检出，软组织对比差，敏感性不高。CT 是诊断棘球蚴病及相关并发症的重要方法，可用于全身各器官的检查，CT 检查具有较高的空间分辨率，通过调节窗宽、窗位及测量 CT 值的差异可清楚显示病变部位及病变特征，以及棘球蚴囊壁、囊内结构，尤其对钙化病变能明确诊断。MRI 具

有良好的软组织分辨率，能更早地发现病变，较好地显示病变的大小、范围及其与相邻组织之间的空间关系，并且可在一定程度上反映病变组织的病理改变，在棘球蚴病的诊断中具有重要作用，尤其对于软组织棘球蚴病，可以清晰地显示棘球蚴囊肿的部位、数量、范围及周围脏器受累情况。常规扫描序列包括 T_1WI、T_2WI、脂肪抑制序列、Gd-DTPA 增强扫描序列，脂肪抑制还可以区别脂肪和出血信号，扩散加权成像技术在鉴别诊断中起重要作用。超声检查是软组织感染时常规的检查方法，可以无损伤、安全、直观地显示棘球蚴的占位性病变，具有可重复动态观察和简便易行的优势。

1. X 线

（1）肌肉棘球蚴病：早期无明显特异性，病程进一步进展，棘球蚴囊肿变大后局部产生占位效应，压迫周围组织，表现为软组织肿胀、肌间隙模糊、增宽，周围可见不规则或点片状钙化；病变位于脊椎旁软组织时表现为腰大肌出现对称或不对称球形阴影，椎旁亦可出现不规则或弧线样钙化影。

（2）骨旁软组织棘球蚴病：多由相邻椎体棘球蚴引起，椎体出现不规则虫蚀样骨质破坏，压缩变形，甚至椎体大部分变薄、消失，若棘球蚴从椎体突出，连续增长，则形成类似椎旁脓肿的阴影。病变骨松质内可见小囊状透光区，继而出现多个连接的圆形或不规则的囊状透光区，无骨膜反应，无侵蚀性骨破坏及新生骨，骨皮质受压变薄，晚期囊腔扩大可累及全骨块，可出现病理性骨折等。

2. CT

（1）肌肉棘球蚴病：CT 是诊断棘球蚴病最有价值的方法，表现为病变处软组织肿胀、模糊不清，包括单纯性囊型和多子囊型。①单纯性囊型表现为单发或多发的圆形或卵圆形低密度占位病变，边界清楚，多发者病灶大小不一，囊肿密度均匀，其密度近似水，而无子囊结构，病灶边缘锐利，囊壁厚 2 ～ 5mm，与周围组织界线清晰，囊壁及间隔可出现钙化，邻近组织受压、推移，增强扫描囊壁无明显增强表现。②多子囊型表现为多个子囊簇集排列，呈葡萄串样改变，囊肿内有分隔形成，是细粒棘球蚴囊肿的一个特征。母

囊密度高于子囊，子囊呈水样密度，其内密度均匀，子囊在母囊内呈数量不等、大小不一的类圆形更低密度影，排列在母囊周边或充满整个母囊（图 8-4-1），增强扫描囊液无强化，囊壁部分可有增强表现。病程长的棘球蚴囊肿外壁较厚，可显示各种形态的钙化，长短、厚薄不一的弧形及环状影（图 8-4-1B，图 8-4-1D）。棘球蚴囊肿合并感染时囊壁显示模糊、不清，囊内密度混杂不均匀[7]。

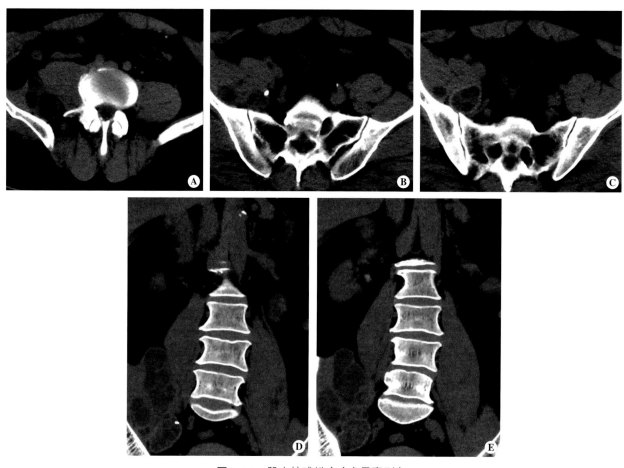

图 8-4-1 肌肉棘球蚴病（多子囊型）

CT 横断位及冠状面示右侧髂肌内多发椭圆形囊性密度灶，其内见多个更低密度类圆形子囊影，密度近似水密度，边缘光滑锐利，边界清楚，囊肿内有分隔形成，厚薄不一，后方病灶囊肿密度欠均匀，囊壁增厚约 4mm，边缘可见斑点状钙化（图片由新疆医科大学附属第一医院郭辉提供，特此感谢）

（2）骨旁软组织棘球蚴病：骨棘球蚴病常合并周围软组织棘球蚴病，当骨骼病变缺乏特征性改变时，邻近软组织内的影像改变是影像学诊断骨棘球蚴病的关键[8]。典型的骨棘球蚴病可见骨质囊状破坏区，内部分隔呈蜂窝状或葡萄状，其内囊液澄清，多无纤维包膜，晚期骨棘球蚴侵犯周围软组织，形成骨和软组织内棘球蚴共存的混合性巨大肿块，可出现病理性骨折，侵犯关节时可致病理性脱臼。脊椎棘球蚴病可见椎体内单房或多房类圆形、密度均匀的囊性肿块，多位于椎体前部，病灶可呈车轮状，其囊壁及分隔可见点片状钙化影，囊肿可沿椎间隙或椎间孔侵入椎管，使椎管扩大，周围脊髓及神经根受压，椎间盘一般不受累，晚期可出现椎间隙变窄，受累椎体可出现压缩性骨折，增强扫描病灶无强化。椎旁软组织内见单个或多个大小不等的类圆形、椭圆形囊性低密度影，多见于腰大肌，边缘规整，与周围组织界线清晰，增强扫描病灶无强化，棘球蚴囊肿壁及分隔可见钙化。

3. MRI

（1）肌肉棘球蚴病：MRI 表现也因病变发展的时期不同而有所不同。①单纯棘球蚴囊肿：表现为肌肉组织内边缘光滑的圆形、类圆形病灶，多发者病灶大小不一，囊液 T_1WI 呈低信号，T_2WI 呈高信号，囊壁 T_1WI 及 T_2WI 均呈低信号，邻近组织受压、移位，周围软组织呈弥漫性水肿表现。②多子囊型：表现为囊状、多房性病灶，子囊呈玫瑰花瓣状或桑葚状排列在母囊内，囊壁和分隔易于显示，边界清晰，T_1WI 序列母囊呈低信号，子囊呈更低信号，近似水信号；T_2WI 呈高信号，脂肪抑制序列显示更清楚，子囊信号强度显著高于母囊，囊内信号较均匀，间隔呈低信号，增强扫描囊壁及分隔轻度强化（图8-4-2），

邻近肌肉可不同程度出现强化；囊肿钙化表现为囊壁呈点状、弧形影，T_1WI 呈等信号，T_2WI 呈低信号。③棘球蚴囊肿合并感染：表现为囊肿形态不规则、边界模糊，囊壁增厚，T_1WI 序列呈低信号，T_2WI 稍高信号，由于囊内的蛋白含量增加，T_1WI 序列信号普遍升高。④并发囊肿破裂时：表现为内囊剥离，漂浮在囊液中，似"飘带征"。较大棘球蚴压迫肌肉，造成局部组织缺血，可发生肌肉坏死，在 T_1WI 序列显示为局限性信号减低或无信号，T_2WI 序列信号增高，坏死组织周围可见较宽的水肿信号。

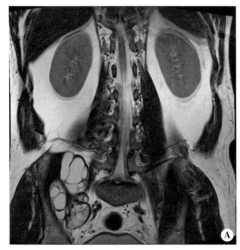 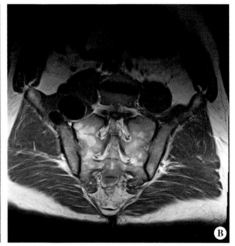

图 8-4-2　肌肉棘球蚴病（多子囊型）

A. MRI T_2WI 示母囊内多个大小不等子囊，内可见分隔，囊壁和分隔呈低信号，子囊信号高于母囊，后方病灶信号不均匀；B. T_1WI 增强扫描囊壁呈轻度强化（图片由新疆医科大学附属第一医院郭辉提供，特此感谢）

（2）骨旁软组织棘球蚴病：椎管内棘球蚴病可发生于椎管任何部位，边界清晰，囊肿可压迫脊髓及马尾神经而出现相应的临床症状，椎间盘一般不受累，信号正常，晚期可出现椎间隙狭窄。棘球蚴囊肿长大后可位于脊柱一侧，形成假性脓肿，表现为椎旁软组织内圆形或椭圆形囊性肿块，T_1WI 呈稍低信号，T_2WI 呈稍高信号，以腰大肌受累多见。骨棘球蚴病多表现为骨松质内形成大小不等的囊肿，边缘锐利、清晰，骨皮质变薄或扩张，晚期骨棘球蚴囊肿可突破骨组织而进入周围软组织中，形成软组织棘球蚴囊肿，T_1WI 呈低信号，T_2WI 呈高信号，其间可有分隔及大小不等的液-气平面，病变向皮外破溃形成不愈合的瘘管，有时可见子囊流出[9]。

4. 超声

（1）单纯囊肿型：表现为肌肉组织内囊性包块，囊壁光滑完整，内囊与外壁分离，超声可以清晰地显示双层壁结构，两层囊壁之间为极窄的较均匀的无回声液性暗区，囊内见多发强回声光带分隔，变换体位囊内信号不均匀，呈"落雪征"，此征象是与一般单纯囊肿区别的依据，病变周围可呈带状低回声炎性反应。

（2）多子囊型：囊肿形态多为椭圆形或卵圆形，与周围组织界线清晰，边缘规整，囊壁较厚，母囊内有大小不一、数目不等的小子囊，子囊呈蜂窝状或车轮状聚集在母囊内，表现为特征性的"囊中囊"，诊断准确率可达100%[10]。

【诊断要点】

1. 有明确的流行病学接触史，发病前与犬、牛、

羊、狐等动物及其皮毛的接触史，生活在牧区的居民、牧区旅游史、狩猎史及职业人群等。

2. 软组织棘球蚴病多为继发性，早期无自觉症状，生长缓慢，以无痛性肿胀为其特征。患者多以软组织包块就诊，局部包块触之有硬韧感，压之有弹性，叩之有震颤感，常伴发肝、肺棘球蚴病。

3. 实验室检查：棘球蚴 ELISA 阳性，病原学检查主要在病灶或排出物中发现棘球蚴囊壁、子囊、原头节或头钩。

4. CT 是诊断棘球蚴病最有价值的方法。单发或多发圆形或类圆形囊肿，囊壁厚 2～5mm，其内呈水样均匀低密度，边界清晰。多子囊型母囊内可见更低密度的子囊，呈葡萄串样改变，其内可见分隔，囊壁呈弧形或蛋壳样钙化，可作为诊断的主要依据。

5. MRI 囊肿表现为 T_1WI 低信号，T_2WI 呈高信号；多子囊型表现为子囊呈玫瑰花瓣状或桑葚状排列于母囊内，子囊相比于母囊呈明显 T_1WI 更低、T_2WI 更高信号；囊壁和分隔易于显示，T_1WI、T_2WI 呈低信号，周围可有低信号的包膜；增强扫描囊壁可轻度强化；并发囊肿破裂时，表现为内囊剥离，似飘带征。

6. 超声可以清晰地显示单纯囊肿的双层囊壁结构，变换体位囊内信号呈落雪征；多子囊型棘球蚴囊肿表现为特征性的"囊中囊"改变。

【鉴别诊断】

1. 化脓性软组织脓肿 多为细菌感染所致，起病急，伴高热、寒战，全身中毒症状明显，白细胞总数明显增高。局部软组织表现为红、肿、热、痛，红肿皮肤与周围正常皮肤组织无明显界线，脓肿边界尚清晰，触之有波动感，增强扫描脓肿壁明显环形强化，其内坏死区无强化。脓肿可合并积气，呈低信号或极低密度改变。软组织脓肿患者无流行病学史，体内其他部位亦无囊性病变发生，通过抽出脓性液体实验室镜检及细菌培养可确立诊断，并与棘球蚴囊肿相鉴别。

2. 结核性软组织脓肿 多有肺结核、消化道结核等相关病史，结核中毒症状明显，多有乏力、盗汗、午后低热等症状，结核菌素试验阳性，红细胞沉降率加快。结核性脓肿为冷性脓肿，边缘清晰，椎旁脓肿多为腰大肌脓肿，病变

范围常超过病变椎体长度，骨破坏多呈跳跃性，可有邻近椎体终板及椎间盘破坏。关节旁脓肿与周围组织界线清晰，邻近关节骨质可有破坏，脓肿内可见死骨或钙化影，增强扫描多呈环形强化，脓肿可形成流注，增强扫描脓肿壁呈环形强化，关节内抽出脓性液体经细菌培养可确立诊断。

3. 软组织脂肪瘤 是一种由成熟脂肪细胞构成的良性肿瘤，多为单发、生长缓慢的无痛性肿块，临床表现与发病部位、肿瘤形态有关，可以产生压迫症状，呈圆形或类圆形，肿块边缘光整，与周围组织界线清晰，其形态可随肌肉收缩发生改变，CT 值为 $-120～-80HU$，有包膜，其内可有分隔，增强扫描无强化。MRI 检查具有特征性的脂肪信号，呈短 T_1 中长 T_2 信号，与皮下脂肪信号相同，在脂肪抑制序列上其脂肪信号可被抑制，增强扫描无强化。

4. 皮下软组织血肿 多有不同程度的外伤史，血肿多位于皮下或肌肉内，有压痛，大多数血肿可自行吸收，结合病史可做出诊断。急性期血肿在 CT 上表现为高密度，亚急性期及慢性期呈等或稍高密度改变，部分血肿内可见液-液平面，血肿进一步发展呈液性低密度，增强扫描无强化，血肿亦可合并周围组织感染。血肿处于不同时期，MRI 信号改变亦不同，急性期血肿多伴周围软组织水肿，边界不清，T_1WI 呈稍低信号，T_2WI 呈高信号，亚急性期血肿在 T_1WI 序列、T_2WI 序列均呈稍高信号，其内可见少许点片状低信号影，慢性期血肿周围可见低信号含铁血黄素环。血肿有典型的临床病史及影像改变可与本病相鉴别[11]，必要时可行穿刺活检进行鉴别诊断。

5. 软组织及肌肉囊肿 骶管囊肿、皮脂腺囊肿、腘窝囊肿及腱鞘囊肿等影像表现多为大小不等的囊性包块，壁较光滑，增强扫描无强化等征象，但无棘球蚴囊肿典型的子囊，体内其他部位亦无囊性包块，且上述病变多有相关疾病的发病年龄、临床表现及发育异常等病史，患者无相关流行病学史，皮内试验阴性可与本病相鉴别。

【研究现状与进展】

1. DWI 是目前唯一能够观察活体水分子微观运动的成像方法，可以检测出与组织含水量改变有关的形态学及生理学的早期变化，ADC 值为

组织内在特性，可定量评价扩散变化，反应水分子扩散运动的速度和范围，通常组织扩散速度快时 ADC 值增大。棘球蚴囊肿由内囊和外囊组成，内囊囊液由生发层分泌，外囊为宿主组织对棘球蚴囊肿反应而形成的纤维包膜，水分子在二者内的运动受限程度差异使得 ADC 值及 DWI 信号不同，尤其当囊肿合并感染时，ADC 值对于棘球蚴囊肿的诊断、鉴别诊断及病理成分分析有一定价值。

2. MRS 可以在细胞水平观察肌肉组织的能量代谢，是唯一可在活体上观察肌肉组织能量代谢的非创伤性方法。MRS 能检测、分析骨骼肌中磷脂代谢和能量代谢的代谢产物及细胞内 pH 变化。在磷谱上可观察的物质包括 PCr、Pi，PCr 是磷代谢中化学位移的参照物，与磷酸肌酸相关的 Pi 的化学位移可用于对细胞内 pH 做无创性测定。肌肉棘球蚴囊肿使病变肌肉组织的新陈代谢率发生异常改变，此改变可通过磷谱变化体现出来，表现为 PCr 的峰值减低而 Pi 的峰值升高，而细胞质的 pH 显著升高，游离 ADP 也显著增加。

3. DCE-MRI 可在微循环水平上反映病灶形态学及生理学特性，通过微血管变化程度对病变的组织做定量分析，DCE-MRI 较常规增强 MRI 能更为客观地反映病变的强化特征。对缺乏典型特征的棘球蚴囊肿，通过微血管变化反映病变周围浸润带的特性，可在一定程度上将本病与肿瘤性病变相鉴别。

参考文献

[1] Kern P，Menezes da Silva A，Akhan O，et al. The echinococceses：diagnosis，clinical management and burden of disease. Adv Parasitol，2017，96（20）：259-261.

[2] Pedrosa I，Saíz A，Arrazola J，et al. Hydatid disease：radiologic and pathologic features and complications. Radiographics，2000，20（3）：795-817.

[3] 秦长春，黄国强. 左股部肌肉囊型包虫病 1 例报告. 中国实用外科杂志，2011，31（11）：1063-1064.

[4] 刘大鹏，谢增如，张锐，等. 骨包虫病的诊断和治疗. 中华骨科杂志，2004，24（7）：403-407.

[5] Christopher P，Cannon，MD，Scott D，et al. Soft tissue echinococcosis. CORR，2001，11（4）：186-191.

[6] 史大中. 包虫病治疗新进展. 国外医学：寄生虫分册，2001，28（5）：230-232.

[7] 李俊华. 人体少见部位包虫病的 CT 表现. 医学影像学杂志，2011，21（1）：69-71.

[8] 艾尔肯·阿不力改，巴哈提·哈立亚. 骨包虫病影像学. 中国医学计算机成像杂志，2009，15（4）：354-357.

[9] Karaoglanoglu N，Gorguner M，Eroglu A. Hydatid disease of rib. Rev Mal Respir，2001，71（1）：372-373.

[10] 冯丽萍. 肝包虫病的超声声像图特征及其诊断价值. 中国医学影像学杂志，2009，17（1）：69-71.

[11] Kayaalp C，Dirican A，Aydin C. Primary subcutaneous hydatid cyst：review of 22 cases. Int J Surg，2011，21（9）：117-119.

第五节　其他少见病原体感染

一、非结核分枝杆菌感染

【概述】

分枝杆菌是一组具有抗酸染色特性的细菌，包括结核分枝杆菌、麻风分枝杆菌及非结核分枝杆菌。非结核分枝杆菌（non-tuberculous mycobacteria，NTM）既往曾称为非典型分枝杆菌，迄今已发现 200 多种，多为机会致病菌，主要存在于污水、土壤、气溶胶、未消毒的牛奶及动植物中，我国有 50 多种 NTM 已见致病报道[1]，非结核分枝杆菌病是由 NTM 感染所引起的慢性疾病。NTM 感染的报告多见于发达国家，可感染人体各个组织和器官，以肺部感染最为常见，其次为淋巴结、皮肤软组织和骨骼等。可感染皮肤、软组织的病原体有海分枝杆菌、脓肿分枝杆菌、龟分枝杆菌、偶发分枝杆菌和溃疡分枝杆菌[2]。近年来，随着激素和免疫抑制剂的应用、严重烧伤创伤、器官移植、肿瘤患者及 AIDS 患者的增多，NTM 感染的发病人数已经呈现逐年增多趋势[3]。

NTM 引起的感染多为单发，少数可累及多个系统，免疫功能受损患者可引起播散性 NTM 感染，侵犯肝、淋巴结、胃肠道等，亦可并发骨髓炎，临床表现多种多样。引起肺部感染者多有咳嗽、咳痰、低热、盗汗、乏力等结核中毒症状，但中毒症状较肺结核轻；NTM 常侵犯淋巴结引起淋巴结炎，多见于学龄前儿童，累及颈部和下颌下淋巴结多见，可迅速软化，破溃后可形成窦道；骨骼系统多侵犯滑膜、腱鞘和黏液囊，晚期出现关节畸形和功能障碍等；NTM 易引起皮肤软组织感染，好发于真皮及皮下脂肪组织，亦可发生于深层肌肉组织，多见于四肢如手、足、肘、膝等部位皮肤，根据病原体的不同或处于不同发病阶段，临床表现多有差异，病变皮肤软组织红、肿、热、痛，局部脓肿常见，皮肤感染破溃可形成坏死性溃疡（Buruli 溃疡）。

实验室检查包括抗酸染色（涂片染色镜检）、细菌培养、组织病理、免疫学诊断，其中细菌培养及组织病理是诊断 NTM 感染的主要标准。近些年，分子生物学技术的引进使有关分枝杆菌的鉴定与传染源鉴别变得相对容易和快速。

【病理生理学】

NTM 感染引起的病理改变与结核病相似，但由于 NTM 毒力较弱，干酪样坏死少见，其病变在程度上相应较轻，机体组织反应较弱。多数由呼吸道中原发病灶经淋巴及血行播散至全身各个脏器组织，当人体免疫系统受损或免疫功能低下时，NTM 感染者则易发病。早期为急性炎症反应，以炎性渗出、水肿为主，病变进一步发展形成软组织结节、脓肿及窦道。皮肤软组织 NTM 感染主要致病菌为脓肿分枝杆菌和偶发分枝杆菌，主要病理表现为肉芽肿性病变和非特异性慢性化脓性炎症。肉芽肿性病变为以上皮样细胞和淋巴细胞为主的结核样肉芽肿，除上皮样细胞和淋巴细胞以外，还可有中性粒细胞、浆细胞和多核巨细胞等炎性细胞浸润，呈混合细胞浸润的感染性肉芽肿结构[4, 5]；脓肿分枝杆菌引起慢性化脓性炎症，以化脓性结核样肉芽肿为主，病灶中央为小脓肿。

【影像学表现】

1. X 线 主要表现为病变部软组织肿胀，可伴破溃形成，软组织层次不清，肌间隙、脂肪间隙模糊不清，病灶内可见多发斑点状及小结节状钙化影，病情进展可累及周围骨质，可出现骨质破坏。

2. CT 早期主要为软组织炎性充血、水肿，局部软组织肿胀，脂肪间隙密度增高，局部出现条索影及网格影，可呈蜂窝状改变，病灶与周围组织分界不清，伴有积液表现为液性密度影；病程进一步发展可形成软组织结节，增强扫描呈轻度强化；形成软组织脓肿，表现为边界尚清晰，增强扫描脓肿壁环形强化，其内坏死区无强化；可伴多发斑点状及小结节状钙化影。病变累及邻近骨关节，表现为虫蚀样骨质破坏，周围可伴有骨质增生、硬化。

3. MRI 主要表现为病变区软组织弥漫性肿胀、水肿，可合并积液及渗出性改变，与周围组织界线不清，增强扫描轻度强化；合并软组织结节呈长 T_1 长 T_2 信号改变，增强后轻度强化；部分病灶可进一步发展成脓肿，脓肿多呈类圆形，范围较为局限，与周围组织界线清晰，T_1WI 呈不均匀低信号，脓肿壁稍高于脓液信号，T_2WI 序列脓肿壁呈等或稍低信号，脓液呈高信号，信号均匀或不均匀，DWI 序列脓腔呈高信号，增强扫描脓肿壁强化，其内坏死区无强化，窦道形成显示为管状或条状 T_1WI 低信号、T_2WI 等低信号影，窦道中脓液呈 T_2WI 高信号。邻近骨质受侵表现为骨髓内异常不规则信号。

4. 超声 主要表现为皮肤连续性中断，软组织层次不清，呈弥漫性肿胀，回声增强，与周围组织界线不清，局部可见血流信号，病灶内出现渗出性炎性改变，部分病例可见窦道形成。超声可引导外科手术和疗效评定。

【诊断要点】

1. 流行病学接触史 患者有皮肤外伤史、接触鱼类或可疑水源史、未经规范消毒的医用器材接触史等。

2. 易感人群 多发生在免疫系统受损人群或免疫功能低下人群，如自身免疫系统疾病、器官移植、肿瘤患者、长期应用抗生素及糖皮质激素、AIDS、严重的基础性疾病等。

3. 实验室检查 直接镜检、细菌培养及生化检查，抗酸染色发现抗酸杆菌[6]，细菌培养分离出分枝杆菌或检测到分枝杆菌 DNA。其他方法有辅助诊断作用，如结核菌素试验强阳性、分枝杆菌抗体检测试验阳性等。

4. 组织病理 除上皮样细胞和淋巴细胞为主的结核样肉芽肿外，还可有中性粒细胞、浆细胞和多核巨细胞等炎性细胞浸润[7]。

5. 皮肤病变 皮肤软组织感染好发于真皮及皮下脂肪组织，亦可发生于深层肌肉组织，以四肢特别是手部感染多见，表现为发展较缓慢的丘疹、结节、斑块、局部脓肿。院内快生长型分枝杆菌感染时皮损往往在注射部位或手术切口部位，可有肿胀、疼痛或破溃。

6. 影像学表现 病变区软组织肿胀，皮下脂肪层模糊，可合并积液及渗出性改变，与周围组织界线不清。局部可见软组织结节影，进一步发展形成脓肿，表现为圆形或类圆形，密度（信号）不均匀，范围较为局限，脓肿壁 T_1WI 及 T_2WI 呈等或稍低信号，脓腔呈 T_2WI 高信号，增强扫描脓肿壁强化，其内坏死区无强化。窦道形成显示为管状或条状 T_1WI 低信号、T_2WI 等低信号影，窦道中脓液呈 T_2WI 高信号。可伴多发斑点状钙化。

【鉴别诊断】

1. 腱鞘囊肿　多发生于腕背及足背，青年女性多发，多为单房类圆形囊性病变，边缘清晰，其内呈水样密度（信号），T_1WI 序列呈低信号，T_2WI 序列呈较高信号，增强扫描无强化。

2. 痛风性关节炎　起病急，早期软组织肿胀明显，多侵犯第 1 跖趾关节，其次为踝、手、膝等关节，周围软组织出现结节状钙化（痛风结节）。其信号表现取决于钙盐含量，呈多种多样，T_1WI 呈低信号，T_2WI 呈高信号或均匀等信号，增强扫描病灶呈均匀强化，实验室检查高尿酸血症是其典型特征，病变区骨皮质多有不规则或分叶样侵蚀破坏。

3. 结核性软组织炎　影像表现与 NTM 软组织感染相似，结核性软组织脓肿较 NTM 合并脓肿更为多见，NTM 感染早期亦可出现软组织增厚、形成结节及合并多发钙化，可与结核软组织感染相鉴别。

【研究现状与进展】

NTM 是一种环境分枝杆菌，多发生于免疫缺陷或免疫功能低下人群，影像学表现缺乏特异性，与结核等疾病表现相似，容易引起误诊、漏诊，因此提高对该病的认识，熟悉其临床体征及影像学表现尤为重要。在抗酸杆菌阳性但正规抗结核治疗效果不佳、影像表现以慢性炎性病变为主时，临床应高度怀疑 NTM 感染，最终确诊需细菌培养、生化鉴定和分子生物学检查。

二、放线菌感染

【概述】

放线菌（actinomycetes）是一类丝状或链状、呈分枝状生长的原核细胞型微生物，具有菌丝和孢子，介于细菌和真菌之间，属于具有分枝状菌丝体的细菌。放线菌广泛分布于自然界，主要以孢子或菌丝状态存在于土壤、空气和水中。放线菌种类繁多，致病性放线菌主要为放线菌属和诺卡菌属中的菌群。放线菌属为人体的正常菌群，寄居在人和动物口腔、上呼吸道、胃、肠道和泌尿生殖道，在免疫系统受损或免疫功能低下时可引起内源性感染，对人致病性较强的为衣氏放线菌。诺卡菌属为腐物寄生菌，广泛存在于土壤中，引起外源性感染。

放线菌病是由放线菌引起的人畜共患感染性疾病，病程进展缓慢，呈亚急性至慢性过程，无明显特异性。常发生于面颈部，其次为胸腹部，根据感染途径和涉及的器官不同，临床分为面颈部、胸部、腹部、盆腔和中枢神经系统放线菌病。以面颈部感染最为常见，表现为面颈部肿胀，不断产生新结节、多发性脓肿和窦道形成；肺放线菌病表现为咳嗽、咯血、发热、胸痛等酷似结核的症状；腹部感染常能触及腹部包块与腹壁粘连，出现便血和排便困难；脊柱放线菌感染早期症状轻微，表现为颈背痛，晚期可侵及椎管，压迫脊髓或神经根。原发性皮肤放线菌病常由外伤或昆虫叮咬引起，先出现皮下结节，然后结节软化、破溃形成窦道。

放线菌为革兰氏阳性菌，无芽孢、无荚膜、无鞭毛的非抗酸性丝状菌，最适培养温度 37℃，在患者病灶组织和窦道流出的脓液中，可找到肉眼可见的黄色小颗粒，称为硫磺样颗粒（sulfur granule）。此外，放线菌的代谢产物具有重要的生物学功能，与人类的生产和生活密切相关[8]。实验室检查在脓液、痰液和组织切片中寻找硫磺样颗粒，在显微镜下观察到特征性的放射状排列的菊花状菌丝，即可确定诊断。也可取组织切片经苏木精伊红染色镜检观察硫磺样颗粒的病理特征，必要时可做放线菌的分离培养，通过抗酸染色可进一步区分放线菌属和诺卡菌属。近年来，由于大量临床治疗的抗生素、皮质激素和免疫抑制剂等的使用导致机体菌群失调，放线菌引起的二重感染发病率急剧上升。应特别注意，放线菌患者血清中可检测到多种特异性抗体，但这些抗体无免疫保护作用，机体对放线菌的免疫主要靠细胞免疫[9]。

【病理生理学】

放线菌病引起软组织的化脓性炎症，若无继

发感染则多呈慢性肉芽肿改变，常伴有多发性窦道瘘管形成，脓液中可找到特征性的硫磺样颗粒。放线菌病基本的病理变化为多发性脓肿、窦道形成、肉芽组织增生和纤维性变。早期病灶中放线菌周围可见多发中性粒细胞，病变局限，形成脓肿，呈多发、大小不等，部分脓肿融合在一起形成脓性肿块，脓肿相互交通后形成错综复杂的窦道，可有脓液排出，其内可以找到直径数毫米的黄色或黄白色小颗粒，即硫磺样颗粒，镜下见放线菌丝状杆菌团，呈放射状排列，菌丝末端膨大呈棒状，形似菊花，周围可见中性粒细胞、单核细胞等包绕。感染可向深部肌肉组织蔓延，脓肿周围有肉芽组织和纤维组织，部分可纤维化形成瘢痕，有的可见大量泡沫巨噬细胞和上皮样细胞聚积，与结核性肉芽肿相似[10]。

【影像学表现】

1. X 线 主要表现为局部软组织肿胀、密度增高，脂肪间隙、肌间隙模糊不清，形成脓肿时周围肌肉受挤压移位，边缘尚清晰，增高的密度区见不规则稍低密度影，局部触之有波动感，窦道形成时可见与体表相通的稍低密度管状影，其内可有脓液及黄色颗粒流出。

2. CT 主要表现为病变区域软组织肿胀，皮下脂肪间隙增厚、模糊，密度增高，结构紊乱，表现为网格影及条索影，皮下组织呈蜂窝状改变，与周围组织界线不清，增强扫描呈轻度强化；病灶进一步发展可形成软组织结节及多发小脓肿，脓肿可互相融合，边界比较清楚，病灶中央可见低密度坏死区，脓肿壁厚薄较均匀，增强后呈明显环状强化，中央坏死灶无强化，脓肿可向深部肌间隙发展蔓延形成流注。软组织结节可破溃形成窦道，表现为与体表相通的低密度管道样结构，管内有脓液及黄色颗粒流出，增强扫描病变组织不均匀强化。

3. MRI 主要表现为病变处软组织弥漫性增厚，呈炎性渗出、水肿改变，软组织层次不清，与周围组织边界欠清晰，表现为高信号的脂肪组织内局限性条带状 T_1WI 低信号、T_2WI 高信号灶，呈网格状及蜂窝状改变，增强扫描轻度强化。合并积液时表现为皮下组织与肌肉之间长 T_1 长 T_2 信号影。炎症局限或进一步发展成软组织结节或脓肿，病变与周围组织界线清晰，T_1WI 序列呈不均匀低信号，脓肿壁稍高于脓液信号，T_2WI 序列脓肿壁呈等或稍低信号，脓液呈高信号，增强扫描脓肿壁呈环形强化，中央坏死区无强化，DWI 上脓液呈明显高信号。脓肿可沿关节间隙、肌间隙或椎间隙形成流注，脓肿突入椎管内形成椎管内硬膜外脓肿，表现为梭形或条形异常信号，硬膜囊及邻近神经根可有不同程度受压。感染迁延不愈，局部形成窦道，表现为条状、管状软组织信号灶，因常伴有脓性分泌物而管腔内信号不均，MRI 可清晰显示其流注方向及范围。

4. 超声 主要表现为软组织弥漫性肿胀，回声增强，与周围组织界线不清，局部可见血流信号及渗出性改变，增生的血管是局部炎症的非特异性表现，感染性渗出液的回声强于普通渗出液。合并积液、积脓表现为界线模糊或局限的无回声液性暗区，超声可引导穿刺及治疗。

【诊断要点】

1. 易感人群 放线菌属为人体的正常菌群，属于条件致病菌，多发生在机体菌群失调、免疫系统受损人群或免疫功能低下人群，如长期应用抗生素、自身免疫系统疾病、器官移植、肿瘤患者、AIDS、严重的基础性疾病等。

2. 放线菌 革兰氏染色阳性，在脓液、痰液和组织切片中找到硫磺样颗粒为特异性诊断，镜检为特征性的放射状排列的菊花状菌丝，细菌分离培养或病理切片找到放线菌团为主要确诊依据。

3. 临床表现 放线菌病是一种软组织的化脓性炎症，常发生于面颈部，多有口腔炎、拔牙史或下颌骨骨折史。原发性皮肤放线菌病表现为皮下结节、脓肿、窦道或瘘管形成，脓液内可见硫磺样颗粒。

4. 影像表现 可见软组织肿胀，病变区边界模糊不清，皮下脂肪增厚，密度（信号）不均匀，呈蜂窝状及网格状改变，其内可见软组织结节、脓肿形成，常伴与体表相通的窦道，表现为条状或管状软组织信号影，管腔内信号不均，脓液于 T_2WI 序列呈高信号，DWI 亦呈明显高信号，增强扫描脓肿壁、管壁呈明显强化，中央坏死区无强化，MRI 可显示脓肿的流注方向及窦道走行、范围。

【鉴别诊断】

1. 化脓性软组织炎 致病菌多由金黄色葡萄球菌和溶血性链球菌引起，表现为起病急，伴有寒战、高热、头痛等症状，中性粒细胞增多，病变范围广泛，发展迅速并向周围扩大，红肿皮肤与周围正常皮肤组织无明显的界线，影像表现早期即有局部软组织弥漫性肿胀，边界模糊，可伴有局部淋巴结肿大，增强扫描病变呈明显强化；可合并积气、积液及脓肿形成，积气在 T_1WI、T_2WI 上呈低信号改变。放线菌病为条件致病菌，很少合并积气改变，病变范围相对较为局限，多伴窦道形成，并有典型的硫磺样颗粒流出，细菌培养可进一步明确二者的鉴别诊断。

2. 结核性软组织炎 多有肺结核、消化道结核等相关病史，有乏力、盗汗、午后低热等典型结核中毒症状，结核菌素试验阳性及红细胞沉降率加快。本病发生在骨关节旁时需与骨结核合并脓肿相鉴别，骨关节结核骨质破坏呈跳跃性表现，其内可见死骨和钙化灶，椎旁脓肿表现为寒性脓肿，与周围组织边缘清晰，脓肿壁薄而光滑，脓肿内可见死骨或钙化影。镜检及细菌培养脓性液体可对二者明确鉴别。

【研究现状与进展】

DWI 作为功能成像，可早期发现病变，并根据 ADC 值的不同，在诊断及鉴别炎性肿块、脓肿与肿瘤性病变中有重要价值。

放线菌为条件致病菌，介于细菌和真菌之间的一类原核微生物，放线菌病起病隐匿，临床表现无明显特异性，主要表现为皮下软组织结节、脓肿及窦道形成，脓液内可见硫磺样颗粒，因此临床医生需加强对该病的认识，避免出现漏诊、误诊。影像学不能作为诊断放线菌病的主要依据，但是软组织感染的典型征象可以作为间接诊断的依据，放线菌病的确诊依靠病原体的分离和培养。

（杨军妍 张 鹏）

参 考 文 献

[1] Saiman L. The mycobacteriology of non-tuberculous mycobacteria. Paediatr Respir Rev, 2004, 56（5）: 221-223.

[2] Smith MB, Schnadig VJ, Boyars Mc, et al. Clinical and pathologic features of Mycobacterium fortuitum infections. An emerging pathogen in patients with AIDS. Am J Clin Pathol, 2001, 116（3）: 225-232.

[3] Wentworth AB, Drage LA, Wengenack NL, et al. Increased incidence of cutaneous nontuberculous mycobacterial infection, 1980 to 2009: a population-based study. Mayo Clin Proc, 2013, 88（1）: 38-45.

[4] 关子安. 非典型分枝杆菌的基础与临床. 天津: 天津科学技术出版社, 1998.

[5] 肖媛媛, 伏利兵, 邢嬛, 等. 儿童皮肤非结核分枝杆菌感染 1 例. 中国皮肤性病学杂志, 2012, 26（9）: 833-834.

[6] Zautner AE, Schmitz S, Aepinus C, et al. Nontuberculous mycobacterial lung disease prevalence at four integrated health care delivery systems. Am J Respir Crit Care Med, 2010, 182（7）: 970-976.

[7] 周讯, 何晓琴, 李惠. 非结核分枝杆菌感染致皮肤慢性溃疡. 临床皮肤科杂志, 2007, 36（8）: 508-510.

[8] Zautner AE, Schmitz S, Aepinus C, et al. Subcutaneous fistulae in a patient with femoral hypoplasia due to actinomyces europaeus and actinomyces turicensis. Infection, 2009, 37（3）: 289-291.

[9] 朱莉军, 张国志. 腰部软组织放线菌病一例并文献综述. 中国全科医学, 2014, 17（7）: 844-845.

[10] 方薪淇, 毕长龙, 兰松, 等. 放线菌性硬膜外脓肿一例并文献复习. 国际神经病学神经外科杂志, 2018, 45（5）: 492-494.

第九章 风湿类疾病相关的骨关节病变

第一节 类风湿关节炎

【概述】

类风湿关节炎（RA）是一种常见的、以对称性、周围多关节滑膜慢性炎症为主要特征的全身性免疫性疾病。病变最先累及关节滑膜，继而侵犯关节软骨、软骨下骨、肌腱、韧带等，多累及手足小关节，常呈对称性分布，逐渐侵犯全身多个关节，最终导致关节畸形和功能障碍。由于 RA 是系统性疾病，亦可出现诸多关节外表现，如发热、乏力、类风湿结节、肺部受累、心包炎、周围神经病、血管炎及血液系统受累等。RA 最早被描述为痛风的一种类型；1776 年，瑞典化学家 Scheele 在痛风患者的肾结石中分离出尿酸，明确区分了 RA 与痛风；1858 年，Gaarod 首次提出了 RA 的名称；20 世纪初，多位科学家在基础研究中发现了类风湿因子；1966 年，美国风湿病学会正式命名 RA 和强直性脊柱炎；1987 年，美国风湿病学会提出了公认的 RA 分类标准；2010 年，美国风湿病学会与欧洲抗风湿联盟共同修订新的 RA 分类标准。在过去的 20 年间，诸多基础和临床研究改变了现代医学对 RA 的诊断与治疗模式。血清抗环瓜氨酸（CCP）抗体被看作是具有诊断和预后价值的生物学标志物。磁共振技术的发展能够早期发现 RA 破坏关节的程度与数量。高度靶向性生物制剂的应用使患者能够早期受益，并验证了相关基因及分子通路对发病机制的影响[1]。

RA 可发生于各个年龄段，但以 25～55 岁多发，发病率逐渐升高，55～75 岁发病率位于平台期，之后逐渐下降。总体 RA 患病率为 0.3%～1%，不同地域、不同人种间有所不同，中国大陆地区 RA 的患病率较低（0.42%），而欧美的患病率相对较高。与许多自身免疫性疾病一样，女性比男性更容易罹患 RA，男女比例为 1 ：（2～4），而在一些非洲和拉丁美洲国家，女性与男性患病比例甚至高达 8 ：1。

RA 属于细胞免疫异常的自身免疫性疾病，目前，该病的病因与发病机制并不完全明确，许多研究提示病原体感染、遗传因素、环境因素、内分泌失调等都与发病具有一定关系，单独一项均不足以造成疾病的发生，目前认为以下因素与疾病有关：①基因对 RA 的易感性和疾病严重程度具有重要作用，尤其是编码人类白细胞抗原（human leukocyte antigen，HLA）-DR4 超可变区 5 个氨基酸序列的基因，其是与 RA 相关的最重要遗传因素，而通过全基因组关联分析（GWAS）发现，包括编码蛋白酪氨酸磷酸酶非受体型 22（PTPN22）、肽酰基精氨酸Ⅳ型脱亚胺酶（PADI4）和许多细胞因子等的基因都与 RA 发病相关，这种基因的多态性提示与 RA 相关的遗传因素十分复杂。②激素环境对参与 RA 发病的细胞具有重要影响，由于女性的高患病趋势，许多理论尝试解释雌激素在 RA 发病中的作用，其可刺激在 RA 发病机制中非常重要的细胞因子——TNF-α 的分泌，但女性易感 RA 的确切机制仍不是很清楚。此外，烟草环境也被认为是 RA 发病的影响因素，可能与激活呼吸道的天然免疫系统和 PADI 有关，支气管中抗 CCP 抗体的产生造成了天然免疫系统的反复激活，进而可能造成自身免疫反应和 RA 的发生。③许多病原体与 RA 发病相关，包括病毒、反转录病毒及支原体等，如 RA 患者的关节滑液和滑膜细胞中发现了 EB 病毒（Epstein-Barr virus，EBV），亦可查到前驱感染支原体和细小病毒 B19 的血清学证据，但这些关联大多为间接证据，尚无资料表明存在某种导致 RA 的特异病原体。④自身抗体如类风湿因子（rheumatoid factor，RF）和抗 CCP 抗体与 RA 的密切关系证实了自身免疫反应参与发病，其通过多种机制导致滑膜炎症，包括激活补体系统[2]。

RA 的病情和自然病程复杂，存在显著个体差异，受发病年龄、性别、基因型、疾病表型及共患疾病等多种因素影响，这些因素使 RA 成为一种真正的异质性疾病。绝大多数患者（55%～65%）呈慢性隐匿性起病，表现为持续性、进展性病程，随时间迁移，病情活动度时高时低。少部分患者呈现间歇性、暴发性的关节炎，期间伴有病情缓解。极少数 RA 患者表现为不可阻挡的急性、进展性、毁损性关节炎。RA 的临床表现具有前驱症状，包括乏力、疲劳、食欲减退、体重减轻、骨骼肌肉疼痛等非特异性表现。而关节病变则是本病的早期表现，最常累及的关节是掌指关节（MCP）、近端指间关节（PIP）、腕关节，单关节疼痛或僵硬持续数周或数月，之后累及全身更多关节。总体来说，大关节在小关节后出现症状，而小关节症状较大关节更加显著。RA 关节炎多呈对称性、非游走性，表现为运动时肿胀、疼痛、僵直和活动受限，晨僵（晨醒后关节部位出现发僵和发紧感，活动后改善）至少持续 30～45 分钟。晚期出现关节畸形、强直、半脱位及关节周围肌肉萎缩、痉挛，以及功能障碍，如近端指间关节过伸伴远端指间关节屈曲（鹅颈畸形）、近端指间关节屈曲伴远端指间关节过伸（纽扣畸形）、第一掌指关节半脱位伴拇指指间关节过伸（"Z"字畸形）等均为关节周围肌腱、韧带及软组织破坏所致。与脊柱关节病不同，RA 很少累及胸椎、腰椎，但颈椎寰枢关节受累应引起重视，寰枢椎进行性不稳或半脱位可能引起压迫性脊髓病和神经损伤。除关节症状外，RA 还可出现类风湿结节及心、肺、肾、周围神经及眼等关节外病变。30%～40% 的 RA 患者可见皮下结节，以肘关节周围区域最常见，结节质地较硬、无触痛。胸膜疾病是 RA 最常见的肺部表现，可引起胸痛、呼吸困难、胸膜摩擦音及胸腔积液。心脏受累最常见心包炎和心肌病。RA 也可见各种类型的炎性和非炎性血管病变及感觉和运动神经病。

RA 的实验室异常并不是特异性的，但能为确诊提供重要依据。活动期 RA 患者有中度正色素或低色素正细胞性贫血，白细胞计数可正常或升高。血清免疫球蛋白 IgG、IgM、IgA 可有不同程度升高，血清补体多数正常或升高。60%～80% 患者

有高水平 RF，但 RF 阳性亦可见于其他结缔组织病、慢性感染（肝炎、结核等）、干燥综合征和 1%～5% 的健康人群。抗 CCP 抗体对 RA 诊断的特异性接近 98%，敏感性约为 70%，是目前诊断早期 RA 相对特异的指标，同时还有一定的预后意义，抗 CCP 抗体阳性患者常常预示预后较差。红细胞沉降率和 C 反应蛋白为 RA 非特异性指标，可判断 RA 活动和缓解程度，活动期红细胞沉降率加快，C 反应蛋白升高。

【病理生理学】

RA 主要侵犯滑膜组织、关节软骨和软骨下骨。正常情况下，滑膜是一层较薄的结缔组织，大部分关节表面均有滑膜覆盖，包括腱鞘和滑囊表面也有滑膜。在关节内，滑膜附着于骨和软骨表面，在关节软骨边缘与骨毗邻。滑膜主要由两种细胞组成：A 型滑膜细胞（巨噬细胞来源）和 B 型滑膜细胞（成纤维细胞来源），后者含量较多，是合成胶原蛋白、纤连蛋白、层粘连蛋白及滑膜基质等的重要组成成分。滑膜富含血管，可分泌滑液，其主要成分是透明质酸和润滑素，润滑关节表面软骨。

早期 RA 的病理学特点是急性滑膜炎，表现为滑膜充血、水肿、增厚，细胞通透性增加。毛细血管大量增生和血管通透性的增高，使浆液性渗出液透过滑膜的基质层进入关节腔，关节腔内出现大量黄绿色滑液，关节周围软组织明显肿胀。滑膜表面出现纤维素沉积，滑膜明显增厚，特别是关节软骨边缘最为显著，持续增生可形成形似肿瘤、体积很大、富含血管组织的滑膜结构。

急性炎症后，增生的滑膜消退，渗出逐渐吸收，疾病进入慢性阶段，滑膜细胞增生活跃，出现大量肉芽组织增生和血管翳形成。新生的毛细血管及纤维结缔组织增生、机化，使滑膜不规则增厚，并形成许多绒毛状突起伸向关节腔。增生的肉芽组织及血管翳向软骨边缘蔓延，在关节软骨表面形成不同厚度的透明层，对软骨产生酶性破坏并干扰软骨正常代谢，引起软骨外形的改变与破坏。

关节软骨破坏首先发生于软骨边缘，随着病变的进展，血管翳逐渐覆盖关节软骨表面，软骨表面开始形成溃疡和糜烂，炎性血管翳可穿透软骨到达软骨下骨，亦可侵犯关节内其他组织，如半月板、韧带和肌腱。晚期，滑膜表面反复渗出、机化和瘢痕形成，关节囊增厚，关节面发生纤维

性粘连，进而形成纤维性关节强直。关节间隙狭窄、关节囊纤维化及邻近韧带、肌腱松弛和肌肉痉挛，最终导致关节挛缩，加重关节对线不良并引起半脱位，造成关节畸形、功能减退或功能丧失。

【影像学表现】

1. X线 RA的X线表现与病理改变直接相关，主要X线征象包括关节周围软组织肿胀、骨质疏松、关节间隙狭窄及关节骨质的侵蚀。对称性的关节炎可累及全身所有关节，以手、腕、足、膝、肩、肘、踝和髋关节等好发。在中轴骨，颈椎是最常受累的部位，而胸椎、腰椎与骶髂关节很少侵犯。在软骨关节如椎间盘、胸骨柄关节、耻骨联合及附着于骨的肌腱和韧带也可累及，但发生率与侵蚀程度较血清阴性脊柱关节病少且轻得多。

RA早期X线可无阳性发现，随着疾病进展，首先出现的是关节周围软组织肿胀，密度尚均匀，肿胀软组织对称性梭形增厚，皮下脂肪线模糊。早期由于滑膜增生、关节腔的渗出和积液，导致关节间隙增宽，在炎症、水肿的影响下骨端出现

骨量降低与骨质疏松，但在对称性的关节受累与中老年患者很难评价。此后骨端关节囊附着处边缘出现小囊状的骨质侵蚀、缺损及凹凸不平，骨皮质模糊，呈"虚线样"改变，关节软骨及关节边缘骨质侵蚀，关节面模糊，关节间隙明显狭窄，骨质疏松显著。晚期关节面骨质增生、硬化或融合，关节间隙严重狭窄或消失，关节呈现半脱位与脱位畸形，出现纤维性甚至骨性强直[3,4]。

（1）手：近端指间关节和掌指关节是RA最常见的特征性受累部位。最早的变化出现在第二、三掌指关节和近端指间关节的桡侧和尺侧，桡侧面较尺侧面显著，掌骨头的掌桡侧面受累最重，关节囊附着处的骨皮质模糊，随后周围软组织呈梭形肿胀，周围骨质疏松（图9-1-1），关节间隙开始变窄，骨质侵蚀将出现在多个甚至所有近端指间关节和掌指关节。尽管所有远端指间关节也可出现局部边缘侵蚀，但其破坏程度较近端指间关节普遍轻。受累部位可为非对称性或单侧性分布，而且多同时伴有骨关节炎。

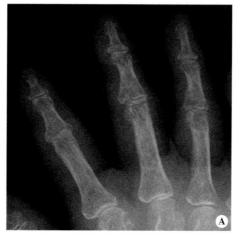
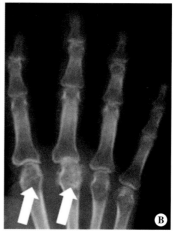

图9-1-1 手改变（1）

A. X线示RA患者指骨周围软组织梭形肿胀；B. 第二、三掌指关节桡侧及尺侧关节边缘下缘骨质侵蚀（白色箭头），近节及中节指骨骨端骨质疏松

随着关节骨与软骨的持续破坏，关节间隙完全消失，关节中央软骨下出现放射透亮样的缺损、囊变和假性囊肿（图9-1-2），这些囊性改变与关节腔相通，是贯穿软骨的炎性血管翳所致。严重的近端指间关节与掌指关节的关节炎最终将导致纤维性强直，骨性强直较罕见。

RA导致的手的常见并发症是手部轴线的异常，形成手指的偏斜和畸形。①锤状指：末节指骨远端伸肌腱止点的松弛和断裂会导致典型的锤状指或指下垂。侧副韧带的松弛及软骨和骨的进一步破坏会

出现远端指间关节不稳。②纽扣畸形（boutonniere deformity）：由近端指间关节屈曲合并远端指间关节过伸形成，为RA破坏手指三关节（掌指关节、近端和远端指间关节）肌腱、韧带的牵拉平衡所致。③鹅颈畸形（swan neck deformity）：由近端指间关节过伸合并远端指间关节屈曲形成，形成的主要原因包括屈肌腱鞘滑膜炎、长伸肌腱过伸、掌指关节畸形和腕骨塌陷。④掌指关节畸形：RA导致多种掌指关节的畸形和偏斜，包括尺偏、伸肌腱半脱位、关节屈曲和掌侧半脱位（图9-1-3）。

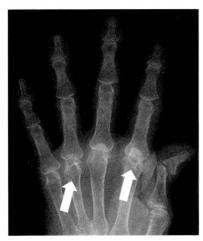

图 9-1-2　手改变（2）

X线示RA患者手掌指关节、指间关节弥漫性骨质侵蚀，关节间隙狭窄，局部关节软骨下可见囊变影（白色箭头）

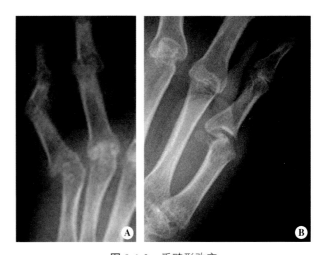

图 9-1-3　手畸形改变

A. X线示RA手部畸形，近端指间关节屈曲合并远端指间关节过伸的纽扣畸形；B. 掌指关节尺偏半脱位

（2）腕关节：早期可见尺骨远端和茎突周围软组织肿胀和骨质侵蚀，尺骨茎突出现小囊状骨质破坏，随后滑膜炎症引起桡骨茎突和邻近手舟骨的骨质侵蚀，三角骨和豌豆骨是 RA 早期最常侵蚀的腕骨。持续的滑膜炎症可导致广泛腕骨间、掌腕和掌骨间关节间隙的变窄、消失，出现严重

的骨侵蚀及骨性强直（图 9-1-4）。骨与软骨的广泛侵蚀、关节囊和韧带的松弛及肌肉和肌腱的失平衡将引起桡腕、腕骨间及下尺桡多发关节对线异常和半脱位，典型表现为 "Z" 字畸形，由腕关节的桡偏与掌指关节的尺偏共同形成。

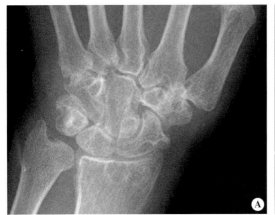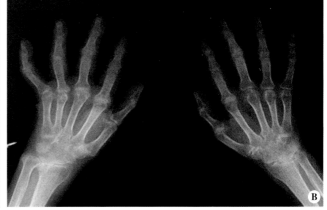

图 9-1-4　腕关节改变

A. X线示掌腕关节、腕骨间关节、桡腕关节多发骨质侵蚀；B. 周围软组织肿胀，严重者关节间隙消失，呈现骨性强直

（3）肘关节：是 RA 好发部位之一，滑膜炎症破坏骨与软骨，形成 RA 典型的影像学表现。关节积液、软组织肿胀及滑膜增厚导致关节周围脂肪垫被推移，在肱骨远端形成典型 "脂肪垫" 征阳性（图9-1-5），关节周围骨质疏松，关节间隙变窄，肱骨远端、桡骨小头及尺骨鹰嘴、冠突出现骨质侵蚀，严重者可出现广泛的骨质溶解、病理性骨折及少见的骨性强直与半脱位。

（4）肩关节：早期表现为弥漫性骨质疏松，

骨质侵蚀出现在关节盂边缘及肱骨，后者更显著，表现为肱骨大结节上外侧表面欠规整及囊性变（图 9-1-6）。关节软骨的进行性破坏导致关节间隙狭窄，伴有关节面的硬化及软骨下的囊性变。持续的破坏可累及广泛肱骨近端及盂肱关节，肱骨头向上半脱位。肩峰下间隙的狭窄，以及大结节骨质的改变，造成肩袖的萎缩或撕裂，并最终引起肱骨颈的病理性骨折。

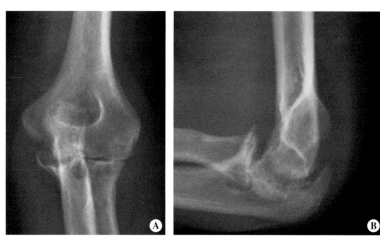

图 9-1-5 肘关节改变

A. X 线示肘关节骨质疏松，尺骨冠突及鹰嘴关节面不光整，可见多发骨质破坏，关节间隙变窄，周围软组织肿胀；B. 肱骨远端可见"脂肪垫"征

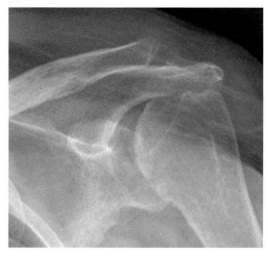

图 9-1-6 肩关节改变

X 线示肩关节骨质疏松改变，肩峰下关节间隙变窄，肱骨近端及关节盂骨质侵蚀破坏

（5）膝关节：早期软组织肿胀表现为髌上囊肿胀和髌下脂肪垫模糊（图 9-1-7），股骨、胫骨外侧边缘出现小的骨质破坏，随后炎性滑膜组织侵犯软骨及软骨下骨，在关节面下形成多发囊肿，与关节腔交通，胫股及髌股关节间隙变窄、消失，关节面硬化，骨赘及碎骨片形成多见（图 9-1-8）。晚期膝关节可出现伴有或不伴有半脱位的膝内翻、膝外翻畸形，而骨性强直较少见。

（6）髋关节：通常为双侧受累，典型的早期表现为关节间隙向心性狭窄，表明髋臼及股骨表面关节软骨变薄或缺损。骨质破坏和囊变是髋关节 RA 的常见影像学表现，透亮区一般出现在靠近股骨颈骨软骨边缘、股骨头及髋臼，表面不规则，但无硬化缘。病程较长患者，髋关节周围可出现

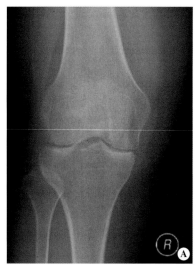
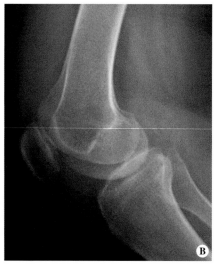

图 9-1-7 膝关节改变（1）

X 线示膝关节骨质密度降低，关节间隙变窄，周围软组织肿胀

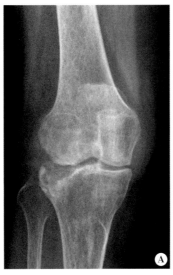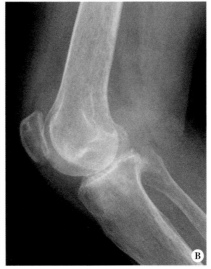

图 9-1-8　膝关节改变（2）

X线示膝关节骨质疏松，关节间隙明显变窄，周围软组织肿胀。股骨远端、胫骨近端及髌骨见多发骨质侵蚀，边缘局部硬化，外侧胫骨平台塌陷

骨硬化及少量骨赘形成，可能是骨和软骨自我修复的结果，此时鉴别单纯骨关节炎或 RA 合并骨关节炎较困难。晚期髋关节间隙完全消失，股骨头和髋臼突入盆腔，髋关节内陷是 RA 的典型特征，预后常有纤维性关节强直，而骨性强直少见。

（7）踝关节：RA 较少见，早期表现为骨质疏松，关节囊和周围软组织肿胀，胫距关节间隙弥漫性狭窄，随后出现广泛的骨质破坏及软骨下囊变（图 9-1-9），晚期踝关节面塌陷，甚至关节强直，可伴有踝关节半脱位及应力性骨折。

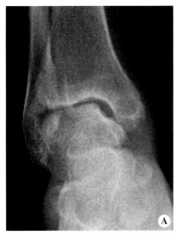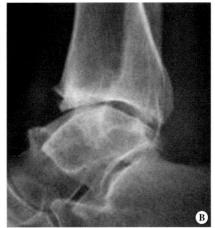

图 9-1-9　踝关节改变

X线示胫腓骨远端、距骨骨质增生，胫腓骨远端软骨破坏，可见多发骨质侵蚀，胫距、胫腓关节间隙变窄，踝关节周围软组织肿胀

（8）足：是 RA 最常侵犯部位之一，主要累及跖趾关节及跛趾的近端趾间关节，出现影像学改变最早，甚至早于手、腕改变。早期表现为软组织肿胀、关节周围骨质疏松、关节间隙狭窄、关节边缘和中央的骨质缺损（图 9-1-10），主要累及第一到第四跖骨头内侧及第五跖骨头内外侧，疾病进展可出现骨质增生、硬化及骨膜炎，骨性强直非常少见。跛趾的跖骨头和近端趾间关节除上述表现外，

还会出现骨质疏松及邻近籽骨的破坏，晚期可能出现跖骨脱位、跛外翻、内旋等畸形。足跗关节亦可受累（图 9-1-11），好发于距跟舟关节，表现为弥漫性关节间隙消失、局部骨质硬化及骨赘形成，骨侵蚀较轻、较少见，偶可见骨性融合。跟骨因跟腱炎可出现反应性骨刺样骨质增生及骨质侵蚀，跟骨上方出现滑囊炎及肿块样软组织肿胀。

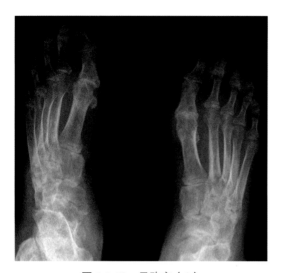

图 9-1-10 足改变（1）

X 线示双足骨质疏松，趾间关节、跖趾关节及跗骨可见多发骨质破坏，累及籽骨，部分关节间隙变窄，关节周围软组织肿胀

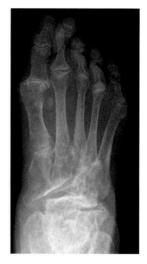

图 9-1-11 足改变（2）

X 线示足骨质疏松，足跗骨骨质破坏显著，关节间隙融合，跗骨局部脱位畸形

（9）脊柱：主要累及颈椎，最常见于寰枢关节，可累及所有滑膜关节、钩椎关节及肌腱、韧带附着处，表现为骨质疏松、椎间隙变窄、椎体骨质增生及小关节硬化，由于韧带及肌腱的受累导致颈椎曲度不稳及寰枢关节半脱位和脱位。

2. CT

（1）CT 对关节周围软组织肿胀、关节积液等显示优于 X 线平片。

（2）多平面重建技术可清晰显示关节间隙狭窄程度，对关节内改变及微小的骨质侵蚀显示清晰，对滑膜囊肿及软骨下囊变评估较好。

（3）三维重建技术可显示复杂关节的破坏、脱位、畸形，如寰枢关节、髋臼等（图 9-7-12 ～图 9-7-15）。

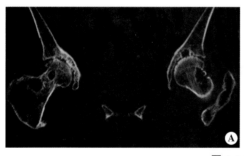
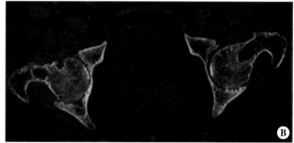

图 9-1-12 髋关节改变

CT 示双髋关节骨质疏松，关节间隙变窄，双侧股骨及髋臼关节面下可见多发骨质破坏

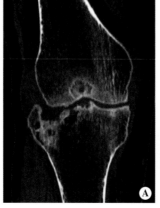
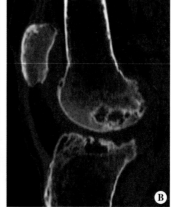

图 9-1-13 膝关节改变

CT 示膝关节骨质疏松，股骨远端、胫骨近端关节面下可见广泛骨质破坏，边缘局部硬化，关节间隙变窄，外侧胫骨平台凹陷

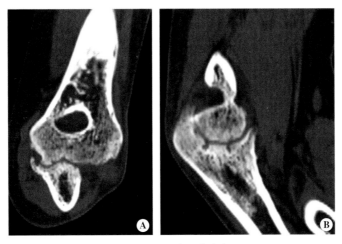

图 9-1-14　肘关节改变

CT 示肘关节间隙变窄，关节面不光整，肱骨、桡骨及尺骨鹰嘴骨质可见侵蚀破坏

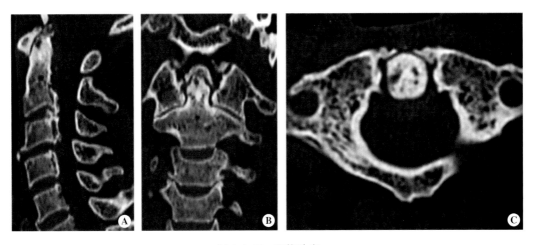

图 9-1-15　颈椎改变

CT 示枢椎齿突及寰椎骨质密度增高，枢椎齿突可见低密度骨质破坏改变，椎体可见骨质增生及硬化，寰枢关节间隙变窄

3. MRI

（1）滑膜炎：RA 早期，急性滑膜炎导致关节积液和滑膜增厚，液体呈均匀长 T_1 长 T_2 信号改变，随着积液长时间聚积，纤维组织成分及大分子物质沉积，T_1WI 和 T_2WI 信号显示不均。正常的滑膜在 MRI 不显示，一旦滑膜显像则提示滑膜增厚和（或）血管翳形成，增厚的滑膜表面毛糙，沿关节边缘及软骨表面匍匐生长，表现为细线状 T_1WI 稍低信号、T_2WI 稍高信号，增强扫描增厚的滑膜强化明显，可与关节积液区别[5]。

（2）血管翳形成：血管翳是 RA 的特征性改变，多呈长条状、结节状或团块状（图 9-1-16），根据组织类型分为炎性、纤维性和混合性。炎性血管翳 T_1WI 呈低信号，T_2WI 呈不均匀稍高信号，增强扫描强化明显（图 9-1-17）。纤维性血管翳在 T_1WI、T_2WI 均呈低信号，增强扫描弱强化。混合性血管翳介于两者之间，T_1WI 呈低信号，T_2WI 呈不均匀低至高信号，增强扫描中等程度不均匀强化。一般认为，纤维性血管翳表示 RA 处于静止期，而炎性和混合性血管翳提示 RA 处于活动期或半活动期[6]。

（3）关节软骨破坏：首先发生于软骨边缘部即裸区，出现小囊状坏死，随着血管翳逐渐覆盖软骨表面，软骨变薄，表面毛糙，凹凸不平，局部出现小囊状缺损，增生的滑膜或血管翳向关节面下骨质侵犯，晚期软骨侵蚀严重，呈现大片状不规则缺损。

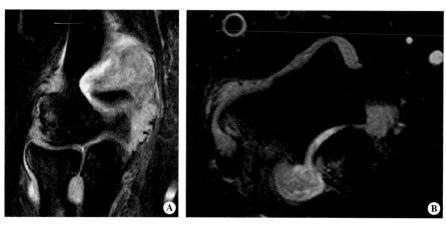

图 9-1-16 血管翳

MRI STIR 示肘关节肱骨远端、尺桡骨近端周围可见多发团块状滑膜血管翳形成

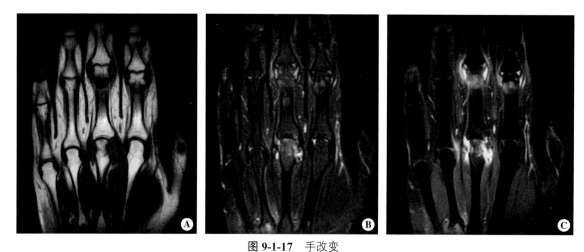

图 9-1-17 手改变

A、B. MRI 示掌指关节、指间关节周围滑膜增厚，以中指显著，呈长 T_1 信号，STIR 序列呈高信号；C. 关节下软骨破坏，骨髓水肿，增强扫描可见滑膜明显强化

（4）骨质侵蚀：血管翳侵入骨质，MRI 显示骨皮质信号中断，骨质侵蚀破坏，关节面下呈现不规则长 T_1 长 T_2 信号的囊肿。骨髓水肿表现为模糊斑片状 T_1WI 低信号、T_2WI 稍低或稍高信号，STIR 序列呈明显高信号（图 9-1-18）。

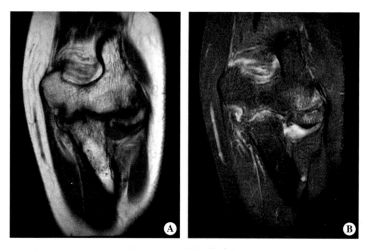

图 9-1-18 肘关节改变

A. MRI 示肘关节面不光整，可见侵蚀性骨破坏改变，关节面下见多发长 T_1 信号影，B. STIR 序列关节面下局部可见骨髓水肿，关节软骨破坏明显，关节腔积液

（5）关节周围软组织改变：MRI 可显示关节周围肌腱、韧带的粘连、断裂，周围软组织水肿，脊髓受累等。

【诊断要点】

RA 的临床诊断主要依靠慢性炎性关节炎的临床症状和体征，实验室检查和影像学改变提供重要的补充信息，并排除其他诊断。临床应用最多的是 1987 年美国风湿病学会（ACR）分类标准（表 9-1-1），但此标准尚不能达到早期诊断 RA 的目的。随着甲氨蝶呤、生物制剂等改善病情的抗风湿药的应用进展，早期诊断与治疗成为 RA 的重点。2010 年，ACR 与欧洲抗风湿联盟（EULAR）共同修订新的 RA 分类标准[7]（表 9-1-2），成为里程碑性的标志。新的标准未纳入类风湿结节和 X 线的关节破坏，因为这些表现在疾病早期极其少见。新的标准将致力于早期辨认出发病时就非常有可能发展为持续性滑膜炎和关节损伤的慢性疾病患者，通过尽早使用改善病情药物而使患者受益。

表 9-1-1　美国风湿病学会（ACR）类风湿关节炎分类标准（1987 年）

定义	注释
1. 晨僵	关节及其周围僵硬感至少持续 1 小时
2. 3 个以上区域的关节炎	医生观察到下列 14 个区域（左侧或右侧的近端指间关节、掌指关节、腕、肘、膝、踝及跖趾关节）中，至少有 3 个区域同时有软组织肿胀或积液（并非单纯骨质增生）
3. 手关节炎	腕关节、掌指关节、近端指间关节中至少有一个区域肿胀
4. 对称性关节炎	两侧相同区域关节同时受累（双侧近端指间关节、掌指关节或跖趾关节受累时不一定绝对对称）
5. 类风湿结节	医生观察到骨性突起部位、伸肌表面或关节周围有皮下结节
6. 血清类风湿因子阳性	任何检测方法均显示血清类风湿因子含量异常，而在正常人群中阳性率小于 5%
7. X 线改变	手和腕的后前位 X 线片有典型的类风湿关节炎改变，包括骨质侵蚀或受累关节及其邻近部位有明确的骨质脱钙（仅有骨关节炎改变不够）

注：以上 7 条满足 4 条或 4 条以上并排除其他关节炎即可诊断 RA，第 1 ～ 4 条病程至少 6 周。

表 9-1-2　美国风湿病学会与欧洲抗风湿联盟类风湿关节炎分类标准（2010 年）

项目	内容	得分
受累关节数	1 个大关节	0
	2 ～ 10 个大关节	1
	1 ～ 3 个小关节（伴或不伴大关节受累）	2
	4 ～ 10 个小关节（伴或不伴大关节受累）	3
	> 10 个关节（至少 1 个为小关节）	5
血清学（RF 或抗 CCP 抗体）	均阴性	0
	至少一项低滴度阳性（滴度 ≤ 3 倍正常高值）	2
	至少一项高滴度阳性（滴度 > 3 倍正常高值）	3
滑膜炎持续时间	< 6 周	0
	> 6 周	1
急性期反应物	CRP 和 ESR 均正常	0
	CRP 或 ESR 增高	1

注：各项评分总和 6 分以上可以诊断 RA。适用人群：至少有 1 个关节明确表现为滑膜炎（肿胀）；滑膜炎无法用其他疾病解释。

目前，RA 的影像学诊断仍首选手足小关节的 X 线平片，其典型 X 线表现为骨质疏松、关节间隙狭窄和骨侵蚀，但明显缺乏诊断的特异性和早期诊断能力，95% 的 RA 患者症状出现 6 ～ 12 个月后才会出现 X 线改变，这时已经很难通过药物治疗逆转疾病进展。骨侵蚀与否与诊断和治疗改善具有密切关联，系统完整的多关节 X 线评估还是仅手、腕的好发部位评估，RA 大量分级系统的局限性等都给 X 线的应用带来挑战。CT 虽然较 X 线平片显示骨侵蚀改变更清晰，对软组织的分辨率也有所提高，但辐射剂量的增加与无法显示关节软骨和滑膜的缺点使其在 RA 的检查中应用较少。MRI 能够无创、清晰地显示关节软骨、滑膜、骨髓、韧带和肌腱等结构，并能早期发现软组织水肿、滑膜增生、炎性血管翳形成、关节软骨破坏、骨髓水肿等 RA 相关的病理学改变，具有其他影像技术无法比拟的优势。

【鉴别诊断】

1. 骨关节炎　多发生于 40 岁以上中老年人，主要累及膝、脊柱等负重关节，活动时关节疼痛加重，可有关节肿胀和积液，晨僵时间较短，小于 30 分钟，大多数患者红细胞沉降率正常，RF

阴性。影像学表现骨质破坏主要发生在软骨覆盖区，而非裸区，关节边缘唇样增生或骨赘形成，关节间隙不均匀狭窄，骨质疏松较少发生。需要注意的是，尽管 RA 主要侵及近端指间关节，而骨关节炎累及远端指间关节，但两者经常伴随发生而易被误诊。

2. 强直性脊柱炎 好发于青年男性，绝大多数患者 HLA-B27 阳性，而 RF 阴性。强直性脊柱炎虽然也同时有四肢关节病变，但是主要以中轴关节为主，骶髂关节最先受侵，而 RA 的脊柱病变通常局限于颈椎，很少累及骶髂关节。影像学主要表现为肌腱、韧带附着点炎症，伴有骨性增生和关节内骨融合。表现为骶髂关节侵蚀、缺损和关节面下硬化，脊柱呈典型竹节状改变，侧副韧带及前纵韧带广泛骨化。累及四肢关节滑膜病变较轻微，很少有严重的血管翳形成，通常不发生骨质疏松。

3. 痛风性关节炎 好发于中老年男性，好发部位为第一跖趾关节或跖跗关节，也可侵及膝、踝、腕、手等关节，常呈反复性发作，血尿酸水平升高，关节旁可见痛风结节。影像学痛风性关节炎为非对称关节病变，特征表现为软组织肿胀，偏心性骨质破坏，关节间隙一般无狭窄，且无骨质疏松。特异性的痛风结节表现为关节旁不规则软组织肿块影，可有轻度钙化，T_2WI 呈低信号，可区别炎性血管翳。有些 RA 和痛风性关节炎的临床及影像学表现非常类似，尤其是四肢小关节，需要通过临床体征和实验室检查来鉴别。

4. 银屑病关节炎 隶属于血清阴性脊柱关节病，银屑病与炎症性关节炎的关系非常密切，其患者的 RA 发病率增高。银屑病关节炎影响中轴骨和四肢骨，以手指或足趾的远端指间关节受累为主，可有弥漫性软组织肿胀，一般无骨质疏松，骨质破坏、吸收发生于远端指（趾）骨，伴有周边骨质增生，典型的关节融合形成"杯中铅笔"畸形，被认为是银屑病关节炎的特征表现。此外，银屑病关节炎多伴有皮肤、指甲等关节外的特异表现可与 RA 鉴别。

【研究现状与进展】

1. DCE-MRI MR 增强扫描能明确区分强化的滑膜组织与不强化的关节积液，对 RA 的诊断具有重要作用。DCE-MRI 基于注射钆造影剂后滑膜增强曲线的灌注动力学，可对时间 – 强度曲线的参数进行定量分析，与滑膜炎症、骨髓水肿的病理学改变和治疗的反应密切相关。DCE-MRI 可通过手动分割感兴趣区域的滑膜组织来准确评估 RA 的活动性[8]。最近，随着机器学习技术的发展，自动化分割与纹理分析使评估 RA 影像学与病理学相关性成为可能。但上述方法学还需要进一步的验证与国际公认的标准。

2. 全身磁共振成像（WB-MRI） 可以在一次扫描期间对全身进行成像，已应用于肿瘤学来评估肿瘤的转移。在风湿病学，WB-MRI 是评估 RA、强直性脊柱炎、银屑病关节炎等累及中轴与外周多关节炎症的有力工具[9]。WB-MRI 可用来计数 RA 受累关节，通过影像模式检测的受累关节数目是 2010 ACR/EULAR 分类标准之一。但仍需要改进手、足等小关节分辨率和更多临床应用的评估。

3. DWI 除了 CE-MRI，常规 MRI 序列很难区分滑膜炎与关节积液，它们均在 T_1WI 呈低信号，T_2WI 及脂肪抑制序列呈高信号改变，而滑膜炎的检出对 RA 的诊断至关重要。同时，常规 MRI 序列也难以鉴别 RA 导致的骨侵蚀与骨关节炎形成的骨囊肿，这在鉴别诊断中具有重要意义。最近研究证明，DWI 是一种新的无创成像方法，利用 ADC 值可以更准确地区别滑膜炎和关节积液，以及骨侵蚀和骨囊肿[10]。由于炎性细胞的浸润可能阻碍水分子的自由移动，滑膜炎的 ADC 值显著低于关节积液的 ADC 值，分别为（1.63±0.37）×10^{-3}mm²/s 和（2.6±0.36）×10^{-3}mm²/s。应用 2.10×10^{-3}mm²/s 的 ADC 截断值，鉴别滑膜炎和关节积液的灵敏性达到 91%、特异性达到 90%。而骨侵蚀的 ADC 值也显著低于软骨下囊肿，分别为（1.61±0.39）×10^{-3}mm²/s 和（2.39±0.34）×10^{-3}mm²/s，证明两者具有不同的病理过程。应用 2.04×10^{-3}mm²/s 的 ADC 截断值，鉴别骨侵蚀和骨囊肿的灵敏性达到 93.5%、特异性达到 87.5%。上述方法在提高图像分辨率、感兴趣区域的选取，以及数值的准确性与可重复性方面仍然需要进一步的改善与验证。

（周　军　王丰哲）

参考文献

[1] 田新平，曾小峰. 哈里森风湿病学. 第3版. 北京：科学出版社，2018.

[2] 栗占国，唐福林. 凯利风湿病学. 第8版. 北京：北京大学医学出版社，2011.

[3] 王学谦，陈仲强，马信龙，等. 骨与关节疾病诊断学. 第4版. 天津：天津翻译出版公司，2009.

[4] 许建荣. 风湿病影像学. 上海：上海科学技术出版社，2007.

[5] Baker JF，Conaghan PG，Gandjbakhch F. Update on magnetic resonance imaging and ultrasound in rheumatoid arthritis. Clin Exp Rheumatol，2018，114（5）：16-23.

[6] Barile A，Arrigoni F，Bruno F，et al. Computed tomography and MR imaging in rheumatoid arthritis. Radiol Clin North Am，2017，55（5）：997-1007.

[7] Aletaha D，Neogi T，Silman AJ，et al. 2010 Rheumatoid arthritis classification criteria：an American College of Rheumatology/European League Against Rheumatism collaborative initiative. Arthritis Rheum，2010，62（9）：2569-2581.

[8] Øtergaard M，Boesen M. Imaging in rheumatoid arthritis：the role of magnetic resonance imaging and computed tomography. Radio Med，2019，124（11）：1128-1141.

[9] Reijnierse M，Helm-Mil AV，Eshed I，et al. Magnetic resonance imaging of rheumatoid arthritis：peripheral joints and spine. Semin Musculoskelet Radiol，2018，22（2）：127-146.

[10] Qu J，Lei X，Zhan Y，et al. Assessing synovitis and bone erosion with apparent diffusion coefficient in early stage of rheumatoid arthritis. J Comput Assist Tomogr，2017，41（5）：833-838.

第二节　血清阴性脊柱关节病

血清阴性脊柱关节病（seronegative spondyloarthropathy，SPA）是一类血清类风湿因子阴性而人类组织相容性抗原B27（HLA-B27）呈阳性的关节炎性病变的统称，常累及中轴骨，形成脊柱关节炎，包括强直性脊柱炎（ankylosing spondylitis，AS）、银屑病关节炎（psoriatic arthritis，PsA）、反应性关节炎（reactive arthritis，ReA）和肠病性关节炎（enteropathic arthritis），其临床体征、病理特点及影像学表现多有相似之处，可累及滑膜和软骨关节、滑囊和肌腱腱鞘、肌腱韧带附着点、肌腱、韧带及软组织和骨，但发病范围和分布各有差异。

一、强直性脊柱炎

【概述】

强直性脊柱炎（AS）是一种多系统性、进行性、慢性炎症性脊柱关节病，是血清阴性脊柱关节病中最常见的一种，病因不明，主要累及骶髂关节、脊柱中轴骨及外周关节，病变特点为骶髂关节炎和附着点炎。脊柱炎一词，源自希腊语spondylos，意思是脊柱骨；关节强直一词，源自希腊语ankylos，意思是关节僵直。历史上，AS曾使用过许多名称，如肢根性脊柱炎、骨化性骨盆脊椎炎、韧带骨化性脊椎炎、von Bechterew综合征及类风湿性脊椎炎。1963年，美国类风湿病学会采用强直性脊柱炎，代表了AS和类风湿关节炎在临床和影像学表现的区别，从此AS一词被广泛应用。

AS好发于青年男性，发病年龄通常为15～30岁，男女比为（2～3）：1。AS患病率与HLA-B27阳性率密切相关，中国正常人群的HLA-B27阳性率为2%～7%，而AS患者中HLA-B27阳性率高达90%，但HLA-B27与疾病的严重程度无关。AS患病率存在种族、人群及地域差异，如美国为0.13%～0.22%，日本为0.05%～0.2%，中国为0.26%。AS患者一级亲属的患病率为11%～25%，同卵双胞胎中共同发病率为75%，说明AS的患病易感性在很大程度是由遗传因素决定的，而HLA-B27在遗传因素中占50%的比例。全基因组单核苷酸多态性分析显示，与HLA相关联的其他基因也与AS发病的易感性相关，如编码ERAP1（染色体5q15）和1L-23R的基因（染色体1p31.3）等[1]。研究显示，AS发病可能与细菌感染相关，此外，免疫机制、内分泌、代谢障碍、创伤等因素也被认为是AS可能的病因。

AS发病隐匿，进展缓慢，自然病程呈良性病变表现。全身症状较轻，如体重减轻、厌食、发热等。炎性腰背痛是脊柱最常见且最早发生的症状，患者年龄多小于30岁，疼痛时间大于3个月。疼痛最初位于下腰或臀部，常为隐匿性钝痛，伴随持续数小时的晨僵，活动后改善，休息后再次出现僵硬。随着疾病进展，腰痛由单侧发展至双侧，间歇性发展至持续性，疼痛由腰椎向上发展至胸、颈椎，当晚期发生关节强直后，这些临床表现变得轻微或完全消失。病变累及肋椎关节和胸锁关节，可有明显胸痛，咳嗽或喷嚏后加重。附着点炎可导致特定部位的骨触痛，如棘突、胸肋关节、坐骨结节、胫骨结节、足跟等。外周关节最常累及髋关节和肩关节,常为非对称性,近端受累显著,并可导致严重功能障碍。典型临床表现包括局部疼痛、活动受限、肌肉挛缩和萎缩,乃至关节强直。关节外的表现包括眼葡萄膜炎、结膜炎、肺纤维化、胸膜炎、升主动脉炎和主动脉瓣病变,以及神经、肾脏病变等。

实验室检查在 AS 的诊断和检测中并无特异性指标。类风湿因子阴性,活动期可有红细胞沉降率加快,C 反应蛋白、IgA 升高。约 90% 的患者 HLA-B27 阳性,具有一定参考价值,但其阴性也不能完全排除本病。

【病理生理学】

AS 的特征性病理表现为中轴关节炎、外周大关节炎及伴有软骨下骨髓水肿的附着点炎。软骨化生,继而软骨钙化和骨化形成也是本病的特征性病理表现之一。病变早期为滑膜和软骨下骨髓淋巴细胞、巨噬细胞和浆细胞浸润,相应部位的骨质受侵蚀,出现骨髓炎症、水肿,晚期发生活动性炎症部位软骨钙化、骨化,甚至形成骨桥。滑膜关节的病理改变类似于类风湿关节炎,可见滑膜增厚、绒毛增生,渗出较少,血管翳较轻,纤维增生后,可出现软骨化生及软骨内化骨,引起关节强直和关节囊骨化[2]。

【影像学表现】

X 线平片是 AS 首选的影像学检查方法,显示双侧骶髂关节受累程度、椎体的形态、韧带骨化、小关节改变等,而国际公认的诊断标准仍然沿用 X 线平片的分级作为重要诊断依据,但其对早期 AS 诊断的敏感性不高,对软骨、滑膜、骨质等结构的早期病变显示欠佳。CT 对骶髂关节炎的诊断最敏感和准确,对骨质的侵蚀和硬化显示优于 X 线及 MRI,亦可清晰显示脊柱骨折及椎管狭窄情况。MRI STIR 序列对检测骨髓水肿非常敏感,可用于 AS 的早期及活动期诊断。此外,MRI 对于椎体前后缘和椎间盘的炎症改变及关节软骨的侵蚀破坏显示均较清晰。

1. X 线

(1)骶髂关节病变:骶髂关节炎是 AS 的特征性表现,早期可表现为单侧或非对称炎症,后期多呈双侧对称性,对称性病变是 AS 重要的诊断依据,可用于区别其他累及骶髂关节的病变(如类风湿关节炎、银屑病关节炎、反应性关节炎等)。骶髂关节由骶骨与髂骨的耳状关节面构成,分为滑膜部和韧带部,病变主要累及髂骨,可能因为髂骨软骨面较骶骨薄,且存在退变性裂隙,炎性组织容易通过软骨面到达软骨下骨,而骶骨表面软骨较厚,不易受侵。早期表现为关节周围轻度骨质疏松,髂骨侧关节面模糊,随后侵蚀破坏,关节面毛糙不平,软骨下骨板界线不清,可见低密度骨吸收或破坏区,关节间隙可有"假性增宽"征象。随着骨侵蚀的进展,关节表面磨损显著,而骨破坏过程同时伴随反应性骨质硬化,最终导致整个髂骨侧软骨下骨表面硬化,硬化带较宽而界线不清,关节间隙不规则狭窄。晚期,当骶髂关节骨质增生逐渐加重时,可出现不规则骨桥横贯关节腔,关节间隙变窄、消失,形成骨性强直。

按照纽约的 AS 诊断标准,将骶髂关节病变的 X 线表现分为 5 级:0 级为正常骶髂关节;Ⅰ级为可疑骶髂关节炎;Ⅱ级为轻度骶髂关节炎,可见局限性侵蚀、硬化,但关节间隙正常;Ⅲ级为中度骶髂关节炎,有明显的骨质侵蚀及增生硬化,关节间隙狭窄乃至消失或部分强直;Ⅳ级完全性关节强直(图 9-2-1)。

(2)脊柱病变:通常是由骶髂关节自下而上发展而来,逐渐累及腰椎、胸椎,甚至颈椎,当脊柱发生病变时骶髂关节很少不发生病变。脊柱病变可累及椎间盘椎体联结部、关节突关节、肋椎关节、韧带附着点和寰枢关节。椎体前缘上下角局限性破坏区称为 Romanus 病变,是 AS 早期的重要表现。当椎体上下角骨侵蚀(骨炎)合并骨形成时,可致椎体前缘失去正常的凹面,形成"方椎"征象。骨侵蚀愈合后,反应性骨硬化使椎体显示"亮角"轮廓。椎间盘纤维环和前纵韧带炎症后发生钙化和骨化,形成韧带性骨赘,韧带钙化沿脊柱长轴纵向生长,以脊柱前面和侧面显著,最后将相邻椎体连接起来,形成典型的竹节椎(bamboo spine)(图 9-2-2)。AS 导致椎间盘椎体联结部的侵蚀性破坏,形成椎间盘炎,称为 Andersson 病变。Cawley 等将这种病变分为 3 型:Ⅰ型为累及椎间盘椎体联结部的中央区域,并被

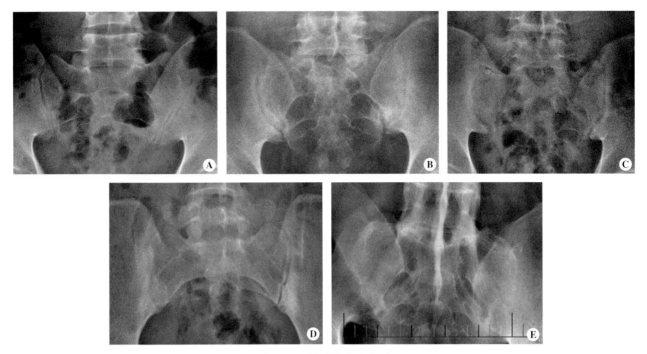

图 9-2-1 骶髂关节炎（1）

A. X 线示正常骶髂关节，0 期；B. 双侧骶髂关节模糊，疑似骶髂关节炎，Ⅰ 期；C. 双侧骶髂关节面模糊，右侧为著，右侧髂骨面局部骨质破坏，Ⅱ 期；
D. 双侧骶髂关节间隙变窄、部分消失，骨质局部破坏、关节面硬化，Ⅲ 期；E. 双侧骶髂关节完全消失，骨性强直，Ⅳ 期

软骨终板覆盖；Ⅱ 型为累及椎间盘椎体联结部的周围区域，未被软骨终板覆盖；Ⅲ 型为同时累及椎间盘椎体联结部的中央区域和周围区域。随着病变进展，椎间盘可发生钙化（图 9-2-3），椎体骨质疏松，易发生骨折，下颈椎最常见。

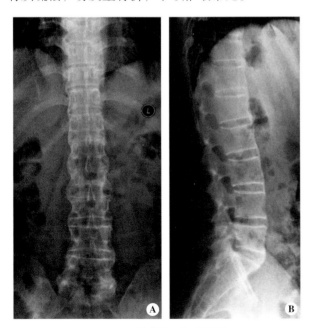

图 9-2-2 竹节椎及韧带骨化

X 线示椎体前缘失去正常的凹面，前纵韧带钙化和骨化形成韧带性骨赘，各椎体侧面可见韧带骨赘将上、下椎体连接，呈竹节样改变，各椎间隙正常

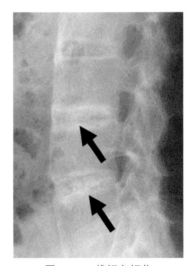

图 9-2-3 椎间盘钙化

X 线示长期 AS 患者典型的腰椎韧带骨化，椎间盘钙化（黑色箭头）和椎间盘膨胀改变

关节突关节的炎症也是 AS 疾病的病变，包括关节突骨质侵蚀、硬化和骨性强直，可导致腰椎前突变小、胸椎后突变大，以及颈椎前突变直、反弓（图 9-2-4）。这种病变可累及整个脊柱，而在银屑病关节炎和反应性关节炎中却很少见到。肋椎关节同样表现为骨侵蚀、硬化或强直，导致胸廓扩张度减小，但在 X 线平片上很难显示。随着病变进展，脊柱后部黄韧带、棘间和棘上韧带

均可发生钙化和骨化改变，广泛的骨化使脊柱完全强直并可导致椎管狭窄。寰枢关节受累可表现为齿状突侵蚀和半脱位。

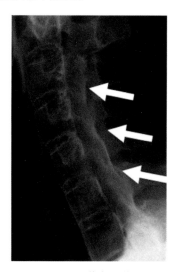

图 9-2-4　关节突关节强直
X 线示 $C_2 \sim C_6$ 颈椎段关节突关节狭窄、融合（白色箭头），椎体前缘韧带骨赘、骨质疏松

（3）周围关节病变：髋关节最常受累，表现为股骨头及髋臼骨质侵蚀破坏，周围反应性骨质增生，关节面继发骨赘形成，关节间隙变窄，最终导致骨性强直。此外，肌腱、韧带的骨骼附着点，如坐骨结节、股骨大小粗隆、耻骨联合、跟骨结节等部位可出现骨炎改变，表现为骨质增生硬化或侵蚀，絮状骨化（图 9-2-5）。

2. CT　对骶髂关节炎和脊柱关节炎的骨质侵蚀破坏更为敏感，能早期显示骨质改变，对骶髂

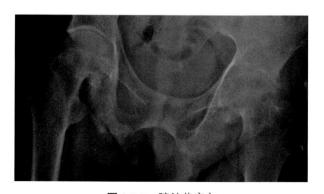

图 9-2-5　髋关节病变
X 线示双侧髋关节间隙模糊、狭窄，左侧显著，股骨头及髋臼骨质可见骨质侵蚀，双侧坐骨结节、股骨粗隆、耻骨联合多发骨质增生及骨化形成

关节炎的诊断最敏感和准确。诸多学者建议应进行骶髂关节冠状位扫描，可更精细地诊断炎症病变。此外，还必须考虑与骶髂关节炎类似的正常变异或炎症病变相鉴别。根据 AS 的 X 线分级标准，CT 分级如下：0 级，CT 表现正常或仅有关节面模糊；Ⅰ级，关节面模糊，局限性骨质疏松及软骨下骨轻度糜烂，但关节间隙及韧带关节正常；Ⅱ级，关节面模糊，局限性骨质疏松和硬化，软骨下骨质破坏及微小囊变，关节间隙基本正常及韧带关节局部糜烂或正常，多见于髂骨侧关节面，骨质侵蚀和囊变多见于滑膜关节中下部；Ⅲ级，软骨下骨质明显破坏和弥漫性硬化，关节边缘模糊呈毛刷状或锯齿状，骨质疏松和囊变明显增多，关节间隙不规则狭窄，关节骨质破坏，可有部分强直；Ⅳ级，关节完全性强直和韧带部受累（图 9-2-6）。

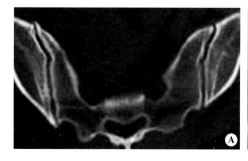 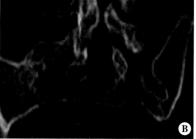 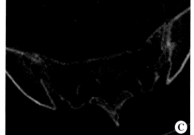

图 9-2-6　骶髂关节炎（2）
A. CT 示双侧骶髂关节面密度略增高、欠光整，关节间隙显示尚可，Ⅱ级；B、C. 双侧骶髂关节间隙变窄，关节面模糊，局部可见密度增高改变及（右侧骶髂关节面）低密度骨质破坏，Ⅲ级

3. MRI　由于 MRI 的软组织分辨率较高，对 AS 早期的滑膜增厚、关节积液、骨髓炎性水肿、关节软骨破坏等更为敏感。

（1）软骨改变：正常骶髂关节软骨 T_1WI 和

T_2WI 呈条带状中等信号，由于滑膜增厚和血管翳炎性增生，导致软骨面不规则增厚、扭曲，T_1WI 呈低信号，T_2WI 信号增高，随着软骨被侵蚀、破坏，关节间隙狭窄，T_1WI 和 T_2WI 均为低信号的纤维

化或骨化影所替代。

（2）骨质改变：骨质侵蚀，低信号的软骨下骨表面不规整、凹凸不平，中晚期关节面下出现带状或片状的骨质增生硬化，T_1WI 和 T_2WI 均呈低信号。

（3）骨髓改变：骨髓水肿表现为斑片状 T_1WI 低信号，T_2WI 脂肪抑制序列或 STIR 序列呈模糊高信号，被认为是炎症活动性的特征表现（图 9-2-7）。

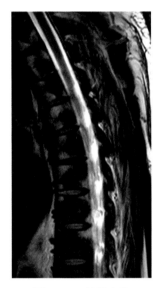

图 9-2-7　骨髓水肿
MRI T_2WI 示胸段椎体前后角多发斑片状高信号影，为骨髓水肿，提示炎症的活动性改变

（4）骨性强直：关节间隙变窄、消失，增生的骨小梁在 T_2WI 信号降低（图 9-2-8）。

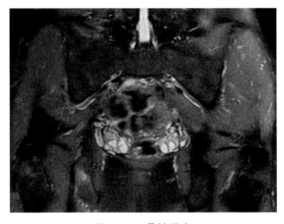

图 9-2-8　骨性强直
MRI STIR 序列示双侧骶髂关节间隙消失，增生的骨小梁显示低信号改变

【诊断要点】

AS 的诊断主要依靠临床病史、体征和影像学表现。青年男性、发生慢性腰背痛伴晨僵、有 AS

家族史、HLA-B27 阳性、X 线平片出现对称性骶髂关节炎，应高度怀疑本病。目前，临床 AS 的诊断仍沿用 1966 年纽约标准或 1984 年修订的纽约标准，上述标准均基于明确的放射学骶髂关节炎，对于早期或轻症患者敏感性较低。2009 年，国际脊柱关节炎评估工作组（ASAS）提出了中轴型脊柱关节炎（spondyloarthritis，SpA）的新标准[3]（表 9-2-1），该标准中 MRI 诊断明确的骶髂关节活动性炎症与纽约标准中明确的放射学骶髂关节炎具有同等重要的地位。

表 9-2-1　强直性脊柱炎的临床诊断标准

纽约标准（Bennett，Wood，1966 年）

1. 腰椎在前屈、侧屈和背伸 3 个方向的运动均受限

2. 腰背交界处或腰部脊柱区疼痛史或出现疼痛

3. 胸廓扩展范围小于 2.5cm

出现下列情况者可确诊为强直性脊柱炎

a. X 线片证实Ⅲ～Ⅳ级双侧骶髂关节炎，并附加上述临床表现中的至少 1 条

b. X 线证实Ⅲ～Ⅳ级单侧骶髂关节炎或Ⅱ级双侧骶髂关节炎，并分别附加上述临床表现的 1 条或 2 条

修订的《纽约标准》（Van der Linden，Valkenburg，Cats，1984 年）

1. 腰背痛的病程至少持续 3 个月，活动后改善，但休息不缓解

2. 腰椎在前后和侧屈方向活动受限

3. 胸廓扩展范围小于同龄和同性别的正常值

4. 双侧骶髂关节炎Ⅱ～Ⅳ级，或单侧骶髂关节炎Ⅲ～Ⅳ级

如果患者具备第 4 条，并分别附加 1～3 条中的任何 1 条即可确诊为强直性脊柱炎

中轴型脊柱关节炎的 ASAS 分类标准（Siepr J，Rudwaleit M，Baraliakos X，2009 年）

患者背痛≥3 个月且年龄＜45 岁，加上符合下述 1 条，可诊断中轴型脊柱关节炎

1. 影像学提示骶髂关节炎加至少 1 项脊柱关节炎特征

MRI 提示骶髂关节活动性（急性）炎症，高度提示与 SpA 相关的骶髂关节炎

修订的纽约标准中明确的骶髂关节炎放射学改变

2. HLA-B27 阳性加至少 2 项其他脊柱关节炎特征

①炎性背痛；②关节炎；③附着点炎（跟腱）；④眼葡萄膜炎；⑤指（趾）炎；⑥银屑病；⑦克罗恩病或溃疡性结肠炎；⑧对非甾体抗炎药反应良好；⑨脊柱关节炎家族史；⑩ HLA-B27 阳性；⑪C 反应蛋白升高

【鉴别诊断】

1. 致密性骨炎　好发于青中年女性，自然分娩后，下腰部疼痛较轻，活动后加剧，一般为双侧对称性发病，多累及髂骨，很少累及骶骨。影像学表现为髂骨关节面下条片状或三角形骨质硬

化区，与正常骨分界清楚，无骨质破坏，关节面清晰，关节间隙正常，无软骨及韧带结构改变。

2. 类风湿关节炎　女性多见，类风湿因子阳性，脊柱病变好发于颈椎，很少累及胸椎和腰椎。累及骶髂关节病变为双侧非对称性分布，骨侵蚀表浅、轻度硬化而没有明显骨性强直。类风湿关节炎主要病变特点为滑膜炎及血管翳形成，肌腱、韧带附着点炎很少发生，也不伴有显著的骨质增生。

3. 骶髂关节和脊柱结核　多发生于青壮年及老年，结核菌素阳性，脊柱结核以椎体破坏为主，椎间盘受累造成椎间隙狭窄，可有椎旁脓肿和沙砾样死骨，无韧带钙化和骨化。骶髂关节结核多为单侧发病，位于骶髂关节中下部，可见骨质破坏，死骨形成，关节面模糊、糜烂，关节间隙增宽，关节周围软组织冷脓肿及瘘形成。

4. 弥漫性特发性骨肥厚（DISH）综合征　好发于 50 岁以上男性，临床表现、影像学表现与AS 相似，但韧带骨化常累及颈椎和低位胸椎，形态粗大、不规则，椎间隙正常，而骶髂关节及椎小关节无侵蚀，红细胞沉降率正常，HLA-B27 阴性。

二、银屑病关节炎

【概述】

银屑病关节炎（psoriatic arthritis，PsA）是一种与银屑病相关的炎性关节病，属于血清阴性脊柱关节病的一种。关节炎典型表现为指（趾）炎和附着点炎，部分患者可有骶髂关节炎和脊柱炎，病程迁延，易复发，晚期可因关节强直而致残。银屑病与关节炎关系密切，炎症性关节炎患者银屑病发病率增高，反之亦然，在血清阴性关节炎患者中伴发银屑病者达到 20%。在 20 世纪 50年代以前，与银屑病相关的关节炎一直被认为是类风湿关节炎的一部分。随着临床表现、实验室检查和影像学资料研究的深入，PsA 逐渐被认为一种独立而明确的疾病。1964 年，美国类风湿学会首次将 PsA 归为风湿性疾病的一种。而后，由于 PsA 与强直性脊柱炎和反应性关节炎具有相似表现，被归入脊柱关节病中。1973 年，Wright 和Moll 发表了 PsA 的 5 大临床分类标准，至今被广泛应用和研究，包括非对称性少关节炎、对称性多关节炎、远端指间关节炎、脊柱关节炎和毁损性关节炎。实际上，上述 5 种类型的临床表现、影像学特征各有不同，在未出现银屑病之前，很难做出明确诊断。

PsA 可发生于任何年龄，好发年龄为 20 ～ 30岁，男女比例相近，由于缺乏统一的诊断标准与研究人群纳入标准，PsA 的患病率报道差异较大，其精确数值仍然未知。美国的一项大样本研究报道，该病患病率为 0.056% ～ 0.28%，俄罗斯和挪威为 5% ～ 10%，西非仅为 0.3%，中国 PsA 的患病率约为 1.23‰。PsA 的病因和发病机制不明，认为其与遗传、免疫、环境、感染等多种因素相互作用有关。

PsA 起病隐匿，1/3 呈急性发作，无诱因，关节表现多样，可累及外周关节及脊柱。关节炎通常较类风湿关节炎轻、缓解更快、更常见，有时转化为慢性关节炎及严重的残疾。60% ～ 70% 的患者银屑病出现在关节炎之前，15% ～ 20% 的患者关节炎先于银屑病，15% ～ 20% 的患者两者相继在 1 年内出现。PsA 的关节病谱较广泛，根据其临床分型，临床表现各不相同[4]：①非对称性少关节炎，占 70%，以手、足指（趾）间关节为主，分布不对称，表现为关节滑膜炎和腱鞘炎，典型病例呈腊肠状指（趾）。②对称性多关节炎，占 15%，表现出类似类风湿关节炎的临床特点，对称性受累，可有晨僵，近端指间关节梭形肿胀。③远端指间关节炎，占 5%，为典型 PsA，与指甲营养不良相关，表现为红肿、畸形。④脊柱关节炎，占 5%，类似于强直性脊柱炎，表现为韧带骨赘形成、骶髂关节模糊、关节间隙狭窄。临床特点为脊柱僵硬，多发生在静息后和早晨。⑤损毁性关节炎，占 5%，表现为严重的关节破坏，多侵犯手、足多个关节和骶髂关节，特征为进行性关节旁侵蚀。但上述关节表现并不固定，多易变，给诊断带来困难。PsA 可有特征性指（趾）甲受累，包括凹陷、横嵴、甲松离、甲缘黄色变、营养不良性角化过度和上述混合表现。眼部受累可出现结膜炎、巩膜炎和虹膜炎。

实验室检查并无特异性诊断指标，过去认为类风湿因子阴性是区别 PsA 和类风湿关节炎的关键，但 5% ～ 16% 的患者可有低滴度类风湿因子阳性，5% 的患者抗核抗体低滴度阳性，10% 的患者抗 CCP 抗体阳性，皮疹广泛患者尿酸也可升高。

急性期，红细胞沉降率可加快、C反应蛋白可升高，但幅度较小。

【病理生理学】

PsA的病理学改变类似类风湿关节炎，但也有一些自身特点，包括滑膜炎、血管翳、附着点炎、骨质增生、骨溶解和纤维性与骨性强直。受累的大关节滑膜可见绒毛增生及淋巴细胞、浆细胞浸润。血管损伤及数量增多为突出特点，包括内皮细胞肿胀、血管壁增厚及炎细胞浸润。受累的指间关节早期病变为滑膜增厚及肿胀，稍后为纤维性增生、绒毛形成及炎细胞浸润。过度的纤维组织增生可引起关节融合，尤其在近端指间关节及腕关节。远端指间关节的晚期病变为关节破坏、骨吸收，以及在肌腱附着点的骨质增生。最终，增宽的关节间隙由纤维组织替代。

【影像学表现】

PsA可侵犯滑膜关节和软骨关节，以及四肢和中轴骨肌腱和韧带的附着点。病变分布多表现为不对称或单侧病变，可同时累及上肢和下肢的关节，典型的病变部位是手和足的指（趾）间关节、掌指关节、跖趾关节、跟骨、骶髂关节和脊柱，通常小关节较大关节显著且严重。PsA的影像学表现缺乏特征性，在病变早期可观察到骨质疏松，但仅可作为鉴别类风湿关节炎的征象。病变关节周围可见梭形软组织肿胀，如整个指（趾）的腊肠样肿胀。在手足小关节，软骨下骨的破坏可致关节间隙增宽，而膝、髋、踝等大关节，关节间隙广泛狭窄。骨质侵蚀是PsA的主要影像学表现，常发生于关节边缘，伴有附着点的骨质增生，随病变进展，关节中心区域亦可累及。晚期，严重的骨侵蚀可导致指（趾）骨的破坏，关节内出现骨融合，甚至半脱位畸形[5]。

1. 手　远端指间关节的毁损性关节炎是PsA最典型的影像学表现。骨侵蚀起初发生于关节边缘，随后向中心进展，造成骨表面相互分离（图9-2-9）。末节指骨可见束状骨质吸收，关节边缘可见毛糙、扭曲的骨质增生，形成"杯中铅笔"征（图9-2-10），关节内可出现骨性融合。

2. 足　PsA主要累及趾间关节和跖趾关节，双侧非对称分布，表现为关节边缘骨质侵蚀、骨质增生、关节间隙增宽或狭窄（图9-2-11）。踇趾间关节的广泛骨质破坏，以及远端趾骨的密度增高，相对具有特征性。

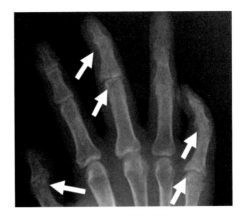

图9-2-9　手部改变

X线示手第一、第三、第五指间关节及第五掌指关节多发骨质侵蚀（白色箭头），关节间隙变窄、消失，关节边缘可见骨质增生

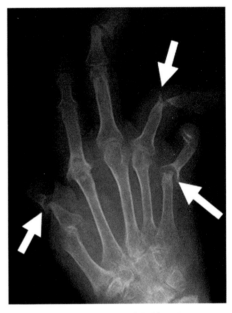

图9-2-10　"杯中铅笔"征

X线示毁损性银屑病关节炎，指间关节及掌指关节多发骨质侵蚀、"杯中铅笔"样骨质溶解（白色箭头）及脱位畸形

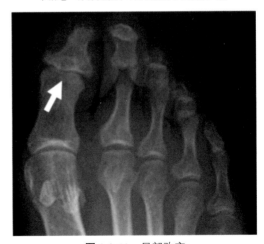

图9-2-11　足部改变

X线示踇趾远节趾骨基底部局部骨质侵蚀及多发骨质增生，关节间隙略变窄

3. 跟骨 PsA 的跟骨病变主要发生在后表面和下表面。跟骨后方的滑囊炎可在跟骨后上表面产生低密度骨质侵蚀,跟骨下部足底面骨侵蚀常伴有韧带和肌腱附着点的骨质增生、不规则赘生物及广泛骨质硬化,相邻跟腱可增厚。

4. 骶髂关节 病变一般为双侧、对称性分布,可不伴发脊柱炎。主要影像学表现为骶骨关节面的侵蚀和骨质硬化,关节间隙增宽。关节间隙狭窄和骨性强直也可发生,但比强直性脊柱炎少得多(图 9-2-12)。骨间韧带也可出现钙化和骨化,肌腱附着点处,如髂骨嵴和坐骨结节,可出现骨质增生。

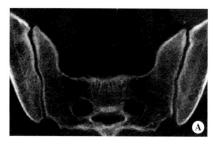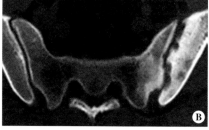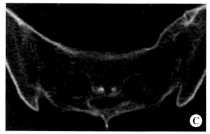

图 9-2-12 骶髂关节改变

A. CT 示骶髂关节髂骨关节面多发骨侵蚀;B. 骨质硬化,关节间隙略增宽;C. 骨性强直和关节间隙狭窄

5. 脊柱 胸腰段脊柱旁骨化是 PsA 的典型影像学表现,骨化为单侧、不对称性分布,而且位置远离脊柱(图 9-2-13),这是区别于强直性脊柱炎韧带骨赘的主要特征。骨化表现为单侧出现,与椎体侧面平行的团状或弧线状的高密度影,范围较广泛,与骨性椎间盘基底组织相融合。椎体边缘的骨炎和方椎改变,以及椎小关节硬化强直均较强直性脊柱炎少见且病情轻。

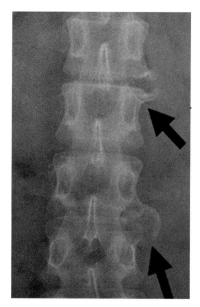

图 9-2-13 脊柱改变

X 线示腰椎非对称分布的椎旁韧带骨性赘生物(黑色箭头)

【诊断要点】

对于发生于银屑病之前的关节炎患者,诊断

PsA 较困难,如出现不对称关节炎合并指(趾)炎、附着点炎或炎性腰背痛,以及类风湿因子阴性的患者,需考虑 PsA 的可能,但必须在出现皮肤、指甲病变后方可确诊。目前,国际上多采用 2006 年的 CASPAR(classification criteria for the study of psoriatic arthritis study)分类标准[6](表 9-2-2),该标准结合病史、存在银屑病、外周或脊柱关节炎的临床表现、体征和影像学表现,诊断的特异性为 99%,敏感性为 91%。影像学检查可作为诊断线索,并有助于区别 PsA 与强直性脊柱炎、骨关节炎、痛风等。

表 9-2-2 CASPAR(银屑病关节炎分类标准,2006 年)

符合 CASPAR 标准,患者必须有炎性关节病[关节、脊柱或指(趾)炎],同时满足以下评分至少 3 分

1. 银屑病证据(a、b、c 中任一点)
   a. 银屑病现病史 *——就诊时由风湿科或皮肤科医生证实有皮肤或头皮银屑病
   b. 银屑病既往史——由患者本人,家属、皮肤科、风湿科医生或其他有资质的医务人员提供的银屑病史
   c. 银屑病家族史——患者本人陈述其一级或二级亲属患银屑病
2. 银屑病性甲营养不良——体检发现典型银屑病性甲营养不良,包括甲剥离、点状凹陷及过度角化
3. 类风湿因子阴性——最好是 ELISA 法或比浊法检测
4. 指(趾)炎(a、b 中任一点)
   a. 当前观察到整指(趾)肿胀
   b. 病史——风湿科医生记录的指(趾)炎病史
5. 影像学发现关节周围新骨形成——手足 X 线平片显示关节边缘边界不清的骨化(而非骨赘形成)

* 银屑病现病史评 2 分,其他项目 1 分。

【鉴别诊断】

1. 类风湿关节炎　在手足小关节，典型的 PsA 病变发生在末端指（趾）关节，分布不对称而广泛，有严重的关节边缘及中央侵蚀、骨性强直而无骨质疏松。而类风湿关节炎主要累及近端指（趾）间关节，为双侧对称性分布，特征表现为骨质疏松、软组织肿胀、关节间隙狭窄和边缘骨质侵蚀。脊柱病变，类风湿关节炎主要累及颈椎，而很少发生胸腰椎病变，不会出现椎体旁骨化。骶髂关节病变在类风湿关节炎并不常见，主要为骨质侵蚀，而没有骨质硬化。

2. 其他血清阴性脊柱关节病　PsA 与强直性脊柱炎、反应性关节炎的影像学表现相似。累及滑膜关节均无骨质疏松，而发生软组织肿胀、关节间隙增宽或狭窄、骨质侵蚀和骨质增生；在软骨关节，均伴发肌腱和韧带附着点炎的改变。但三种疾病也有区别，病变的分布上，PsA 为不对称的多关节受累，好发于指（趾）间关节、跖趾关节和脊柱；强直性脊柱炎主要累及中轴骨，四肢少见；反应性关节炎以不对称的下肢关节受累为特征。在 PsA 和强直性脊柱炎中，骨性强直较常见，而反应性关节炎较罕见。尽管脊柱和骶髂关节三种疾病均可累及，但强直性脊柱炎常为双侧对称性病变，脊柱旁是细线状对称性韧带骨赘，椎小关节受累显著；而 PsA 与反应性关节炎在中轴骨表现为椎旁非对称性宽大的骨化、骨炎、方椎及椎小关节病变均较轻。

3. 骨关节炎　多见于老年人，以承重关节受累为多，常以疼痛为主，活动时加重，休息可缓解，红细胞沉降率和 C 反应蛋白等炎性指标正常。影像学多为骨质增生、骨质硬化和关节间隙的不均匀狭窄，骨性侵蚀改变多位于软骨下，而非关节边缘，指（趾）远端很少发生骨溶解。脊柱旁骨赘更加粗大，为平行于椎间盘的横向走行，很少发生骶髂关节改变。

三、反应性关节炎

【概述】

反应性关节炎（reactive arthritis，ReA）是指继发于身体其他部位感染的一种无菌性的关节炎，主要指肠道和泌尿生殖道感染后发生的脊柱关节炎。因与 HLA-B27 相关，以双下肢非对称性关节受累及脊柱病变为特点，被归入脊柱关节病的范畴。早在 18 世纪，人们就认识到急性关节炎与腹泻或尿道炎之间的相关性。1916 年，大量病例把关节炎、尿道炎和结膜炎结合在一起，称为 Reiter 综合征（Reiter syndrome，RS），常伴有黏膜损伤，被世人熟知。后来，很多患者并不表现出完整的临床三联征，同时 ReA 已涵盖 RS，两者逐渐融为一体，目前 RS 仅作为一种病史的反映。

生殖道感染后 ReA 典型的致病菌是沙眼衣原体，其中 4% 的感染者会出现 ReA。胃肠道感染典型的致病菌包括耶尔森菌属、志贺菌属、沙门菌属、弯曲杆菌属及少见的艰难梭菌。最常见的致病年龄范围是 18～40 岁，但 5 岁以上儿童和老年人也会出现 ReA。性传播感染后的 ReA 以青年男性为主，女性、儿童和老人通常为肠道细菌感染后发病。不同人群中触发感染的患病率和遗传易感因素不同，各菌群差异较大，因此很难获得 ReA 总的患病率和发病率。有报道斯堪的纳维亚半岛的发病率是（10～30）/10 万。

ReA 的病因及发病机制尚不明确，目前认为是遗传、免疫及外界环境的多因素相互作用所致。在医院就诊的患者中，60%～80% 的患者 HLA-B27 阳性，且关节炎及关节外症状较重。但在普通人群中，HLA-B27 的阳性率仅轻微升高或没有升高。HLA-B27 似乎促进了 ReA 的慢性化，一种假说认为微生物结构与 HLA-B27 存在交叉反应或 HLA-B27 本身可能就是免疫反应的靶点。ReA 触发的微生物能够产生脂多糖，具有攻击黏膜表面的能力，从而进入宿主细胞并在细胞内存活。诸多研究已经在 ReA 患者的滑液中检测到衣原体、耶尔森菌属、志贺菌属、沙门菌属的 DNA 和 RNA，但特异性还不清楚，在其他类风湿疾病的滑液中也可见到。此外，还有研究在患者滑液中发现 CD4$^+$T 细胞和高水平的 IL-17，可能与微弱的免疫应答相关。

ReA 的临床表现可以从一过性单关节炎到严重的多系统疾病。典型的关节炎出现在肠道或泌尿生殖道感染后 1～4 周，一般急性发病，以非对称性少关节炎多见，通常累及下肢大关节，以膝、踝和跖趾关节多见，但腕关节和指间关节也可受累。关节周围软组织弥漫性肿胀，呈腊肠样指（趾），皮肤苍白,皮温升高。30%的患者可有急性腰背痛,放射至臀部,夜间加重。肌腱炎和附着点炎具有一定特征,特别是跟腱、足底筋膜和脊柱的附着点。关节炎可持续1~3个月,甚至半年,此后逐渐消退,但有复发倾向。整个病程中均可出现泌尿生殖道感染病变,男性以前列腺炎和膀胱炎较常见,女性的宫颈炎或输卵管炎通常症状较轻。50%的患者有皮肤黏膜症状,表现为口腔溃疡、皮肤的过度角化、水疱、红斑、丘疹等。1/3的患者可出现结膜炎,5%的患者出现急性虹膜炎,若不及时治疗有失明风险。主动脉病变和心脏传导异常比较罕见。

ReA唯一具有特异性的实验室检查旨在鉴别病原体,即从患者样本中分离致病微生物。急性期反应物包括白细胞和C反应蛋白均可升高,红细胞沉降率加快,但并无特异性。而HLA-B27的检测常用于支持诊断。

【病理生理学】

ReA的主要病理改变是滑膜炎症,急性期有滑膜水肿,血管充血,纤维素性渗出,中性粒细胞、淋巴细胞及浆细胞的浸润,滑膜细胞和纤维细胞增生。慢性期可有血管翳形成和软骨侵蚀。部分病变可发生附着点炎及腱鞘炎。

【影像学表现】

ReA可侵犯滑膜关节、软骨关节和中轴骨肌腱和韧带的附着点。典型病变好发于下肢关节和不对称性分布,特征性受累部位是足的趾间关节、跟骨、踝关节、膝关节、骶髂关节和脊柱。ReA的影像学表现与强直性脊柱炎和银屑病关节炎类似,缺乏相对特异性,但不同于类风湿关节炎。病变关节周围可见弥漫性软组织肿胀和关节积液,多见于手和足的指(趾)间关节,呈腊肠样改变,膝关节、踝关节可见大量积液。急性炎症可伴有关节周围骨质疏松,但随着病变发展,骨质疏松可减轻。关节间隙狭窄在手足小关节比膝、踝关节更常见。骨质侵蚀最早发生在关节边缘,随后逐渐累及关节中心的软骨下骨,常伴有关节间隙丧失。骨质增生是血清阴性脊柱关节病中最显著的特征,表现为线形的骨膜骨质增生、肌腱和韧带附着点处不规则骨质增生、关节内骨质增生,邻近骨质及软骨下骨可硬化,骨性强直可出

现在手足小关节,但并不常见。肌腱的钙化和骨化在膝关节发生较多,可能与附着点的骨质增生相关。

1. 足 40%~50%的患者可出现跖趾关节和趾间关节的不对称受累。严重的踇趾间关节受累常提示ReA或银屑病关节炎。基本的影像学表现为骨质疏松、关节间隙丧失和边缘骨质侵蚀伴邻近骨质增生,跖骨和趾骨干可见骨膜炎,籽骨也可侵蚀和增生。严重的病例可见跖趾关节半脱位和畸形,称为Launois畸形。

2. 跟骨 病变是ReA的特征性表现,常与临床症状和体征相关。跟骨的后缘和下缘均可受累,双侧多见。跟骨后方的滑囊炎在侧位X线片形成不透X线影,使跟骨顶部与跟腱之间正常透光区消失。随后跟骨后上缘可见骨质侵蚀,跟腱常增厚,但在跟腱附着点处看不到赘生物,这是区别于强直性脊柱炎、银屑病关节炎的关键。在跟骨的下缘可形成骨质侵蚀、骨质增生和附着点处不规则的赘生物(图9-2-14),与强直性脊柱炎和银屑病关节炎较相似。

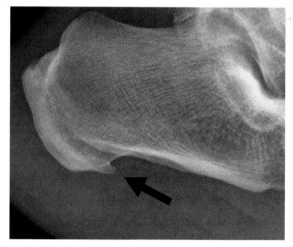

图9-2-14 跟骨改变
X线示跟骨跖面骨质增生(黑色箭头)

3. 踝关节 30%~50%的患者可出现单侧或双侧踝关节病变,包括软组织肿胀、胫腓骨远端骨干的线状骨膜炎、关节间隙丧失和边缘性骨质侵蚀(图9-2-15)。

4. 膝关节 最常见的表现是关节积液,还包括骨质疏松(图9-2-16),股骨远端和胫骨近端的骨膜炎及骨质侵蚀。

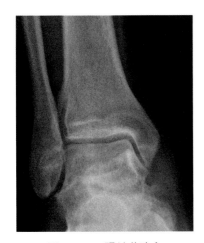

图 9-2-15 踝关节改变
X 线示内踝及距骨不规则骨质增生伴软组织肿胀

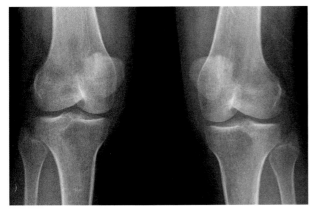

图 9-2-16 膝关节改变
X 线双膝关节骨质疏松伴软组织肿胀

5. 骶髂关节 骶髂关节炎在 ReA 中较常见，可为双侧对称或不对称性病变，个别为单侧发病，而典型的强直性脊柱炎是不变的双侧对称性病变。髂骨面的骨侵蚀较骶骨面显著，骨质可见硬化（图 9-2-17，图 9-2-18）。早期关节间隙可增宽，晚期间隙缩窄，最终形成骨性融合。

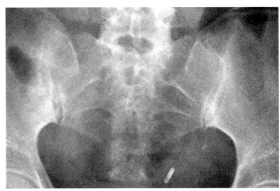

图 9-2-17 骶髂关节改变（1）
X 线示双侧骶髂关节面不规则，局部可见骨质侵蚀及硬化

6. 脊柱 ReA 的脊柱病变同银屑病关节炎类似，但不同于强直性脊柱炎。胸腰段脊柱旁骨化是 ReA 的早期表现，骨化为单侧不对称性分布，狭长的纵行骨桥延伸跨越椎间盘，而且与椎间盘和椎体外缘之间有明显距离。骨化形态多样，最终与下方椎间盘和椎体融合呈大块骨赘。椎体边缘的骨炎，以及椎小关节的侵蚀、硬化较少见。

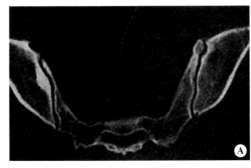
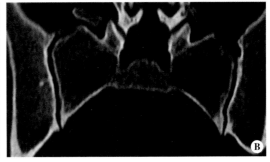

图 9-2-18 骶髂关节改变（2）
CT 示双侧骶髂关节髂骨面局部骨质侵蚀及硬化，关节间隙未见变窄

【诊断要点】

ReA 是一种与肠道或泌尿生殖道感染相关的脊柱关节炎，属于临床诊断，而并没有具有确诊意义的实验室检查或影像学表现。因此，当具备脊柱关节病的临床表现，如下肢非对称性少关节炎、韧带或肌腱附着点炎、HLA-B27 阳性时，应尽可能询问是否有腹泻、排尿困难等前驱感染史。体格检查时除了关节病变，应关注关节外如眼、皮肤、黏膜、指甲和生殖器等受累情况。血清学培养有助于证实感染的存在。

目前 ReA 的诊断多沿用 1996 年 Kingsley 与 Sieper 提出的分类标准[7]。

（1）下肢为主的非对称性少关节炎。

（2）前驱感染依据：①如果 4 周前有临床典型的腹泻或尿道炎，则实验室证据可有可无；②如缺乏感染的临床证据，必须有感染的实验室证据。

（3）排除引起少关节炎的其他原因，如其他血清阴性脊柱关节病、感染性关节炎、莱姆病及链球菌 ReA 等。

（4）HLA-B27 阳性、ReA 的关节外表现（如虹膜炎、结膜炎，皮肤、心脏和神经系统病变等）或典型的骶髂关节炎临床症状（如炎性下腰痛、交替性臀区疼痛和肌腱附着点炎等）有利于支持诊断，但并不是确诊的必要条件。

【鉴别诊断】

1. 细菌性关节炎　急性发病，高热、乏力，多为单关节炎，关节具有明显的红、肿、热、痛。滑液涂片或细菌培养可发现病原菌。可表现出同 ReA 相似的影像学改变，包括软组织肿胀、骨质疏松、关节积液、局部骨质侵蚀和骨膜炎，但 ReA 的多关节受累可使其与细菌性关节炎准确区分。

2. 其他血清阴性脊柱关节病　ReA 与强直性脊柱炎、银屑病关节炎的影像学表现相似，但病变分布有其特征。ReA 主要为下肢不对称性关节炎、骶髂关节炎和少见的脊柱炎；强直性脊柱炎主要累及中轴骨，但颈椎病变较 ReA 更常见，外周关节较少见；银屑病关节炎可累及四肢和中轴骨关节，广泛累及上肢更加显著。3 种血清阴性脊柱关节病均可表现出软组织肿胀、关节间隙狭窄、骨质侵蚀和骨质增生。ReA 的骨质疏松较其他 2 种疾病更多见，而关节内骨性强直则少见。ReA 的骶髂关节和脊柱病变同银屑病关节炎基本完全相同，后者相对发生率更高，病变更严重。ReA 和银屑病关节炎表现出非对称性椎旁骨赘和对称或不对称的骶髂关节病变，与强直性脊柱炎明显不同，后者表现为对称性骶髂关节病变和椎旁骨性赘生物。

3. 类风湿关节炎　与 ReA 有很大不同。类风湿关节炎女性多见，类风湿因子阳性，无前期感染病史。累及四肢小关节时表现为双侧对称性病变，可见骨质疏松、关节间隙变窄和边缘骨质侵蚀，而骨质增生很少见。类风湿关节炎主要累及颈椎，很少累及胸腰椎和骶髂关节。

4. 痛风性关节炎　好发于中老年男性，好发部位为第一跖趾关节，血尿酸水平升高，表现为反复发作的急性关节炎，关节红肿伴剧烈疼痛。影像学关节旁可见碎裂样钙化痛风石，可偏心性侵蚀破坏邻近骨结构，关节间隙不狭窄。

四、肠病性关节炎

【概述】

肠病性关节炎（enteropathic arthritis）是与炎症性肠病（inflammatory bowel disease，IBD）相关的一种关节炎，是几种不同临床病症的统称，属于血清阴性脊柱关节病的一种类型。早在 20 世纪 30 年代，人们就认识到关节炎和 IBD 之间的关系，随后对胃肠道和肌肉骨骼病变之间的病理改变进行了进一步验证。在 20 世纪 70 年代，肠病性关节炎被纳入脊柱关节病的概念中。目前公认的有类风湿病表现的肠道疾病主要包括溃疡性结肠炎、克罗恩病、Whipple 病（肠性脂肪营养不良症）和 SAPHO 综合征（滑膜炎、痤疮、脓疱病、骨肥厚及骨炎）。此外，一些肠道感染后及肠道旁路术后也可发生肌肉骨骼病变，还可并发某些肠外疾病，如胆汁性肝硬化、胰腺疾病、萎缩性门脉性肝硬化等。溃疡性结肠炎和克罗恩病的患病率较接近，为 0.05%～0.1%，近些年，两种疾病的发病率都在增加。强直性脊柱炎和外周关节炎均与 IBD 相关。据报道，IBD 患者中，1%～10% 患有强直性脊柱炎，10%～50% 患有外周关节炎。

IBD 与关节炎之间的相互关系尚不明确，可能与多种理论有关。其一，肠道的病原菌侵袭关节，或肠道和关节同时感染；其二，胃肠道与关节存在相同的组织抗原激活免疫应答反应，或正常肠道黏膜屏障的损伤形成免疫复合物，继而损伤关节。研究发现，溃疡性结肠炎、克罗恩病和强直性脊柱炎均有遗传因素参与，均与 HLA-B27 相关，该抗原增加了人体对感染的易感性。全基因组研究显示，溃疡性结肠炎和克罗恩病有一些共同的易感基因和各自特殊的基因。

IBD 相关的强直性脊柱炎在临床上很难与特发性强直性脊柱炎区分。脊柱受累可见于 10%～20% 的病例，隐匿性背部疼痛可在 IBD 之前或之后发生，性别无显著差异。5%～15% 的患者可发生外周关节炎，克罗恩病略多于溃疡性结肠炎。关节病变可为急性自限性少关节炎或慢性对称性多关节炎，很少出现关节侵蚀和畸形。溃疡性结肠炎的关节病变与肠道病变的活动性相一致，而克罗恩病则不是。孤立性毁损性髋关节炎是克罗恩病的少见并发症。IBD 的肠外表现包括杵状指、葡萄膜炎、结节红斑和坏疽性脓皮病，在克罗恩病中发病率较高。

实验室检查反映了 IBD 的炎症和代谢表现。关节滑液是轻度炎症性改变，伴滑膜细胞增生、成纤维细胞增生和血管化增多。30%～70% 的 IBD 患者可有 HLA-B27 阳性。红细胞沉降率可加快，血小板可升高。

【病理生理学】

IBD 相关的外周关节炎与其他脊柱关节病在滑膜组织的病理学表现基本一致。有研究报道，溃疡性结肠炎是非特异性滑膜炎，而克罗恩病是肉芽肿性病变。

【影像学表现】

IBD 相关的外周关节炎影像学表现并无特异性，软组织肿胀和关节周围骨质疏松是最常见的 X 线表现，但其可见于许多滑膜相关疾病中。很少见到骨质侵蚀、囊肿和关节间隙狭窄。IBD 相关的骶髂关节和脊柱病变与典型的强直性脊柱炎无法区别，骶髂关节通常双侧对称性受累，但偶可见不对称改变，在克罗恩病中更为多见。脊柱病变可见典型的方椎、椎体侵蚀和硬化、双侧对称性韧带骨赘，以及椎小关节的侵蚀和间隙狭窄，与典型的强直性脊柱炎完全一致（图 9-2-19）。

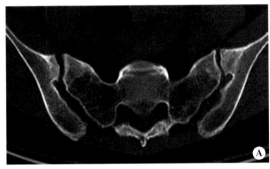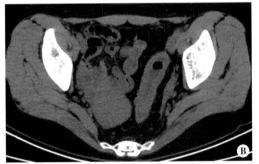

图 9-2-19 骶髂关节改变（4）

A. CT 示双侧骶髂关节间隙无明显变窄，关节面局部欠光整及局部硬化；B. 部分乙状结肠肠壁水肿、增厚；肠镜诊断为结肠炎

【诊断要点】

详细的病史和临床检查，结合影像学检查，是重要的诊断工具。肠道病变和关节炎均为常见疾病，可能因多种病因而共存。当病因与发病机制具有相关性时，反应性关节炎和肠病性关节炎是最常见的原因。

【鉴别诊断】

1. 其他血清阴性脊柱关节病 IBD 相关的脊柱和骶髂关节病变与典型的强直性脊柱炎无法鉴别，表现出双侧对称性病变和椎旁韧带骨赘，但其与银屑病关节炎、反应性关节炎不同，后两者为不对称性或单侧的骶髂关节病变和广泛的不对称性脊柱骨赘。

2. 类风湿关节炎 IBD 相关的四肢关节炎并无特异性影像学表现。软组织肿胀和骨质疏松是仅有的常见表现，可能类似于类风湿关节炎的早期表现。如果发现关节间隙狭窄和骨质侵蚀，基本可以排除肠病性关节炎的诊断。

【研究现状与进展】

尽管上述 4 种血清阴性脊柱关节病的病变分布范围、病损的形态与程度各有不同，但总体来讲，其影像学和病理学特点都很相似。目前，影像学检查仍然以 X 线平片为主，而磁共振技术的研究主要集中在骶髂关节炎方面，为疾病的早期诊断、活动性预测与治疗后的反应提供更多的信息。

1. DCE-MRI 是一种通过静脉快速推注造影剂，间接反映感兴趣组织血液灌注状态和血管化程度的成像方法。由于 MRI 良好的时间分辨率，使 DCE-MRI 的造影剂动力学建模和定量参数评估成为可能。因此，DCE-MRI 不仅可以评估病变区域毛细血管通透性、微循环和血流量的变化，还可以直接反映病变区域的血液灌注率。在骶髂关节炎的研究中，DCE-MRI 主要通过骶髂关节关节面骨髓中血管化的程度和血流灌注来评估骶髂关节炎的炎症活动性和治疗效果。骶髂关节的时间－强度曲线大致分为 3 种类型：平台型、速升速降型和缓升缓降型。Shi 等[8]研究显示，骶髂关节炎患者的时间 – 强度曲线主要表现为速升速降型（44%）和缓升缓降型（56%），而治疗前后的增强系数、增强斜率和达峰时间均有显著差异，表明 DCE-MRI 可用来评估骶髂关节炎早期的炎症反应和治疗疗效，为临床提供可靠的影像学证据。

2. DWI 是检测不同组织中水分子随机运动的成像方法。由于炎症反应，造成细胞内水和细胞外水的比率发生改变，均可引起 DWI 信号的变化，通过 ADC 值来量化水分子的扩散速率。Bozgeyik 等[9]认为，骨髓水肿可导致局部水分子运动的加速，扩散能力加强，ADC 值增高。因此，在骶髂关节炎患者，骨髓水肿区域的 ADC 值增高，而治疗后 ADC 值降低，表明干预治疗后炎性细胞的浸润程度和骨髓水肿的形成减少。

3. IDEAL-IQ 序列 是一种新兴的 MR 脂肪定量成像方法，用于评估组织和器官内的脂肪分数。该技术校正影响 MR 信号强度的因素，如 T_1 偏倚、T_2* 衰减、脂肪波谱的多峰、噪声偏差等，能够精准评估组织的脂肪分数，避免主观评价脂肪浸润程度的偏差。骨髓脂肪化被认为可能是炎症后的修复反应，Ren 等[10]研究显示，骶髂关节炎患者非活动性组的骨髓脂肪分数（65.9%±12.1%）显著高于活动性组（40.2%±47.8%）和健康对照组（45.8%±8.89%），表明脂肪分数可作为评估骶髂关节炎活动性的指标参数。

（王丰哲　曲　源）

参考文献

[1] Fauci AS. 哈里森风湿病学 . 第 3 版 . 田新平等译 . 北京 : 科学出版社，2018.

[2] 许建荣 . 风湿病影像学 . 上海 : 上海科学技术出版社，2007.

[3] Siepr J，Rudwaleit M，Baraliakos X，et al. The Assessment of spondyloarthritis international society（ASAS）handbook：a guide to assess spondyloarthritis. Ann Rheum Dis，2009，68（suppl 2）：ii1-44.

[4] Firestein GS. 凯利风湿病学 . 第 8 版 . 栗占国等译 . 北京 : 北京大学医学出版社，2011.

[5] 王学谦，陈仲强，马信龙，等 . 骨与关节疾病诊断学 . 第 4 版 . 天津 : 天津翻译出版公司，2009.

[6] Taylor W，Gladman D，Helliwell P，et al. Classification criteria for psoriatic arthritis development of new criteria from a large international study. Arthritis Rheum，2006，54（8）：2665-2673.

[7] Kingsley G，Sieper J. Third International Workshop on Reactive Arthritis. 23-26 September 1995，Berlin，Germany. Report and abstracts. Ann Rheum Dis，1996，55（8）：564-584.

[8] Shi Z，Han J，Qin J，et al. Clinical application of diffusion-weighted imaging and dynamic contrast-enhanced MRI in assessing the clinical curative effect of early ankylosing spondylitis. Medicine，2019，98（20）：e15227.

[9] Bozgeyik Z，Ozgocmen S，Kocakoc E. Role of diffusion-weighted MRI in the detection of early active sacroiliitis. AJR Am J Roentgenol，2008，191（4）：980-986.

[10] Ren C，Zhu Q，Yuan H. Mono-exponential and bi-exponential model-based diffusion-weighted MR imaging and IDEAL-IQ sequence for quantitative evaluation of sacroiliitis in patients with ankylosing spondylitis. Clin Rheumatol，2018，37（11）：3069-3076.

第三节　痛风性关节炎

【概述】

痛风（gout）是嘌呤代谢障碍和（或）尿酸排泄障碍所致血尿酸增高的一组异质性疾病，高尿酸血症导致尿酸盐结晶沉积在关节囊、滑囊、软骨、骨质和其他组织中，形成痛风性关节炎（gouty arthritis）。早在 2000 多年前的巴比伦犹太法典和圣经中就出现了关于痛风的记载，但直到 1683 年才由 Thomas Sydenham 首先对痛风进行了经典描述。1798 年，法国科学家 Antoine Franois de Fourcroy 在正常尿液中发现了一种有机酸，命名为尿酸，随后证实了其与痛风有密切的关系。1896 年，X 线发现不久，Huber 首先报道了痛风的 X 线表现。1961 年，McCarty 和 Hollander 将偏振光显微镜应用于滑液分析，是痛风及其他晶体相关性疾病的里程碑性标志，科学家发现不同微晶体包括单钠尿酸盐、双水焦磷酸钙、钙磷灰石和草酸钙等沉积所引起的关节炎具有相似的临床表现，也存在较大差异。在晶体学检测技术引入风湿病学之前认为的痛风性关节炎并不一定是真正的痛风。因此，滑液分析区分不同类型的晶体，在晶体诱发的相关疾病中至关重要。

根据病因，Kelley 和 Wortmann 将痛风分为 3 种类型[1]：①原发性痛风，指的是先天性的，既不是继发性的某一获得性疾病，也不是某些导致非痛风疾病先天缺陷的次要表现；②继发性痛风，出现在其他疾病发展过程中或由于药物所致，多因药物、血液病、肾衰竭、放化疗等引起尿酸生成过多或抑制尿酸排泄而形成的高尿酸血症；③特发性痛风，指无法明确分类的病例。痛风多见于中青年男性，男女比例高达 20 ∶ 1，发病高峰年龄多在 40 岁以上，也可见于绝经后女性。痛风的发病率逐年升高，而不同种族、人群发病率存在差异，总体患病率为 1% ～ 15.3%，与年龄及血尿酸水平呈正相关。

痛风的自然病程可分为如下阶段[2, 3]：①无症状高尿酸血症；②急性痛风性关节炎；③痛风发作间歇期；④慢性痛风石性关节炎。无症状高尿酸血症被定义为血清尿酸盐浓度大于 420μmol/L，却没有任何临床症状或体征。大多数高尿酸血症患者可终身无症状，只有 5% ～ 22% 的患者最终发展为痛风，这是血尿酸浓度升高和尿酸生成累积的结果。随着年龄和血尿酸水平的升高，痛风的发生率明显增加。尿路结石和（或）痛风性关节炎的急性发作标志这一病期的结束。典型的急性痛风性关节炎首次多在夜间突发，以急性发作的剧痛性关节炎起病，通常为单关节，痛风好发于下肢关节，第一跖趾关节最常受累，90% 的痛风患者最终会于此发生病变。其他常见受累关节为趾间关节、踝关节、膝关节、腕关节、手指及肘关节，中轴关节很少累及。急性痛风性关节炎首次发作常于夜间熟睡中骤起，可因疼痛而惊醒并无法入睡，受累关节红、肿、热、痛及活动受限，发作可持续数小时至数周后自行缓解，进入间歇期。大多数患者在 6 个月到 2 年内出现第二次发作。随着时间推移，未经治疗的患者发作逐渐频繁，当间歇期缩短，受累关节增多，并无法缓解时，病变发展为慢性痛风石性关节炎。典型痛风石常见于耳廓、第一跖趾关节、手指、肘关节等，反复的炎症侵蚀造成关节骨质破坏、滑膜炎、关节积液及纤维化，关节肿胀、僵硬、畸形，活动受限。尿酸盐结晶沉积于肾可形成尿路结石、肾功能下降乃至肾衰竭。

实验室检查血尿酸多升高，95% 的患者尿酸达 457.5μmol/L 以上，24 小时尿尿酸水平与血尿酸不一定平行，红细胞沉降率加快，白细胞增高。关节滑液和尿中可见尿酸盐结晶，在偏振光显微镜下可于白细胞内见到双折光的针状尿酸盐晶体为痛风的特异性诊断依据。

【病理生理学】

大体检查尿酸盐结晶沉积于滑膜、关节软骨、韧带、腱鞘等组织，关节软骨及骨组织广泛侵蚀，关节软骨边缘见软骨增生和骨赘形成。在尿酸盐沉积区出现组织坏死，坏死组织和尿酸盐结晶在中央形成核心，连同周围的炎性组织构成痛风石，为痛风特征性病变。镜下急性期滑膜充血、水肿，滑膜组织增生伴炎细胞浸润。慢性期为特征性痛风肉芽肿，尿酸盐结晶呈放射状、针形排列，可伴有钙化或骨化，周围可有组织细胞和巨细胞围绕[4]。

【影像学表现】

痛风的诊断主要依靠临床表现和实验室检查，影像学检查主要评估痛风性关节炎的累及范围、程度和有无痛风石的形成。X 线平片仍然是痛风首选的影像学检查方法，但大多数患者在出现痛风临床症状多年后，X 线平片仍未发现关节结构异常。急性期出现的关节周围软组织肿胀是滑膜炎症、软组织水肿的结果。随着急性期的消退，上述影像学表现也会消失。反复发作的关节炎形成慢性痛风石，造成永久性影像学异常。CT 和 MRI 在痛风的作用有限，应用相对较少，主要评估 X 线平片无法显示的部位，如脊柱和骶髂关节等[5]。

1. X 线

（1）关节周围软组织肿胀：受累关节周围偏心性软组织肿胀，呈结节肿块样，密度较高，常见于足、手、踝、肘和膝关节，第一跖趾关节背部软组织偏心性肿胀是其典型表现（图 9-3-1）。

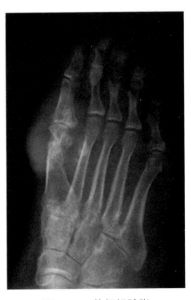

图 9-3-1　软组织肿胀

X 线平片示第一跖趾关节背部软组织偏心性肿胀，呈肿块样，密度较高

（2）痛风石形成：关节内和关节周围软组织中形成的不规则高密度影（图 9-3-2）。

（3）软组织或骨内钙化：痛风石钙化并不常见，可能见于合并钙代谢异常的患者，钙化沉积于软组织肿块周围，表现为不规则或云雾状致密影，通常 X 线密度高于痛风石（图 9-3-3）。骨内钙化发生在骨内尿酸盐沉积区，从关节边缘开始，穿透关节软骨表面向骨松质蔓延。痛风的骨内钙化以手和足最常见，X 线表现为局灶性或弥漫性钙质沉积，累及软骨下或韧带下骨性结构，改变与内生软骨瘤、骨梗死或感染等类似。

（4）关节间隙改变：早期关节间隙不变窄为痛风性关节炎特征，晚期关节间隙均匀性狭窄，与类风湿关节炎相似，关节软骨损伤严重，可发生关节强直及畸形，但除了趾（指）间关节，这种表现很少见。

（5）骨侵蚀：典型部位为第一跖骨远端内侧和背侧，最初发生在关节边缘，逐渐向关节内及远离关节面侵蚀，破坏灶大小不等，单发或多发，多呈圆形或椭圆形，其长轴与骨结构长轴平行。骨质破坏边缘锐利并伴有硬化带，呈现"穿凿状"改变，多为偏心性，边缘常见到特殊的"悬垂边缘"或骨皮质外翘呈鱼嘴状突向关节内的痛风结节（图 9-3-4）。严重者多个骨质破坏区可以相互融合（图 9-3-5），呈蜂窝状改变。

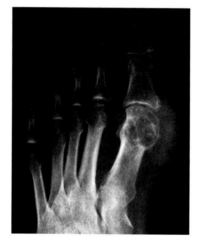

图 9-3-2 痛风石形成

X 线平片示第一跖趾关节内侧软组织内模糊片状稍高密度痛风石形成

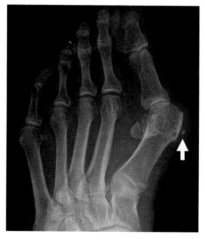

图 9-3-3 痛风石钙化

X 线平片示第一跖趾关节周围软组织肿胀，第一跖骨远端内侧软组织可见高密度致密钙化影（箭头所示）

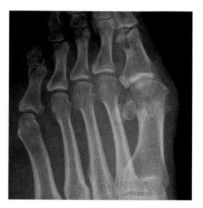

图 9-3-4 骨侵蚀（1）

X 线平片示第一跖骨远端内侧关节面下偏心性骨质侵蚀，呈悬垂状边缘，鱼嘴样突向痛风石

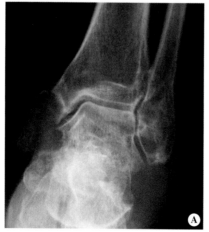

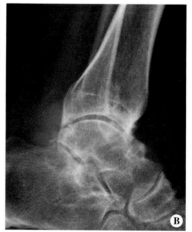

图 9-3-5 骨侵蚀（2）

X 线平片示踝关节骨质密度减低，可见多发小囊性低密度影，局部融合，内踝可见偏心性骨质侵蚀破坏，周围软组织肿胀、密度增高，踝关节间隙明显狭窄，关节面硬化

（6）骨质疏松：在痛风急性发作期，在滑膜、软组织炎症刺激下，可见软骨下骨的骨质疏松，较为局限，表现为骨密度降低、骨小梁稀疏，但并非本病特点。即使存在广泛的骨侵蚀时，骨质疏松也不显著。软骨下的骨质疏松可形成软骨下囊肿。

（7）骨质增生和骨皮质增厚：骨质增生和不规则骨皮质增厚常发生在骨侵蚀边缘或痛风结节旁的骨皮质，是骨结构的反应性增生。在肌腱、韧带附着点处可见不规则骨针或钙化。痛风性关节炎可继发骨关节炎，表现为骨赘和软骨下硬化，常见于第一跖趾关节、跗间关节和膝关节。

2. CT　可确定痛风累及关节的范围和程度（图9-3-6），但除了复杂的解剖学部位，很少行CT检查。CT可显示痛风石的沉积，其CT值类似于钙化，为160～170HU。由于痛风石也可发生钙化，所以很难用CT鉴别钙化和非钙化性痛风石。但是，CT扫描有助于鉴别痛风石与其他软组织肿块（黄色瘤病、类风湿结节），后者CT值相对较低，呈软组织密度。

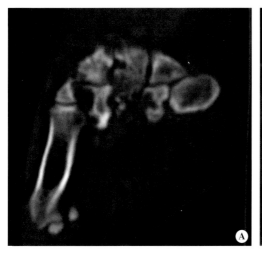
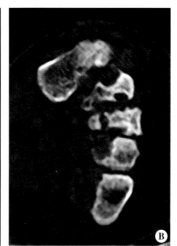

图 9-3-6　骨侵蚀（3）

CT 示足距骨及跗骨边缘多发囊状骨质侵蚀、破坏改变

3. MRI　有助于全面评估痛风的程度，尤其是在脊柱、骶髂关节等复杂解剖部位。MRI可发现软组织、滑膜、软骨和骨的受累情况，可清晰显示骨、软骨的破坏（图9-3-7）、增厚的滑膜（图9-3-8）和痛风结节。典型痛风石在T_1WI呈低信号，T_2WI呈低信号为主的混杂信号（图9-3-9），与其尿酸盐含量有关，增强扫描可呈均匀、不均匀及边缘强化等不同的强化方式。

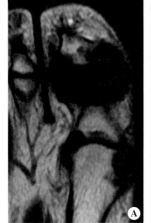
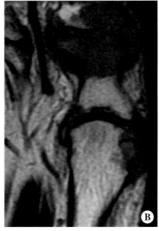

图 9-3-7　骨、软骨破坏

MRI T_1WI、T_2WI 示第一跖趾关节、趾间关节多发团块状中等信号影，邻近骨质及关节软骨明显侵蚀、破坏

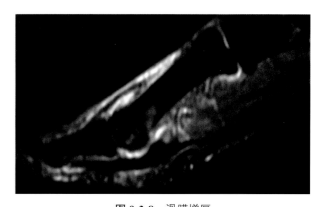

图 9-3-8　滑膜增厚

MRI T_2WI 脂肪抑制序列示第一跖趾关节周围滑膜明显水肿、增厚，呈弥漫性高信号改变，第一跖骨远端可见骨髓水肿

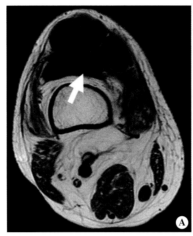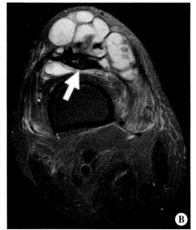

图 9-3-9 痛风石

MRI 示股骨前方软组织肿胀，可见弥漫性肿块状等 T_1 信号影，其内可见多发团块状低信号痛风石形成（白色箭头）

【诊断要点】

痛风性关节炎以中青年男性好发，非对称关节受累，常累及足、手、腕、肘和膝关节，其中第一跖趾关节受累最常见。典型影像学表现为关节旁偏心性分叶状软组织肿块、关节边缘"穿凿样"骨质破坏、软组织内痛风石、关节间隙相对完好。但上述改变多出现于疾病晚期，出现非典型表现时还需与其他原因所致关节病变及假性痛风等鉴别。2015 年，欧洲抗风湿病联盟（EULAR）和美国风湿病学会（ACR）专家组以关节滑囊或痛风结节中找到单钠尿酸结晶盐为诊断痛风金标准，通过回顾痛风影像学表现的相关文献，运用多准则决策分析方法达成共识，确定痛风的主要特点，发布新的痛风分类标准（表 9-3-1），该标准具有更好的可行性，其敏感性为 92%，特异性为 89%[6]。

表 9-3-1 ACR/EULAR 痛风分类标准（2015 年）

	评分
适用标准（符合准入标准方可应用本标准）：存在至少 1 次外周关节或滑囊的肿胀、疼痛或压痛	
确定标准（金标准，无须进行分类诊断）：偏振光显微镜镜检证实在（曾）有症状关节或滑囊或痛风石中存在尿酸钠晶体	
分类标准（符合准入标准但不符合确定标准时）：累计≥ 8 分可诊断痛风	
临床特点	
受累关节分布：曾有急性症状发作的关节 / 滑囊部位（单或少关节炎）[a]	
踝关节或足部（非第一跖趾关节）关节受累	1
第一跖趾关节受累	2
受累关节急性发作时症状：（1）皮肤发红（患者主诉或医生查体）；（2）触痛或压痛；（3）活动障碍	
符合上述 1 个特点	1
符合上述 2 个特点	2
符合上述 3 个特点	3
典型的急性发作：（1）疼痛达峰< 24 小时；（2）症状缓解≤ 14 天；（3）发作间期完全缓解。符合上述至少 2 项（无论是否抗炎治疗）	
首次发作	1
反复发作	2
痛风石证据：皮下灰白色结节，表面皮肤薄，血供丰富；典型部位：关节、耳廓、鹰嘴滑囊、手指、肌腱（如跟腱）	
没有痛风石	0
存在痛风石	4
实验室检查	
血尿酸水平：非降尿酸治疗中、距离发作> 4 周时检测，可重复检测，以最高值为准	
< 4mg/dl（< 240μmol/L）	−4
4 ～< 6mg/dl（240 ～< 360μmol/L）	0
6 ～< 8mg/dl（360 ～< 480μmol/L）	2
8 ～< 10mg/dl（480 ～< 600μmol/L）	3
≥ 10 mg/dl（≥ 600μmol/L）	4

续表

关节液分析：由有经验的医生对有症状的关节或滑囊进行穿刺及偏振光显微镜镜检	
未做检查	0
尿酸钠晶体阴性	−2
影像学特征	
（曾）有症状的关节或滑囊处尿酸钠晶体的影像学证据：关节超声"双轨征"[b]，或双能 CT 的尿酸钠晶体沉积[c]	
无（两种方式）或未做检查	0
存在（任一方式）	4
痛风相关关节破坏的影像学证据：手/足 X 线存在至少一处骨侵蚀（皮质破坏，边缘硬化或边缘突出）[d]	
无或未做检查	0
存在	4

a 急性症状发作：外周关节或滑囊发作肿胀、疼痛和（或）触痛。

b 双轨征：透明软骨表面的不规则强回声，且与超声探头角度无关，如在改变超声探头角度后"双轨征"消失则是假阳性。

c 双能 CT 尿酸钠晶体沉积：通过 80kV 和 140kV 两个能量进行扫描，采用特定软件进行物质分解算法，将关节及关节周围 MSU 晶体标上绿色伪色，需鉴别甲床、亚毫米、皮肤、运动、射线硬化和血管伪影与尿酸钠沉积的区别。

d 骨侵蚀需除外远端趾间关节和"鸥翼征"。

【鉴别诊断】

1. 类风湿关节炎 常发生于中老年女性，典型影像学表现包括对称性关节受累、弥漫性软组织肿胀和局部骨质疏松，关节间隙早期狭窄伴有边缘性骨侵蚀改变。痛风男性发病率远高于女性，关节受累为非对称性，通常无骨质疏松，可见分叶状偏心性软组织肿块，早期很少见到关节间隙变窄。类风湿结节的钙化偶尔可见，而痛风石的钙化则比较常见。

2. 骨关节炎 多发生于 40 岁以上中老年人，一般累及膝、脊柱等负重关节，亦可累及手足等小关节。影像学表现为关节间隙不均匀狭窄，关节边缘出现唇样增生或骨赘形成，发生在手部，可形成典型的"Heberden"结节和"Bounchard"结节。痛风性关节炎可伴有继发性骨关节炎改变，如骨赘及软骨下骨硬化等，这些表现可掩盖骨侵蚀的特点，但出现在少见部位或非典型影像学特征异常，提示痛风的可能。

3. 双水焦磷酸钙晶体沉积病 又称假性痛风，为关节内双水焦磷酸钙结晶沉积，好发于老年人，血尿酸亦升高，临床症状与痛风相同。影像学表现为关节内和关节周围的钙化和退行性骨关节病，范围较广，通常为对称性，且累及透明软骨和纤维软骨，而痛风的钙质沉积通常较局限，且只累及纤维软骨。假性痛风好发于腕关节、膝关节及掌指关节，并伴有骨赘形成、软骨下骨硬化及囊变、关节间隙狭窄等骨关节炎表现，关节液穿刺发现双水焦磷酸钙结晶可确诊。典型痛风的分叶状软

组织肿块、关节间隙完整和骨侵蚀可明确鉴别。

4. 黄色瘤病 为遗传性脂代谢异常疾病，好发于手足伸肌腱表面及髌肌腱和跟腱。影像学表现为偏心性结节样软组织肿块，可有类似痛风石的扇形骨侵蚀，但较痛风少见。此外，高胆固醇血症是黄色瘤病的重要实验室异常指标。

【研究现状与进展】

1. 双能 CT（dual-energy computed tomography，DECT） 是一种利用物质原子序数在不同能级下的 X 线吸收特性不同的原理的成像方法。当暴露于两种不同能级的 X 线时，原子序数高的物质（如钙）比原子序数低的物质（如尿酸盐）具有更大的变化差异。通过 80kV 和 140kV 的 X 线束扫描组织，应用后处理算法，将衰减差异直接转化为不同的 CT 值，从而区分尿酸盐和钙盐。因此，在 DECT 图像上，能准确、特异地标识出尿酸盐（绿色）和钙盐（红色）。通过后处理软件，DECT 能够准确分析尿酸盐晶体的大小、数量、分布及形态。最近一项荟萃研究结果显示[7]，DECT 对痛风的诊断敏感性为 84%，特异性为 84%。同时，2015 年 ACR/EULAR 痛风分类标准也将 DECT 检查纳入，当排除伪影后，有绿色的尿酸盐晶体形成时，评分即可增加 4 分，可见 DECT 在痛风诊断上越来越受到重视。但是，DECT 对早期痛风的诊断敏感性较低，假阴性的结果可能因为尿酸盐沉积需要时间的积累。由于 CT 的部分容积效应，对微小尿酸盐晶体（＜2mm）的检出率受限[8]。

2. MRI 具有良好的软组织分辨率，能够无

创地显示滑膜炎症、软骨损伤、骨侵蚀、骨髓水肿等，在风湿性疾病中具有不可替代的作用。痛风石在 MRI 图像上具有多变的信号和形态特点，证明了其组成成分的异质性和钙沉积的变化。与 DECT 相比，MRI 对痛风石的检测敏感性仅为 63%，特异性为 98%[9]。由于缺乏数据和特异性表现，MRI 对痛风的诊断效能仍不确定，其结果并未被纳入 ACR/EULAR 痛风分类标准。然而，MRI 对非特异性炎症及骨侵蚀的诊断敏感性和对受累关节的评估能力使其在监测疾病活动和进展方面具有较大的潜力[10]。

3. 核素成像 功能成像和核素研究在痛风的应用数据较少，在 PET/CT 中，氟代脱氧葡萄糖（FDG）在痛风石及邻近关节和软组织中的摄取增加[11]，骨扫描显示骨侵蚀部位的成骨细胞活性增加，但这些结果均为非特异性的。在少数病例，当痛风石发展到少见部位如脊柱时，PET/CT 可能提供一定意义的诊断图像。

（周 军 孙 鹤）

参 考 文 献

[1] Kelley WN, Wortmann RL. Gout and hyperuricemia. Textbook of Rheumatology. 5th ed. Philadelphia: WB Saunders, 1997.

[2] Fauci AS. 哈里森风湿病学. 第3版. 田新平等译. 北京: 科学出版社, 2018.

[3] Firestein GS. 凯利风湿病学. 第8版. 栗占国等译. 北京: 北京大学医学出版社, 2011.

[4] 许建荣. 风湿病影像学. 上海: 上海科学技术出版社, 2007.

[5] 王学谦, 陈仲强, 马信龙, 等. 骨与关节疾病诊断学. 第4版. 天津: 天津翻译出版公司, 2009.

[6] Neogi T, Jansen TL, Dalbeth N, et al. 2015 Gout classification criteria: an American College of Rheumatology/European League Against Rheumatism collaborative initiative. Ann Rheum Dis, 2015, 74 (10): 1789-1798.

[7] Buckens CF, Terra MP, Maas M. Computed tomography and MR imaging in crystalline-induced arthropathies. Radiol Clin North Am, 2017, 55 (5): 1023-1034.

[8] Teh J, McQueen F, Eshed I, et al. Advanced imaging in the diagnosis of gout and other crystal arthropathies. Semin Musculoskelet Radiol, 2018, 22 (2): 225-236.

[9] McQueen FM, Doyle A, Reeves Q, et al. Bone erosions in patients with chronic gouty arthropathy are associated with tophi but not bone oedema or synovitis: new insights from a 3T MRI study. Rheumatology, 2014, 53 (1): 95-103.

[10] Davies J, Riede P, van Langevelde K, et al. Recent developments in advanced imaging in gout. Ther Adv Musculoskel Dis, 2019, 11: 1-12.

[11] Wimmer G, Stoecklegger S, Stojakovic T, et al. Evaluation of tophaceous gout by FDG-PET/CT and bone scan. Curr Mol Imaging, 2013, 2 (2): 117-119.

第四节 特发性炎性肌病

【概述】

特发性炎性肌病（idiopathic inflammatory myopathies, IIM）是一组异质性的以横纹肌弥漫性非化脓性炎症为特征的系统性自身免疫性风湿病，以近端对称性肌无力为特征，常同时累及其他器官。临床分类主要包括皮肌炎（dermatomyositis, DM）、多发性肌炎（polymyositis, PM）、包涵体肌炎（inclusion body myositis, IBM）等，以 PM 和 DM 最常见，PM 一般累及骨骼肌和皮肤，而 DM 只累及骨骼肌。19 世纪时，人们就认识到这一类主要累及躯干和四肢近端的广泛性肌肉病变，伴有或不伴有皮肤炎性改变。1903 年，Steiner 将炎性肌病分为特发性多肌炎和由细菌或寄生虫引起的肌炎。此后，逐渐有学者报道了成人 DM 和儿童 DM 的病例。20 世纪 40 年代开始，人们认识到 PM 的发生可不伴有皮肤损害和全身症状。此后，诸多学者致力于对此类疾病进行分类，但由于临床症状和实验室检查的非特异性和较大的变异性，结果一直饱受争议。1975 年，Bohan 和 Peter 首次提出肌炎的分类方案和诊断标准[1]，并沿用至今，包括：①持续发展数周至数月的近端对称性肌无力；②血清肌酶升高或尿肌酸酐分泌增加；③肌电图异常；④肌肉活检符合肌炎特征；⑤特征性皮肤炎性改变。

IIM 的发病率随种族、年龄及性别差异而不同，且缺乏大规模流行病学研究数据，一些研究数据报道其年发病率为（5～10）/百万。PM 多见于成年人，20～50 岁发病率最高，DM 显示 2 个发病高峰，5～15 岁和 45～65 岁，而 IBM 多见于 50 岁以上，年轻人罕见。PM 和 DM 的女性比男性常见，女：男＞2：1，而 IBM 则相反，男：女＞2：1。IIM 可合并其他自身免疫性结缔组织病，如硬皮病、系统性红斑狼疮、类风湿关节炎、干燥综合征、结节病等。研究证实，恶性肿瘤与 IIM 相关，DM 合并恶性肿瘤的发生率最高[2]。

IIM 的病因及发病机制尚未明确，可能与遗传、免疫、感染、肿瘤、环境等多因素介导的免疫反应相关。关于 IIM 的全基因组关联分析研究（genome wide association studies, GWAS）数据显示，IIM 与多种基因相关联，并且存在遗传异质性，其中人类白细胞抗原（HLA）等位基因为主要的遗传风险因子，以 HLA-DRB1*0301 及其连锁的等位 DQA1*0501 最显著[3]。大量研究表明，细胞介导的免疫机制可通过影响肌肉和邻近血管引起肌肉损伤。在 DM 和 PM 患者中有 23% 曾在血液中检出抗核抗体（抗 Jo-1），同时还伴有多种组织相容性抗原出现。感染也可能是本病的发病因素，多种病毒与肌炎间接相关，尽管聚合酶链式反应（PCR）技术并没有在肌肉活检中证实这些病毒的存在，但在患者内皮细胞中可检出类病毒样包涵体，且反转录病毒提供了相关证据。DM 与肿瘤的相关性证实，肿瘤可能促进炎性肌病的发生，其机制可能是肿瘤激活了对肌肉成分的交叉致敏作用，或通过与肌肉成分结合形成一种复合型变态反应原。

DM、PM 和 IBM 3 种亚型均可单独发生或与其他风湿性疾病、结缔组织病共存形成重叠综合征。DM 和 PM 特征性表现为双侧对称性近端肌无力，特别是颈部、骨盆及四肢近端肌群，多为重复性动作困难，如抬头、上楼、坐起、举上臂等。而 IBM 主要为肢体远端不对称性肌无力和肌萎缩。20%～60% 的患者可出现关节痛和关节炎，以手足小关节对称性关节炎最常见，多为非侵蚀性关节炎，有时也可表现为侵蚀性及破坏性。40%～60% 的患者会出现典型或不典型皮疹，DM 出现典型的皮肤表现为 Gottron 征（关节伸面红色鳞屑性皮疹）和眶周内眦处紫红色皮疹，常伴眶周水肿及上睑毛细血管扩张（向阳性皮疹），通常在肌肉症状前出现。紫红色皮疹还可出现于颈前上胸部（V 区）及颈后上肩背部（披肩征）。某些患者仅有特征性皮疹而无肌肉损害，称为无肌病性皮肌炎（amyopathic dermatomyositis，ADM）。内脏器官受累包括心脏病变（心律失常和心包炎）、肺病变（肺炎和间质纤维化）、胃肠道病变（吞咽困难、腹痛和便秘）、肾病变及神经系统病变。已知 DM 与恶性肿瘤之间具有相关性，尤其是老年患者，最常见的肿瘤包括卵巢癌、乳腺癌、黑色素瘤、直肠癌等。

实验室检查最敏感的指标是血清肌酸激酶（CK），活动期显著升高，以 PM 患者最高，DM/IBM 患者可正常或轻度升高，CK 是评估肌细胞受损程度的敏感指标，常提示炎症活动期。免疫学检查中抗 Jo-1 的特异性很高，但敏感性较低，60%～70% 的患者抗核抗体阳性。肌电图检查显示为肌源性损害。肌肉活检可见肌细胞受损坏死，炎性细胞浸润。

【病理生理学】

视诊时，IIM 的受累肌肉外观通常呈淡红色或淡黄色，触诊软且易碎，或硬而有弹性。经皮穿刺肌肉活检，可显示受累肌肉的镜下微观改变，主要包括广泛或局部的肌纤维变性、肌肉坏死和慢性炎性细胞浸润、肌细胞再生及后期纤维化和萎缩等。其中炎细胞浸润为特征性改变，以淋巴细胞和浆细胞为主，巨噬细胞、嗜酸粒细胞、嗜碱粒细胞和中性粒细胞也可出现[4]。PM 浸润细胞聚集于肌纤维周围的肌内膜区，而 DM 主要浸润肌束和小血管周围的肌外膜区，肌束周围萎缩常见，而坏死性血管炎不常见。IBM 肌核肌浆内可见嗜伊红包涵体。

【影像学表现】

DM 和 PM 的影像学表现主要为软组织异常和关节异常，前者多见，主要为肌肉、筋膜、脂肪和皮下组织的水肿和钙化。关节受累较少见，关节畸形一般由软组织挛缩和肌力失衡引起。

1. 软组织钙化　是 DM 和 PM 的特征性影像学表现，儿童的发生率较高，常见于皮下组织、肌间筋膜、腱膜、脂肪内，分布范围广泛，钙化大小不等，边界较清，可表现为条状、团块状或线条状（图 9-4-1，图 9-4-2）。皮下钙化最常见，

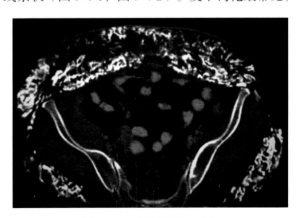

图 9-4-1　软组织钙化（1）

CT 示下腹部皮下软组织内广泛分布的斑块状、线条状钙化影，以皮下脂肪间隙显著，前腹壁肌间亦可见

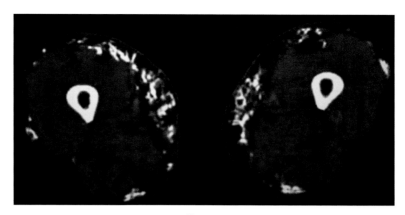

图 9-4-2 软组织钙化（2）
CT 示双侧大腿皮下软组织内散在斑点状钙化影

形态与分布与硬皮病类似，主要表现为膝关节、肘关节和手指周围的线形钙质沉积，肌间钙化好发于四肢近端肌肉，肌间筋膜可见大小不等的钙化点，腱膜和脂肪内钙化相对少见。软组织尤其是肌肉系统内钙化与疾病严重程度成正比，可随着疾病时间延长而进展，也可随着病期改善而自行消退和吸收[5]。

2. 肌炎 早期表现为皮下软组织和肌肉的水肿，主要累及近端肌肉系统、腋窝、胸壁、前臂和下肢的腓侧。X 线平片仅表现为软组织密度增高、皮下间隔增厚和皮下组织与肌肉分界模糊不清。晚期出现明显的纤维化和肌萎缩，软组织和肌肉体积减小，软组织透光度增加，以及相关的骨质疏松。基于 MRI 的高软组织分辨率和对水的敏感性，可以在受累肌肉还未出现临床症状时，更早期和准确地诊断 DM 和 PM，表现为受累肌肉呈弥漫性短 T_1 长 T_2 信号影，T_2WI 脂肪抑制序列和 STIR 序列呈典型高信号改变（图 9-4-3，图 9-4-4），活动期患者信号强度明显高于静止期患者，而不同肌群的受累程度亦不相同。

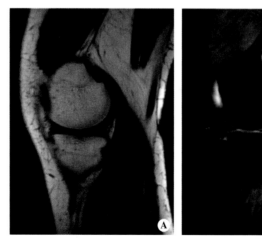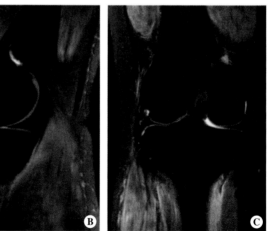

图 9-4-3 肌炎（1）
A. MRI 示膝关节周围肌肉呈稍短 T_1 信号；B、C. T_2WI 脂肪抑制序列示各肌肉信号显著增高

3. 骨关节改变 骨关节累及少见，表现为关节周围骨质疏松，软组织肿胀、钙化，以掌指和指间关节显著，骨质侵蚀见于下尺骨、桡骨、掌指、指间关节及尺骨茎突处（图 9-4-5）。特征性关节脱位为拇指指间关节的桡侧半脱位或脱位，即"拇指松滑征"。晚期因软组织纤维化，导致关节挛缩和畸形。

【诊断要点】

由于 IIM 的病因和发病机制尚不明确，缺乏特异性的诊断指标，临床症状和实验室检查结果变异性很大，制定诊断标准和分类均很困难。1975 年，Bohan 和 Peter 首次提出 IIM 分类标准

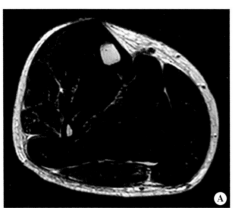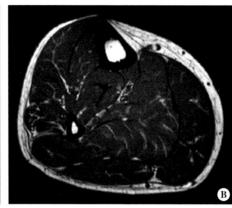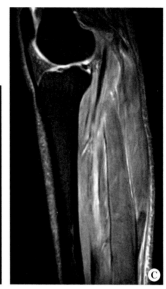

图 9-4-4　肌炎（2）

A、B. MRI 示小腿深层及浅层肌肉呈稍短 T_1 稍长 T_2 信号改变；C. 脂肪抑制序列示上述肌肉信号弥漫性增高、邻近皮下脂肪间隙信号增高

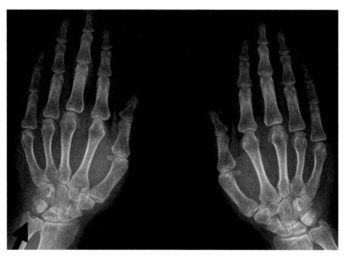

图 9-4-5　骨关节改变

X 线平片示双手及双腕骨质疏松及软组织肿胀，尺骨茎突可见骨质侵蚀（黑色箭头）

（B/P 标准），该标准基于临床表现、组织活检、血清学、肌电图及皮肤表现 5 方面，为临床认可，沿用至今。随后几十年间，国际上先后提出 10 余种 IIM 分类标准，均未被学术界认可。由于大部分病例缺乏肌肉活检结果，诊断敏感性波动较大（49%～100%），而标准的明确定义和鉴别诊断仍然模糊不清。2017 年，欧洲抗风湿病联盟（EULAR）和美国风湿病学会（ACR）提出成人和儿童 IIM 的分类标准及其主要亚型[6]（表 9-4-1），该标准使用评分和权重的方法，提高了疾病诊断的敏感性、特异性和分类的准确性。当无肌肉活检时，新标准诊断的敏感性和特异性分别为 87% 和 82%；存在肌肉活检时，敏感性和特异性分别达到 93% 和 88%，正确分类的敏感性和特异性为 86% 和 91%。影像学并不是诊断 IIM 的常规检查，并没有被纳入新标准，但可以为临床提供更多的信息或指导肌肉活检。随着 MR 功能和定量成像的飞速发展，其在评价疾病活动性、监测治疗效果和鉴别诊断方面应占据重要地位。

表 9-4-1　ACR/EULAR 特发性炎性肌病分类标准（2017 年）

变量	分值（是否肌肉活检）		定义
	无	有	
发病年龄			
≥ 18 岁，但 < 40 岁	1.3	1.5	出现与本病相关的首发症状时年龄 ≥ 18 岁，但 < 40 岁
≥ 40 岁	2.1	2.2	出现与本病相关的首发症状时年龄 ≥ 40 岁
肌无力			
客观存在对称性、进展性上肢近端肌无力	0.7	0.7	徒手肌力检查或其他客观检查，双上肢近端肌无力，随时间推移进展
客观存在对称性、进展性下肢近端肌无力	0.8	0.5	徒手肌力检查或其他客观检查，双下肢近端肌无力，随时间推移进展
颈屈肌比颈伸肌相对力弱	1.9	1.6	徒手肌力检查或其他客观检查，颈屈肌比颈伸肌相对力弱
下肢近端肌肉比远端相对力弱	0.9	1.2	徒手肌力检查或其他客观检查，下肢近端肌肉比远端相对力弱
皮疹			
向阳性皮疹	3.1	3.2	上眼睑或眶周分布的紫色、淡紫色或红色斑疹，常伴有眶周水肿
Gottron 疹	2.1	2.7	关节伸肌表面红色至紫红色丘疹，有时伴脱屑，可分布于手指、肘、膝、踝和足趾关节
Gottron 征	3.3	3.7	关节伸肌表面红色至紫红色斑疹，而非丘疹
其他临床表现			
吞咽困难或食管运动障碍	0.7	0.6	吞咽困难或食管运动异常的客观证据
实验室检查			
抗 -Jo-1（抗组胺酰 -tRNA 合成酶）阳性	3.9	3.8	标准试验和验证试验检测血清学抗体阳性
血清肌酸激酶（CK）或乳酸脱氢酶（LD）或天冬氨酸氨基转移酶（ASAT/AST/ SGOT）或丙氨酸氨基转移酶（ALAT/ ALT /SGPT）水平升高	1.3	1.4	病程中最异常的检测值（酶的最高绝对值）高于正常值上限
肌肉活检存在以下病变			
肌内膜单核细胞浸润，单核细胞分布于肌纤维周围，但不侵入肌纤维		1.7	肌肉活检显示肌内膜单核细胞浸润，与其他健康、无肌纤维坏死的肌纤维膜相邻，但没有明显的肌纤维受累
肌束膜和（或）血管周围单核细胞浸润		1.2	单核细胞位于肌束膜和（或）血管周围（肌束膜或肌内膜血管）
束周萎缩		1.9	肌肉活检显示束周区域的肌纤维较靠近中央的肌纤维变少
边缘空泡		3.1	HE 染色边缘空泡呈蓝色，改良的 Gomori 三色染色呈红色

注：①总分 ≥ 7.5 分（无肌肉活检）或 ≥ 8.7 分（有肌肉活检），确诊 IIM，诊断可能性 90%；②总分 ≥ 5.5 分（无肌肉活检）或 ≥ 6.7 分（有肌肉活检），拟诊 IIM，诊断可能性 ≥ 55%，< 90%（推荐诊断界值）；③总分 ≥ 5.3 分（无肌肉活检）或 ≥ 6.5 分（有肌肉活检），可疑 IIM，诊断可能性 ≥ 50%，< 55%；④总分 < 5.3 分（无肌肉活检）或 < 6.5 分（有肌肉活检），诊断 IIM 的可能性 < 50%；⑤诊断 IIM 后，再根据年龄、临床特征进行亚型分类。

【鉴别诊断】

1. 软组织钙化　是多种胶原血管病的共同特征，尤其是 DM、PM 和硬皮病，此外，在系统性红斑狼疮和重叠综合征中也可见到类似影像学表现。在 DM 和 PM 中，钙化可出现在肌间筋膜，比其他胶原血管病更常见且具有特征性。若见软组织钙化呈线样或束样聚集，则有助于炎性疾病的诊断。关节周围点状或线状分布的钙化可与甲状旁腺功能亢进、维生素 D 过多症所伴发的肿瘤样钙化相鉴别。

2. 肌炎　炎性肌病在 MRI 上的影像学表现缺乏特异性，很多疾病均可出现类似的广泛或局部肌肉异常，但大多数肌炎中没有局部包块，通常可与肿瘤和感染相鉴别。因此，尽管 MRI 可以评估 IIM 肌肉病变的程度、范围和活动度，但仍需要通过临床病史、症状等与创伤、梗死、感染、横纹肌溶解、去神经支配等因素造成的肌肉病变相鉴别。

3. 骨关节改变　DM 和 PM 引起的关节骨侵蚀和畸形性关节炎不具有特异性，需要与其他疾病伴发的关节异常相鉴别，如系统性红斑狼疮、硬皮病、类风湿关节炎、痛风、银屑病关节炎等。

【研究现状与进展】

1. MRS　磁共振磷谱（^{31}P-MRS）是一种通过测量 pH 和高能磷酸盐代谢产物 [如磷酸肌酸（PCr）、三磷酸腺苷（ATP）和无机磷酸盐（Pi）] 来定量肌肉能量代谢的技术。测量运动前、运动中和运动后磷酸盐代谢产物，可提供有关线粒体内氧化磷酸化的代谢信息，已被用来评估线粒体功能障碍和 IIM 的病理生理学改变。Cea 等[7] 研究显示，DM 和 PM 患者运动后的氧化代谢指数均受损，PCr 和二磷酸腺苷恢复时间是正常对照组的 2 倍，线粒体 ATP 的最大产生速率是对照组的一半，肌纤维的质子流出率显著降低，这些变化可能归因于受累肌肉的微血管病变和灌注异常。使用 MRS 评估 IBM 的研究比较有限，一些研究显示[8]，IBM 患者具有异常的静息代谢率和正常的恢复参数，表明 IBM 患者的线粒体氧化能力并未受损。总之，MRS 是一种无创性评估肌肉能量代谢的功能成像技术，为研究 IIM 的致病机制和不同亚型的治疗反应提供有价值的信息。

2. DWI　通过计算 ADC 值来反映组织中水分子的布朗运动。炎症性肌病的病理改变是肌纤维的退化和再生、肌肉坏死、炎性细胞浸润和纤维增生，这可能影响水分子在肌肉内的弥散。而水肿肌肉中水分子弥散的增加反映了疾病的活动性。通过建模，ADC 值可以进一步分为肌肉内的扩散和毛细血管床内的灌注（伪扩散），将肌肉和血管结构分开，并进行功能评估对 IIM 的研究具有重要意义。Qi 等[9] 的研究显示，正常人群运动后肌肉和毛细血管灌注增加，反映水含量增加。而 DM 和 PM 患者在静息状态下，受累水肿的肌肉表现为扩散性能增加和毛细血管灌注的增加，但灌注体积明显减少，有助于对 IIM 受累肌肉中毛细血管床减少的组织病理学的发现。同时，脂肪浸润的肌肉表现出较低的 ADC 值，可能由于含水量减少所致。因此，DWI 可以提高对炎性肌病受累肌群检出的敏感性，并用于引导肌肉穿刺活检，尤其是叠加全身 MRI 技术，将在 IIM 肌肉水肿的检查中占据重要地位。

3. 磁共振弹性成像（MRE）　是一种无创性成像技术，能够通过剪切波的传播来评价人体组织的力学性质。目前，MRE 已被应用于骨肌系统来评价肌肉的剪切模量（硬度）。McCullough 等[10] 利用 MRE 对 PM、DM 患者的研究发现，与健康对照组相比，患者组受累肌肉的硬度明显降低，可能与肌炎对结构蛋白的破坏相关。上述改变可导致肌肉内的力传递减少，维持收缩状态困难，将导致患者的受累肌肉缺乏耐力。考虑到肌肉结构和功能的复杂性，MRE 对肌肉病变的研究仍将是一项挑战，期望未来的研究可改善 IIM 治疗策略的评估，并有助于早期区分肌炎类型。

（曲　源　孙　鹤）

参 考 文 献

[1] Bohan A，Peter JB. Polymyositis and dermatomyositis（first of two parts）. N Engl J Med，1975，292（7）：344-347.

[2] Fanci AS. 凯利风湿病学 . 第 8 版 . 栗占国等译 . 北京：北京大学医学出版社，2011.

[3] Firestein GS. 哈里森风湿病学 . 第 3 版 . 田新平等译 . 北京：科学出版社，2018.

[4] 许建荣 . 风湿病影像学 . 上海：上海科学技术出版社，2007.

[5] 王学谦、陈仲强、马信龙，等 . 骨与关节疾病诊断学 . 第 4 版 . 天津：天津翻译出版公司，2009.

[6] Lundberg IE，Tjärnlund A，Bottai M，et al. 2017 European League Against Rheumatism/American College of Rheumatology classification criteria for adult and juvenile idiopathic inflammatory myopathies and their major subgroups. Ann Rheum Dis，2017，76（12）：1955-1964.

[7] Cea G，Bendahan D，Manners D，et al. Reduced oxidative phosphorylation and proton efflux suggest reduced capillary blood supply in skeletal muscle of patients with dermatomyositis and polymyositis：a quantitative ^{31}P-magnetic resonance spectroscopy and MRI study. Brain，2002，125（Pt 7）：1635-1645.

[8] Day J，Patel S，Limaye V. The role of magnetic resonance imaging techniques in evaluation and management of the idiopathic inflammatory myopathies. Semin Arthritis Rheum，2017，46（5）：642-649.

[9] Qi J，Olsen NJ，Price RR，et al. Diffusion-weighted imaging of inflammatory myopathies：polymyositis and dermatomyositis. J Magn Reson Imaging，2008，27（1）：212-217.

[10] McCullough MB，Domire ZJ，Reed AM，et al. Evaluation of muscles affected by myositis using magnetic resonance elastography. Muscle Nerve，2011，43（4）：585-590.

第五节　系统性红斑狼疮

【概述】

系统性红斑狼疮（systemic lupus erythematosus，

SLE）是一种多种自身抗体和免疫复合物介导的、累及全身多器官、脏器的慢性结缔组织病和自身免疫性疾病，可累及皮肤黏膜、肌肉骨骼、肾、心脏、血液系统、胃肠系统、眼部、中枢神经系统等器官系统，骨关节受累常见，病程呈反复发作与缓解交替。狼疮一词始于中世纪，描述与被狼咬后相似的糜烂性皮肤损伤。1864 年，维也纳医师 vonHebra 以蝴蝶来形容面颊部的红疹，提出红斑狼疮一词。1872 年，Kaposi 首次提出本病是一种全身系统性疾病。随后的几十年间，多位科学家证实了这一观点，并进一步描述了 SLE 的临床及病理学特征。1948 年，Mayo 医学中心的 Hargravs 及其同事发现了狼疮细胞，这是 SLE 血清学诊断的重大突破，疾病的特征性免疫学改变得到重视。此后人们发现了诸多抗核抗体，建立狼疮动物模型，并发现主要组织相容性复合物、细胞因子、遗传因素、自身及获得性免疫系统、细胞凋亡等与本病相关，对 SLE 的认识日益明确并能做出早期诊断及提供新的治疗靶点。

SLE 好发于育龄女性，65% 患者的发病年龄为 16 ～ 55 岁，20% 患者在 16 岁之前发病，15% 患者在 55 岁之后发病，女：男高达 9：1。SLE 的患病率随地区、种族、性别和年龄不同而各有差异，美国的患病率为 51/10 万人，中国为 70/10 万人，妇女则高达 115/10 万人，而随着诊断水平的提高，SLE 的发病率在最近 40 年增加了 2 倍。

SLE 的病因尚不明确，通常认为是遗传、激素、感染、免疫及环境多因素综合作用所致[1]。SLE 具有家族聚集性，是一种多基因疾病，一些易感的抗原递呈人类白细胞抗原（HLA）是最常见的易感基因，易感基因多态性导致免疫复合物和凋亡细胞清除能力的下降、B 淋巴细胞和 T 淋巴细胞反应性增高、细胞因子分泌失衡，促进免疫和炎症反应等，进而导致自身和获得性免疫应答异常。激素的作用、X 染色体上基因和性别表观遗传上的差异，表明女性更容易罹患本病。多种环境因素的刺激可能影响 SLE 的发病或严重程度，紫外线照射可引起疾病的复发，可能是由于增加了皮肤细胞的凋亡或通过改变 DNA 和细胞内蛋白质使其具有抗原性所致。此外，多种药物（如普鲁卡因、肼屈嗪、奎尼丁、异烟肼、青霉素、磺胺类、头孢菌素等）及感染（如淋球菌、EB 病毒）均可诱发或加重本病。

SLE 的临床症状和体征多变，取决于累及系统病变的分布和程度。75% ～ 90% 的 SLE 患者可出现不同程度的肌肉骨骼表现。临床表现主要为间歇性、对称性的多关节炎，最常累及掌指关节、腕关节、跖趾关节和膝关节，呈对称性分布，其分布与类风湿关节炎类似，以关节周围软组织肿胀、压痛、晨僵为特征，仅 10% 的患者出现关节畸形（手和足）。SLE 关节外症状较多，累及全身皮肤、呼吸、神经、消化、淋巴、泌尿、眼部等多器官和系统。全身性症状主要为虚弱、发热、厌食及体重减轻。皮肤表现多样，包括典型的面部蝴蝶斑、前额和颈部红斑样皮疹、指（趾）甲下红斑、荨麻疹等。神经系统表现包括头痛、认知障碍、癫痫、偏瘫和周围神经病，累及眼部可有出血。狼疮性肾炎可导致高血压、蛋白尿、肾病综合征。累及呼吸系统可有肺炎、胸膜炎、肺纤维化和膨胀不全。心血管异常可有心包炎、心肌病和冠状动脉血管炎[2]。

实验室检查对 SLE 的价值：①明确或除外诊断；②追踪病情变化，尤其是可以提示病情复发或发生相关器官受累；③发现治疗的不良反应。主要包括多种自身抗体检测，抗核抗体（ANA）是最重要的自身抗体，95% 以上的 SLE 患者 ANA 阳性。高滴度的 IgG 型抗双链 DNA（ds-DNA）抗体是 SLE 特异性的，其水平可随时间变化。抗 ds-DNA 抗体升高，并伴有补体 C3 或 C4 水平下降，常预示疾病复发，尤其是狼疮肾炎或血管炎复发。抗 Sm 抗体也是 SLE 诊断的特异性抗体，但通常与疾病活动性和临床表现无关。aPL（抗磷脂抗体）并非 SLE 的特异性抗体，而是 SLE 的分类标准之一，与动静脉血栓形成和血小板减少相关。抗 Ro 抗体具有预测价值，而非诊断价值，可提示发生 SLE、干燥综合征的危险性增加。其他实验室检查如全血细胞计数、血小板计数和尿液分析等，可作为筛选检查，用于发现与诊断或治疗相关异常。

【病理生理学】

SLE 累及关节的主要病理表现是坏死性血管炎，早期基质的黏液样水肿，随后中、小血管壁的结缔组织发生纤维蛋白样变性，晚期出现坏死及血栓形成，导致出血和局部缺血改变，形成坏死性血管炎，由此引起关节周围支持结构松弛、软组织萎缩、关节挛缩畸形和缺血性骨坏死[3]，因此，SLE 关节周围病变重于关节本身病变。关节滑液分析，炎性反应较 RA 轻，滑液中可检出狼疮细胞。滑膜活检为局灶性纤维素样坏死伴有滑膜细胞增殖及血管周围单核细胞的浸润，一般不如 RA 患者严重，血管翳及骨和软骨的侵蚀较少见。

【影像学表现】

SLE 患者可见典型的骨骼肌肉异常，表现复杂多样，包括肌炎、对称性多关节炎、畸形性非侵蚀性关节炎、软骨下囊肿、缺血性骨坏死、自发性肌腱断裂、软组织钙化、骶髂关节炎、骨髓炎和化脓性关节炎及其他异常[4]。

1. 肌炎 30%～50% 的 SLE 患者可出现肌肉受累表现，可能原因为受累关节牵拉邻近肌肉或皮质类固醇药物诱发的肌炎。约 4% 的 SLE 患者可有影像学肌炎表现，多发生于近端肌肉，MRI 脂肪抑制序列呈明显高信号。

2. 对称性多关节炎 75%～90% 的 SLE 患者可出现关节表现，最常见双侧对称性发病，主要累及手的小关节，也可累及膝、腕、肩等大关节，多为非侵蚀性关节炎。X 线异常表现为非特异性的关节周围软组织肿胀和局限性骨质疏松（图 9-5-1），与类风湿关节炎很相似。未并发骨坏死时，很少见软骨及骨破坏，关节间隙通常无狭窄。偶可见关节周围溶骨性改变或囊肿形成，但与类风湿关节炎的边缘性骨侵蚀不同。

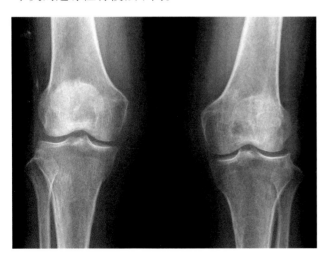

图 9-5-1 对称性关节炎改变
X 线平片示双膝关节周围骨质疏松伴关节周围软组织明显肿胀

3. 畸形性非侵蚀性关节炎 在 SLE 患者中的

发生率为 5%～40%，早期即可出现。Jaccoud 关节病可有多种表现，典型表现为手部的对称性多指间关节畸形，包括近端指间关节过伸伴远端指间关节屈曲的"鹅颈"畸形、近端指间关节屈曲伴远端指间关节过伸的"纽扣"畸形、拇指指间关节过伸、掌指关节尺侧偏斜半脱位等。足部的畸形包括踇外翻、跖趾关节半脱位等。肩关节或膝关节不稳及寰枢关节半脱位等较少见。SLE 的关节畸形常不伴有关节间隙狭窄及骨质侵蚀，与类风湿关节炎引起的关节畸形不同，可能与关节长期的低度炎症反应、纤维化导致关节周围韧带、肌腱的松弛及肌力不平衡有关[5]。偶可见掌骨头桡侧的骨缺损（钩状侵蚀），与关节压力改变有关，而非血管翳性骨侵蚀。

4. 软骨下囊肿 主要累及手、腕及足部，尤其是腕骨、掌骨头和跖骨头。囊性病变多位于关节结构相对正常的软骨下（图 9-5-2），形态不规则，可单发或多发，亦可伴发畸形性非侵蚀性关节炎。

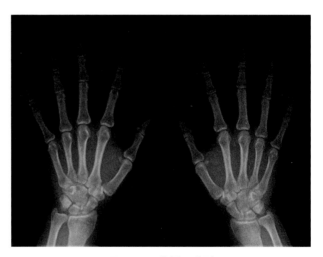

图 9-5-2 软骨下囊肿
X 线平片示右腕关节月骨、头状骨多发类圆形囊变影，关节结构正常

5. 缺血性骨坏死 SLE 与骨坏死具有显著相关性，发病机制可能与皮质类固醇药物的使用有关。SLE 并发的骨坏死为对称性分布，好发于股骨头、肱骨头、胫骨平台、距骨，甚至手、腕及足等骨骼，其影像学表现与非 SLE 所致的骨坏死基本一致，很难鉴别。影像学表现为软骨下囊变、新月征等，晚期可有关节面塌陷（图 9-5-3），关节间隙变窄及骨变形，病变累及范围较大，可形成大片状地图样骨梗死（图 9-5-4），MRI 的敏感性较高。

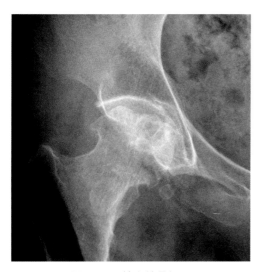

图 9-5-3 缺血性骨坏死

X 线平片示右股骨头关节面局部塌陷，其内密度不均，可见囊性缺血坏死改变，关节边缘可见骨质增生及钙化

6. 自发性肌腱断裂 SLE 患者发生自发性肌腱断裂几乎均与类固醇药物使用有关，可出现一条或多条肌腱断裂，累及负重部位较多，如跟腱、股四头肌肌腱、髌肌腱等，也可见于肱二头肌肌腱及手部伸肌腱等，影像学表现各异。

7. 软组织钙化 SLE 患者偶可见软组织钙化，好发于臀部、大腿和前臂，多位于皮下或深层软组织，表现为弥漫性线条样、条纹样或结节样钙化，斑块样钙化，关节周围钙化及动脉钙化（图 9-5-5，图 9-5-6）。

8. 骶髂关节炎 较少见，X 线平片表现为关节间隙狭窄、关节面下骨质破坏、单侧或双侧分布的反应性骨质硬化（图 9-5-7），这些改变与骨关节炎类似，需要注意。

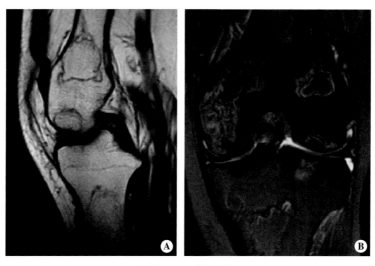

图 9-5-4 骨梗死

A. MRI 示右股骨远端、胫骨近端多发花环状或地图样异常信号，T₁WI 呈稍低信号；B. 脂肪抑制序列呈典型高信号改变

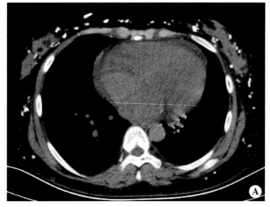
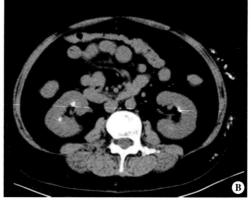

图 9-5-5 软组织钙化（1）

CT 示双侧胸壁及腹壁皮下软组织内散在高密度钙化影

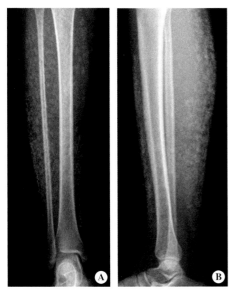

图 9-5-6 软组织钙化（2）

X线平片示右侧胫骨及腓骨皮下软组织肿胀，皮下脂肪线模糊，软组织内可见弥漫性高密度结节样钙化影

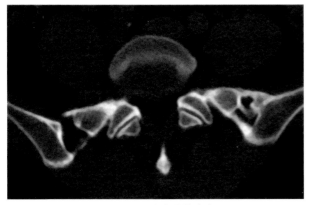

图 9-5-7 骶髂关节改变

CT 示双侧骶髂韧带骨化形成

9. 骨髓炎和化脓性关节炎 SLE 患者细菌和真菌感染非常多见，主要为类固醇的使用和继发性肾病引起。但骨关节感染的发生率较低，可累及多个关节，以膝、髋和踝关节的单关节感染最为典型。主要致病菌包括淋病奈瑟菌、脑膜炎双球菌、金黄色葡萄球菌、革兰氏阴性杆菌、结核分枝杆菌、伤寒沙门杆菌和肠炎沙门杆菌。

【诊断要点】

SLE 的诊断同其他系统性风湿性疾病一样，基于患者特征性的临床症状、体征、实验室检查及影像学等综合判断。目前，临床多采用美国风湿病学会（1997 年）修订的分类标准[6]（表 9-5-1），患者在任何时间明确出现 11 项标准中的 4 项或以上可确诊（特异性约为 95%，敏感性约为 85%）。

畸形性非侵蚀性关节炎是 SLE 肌肉骨骼影像学异常中较特异的征象，被列入分类标准之一，其他如肌炎、对称性多关节炎、自发性肌腱断裂、软组织钙化、骨坏死等表现多与类风湿关节炎和其他胶原血管疾病等相似或重叠，需要进一步鉴别。

表 9-5-1 美国风湿病学会修订的系统性红斑狼疮分类标准（1997 年）

标准	定义
颊部红斑	遍及颊部的扁平或突起的固定红斑，常不累及鼻唇沟附近皮肤
盘状红斑	隆起的红斑上覆有角质性鳞屑和毛囊栓塞，可出现萎缩性瘢痕
光过敏	患者自述或医生观察到日光照射引起皮疹
口腔溃疡	医生观察到口腔和鼻咽部溃疡，通常为无痛性
关节炎	累及 2 个或 2 个以上外周关节的非侵蚀性关节炎，伴肿痛或积液
浆膜炎	a. 胸膜炎：胸痛、胸膜摩擦音或胸膜渗液 b. 心包炎：心电图异常、心包摩擦音或心包渗液
肾病变	a. 持续性蛋白尿：> 0.5g/d 或 > 3+ b. 细胞管型：可为红细胞、血红蛋白、颗粒管型或混合管型
神经系统异常	a. 抽搐：非药物或代谢紊乱（如尿毒症、酮症酸中毒、电解质紊乱等）所致 b. 精神病：非药物或代谢紊乱（如尿毒症、酮症酸中毒、电解质紊乱等）所致
血液学异常	a. 溶血性贫血伴网织红细胞增多 b. 白细胞减少：< 4000/mm³ c. 淋巴细胞减少：< 1500/mm³ d. 血小板减少：< 100000/mm³（非药物引起）
免疫学异常	a. 抗 DNA：抗天然 DNA 抗体滴度异常 b. 抗 Sm：存在抗 Sm 核抗原抗体 c. 抗磷脂抗体阳性：①血清抗 IgG 或 IgM 型抗心磷脂抗体水平异常；②标准方法测定狼疮抗凝物阳性；③梅毒血清试验假阳性至少 6 个月，并经梅毒螺旋体制动试验或荧光梅毒螺旋体抗体吸附试验证实
抗核抗体	任何时间免疫荧光法或其他等效试验中抗核抗体滴度异常，排除药物诱导的狼疮综合征

【鉴别诊断】

1. 类风湿关节炎 SLE 的对称性多关节炎表现包括软组织肿胀和骨质疏松，其 X 线表现无特异性，与滑膜炎症为主的其他疾病类似，如类风湿关节炎。典型的类风湿关节炎常发生于中老年女性，累及手、腕部为侵蚀性关节病，关节间隙狭窄和骨侵蚀是其特点，滑膜增厚、炎性血管翳形成。SLE 为畸形性非侵蚀性关节病，具有与类风湿关节炎类似的尺偏、半脱位、"鹅颈"畸形和"纽扣"畸形，但一般不伴有明显的关节间隙狭窄和骨侵蚀。在较少患者中，类风湿关节炎可发生无软骨及骨侵蚀的手指畸形和 SLE 出现关节间隙狭窄、钩状侵蚀及囊肿形成时，两者鉴别诊断更加复杂。

2. 骨关节炎 多发生于 40 岁以上中老年人，一般累及膝、脊柱等负重关节，亦可累及手指，活动时关节疼痛加重，可有关节肿胀和积液，晨僵时间较短，小于 30 分钟，大多数患者红细胞沉降率正常，类风湿因子阴性。影像学表现骨质疏松较少发生，关节间隙不均匀狭窄，关节边缘出现唇样增生或骨赘形成，发生在手部，可形成典型的 Heberden 结节和 Bounchard 结节。SLE 的多关节炎很少发生骨质增生及骨赘，没有明显的关节间隙狭窄和骨侵蚀，而关节畸形较多见。

3. 缺血性骨坏死 SLE 并发的骨坏死与其他疾病过程所致的骨坏死影像学表现基本一致，很难鉴别。但若发生于掌骨头、跖骨头，以及腕骨、跗骨等非骨坏死好发部位时，提示 SLE 的可能性，再结合关节外的表现及多器官、脏器损伤可确诊。

【研究现状与进展】

1. CE-MRI 磁共振增强扫描能明确区分强化的滑膜组织与不强化的关节积液，对滑膜炎的诊断具有较高的敏感性。高达 90% 的 SLE 患者具有骨骼、肌肉受累症状，尤其是炎性关节痛和畸形性非侵蚀关节炎。利用 CE-MRI 可准确评估 SLE 患者受累的关节范围，判断骨侵蚀及骨髓水肿的程度、肌腱的损伤情况。早期准确诊断是改善 SLE 多关节受累不良结局的重要治疗策略，可完全控制炎症活动，严密监测、缓解和预防肌腱和骨损伤的进展[7]。

2. 全身磁共振成像（WB-MRI） 可以在一次扫描期间对全身进行成像，全身短时反转恢复序列（WB-STIR）对软组织和骨的病理改变异常敏感，可以在合适的时间内筛查全身，减少诊断与治疗的时间与成本。缺血性骨坏死是 SLE 患者常见的临床表现，发病率高达 5%～40%，可累及股骨头、肱骨头、股骨髁、胫骨平台、距骨，甚至手、腕及足。WB-STIR 序列可以早期、快速、准确地评估 SLE 患者缺血性骨坏死的累及范围和程度，对高风险患者的筛查和预后评估具有重要的临床意义[8]。

3. MRS 是一种利用磁共振现象和化学位移作用，对特定的原子核和其他化合物进行定量分析的方法，是目前唯一能够无创性观察活体组织代谢和生化变化的技术。在骨骼肌的研究中，以 ^{31}P 的波谱应用最为广泛。磁共振磷谱（^{31}P-MRS）主要反映人体组织细胞的能量代谢水平，通过测定磷代谢产物的浓度和分布可确定细胞的能量状态，对研究骨骼肌在静息和运动状态下的能量代谢改变具有重要意义[9]。衰竭综合征是 SLE 患者最常见和致残的结局之一，其病因复杂，可能与外周与中枢机制混合相关。研究显示，骨骼肌的功能障碍与 SLE 相关的衰竭有关。Cheung 等[10]利用多模态磁共振技术对比分析具有特发性衰竭的 SLE 患者与正常健康志愿者之间骨骼肌的代谢和结构特性，结果显示，SLE 患者骨骼肌的磷酸肌酸（PCr）半衰期恢复时间显著长于健康志愿者。PCr 半衰期恢复时间反映肌肉氧化能力，并作为肌肉线粒体功能的标志物。因此，SLE 患者的骨骼肌可能出现线粒体功能障碍，与衰竭综合征相关。

（周 军 孙 鹤）

参 考 文 献

[1] Firestein GS. 凯利风湿病学. 第 8 版. 栗占国等译. 北京：北京大学医学出版社，2011.

[2] Fauci AS. 哈里森风湿病学. 第 3 版. 田新平等译. 北京：科学出版社，2018.

[3] 许建荣. 风湿病影像学. 上海：上海科学技术出版社，2007.

[4] 王学谦，陈仲强，马信龙，等. 骨与关节疾病诊断学. 第 4 版. 天津：天津翻译出版公司，2009.

[5] Tani C，D'Aniello D，Possemato N，et al. MRI pattern of arthritis in systemic lupus erythematosus：a comparative study with rheumatoid arthritis and healthy subjects. Skeletal Radiol，2015，44（2）：261-266.

[6] Hochberg MC. Updating the American College of Rheumatology revised criteria for the classification of systemic lupus erythematosus. Arthritis Rheum，1997，40（9）：1725.

[7] Tani C，Carli L，Stagnaro C，et al. Imaging of joints in systemic lupus erythematosus. Clin Exp Rheumatol，2018，114（5）：68-73.

[8] Castro TC，Lederman H，Terreri MT，et al. The use of joint-specific and whole-body MRI in osteonecrosis：a study in patients with juvenile systemic lupus erythematosus. Br J Radiol，2011，84（1003）：621-628.

[9] Jones DEJ，Hollingsworth KG，Taylor R，et al. Abnormalities in pH handling by peripheral muscle and potential regulation by the autonomic nervous system in chronic fatigue syndrome. J Intern Med，2010，267（4）：394-401.

[10] Cheung SM，Keenan K，Senn N，et al. Metabolic and structural skeletal muscle health in systemic lupus erythematosus related fatigue：a multi-modal magnetic resonance imaging study. Arthritis Care Res（Hoboken），2019，doi：10. 1002/acr. 23833.